全国高职高专医药院校护理专业
"十三五"规划教材(临床案例版)

供护理、助产等专业使用

丛书顾问　文历阳　沈彬

基础护理技术
（临床案例版）

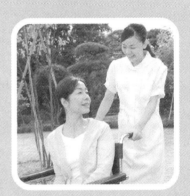

主　编　陈　丽　张少羽

副主编　陈　鲁　林　波　李雨昕

编　者　（以姓氏笔画为序）

丁　超　上海东海职业技术学院

马春丽　汉中职业技术学院

冯　灵　泸州医学院

吕孝臣　皖西卫生职业学院

朱文娟　皖西卫生职业学院

李文平　四川卫生康复职业学院

李雨昕　泸州医学院

张少羽　南阳医学高等专科学校

陈　丽　泸州医学院

陈　鲁　泰州职业技术学院

林　波　皖西卫生职业学院

罗玉娇　泸州医学院

罗　珊　泸州医学院（兼秘书）

周彩琴　山西同文职业技术学院

夏凡林　上海东海职业技术学院

郭　丽　菏泽家政职业学院

华中科技大学出版社

http://www.hustp.com

中国·武汉

内 容 简 介

本书是全国高职高专医药院校护理专业"十三五"规划教材（临床案例版）。

本书共分为四个模块：入院和出院护理、生活护理、用药护理和危重患者的护理。每个模块又按照所属内容不同分为若干个项目和任务。每个项目下有明确的"学习目标"，引出每个项目的知识点，以便增加学生的学习兴趣和感性认识。每个任务下设有"案例引导"，引导学生在学习中去发现与解决问题，有利于理论与实践的密切结合。每个项目下还设有与相应学习任务对应的"能力检测"，用于巩固所学的内容。

本书可供全国高职高专医药院校护理、助产等专业使用，也可供相关专业人员学习参考。

图书在版编目(CIP)数据

基础护理技术：临床案例版/陈丽，张少羽主编. —武汉：华中科技大学出版社，2015.4 （2020.1重印）
全国高职高专医药院校护理专业"十三五"规划教材
ISBN 978-7-5680-0792-4

Ⅰ.①基… Ⅱ.①陈… ②张… Ⅲ.①护理学-高等职业教育-教材 Ⅳ.①R47

中国版本图书馆 CIP 数据核字(2015)第 073688 号

基础护理技术(临床案例版) 　　　　　　　　　　　　　　　　陈　丽　张少羽　主编

策划编辑：周　琳
责任编辑：叶丽萍　程　芳
封面设计：范翠璇
责任校对：李　琴
责任监印：周治超
出版发行：华中科技大学出版社(中国·武汉)
　　　　　武昌喻家山　　邮编：430074　　电话：(027)81321913
录　　排：华中科技大学惠友文印中心
印　　刷：武汉华工鑫宏印务有限公司
开　　本：880mm×1230mm　1/16
印　　张：23.5
字　　数：802千字
版　　次：2020年1月第1版第7次印刷
定　　价：59.80元

本书若有印装质量问题，请向出版社营销中心调换
全国免费服务热线：400-6679-118　竭诚为您服务
版权所有　侵权必究

全国高职高专医药院校护理专业"十三五"规划教材（临床案例版）教材编委会

丛书学术顾问　　文历阳　　沈　彬

委员（按姓氏笔画排序）

付　莉　　郑州铁路职业技术学院

冯小君　　宁波卫生职业技术学院

朱　红　　山西同文职业技术学院

刘义成　　汉中职业技术学院

李红梅　　山西医科大学汾阳学院

邹金梅　　四川卫生康复职业学院

范　真　　南阳医学高等专科学校

罗金忠　　贵州城市职业学院

金庆跃　　上海济光职业技术学院

周　涛　　泰州职业技术学院

桑末心　　上海东海职业技术学院

黄　涛　　黄河科技学院

黄岩松　　长沙民政职业技术学院

曹新妹　　上海交通大学医学院附属精神卫生中心

章正福　　滁州城市职业学院

雷良蓉　　随州职业技术学院

谯时文　　乐山职业技术学院

前言

Qianyan

为贯彻《国家中长期教育改革和发展规划纲要(2010—2020年)》《教育部关于"十二五"职业教育教材建设的若干意见》等重要文件精神,进一步深化高职高专护理专业教育改革,培养"贴近患者、贴近临床、贴近社会"的护理人才,通过"基于工作过程的课程设置"和"工学结合"要求来培养学生的综合职业能力,在华中科技大学出版社的组织下,9所院校的老师和临床护理专家参加编写了本教材。

本教材编写遵循"三基、五性、三特定"的基本原则,结合护理岗位群和全国护士执业资格考试要求,教材内容上体现了"必需、够用",从临床实际需要出发,运用护理程序的工作方法,把"以人为中心"的现代护理理念有机贯穿于教学内容中,注重学生职业素质的培养。

全教材以临床护理岗位的真实工作任务为依据,以"护理工作过程"为导向,采用"模块、项目、任务"的内容体系代替传统的"章、节"体系,将内容整合为四个模块:入院和出院护理、生活护理、用药护理、危重患者的护理。每个模块又按照所属内容不同分为若干个项目和任务。每个项目下有明确的"学习目标",引出每个项目的知识点,以增加学生的学习兴趣和感性认识。以任务为驱动,每个任务下设有"案例引导",引导学生在学习中去发现与解决问题,有利于理论与实践的密切结合。每个项目下还设有与相应学习任务对应的"能力检测",并结合护士执业资格考试大纲,将部分历年真题引入"能力检测",以提高学生护士执业资格考试的通过率。在不改变教材结构和教学大纲的前提下,将新知识、新技能等知识拓展,通过"知识链接"的形式编入教材,以增强教材的趣味性,拓宽学生视野。

在本教材编写过程中,得到了各参编院校领导的重视与大力支持,在此致以诚挚的谢意。

由于编者的水平和时间有限,编写过程中难免会有疏漏、不妥之处,敬请使用本教材的广大师生、读者和同仁给予斧正。

编　者

目录

Mulu

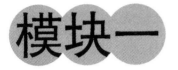

模块一

入院和出院护理

 RUYUAN HE CHUYUAN HULI

项目一　入院护理

 学习目标

1. 能叙述医院的基本性质、任务和分类,能够说出医院的组织机构。
2. 能正确叙述门诊的设置和布局,门诊的护理工作内容。
3. 能叙述人体力学在护理工作中的具体应用。
4. 能正确叙述急诊科的护理工作内容。
5. 能阐述医院良好物理环境的具体要求。
6. 能阐述分级护理的内容。
7. 能运用所学知识,正确实施各种铺床法。
8. 能运用所学知识,正确选择各种方法安全运送患者。

重点:医院的基本性质与任务;门诊和急诊科的护理工作内容;铺床法;患者入病区后的初步处理;运送患者的要点。

难点:铺床法;入院患者体温单的填写方法;分级护理;人体力学在护理工作中的应用;运送患者的要点。

任务一　门诊护理技术

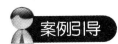 案例引导

患者王某,男,65 岁,因腹痛来某医院门诊就诊,在候诊过程中突然感到腹痛难忍,出冷汗,四肢冰冷,呼吸急促。该医院是一所省医科大学的附属医院,有床位约 1000 张,分科较细。如果你是门诊护士,请完成以下任务:

(1)护士应怎样进行分诊?

(2)针对此患者的状况,在候诊过程中应做哪些护理工作?

医院是对患者或特定人群进行防病治病的重要场所。医院环境的安排和布置需要以服务对象为中心,考虑舒适与安全,满足患者的基本需要。门诊部作为医院医疗活动的最前线,其门诊和急诊护理服务的质量显得尤为重要。

一、医院

医院是对患者或特定人群进行防病治病的场所,备有一定数量的病床、必要的设备以及具有救死扶伤精神、精湛的医学知识和技能的医务人员。它是医务人员运用医学科学理论和技术,通过集体协作,对住院及门诊患者实施诊治和护理的医疗事业单位。

（一）医院的性质

医院的基本性质:"医院是治病防病,保障人民健康的社会主义卫生事业单位,必须贯彻国家的卫生工作方针政策,遵守政府法令,为社会主义现代化建设服务"。

（二）医院的任务

《全国医院工作条例》明确了医院的任务:"以医疗工作为中心,在提高医疗质量的基础上,保证教学和科研任务的完成,并不断提高教学质量和科研水平。同时做好扩大预防,指导基层和计

划生育的技术工作"。

1.医疗　医疗工作是医院的主要任务。医院的医疗工作以诊治和护理两大业务为主体,并与医技部门密切配合,形成医疗团体,为患者提供优质的医疗与护理服务。门诊、急诊是诊疗工作的第一线;住院医疗是针对疑难、复杂、危重患者进行的诊治;康复医疗是运用物理、心理等方法,纠正因疾病引起的功能障碍或心理失衡,以达到预期效果的治疗方法。

2.教育教学　医学教育的一个显著特点是对于不同专业、不同层次的专业人员、技术人员的培养,且必须经过学校教育和临床实践两个阶段。其目的是理论联系实际,提高临床实践技能。在职人员也需要不断接受继续教育,更新知识和加强临床技能训练,才能适应医学科学发展的需要,不断提高其服务理念与技术水平。

3.科学研究　医院也承担着科学研究任务,许多临床问题是科学研究的主要课题。医院是发展医学科学的主要阵地,通过开展科研工作,一方面可解决临床上的疑难问题,推动医学事业的发展;另一方面也可将科研成果充实到教学中,促进医疗教学的发展。

4.预防保健和社区卫生服务　医院在完成上述各项职能的同时,还承担着预防保健和社区卫生服务的工作,如进行健康教育、健康咨询及疾病普查等工作,倡导健康的生活方式,加强自我保健意识,提高广大人民群众的生活质量。

(三)医院的种类

根据不同的划分条件,可将医院划分为不同类型。

1.按收治范围分类　可分为综合性医院和专科医院。

(1)综合性医院是指设有一定数量的病床,分内科、外科、妇产科、儿科、五官科、中医科、皮肤科、肿瘤科、传染科等各类疾病的诊疗科室,以及药剂、检验、影像等医技部门,并配有相应的医务人员和设备的医院,综合性医院同时还具有教学科研、预防保健等功能。

(2)专科医院是指为诊治某一类疾病而设置的医院,如传染病医院、肿瘤医院、结核病防治医院、精神卫生中心、口腔医院、康复医院、妇产科医院、眼科医院、职业病防治医院等。

2.按特定任务分类　根据特定任务和特定服务对象不同分为军队医院、企业医院、医学院校附属医院等。

3.按所有制分类　根据所有权不同分为全民所有制医院、集体所有制医院、个体所有制医院、中外合资医院等。

4.按医院分级管理办法分类　按不同的任务与功能,不同的设施条件、管理水平和技术水平,可将医院分为三级(一、二、三级)十等(每级设甲、乙、丙三等,三级医院增设特等)。

(1)一级医院是指直接向有一定人口的社区提供预防、医疗、保健、康复服务的基层医疗卫生机构,如农村乡、镇卫生院,城市街道卫生院等,是我国三级医疗机构的基础。

(2)二级医院是指向多个社区提供全面的医疗、护理、预防保健的卫生机构,并承担一定教学、科研任务及指导基层卫生机构开展工作的地区性医院,如一般市、县医院,省、直辖市的区级医院和一定规模的厂矿、企事业单位的职工医院。

(3)三级医院是指国家高层次的医疗卫生机构,是省或全国的医疗、预防、教学、科研相结合的技术中心,直接提供全面的医疗护理、预防保健和高水平的专科服务,同时指导一、二级医院的医疗工作和相互合作,如国家、省、市直属的市级大医院,医学院校的附属医院。

5.按经营目的分类　按经营目的的不同分为非营利性医院和营利性医院。

(1)非营利性医院:为社会公众利益服务而设立和运营的医疗机构。不以营利为目的、政府举办的非营利性医院,主要提供基本医疗服务和政府下达的其他任务。我国大部分医院仍属于非营利性医院。

(2)营利性医院:医疗服务所得收益可用于投资者经济回报的医疗机构。这类医院经卫生行政部门核准后,根据市场需求,可自主确定医疗服务项目,依法自主经营。

上述各类医疗机构,在国家发生重大灾害、事故、疫情等突发事件时,应有义务根据政府指令执行救治任务。

知识链接

《关于做好 2012 年公立医院改革工作的通知》

在《关于做好 2012 年公立医院改革工作的通知》[卫医管发[2012]53 号]中明确指出,要加强对医疗服务体系的规划调控,每千常住人口医疗卫生机构床位数达到 4 张的,原则上不再扩大公立医院规模。同时要大力发展非公立医疗机构,加快形成多元办医格局。完善鼓励社会资本办医疗机构的政策措施,"十二五"期间力争提前实现非公立医疗机构床位数和服务量达到总量 20% 左右的目标。

（四）医院的组织结构

1.医院的主要构成部门 可分为诊疗护理部门、辅助诊疗部门、行政后勤部门。诊疗护理部门包括内、外、妇、儿等医疗科室,急诊科,预防保健科;辅助诊疗部门包括放射科、检验科、药剂科、手术室、供应室、营养室等;行政后勤部门包括各职能管理部门,如人事科、财务科、护理部、医务处等。

2.医院人员的组成分类 包括卫生技术人员、工程技术人员、行政管理人员、后勤保障人员等。

二、门诊部

（一）门诊

门诊是医院面向社会的服务窗口,是集诊查、治疗、处置日常医疗与保健、科研教学、心理咨询、卫生宣教、计划免疫及行政管理于一体的功能部门,设有医务室、咨询处、挂号处、住院处、治疗室、抽血室、手术室、换药室等。门诊的工作直接反映医院的服务质量与水平。因此,门诊的医护人员应努力为患者提供优质的就医环境和服务。

1.门诊的设置与布局 门诊具有患者分布不均,环节多,流动性大;人员杂,病种多;诊疗时间短,对医生技术要求标准高;患者要求多,投诉多,医生连续性差,风险较大等特点。这就要求医院坚持"以患者为中心",优化门诊流程,增加便民措施,做到布局合理,设施安全,标志醒目,并保持环境整洁、安静。

门诊设有挂号处、收费处、化验室、药房、综合治疗室与分科诊察室等。诊察室应备有办公桌、诊察床、屏风或床帘、洗手设施,各种检查用具,以及化验单、检查申请单、处方等。综合治疗室内设有必要的急救设备,如氧气、电动吸引器、急救药品等。

2.门诊的护理工作

（1）预检分诊:需由实践经验丰富的高年资护士担任,在扼要询问病史、观察病情和护理体检的基础上对患者进行评估,做出初步判断,给予合理的分诊,做到先预检分诊,再指导患者挂号就诊。对疑似传染病或传染病患者实行严格的隔离措施,防止传染病传播扩散。

（2）安排候诊与就诊:患者在护士指导下挂号后,分别到各科门诊候诊室依次等候就诊。为缩短患者候诊时间,维持好诊疗秩序,护士应做好相应护理工作。

①做好开诊前的准备:备齐诊疗用物并保证其性能良好,整理候诊厅和诊疗室环境,保证环境安静、整洁、温湿度适宜。

②开诊后按挂号先后的顺序安排就诊,整理初诊和复诊病历,收集整理各种辅助检查报告单、化验单。

③给予就诊前的指导和必要的准备工作,如测量生命体征、血糖等,并记录于门诊病历上,必要时应协助医生进行诊治。

④密切观察候诊患者的病情变化,遇有病情加重或特殊情况(高热、出血、休克、呼吸困难等)的患者应立即安排就诊或送急诊科处理,必要时配合医生进行抢救;对病情较重或年老体弱的患者可适当调整就诊顺序。

⑤指导就诊患者正确留取标本,耐心解答患者及家属提出的有关问题。认真听取患者及其家属的意见,不断改进护理工作。

⑥做好就诊后各诊室和候诊大厅的用物整理及终末消毒工作。

(3)健康教育:利用候诊时间对患者开展有效的健康教育,教育形式可以采用宣传手册、挂图、广播、视频等,教育的内容主要是介绍疾病诊治常识。护士应根据就诊专科性质,介绍该专科常见病和多发病的预防、治疗及康复等方面的知识。

(4)治疗工作:执行需在门诊进行的治疗,如各种注射、换药、导尿、灌肠、穿刺、引流等,应严格遵守查对制度和操作规程,以确保治疗及时、安全和有效。

(5)消毒隔离:门诊就诊患者病种多而复杂,且人群流动性大,易发生交叉感染,这就对门诊的消毒隔离工作提出了很高的要求。如对传染病或疑似传染病患者,应分诊到隔离门诊就诊,并按规定做好疫情上报工作。门诊走廊、诊室、候诊大厅、检查室、治疗室及门诊手术室等各部门及其用物都要严格按照消毒隔离原则进行终末消毒处理,医疗垃圾分类后及时处理。

(6)保健工作:经过培训的护士可以直接参与健康体检、疾病普查、预防接种等保健工作。

(二)急诊科

急诊科是医院抢救急危重症患者的重要场所,属于医院的独立科室。急诊科危重患者多、病情急、时间紧、周转快,因此医院要合理配置急救设备和药品,合理安排急诊力量,配备经过专业培训、胜任急诊工作的医务人员实施救护。对从事急诊工作的护士实行定期培训、培训合格后方可上岗。

1.急诊科的设置与布局　一般情况下,急诊科均设有护士站、预检处、诊疗室、抢救室、监护室、观察室、清创室、治疗室、处置室等,并配有挂号室、药房、辅助检查室、收费室、急诊超声室、急诊CT室等,形成一个相对独立的单元。

急诊科应位于医院的一侧或前部,标志醒目,便于寻找。急诊科环境应宽敞、明亮、整洁,便于就诊和救治。

2.急诊科的护理工作

1)预检分诊

(1)分诊台的护士对送到急诊科的患者,第一时间上前帮助并转运患者到诊查室。预检护士通过"一问、二看、三检查、四分诊",对患者病情做出快速准确的判断,并立即通知相关专科医生进行诊治。

(2)遇有危重患者需立即送往抢救室进行抢救,立即通知值班医生及抢救室护士。

(3)遇传染病患者或疑似患传染病患者来院就诊,应将其安排到隔离室就诊。

(4)遇有意外灾害事故应立即通知护士长和医院相关部门组织抢救。

(5)遇有法律纠纷、刑事案件、交通事故等应迅速向公安机关报案,通知医院保卫部门做好安保工作,并请家属或陪送者留下,以协助相关部门了解情况。

2)抢救工作

(1)物品准备:包括一般物品、无菌物品、抢救设备和急救药品以及通讯设备。①一般物品主要有血压计、听诊器、开口器、压舌板、舌钳、手电筒、止血带、输液架、吸氧管、吸痰管、胃管等。②无菌物品主要有各种穿刺包、急救包、各种无菌手术包、各种无菌敷料包、各种型号的注射器、输液器、输血器、气管插管包、导尿包、无菌手套等。③抢救设备主要有抢救车、简易呼吸器、氧疗设备、吸引设备、多功能生命体征监测仪、电除颤器、心脏起搏器、呼吸机、超声波诊断仪、洗胃机、心电图机、血气分析仪、血液净化仪、体外起搏器、输液泵、注射泵、肠内营养输注泵及各种急救用具等。④急救药品主要有中枢神经兴奋剂、强心剂、利尿剂、镇痛镇静剂、血管扩张剂、抗心律失常药、拟肾上腺素药、抗胆碱药、止血药等,此外还有解毒药以及纠正水、电解质紊乱及酸碱平衡失调药等。⑤通讯设备主要有传呼系统、电话、对讲机等。一切急救药品和物品应做到"五定",即定品种数量、定点放置、定人保管、定期消毒灭菌、定期检查维修,抢救物品的完好率达到100%。所有护士应熟练掌握急救物品和设备的性能和使用方法。

(2)抢救配合:①严格按急诊服务流程与规范实施抢救。在医生到达前,护士根据病情给予紧急处理,如保持呼吸道通畅、吸痰、吸氧、洗胃、止血、体位固定、配血、建立静脉输液通路、进行基本生命支持等;医生到达后,立即汇报处理情况,正确执行医嘱,密切观察病情变化,及时判断抢救效果。②做好抢救记录。抢救记录内容包括病情变化情况,抢救时间及措施,参加抢救的医务人员姓名、专业技术职称等,并且一定要注明患者、医生到达的时间,抢救措施落实的时间。急诊病历书写就诊时间应当具体到分钟。一般情况下,医生不得下达口头医嘱。因抢救急危患者而需要下达口头医嘱时,护士应当复诵一遍,双方确认无误后方可执行。抢救结束后,医生应当即刻据实补记医嘱。③认真执行查对制度。各种急救药品的空安瓿需经两人核对无误后方可弃去。输液空瓶、输血空袋等应集中放置,以便进行统计和查对。

(3)观察室护理工作:急诊科均设有观察室,观察室收治已明确诊断或暂不能确诊者,或病情危重暂时住院困难者。留观时间一般为3～7天。

任务二 病区设置与管理

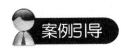 案例引导

患儿张某,5岁,因腹股沟疝入院,今日在全麻下实施手术,术后送回病房,但仍处于未清醒状态。如果你是责任护士,请完成以下任务:

(1)为便于接收和护理此患者,护士应如何铺床?

(2)术后治疗期间,护士应如何为该患者营造良好的物理环境和社会环境,以促进机体恢复健康?

病区是住院患者接受诊治、护理及休养的场所,也是医护人员全面开展医疗、预防、教学、科研活动的重要基地。病区的设置、布局和管理直接影响到医院各项任务的完成和服务的质量。护士应为患者创设一个安静整洁、安全舒适的环境,保证医院各项任务顺利完成,促使患者早日康复。尤其是作为患者最基本的生活单位,床单位的安全性和舒适度直接影响着患者护理、休息的质量,为此护理人员应根据患者的不同情况和病情要求,正确、认真地为患者铺各种类型的床,使床单位实用、耐用、安全、舒适。

一、病区

(一)病区的设置和布局

一般每个病区均设有病房、抢救室、治疗室、换药室、医生值班室、护士站、会议室、配膳室、仓库、盥洗间、浴室、厕所、处置室、医护休息室、示教室等。有条件的病区还可设置患者康复室、娱乐室、会客室等。

医院的布局以方便治疗和护理为标准,做到布局科学合理。如根据医院条件,每个病区一般设30～40张床位,每间病室设2～4张床位,床与床之间距离不少于1 m,并设床帘等遮隔设备,利于维护患者的隐私。护士站应设在病区的中心位置,与抢救室、治疗室相邻,以便观察患者的病情,随时抢救患者和准备相应物品。有条件的可设置中心供氧及中心吸引装置、呼叫系统、电视、电话、卫生间等,可设立单人间。

(二)病区的环境

护理人员应为患者提供良好舒适的病区环境,满足其身心需要。病区环境可分为物理环境和社会环境两大类。

1.病区的物理环境

1)安静:世界卫生组织(WHO)规定的噪声标准,白天病区理想的声波强度在35～40 dB。达到50～60 dB,可使人感到疲倦不安,影响休息和睡眠。长时间处于90 dB以上的环境中,可导致疲倦、焦躁、易怒、头痛、头晕、耳鸣、失眠以及血压升高等。若声波强度超过120 dB,可造成听力丧失或永久性失聪。但完全没有声音也会使人产生意识模糊或寂寞感。主要措施包括以下几个方面。

(1)护理人员要做到"四轻":说话轻、走路轻、操作轻、关门轻。

①说话轻:说话声音不可过大,但也不能耳语,以免引起误会。

②走路轻:走路步伐轻盈,穿软平底鞋,防止走路时发出不悦耳的声音。

③操作轻:操作时动作轻稳,避免物品与器械碰撞。

④关门轻:随时注意轻开、轻关门,不可用力过猛。

(2)门窗、椅脚应有橡皮垫,推车的轮轴应定期上油,减少噪音的产生。

(3)向患者及家属做健康宣教,共同创造一个良好的休养环境。

2)整洁:主要包括护理单元、患者及工作人员的整洁。具体措施包括以下几个方面。

(1)病区设施齐全,规格统一,布局合理。

(2)物品摆放整齐,符合操作要求,方便取用。

(3)及时清除废弃物及患者的排泄物。

(4)及时更换衣物及床上用物。

(5)做好患者的清洁护理,保持患者清洁卫生。

(6)工作人员仪表端庄,服装整洁大方。

3)舒适:主要包括温度、适度、通风、光线、装饰等。

(1)温度:一般病室的温度以18～22 ℃为宜,老人病房、婴幼儿室、产房、手术室的室温略高,一般为22～24 ℃。室温过高,会使神经系统受抑制,干扰消化系统功能,影响体热的散发和体力的恢复,患者感到烦闷;室温过低,冷的刺激可使人畏惧,缺乏动力,肌肉紧张而产生不安,患者易着凉。病室内应设室温计,随时评估室内的温度。可通过空气调节器调节室温,如无设备,夏天可通过电扇,冬天采用火炉、火墙取暖。同时注意根据气节的变化增减衣服和被子,以防患者着凉感冒。

(2)湿度:一般病室的相对湿度在50%～60%为宜。湿度过高,影响汗液的蒸发,患者感到潮湿、气闷,排尿量增加,加重肾脏负担;湿度过低,空气干燥,身体水分大量蒸发,引起口干舌燥、咽痛、烦渴等现象,尤其对气管切开、呼吸道感染的患者特别不利。病室内应备湿度计,随时评估病室的湿度。使用空气调节器是调节湿度的最好方法,也可开窗通风使空气流通,也可根据季节调节,夏天在地面洒水,冬天在暖气或火炉上安放水槽来蒸发水分,增加室内湿度。

(3)通风:病室应定时开窗进行通风换气,每次30 min左右,通风时应注意遮挡患者,避免其吹对流风,冬季注意保暖。通风换气可调节室内的温度和湿度,从而刺激皮肤的血液循环,刺激汗液蒸发及体热的散发,增加患者的舒适感,还可保持室内空气新鲜,降低室内空气污染。

(4)光线:一般采用自然光源及人工光源。适量的光照可提高皮肤温度,增加舒适感,阳光中的紫外线可杀菌,同时促进维生素D的合成,预防佝偻病。但阳光不宜直射眼睛,以免出现眩晕、头痛。人工光源主要用于夜间照明及特殊治疗、检查等。如楼梯、药柜、监护室及在抢救时灯光要强,夜间还应有地灯,其光线应柔和,才不容易打扰患者睡眠,同时有利于护理人员巡视病房。护士应根据不同患者对光线的需要加以调节,使患者获得最适宜的光线。

(5)装饰:优美的环境让人感觉舒适愉快,病室布置应简单、整洁、美观。病室内和走廊上可适当地添加绿色植物,增加环境的美观和生机。选择合适的颜色进行病室布局,如儿科病室可用暖色系及卡通图片装饰,减少儿童的恐惧感。手术室采用蓝色或绿色,使人感受到生命、希望,产生信任感。

4)安全:护理人员应为患者创造一个无危险、无伤害的环境,防止和消除一切不安全的因素,避免各种原因(机械性、温度性、生物性、化学性)所致的躯体损伤,注意易燃、易爆物品的安全使用和保管,预防医院感染,避免医源性损伤。

2.病区的社会环境

1)人际关系

(1)护患关系:护士与患者之间产生和发展的一种工作性、专业性和帮助性的人际关系。在护患关系中,护士占主导地位。护士首先尊重患者的权利和人格,对患者一视同仁;护士正确运用语言,与患者进行有效沟通,取得患者的信任;护士技术操作娴熟、规范,神态沉着、庄重而不失热情,消除患者的疑虑;护士仪表端庄,态度和蔼,带给患者心理上的安慰。

(2)病友关系:良好的病友关系可使患者在共同的治疗、康复和生活中相互影响、相互帮助,消除陌生感和不安全感,增进友谊和团结。护士应协助患者建立良好的情感交流,善于发现消极情绪,并用正确方法消除不良情绪;引导病室内的积极向上的群体气氛,调动患者的乐观情绪,更好地配合治疗与护理。

(3)患者与家属的关系:家属是患者重要的社会支持系统,护士应多与患者家属沟通,促进家属对患者病情的理解,增加对患者的关心和心理支持,从而帮助患者有信心和勇气战胜疾病。

(4)患者与其他人员的关系:患者在医院内还与其他人员建立良好的人际关系,如医生、康复治疗师等,护士应主动向患者介绍其他医务人员,及时发现患者与其他人员的不良情绪,主动进行协调和沟通。

2)医院规则:主要是指医院的各种规章制度,如入院须知、探视和陪伴制度等。合理的规章制度既能保证医疗护理工作的正常进行,也能预防和控制医院感染,为患者创造一个良好的休养环境,达到帮助患者恢复健康的目的。医院规则对患者在一定程度上是一种约束,会对患者产生一定的影响。因此,护士应根据患者的情况和需求,主动地给予帮助和指导。

(1)耐心解释,取得理解:护士应耐心地向患者及家属解释每一项医院规则的内容,以及执行的必要性,取得他们的理解和配合。

(2)允许患者对周围环境有一定的自主权:在维护医院规章制度权威的前提下,尽可能让患者对个人环境拥有自主权,因患者凡事听从医护人员的安排和医院规则约束,易使患者感到压抑和产生无从感。一般情况下护理人员应对其居住空间表示尊重,如进门时先敲门取得其同意;帮助患者整理床单位或生活物品时,应先取得患者的同意等。

(3)尊重探视人员:尊重前来探视患者的家属、亲戚和朋友,并鼓励亲人前来探视。但如果探视时间不适当,影响医疗和护理工作,则要适当劝阻和限制,并给予解释,以取得理解。

(4)尊重患者的隐私权:为患者做治疗护理工作时,首先应该取得患者的同意,并适当遮挡患者,维护其隐私。护士有义务为患者的诊断、检查结果、治疗等信息保密。

(5)鼓励患者自我照顾:有的患者因生活能力下降或活动受限制,自理能力稍差,若家属的陪护受到限制,护士应在病情允许的情况下,为患者创造条件并鼓励患者参与自我照顾,恢复其自信心与自护能力,以利于其康复。

3)帮助不同情况的患者适应环境:因患者在年龄、性别、文化素养、疾病种类等多个方面的不同,患者适应医院环境的能力也存在很大的差异。护士需要根据患者的具体情况,提供有针对性的个体化护理措施,协助患者尽快适应医院环境,配合诊疗护理活动,促进患者早日康复。

(三)病区的护理工作

临床护理的核心是以患者为中心,运用护理程序对患者实施整体护理,为患者提供优质服务,满足其身心需要,促使患者早日康复。主要的护理内容如下。

（1）制订护理计划,正确执行医嘱,及时实施治疗和护理措施,巡视和观察病情变化,评估治疗与护理效果,及时解决患者的生理、心理及社会问题,做好住院患者的各项生活护理和基础护理,对出院、转院、死亡患者做好相应的护理。

（2）开展健康宣教,指导患者掌握疾病预防与保健的知识,更好地预防疾病,保持健康。

（3）做好病区的消毒隔离工作,预防医院感染的发生。

（4）做好病区环境管理工作,避免和消除一切不利于患者康复的环境因素。

（5）开展临床护理科研,不断提高临床护理工作的质量和水平。

二、床单位准备

床单位是指住院期间医疗机构提供给患者使用的家具和设备,它是患者住院期间休息、睡眠、治疗与护理等活动最基本的生活单位。床单位的固定设备有病床、床上用品、床旁桌、床旁椅及跨床小桌,床头墙壁上配有照明灯、呼叫装置、供氧和负压吸引管道、多功能插座等。

（一）病床

病床是患者休息及睡眠的主要用具,必须实用、耐用、舒适、安全。普通病床一般为长 2 m,宽 0.9 m,高 0.6 m 的钢丝床,床头、床尾可以手摇式抬高,以方便患者更换卧位,床脚有脚轮,方便移动。多功能床则具有升降功能,其升降功能有手动调节和电动调节两种,床的两侧有床挡。现临床多选用多功能床,根据患者的需要,可以改变床的高低或活动床挡,变换患者的体态姿势。

（二）床上用品

（1）床垫　长、宽与床的规格相同,厚 0.1 m,垫芯可用棕丝、木棉、棉花或海绵等,包布应选择牢固且防滑的布料制成,床垫应坚硬,以免承受重力较多的部位发生凹陷。

（2）床褥　长、宽与床垫相同,一般用棉花做褥芯,因其吸水性强,可防止床单滑动。

（3）枕芯　长 0.6 m,宽 0.4 m,内装木棉、中空棉、羽绒、蒲绒等,用棉布做枕面。

（4）棉胎　长 2.3 m,宽 1.6 m,可用棉花胎、中空棉胎、羽绒、人造棉等。

（5）大单　长 2.5 m,宽 1.8 m,用棉布制作。

（6）被套　长 2.3 m,宽 1.7 m,用棉布制作,开口钉上布带或拉链。

（7）枕套　长 0.7 m,宽 0.45 m,用棉布制作。

（8）中单　长 1.7 m,宽 0.85 m,以棉布制作为宜,亦可使用一次性成品。

（9）橡胶中单　长 0.85 m,宽 0.65 m,两端加白布 0.4 m。

（三）床旁桌、椅

（1）床旁桌　在患者床旁,用于放置患者的个人用物或护理用品。一般上层为抽屉,下层为门柜,两侧有金属晾物架,桌面与抽屉之间设置能拉出的床板。床旁桌应坚固结实,方便使用。

（2）床旁椅　供患者或探视人员使用,不允许探视人员坐在患者床上。椅子有两种样式,一种为无扶手的垂直式靠背椅,另一种为有扶手和坐垫的休闲椅。

（3）跨床小桌　患者可在小桌上进食、阅读、写字,或趴在小桌上休息等。小桌由杆轴之托而立,高度可调节。

（四）其他设施

床头墙壁上配有照明灯、呼叫装置、供氧和负压吸引管道、多功能插座,天花板上有轨道、输液吊架,床之间有床帘等。

三、铺床法

实训 1-1-2-1　铺 备 用 床

【目的】

保持病室整洁,准备接收新患者。

【评估】

1.床单位设施是否齐全,功能是否完好。

2.床上用品是否齐全、清洁,规格与床单位是否符合。

3.床旁设施,如呼叫装置、照明灯是否完好,供氧及负压吸引管道是否通畅,有无漏气。

【计划】

1.护士准备　衣帽整洁,修剪指甲,洗手、戴口罩。

2.用物准备　床、床垫、床褥、大单、被套、棉胎或毛毯、枕套、枕芯。

3.患者准备　理解操作并愿意配合。

4.环境准备　环境整洁、通风,病室内无人治疗、进餐或休息。

【实施】

操作步骤见表1-1-2-1。

表 1-1-2-1　铺备用床的操作步骤

操 作 步 骤	要 点 说 明
1.按使用顺序备齐用物并携至患者床旁,再次检查床垫有无凹陷,根据需要更换或翻转床垫	• 避免多次走动,提高工作效率 • 避免床垫局部经常受压而凹陷
2.有脚轮的床,应先固定脚轮,再调整床的高度	• 避免床移动,方便操作,节省体力
3.移开床旁桌至离床约 20 cm,移开床旁椅至床尾正中,离床尾约 15 cm	• 留有空间,方便操作
4.将所有用物放在床旁椅上	
5.取床褥,对齐床头平铺在床垫上	• 床褥中线与床中线对齐
6.铺大单 (1)取大单放于床褥上,大单的中线对齐床中线,分别向床头、床尾展开 (2)先铺近侧床头,一手托起床垫一角,一手伸过床头中线将大单包折在床垫下,在距床头约 30 cm 处,向上提起大单边缘,使其同床边垂直,呈三角形,以床沿为界,将三角形分为两半,上半三角形暂时放在床上,先将下半三角形平整地塞入床垫下,再将上半三角形向下翻塞入床垫下(图 1-1-2-1) (3)至床尾将大单拉紧,对齐床中线,同上述方法铺好床尾大单 (4)两手将大单中部边缘拉近,塞入床垫下 (5)护士转至对侧,同法铺好对侧大单	• 护士站在床头一侧,可减少来回走动,省力 • 使用肘部力量,双脚分开,两膝关节稍弯曲,并确保身体平稳 • 铺大单的顺序是按先床头后床尾,先近侧后远侧的原则 • 保证大单平紧、美观及患者睡卧舒适
7.铺盖被 被套式("S"形) (1)取已折叠好的被套,对齐床头或床中线放置,被套正面向外放在铺好的大单上,中线与床中线对齐,开口端向床尾 (2)将被套背尾开口端的上层打开 (3)再将"S"形折叠的棉胎放入被套尾端的开口处,底边与被套开口边缘平齐(图 1-1-2-2) (4)拉棉胎上缘至被套封口端,对好两上角,棉胎向两侧展开,平铺于被套内,至床尾端开口用系带系好 (5)盖被上端与床头平齐,两侧边缘向内折叠,与床沿平齐,尾端塞于床垫下或内折,与床尾平齐	• 有利于棉胎放入被套 • 将棉胎竖方向三折,再"S"形横向三折,这样方便放入被套内 • 棉胎上端与被套封口处紧贴,保持被头充实 • 床面整齐、美观,方便患者睡卧

NOTE

续表

操 作 步 骤	要 点 说 明
卷筒式 （1）将被套正面向内平铺于床上，开口端朝向床尾 （2）将棉胎（毛毯）平铺在被套上，上端与被套封口边对齐 （3）将棉胎与被套上层一并从床尾卷至床头或从床头卷至床尾（图1-1-2-3），自开口处翻至床头，拉平各层系带 （4）其余同"S"形折成被筒 大单式 （1）铺衬单：将衬单反铺在床上，对齐床中线，上端反折约25 cm，与床头平齐，床尾按铺大单法铺好床角 （2）铺棉胎（毛毯）：将其铺于衬单上，上端与床头平齐，将床头衬单反折部分盖于棉胎（毛毯）上，床尾按铺大单法铺好床角 （3）铺罩单：正面向上对齐床中线，上端反折约15 cm，与床头平齐，床尾部分折成45°斜角，垂于床边，转至对侧同法铺好	
8.套枕套 （1）将枕套套于枕芯上，整理枕头并拍松 （2）枕头横放于床头盖被上，开口侧背门（图1-1-2-4、图1-1-2-5）	• 枕头充实平整，患者睡卧舒适 • 开口侧背门放置，使病室整齐、美观
9.移回床旁桌、椅	
10.收拾好用物，洗手	• 病室物品统一放置，保持病室整齐

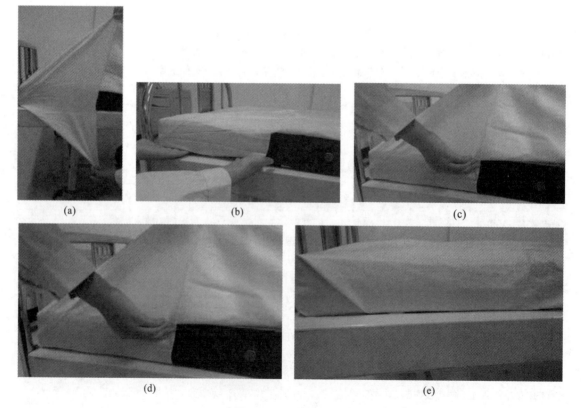

（a）　　　　　　　　　　（b）　　　　　　　　　　（c）

（d）　　　　　　　　　　（e）

图1-1-2-1　铺床角法

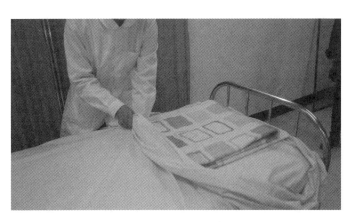

图 1-1-2-2　"S"形套被套

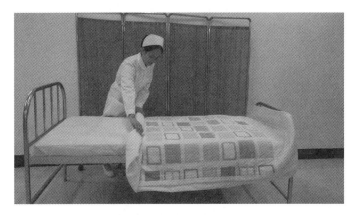

图 1-1-2-3　卷筒式套被套

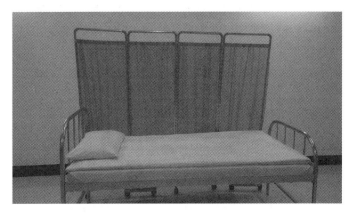

图 1-1-2-4　备用床(被套式)

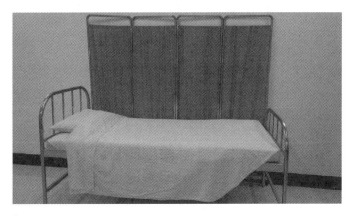

图 1-1-2-5　备用床(大单式)

【评价】

1.护士操作时遵循节力原则。

2.操作过程流畅，未影响患者治疗和护理等活动。

3.病室及床单位整洁、美观。

【注意事项】

1.铺床符合实用、耐用、安全、舒适的原则。

2.用物准备齐全，并按使用顺序放置，以减少护士走动次数。

3.操作中动作轻稳，避免尘埃飞扬。

4.操作中应用节力原则。操作前用物折叠方法和摆放顺序正确，放置稳妥，防止落地。操作时将床降至所需高度，避免腰部过度弯曲或伸展；多使用肘部的力量，动作平稳有节律，避免无效动作；身体靠近床边，上身直立，两腿前后分开与肩同宽，两腿稍屈膝，以扩大支撑面，降低重心，增加稳定性。

5.铺床时应达到以下要求：大单中缝与床中线对齐，四角平整、紧扎；被头充实，盖被平整；枕头平整充实，开口背门。

实训 1-1-2-2 铺暂空床

【目的】

保持病室整洁，供新入院或暂离床活动的患者使用。

【评估】

1.住院患者病情是否允许暂时离床活动。

2.新入院患者意识、诊断、病情，是否有伤口或引流管等情况。

【计划】

1.护士准备　衣帽整洁，修剪指甲，洗手、戴口罩。

2.用物准备　同"铺备用床"，必要时备橡胶中单和中单（或一次性中单）。

3.患者准备　理解操作并愿意配合。

4.环境准备　同"铺备用床"。

【实施】

操作步骤见表 1-1-2-2。

表 1-1-2-2　铺暂空床的操作步骤

操 作 步 骤	要 点 说 明
1.备齐用物并携至患者床旁	• 方便患者使用，保持病室整齐、美观 • 确认患者，取得配合
2.整理盖被 （1）被套式：将备用床的盖被上段扇形三折于床尾 （2）被单式：将罩单反折部分包裹棉胎或毛毯上端，再将寸单反折，分别包裹棉胎（毛毯）和罩单，然后将罩单、棉胎（毛毯）、寸单的上段一起扇形三折于床尾	
3.铺橡胶中单和中单，保证橡胶中单和中单上缘距床头 45～50 cm，中线和床中线对齐。橡胶中单和中单边缘下垂部分一起平整地塞入床垫下	• 根据患者的病情决定铺放的位置并铺好橡胶中单和中单，避免污染床单和床褥
4.转至对侧，同法铺好橡胶中单和中单	
5.整理床单位（图 1-1-2-6）	

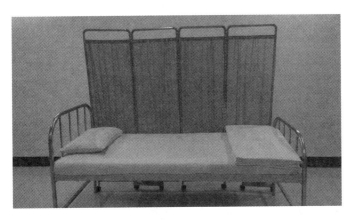

图 1-1-2-6　暂空床(被套式)

【评价】

1.同"铺备用床"评价 1 和 2。

2.床单位实用、舒适、安全、方便。

3.用物符合病情需要。

【注意事项】

同"铺备用床"。

实训 1-1-2-3　铺 麻 醉 床

【目的】

1.便于接收和护理麻醉手术后的患者。

2.保护床上用物不被血渍或呕吐物等污染。

3.使患者舒适、安全,预防并发症发生。

【评估】

1.患者的诊断、病情、手术方式、麻醉方式。

2.手术后所需的治疗和护理等物品。

3.床单位设施性能是否完好。

【计划】

1.护士准备　衣帽整洁,修剪指甲,洗手、戴口罩。

2.用物准备

(1)床上用物:同"铺备用床"(被套式),另加橡胶中单和中单(或一次性中单)各 2 条。

(2)麻醉护理盘:治疗盘内置开口器、舌钳、压舌板、牙垫、治疗碗、镊子、吸氧管、吸痰导管、纱布数块;治疗盘外置血压计、听诊器(或心电监护仪)、弯盘、棉签、胶布、手电筒、护理记录单和笔。

(3)其他:输液架,根据需要另备吸痰和给氧装置、胃肠减压器、负压吸引器、引流袋、延长管、输液泵、微量泵等。

3.患者准备　意识清楚者应理解操作并配合。

4.环境准备　同"铺备用床"。

【实施】

操作步骤见表 1-1-2-3。

表 1-1-2-3　铺麻醉床的操作步骤

操 作 步 骤	要 点 说 明
1.洗手,按使用顺序备齐用物并携至患者床旁	·避免床垫局部经常受压而凹陷,导致患者睡卧不舒适
2.检查床垫,必要时更换	·节省时间和体力

续表

操作步骤	要点说明
3.移开床旁桌至离床 20 cm,移开床旁椅至床尾正中,离床尾约 15 cm,用物放置于床旁椅上	·便于操作
4.将床褥对齐床头平铺于床垫上	
5.按铺备用床程序铺近侧大单	
6.根据患者的麻醉方式和手术部位,按需要铺好橡胶中单和中单 (1)将橡胶中单和中单分别对齐床中线,铺在床头、床中部或床尾,边缘平整地塞入床垫下 (2)铺床头的橡胶中单和中单上缘应平齐床头放置,下端压在中部的橡胶中单和中单,边缘再平整地塞入床垫下	·颈胸部手术可铺在床头,腹部手术可铺在床中部,下肢手术可铺在床尾 ·若需要铺在床中部,则橡胶中单和中单的上端应距床头 45~50 cm ·保护床褥,防止呕吐物、分泌物或伤口渗液污染病床
7.转至对侧用同样的方法铺好大单、橡胶中单和中单	
8.按铺备用床的方法套好盖被	
9.盖被上端与床头平齐,两侧内折与床沿对齐,被尾内折与床尾平齐	·天冷时可加盖毛毯,将热水袋放在盖被内,使患者温暖舒适 ·方便患者手术后由平车移至床上
10.将盖被扇形三折于一侧床边,开口向门	·平整、舒适
11.套好枕套并拍松枕头,将枕头横放于床头,开口侧背门(图 1-1-2-7)	·枕头横立于床头,可防止患者因躁动撞伤头部
12.移回床旁桌,床旁椅放在接收患者对侧的床尾	·便于患者移至床上
13.麻醉护理盘放置于床旁桌上,其他物品按需要放置	·以备需要或抢救、护理时及时取用

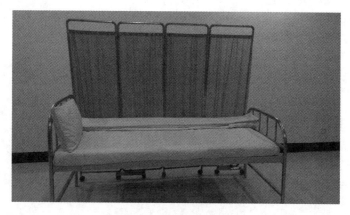

图 1-1-2-7　麻醉床

【评价】

1.操作熟练,无多余动作。

2.操作过程中利用节力原则。

3.用物准备能满足手术后患者治疗护理要求。

【注意事项】

1.同"铺备用床"1~4。

2.铺麻醉床时应更换洁净的被单,保证术后患者舒适,避免发生医院感染。

3.中单要遮盖橡胶中单,避免橡胶中单与皮肤接触而引起患者不适。

任务三 入院护理技术

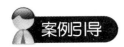

患者李某,女,30 岁,车祸后急诊入院。患者第 3、4 腰椎骨折,神志清楚,血压 100/70 mmHg,体温 37.5 ℃,需要收入骨科手术治疗。如果你是责任护士,请完成以下任务:

(1)如何搬运患者,应注意什么?

(2)入院后如何进行初步的护理?

(3)应采取什么级别的护理,如何护理?

入院护理技术包括入院程序、患者入病区后的初步护理、分级护理、人体力学在护理工作中的应用,以及运送患者的护理技术等。

一、入院程序

(一)办理入院手续

持医生签发的住院证到住院处办理入院手续,并通知病区护士做好迎接准备。

(二)实施卫生处置

根据病情进行卫生处置,急危重症患者可酌情免浴;有虱虮者先行灭虱虮;传染病或疑似传染病患者送隔离室处理。

(三)送患者入病区

根据病情采取合适的护送方式,如步行、轮椅、平车或担架推送;护送时注意安全和保暖;护送过程不能停止必要的治疗;护送中注意患者的体位;与病区护士做好病情交接。

二、患者入病区后的初步护理

(一)一般患者入病区后的初步护理

1.准备床单位:病区护士接到住院处通知后,应根据患者的病情需要安排床位,将备用床改为暂空床,必要时加铺橡胶中单和中单,备齐患者所需用物。传染病或疑似传染病患者应安置在隔离室。

2.迎接新患者:护士应以热情的态度迎接患者到指定病室床位,并妥善安置。协助患者佩戴腕带标识,向患者做自我介绍,说明护士将为其提供的服务及职责,并为患者介绍同室病友、协助患者上床休息等。在为患者护理时,以自己的行动和语言消除患者的不安情绪,增强患者的安全感和对护士的信任。

3.通知医生诊查患者:通知管床医生诊查患者,必要时协助其进行体检。

4.测量并记录生命体征:为患者测量体温、脉搏、呼吸、血压及体重,必要时测身高。

5.介绍病区环境、作息时间及有关规章制度,床单位及设备的使用方法,指导常规标本留取方法、时间及注意事项。

6.填写有关表格:用蓝黑色钢笔填写住院病历及各种表格眉栏项目,用红色钢笔在体温单 40~42 ℃之间相应时间栏内竖写入院时间;填写体温、脉搏、血压和体重值,按顺序排列住院病历(排列顺序依次为:体温单、医嘱单、入院记录、病史和体格检查单、病程记录、各种辅助检查报告单、护理记录单、住院病历首页、门诊病历)。

7.执行入院医嘱:根据医嘱执行各项治疗和护理措施,通知营养室为患者准备膳食,对患者实施整体护理。

8.完成入院评估:按护理程序为患者进行入院护理评估,了解患者的身体状况、心理需要以及健康问题,在患者入院 24 h 内完成入院护理评估单。

（二）急诊患者入病区后的护理

1.通知医生:接到住院处电话通知后,立即通知医生做好抢救准备。

2.备好急救药物、设备和器材:如急救车、氧气、电动吸引器、输液器具等。

3.安置患者:将患者安置在备好的危重病室或抢救室,为患者佩戴腕带标识。

4.交接患者:与护送人员做好患者病情、治疗及物品等情况的交接。对不能自理的患者（如意识不清、语言障碍、听力障碍等）或婴幼儿,需暂留陪送人员,以询问病史。

5.配合救治:密切观察患者病情变化,积极配合医生进行抢救,并做好护理记录。

三、分级护理

分级护理（levels of care）是指患者在住院期间,医护人员根据患者病情和（或）自理能力进行评定而确定的护理级别。根据患者病情和（或）自理能力分为特级护理、一级护理、二级护理和三级护理四个级别。各护理级别的分级依据及相应的护理要点见表 1-1-3-1。

表 1-1-3-1 各护理级别分级依据及护理要点

护理级别	分 级 依 据	护 理 要 点
特级护理	·维持生命,实施抢救性治疗的重症患者 ·病情危重,随时可能发生病情变化需要进行监护、抢救的患者 ·各种复杂或大手术后,严重创伤或大面积烧伤患者	·严密观察患者病情变化,监测生命体征 ·根据医嘱,正确实施治疗、给药措施 ·根据医嘱,准确测量出入液量 ·根据患者病情,正确实施基础护理和专科护理,如口腔护理、压疮护理、气道护理及管路护理等,实施安全措施 ·保持患者的舒适和功能体位 ·实施床旁交接班
一级护理	·病情趋向稳定的重症患者 ·病情不稳定或随时可能发生变化的患者 ·手术后或治疗期间需要严格卧床的患者 ·自理能力重度依赖的患者	·每小时巡视患者一次,观察患者病情变化 ·根据患者病情,测量生命体征 ·根据医嘱,正确实施治疗、给药措施 ·根据患者病情,正确实施基础护理和专科护理,如口腔护理、压疮护理、气道护理及管路护理等,实施安全措施 ·提供护理相关的健康指导
二级护理	·病情趋于稳定或未明确诊断前,仍需要观察,且自理能力轻度依赖患者 ·病情稳定,仍需要卧床,且自理能力轻度依赖患者 ·病情稳定或处于康复期,且自理能力中度依赖的患者	·每 2 h 巡视患者一次,观察患者病情变化 ·根据患者病情,测量生命体征 ·根据医嘱,正确实施治疗、给药措施 ·根据患者病情,正确实施护理措施和安全措施
三级护理	·病情稳定或处于康复期,且自理能力轻度依赖或无需依赖的患者	·每 3 h 巡视患者一次,观察患者病情变化 ·根据患者病情,测量生命体征 ·根据医嘱,正确实施治疗、给药措施 ·提供护理相关的健康指导

四、人体力学在护理工作中的应用

人体力学（body mechanics）是运用力学原理研究维持和掌握身体平衡,以及身体从一种姿势变成另一种姿势时身体如何有效协调的一门科学。护理工作中常用的力学原理有杠杆作用、摩擦力、平衡与稳定等。

在运送患者等各项护理工作中,护理人员要合理运用力学原理,保持正确的姿势,以提高工作效率,减轻身体疲劳,以免因不正确的姿势引起肌肉、肌腱劳损,腰背部疼痛,甚至给患者带来意外等。同时护理人员合理运用力学原理也可增进患者的舒适感,预防并发症的发生。

(一)护理工作中常用的力学原理

1.杠杆作用　杠杆是利用直杆或曲杆在外力作用下绕杆上一固定点转动的一种简单机械。杠杆受力点称力点,固定点称支点,克服阻力(如重力)的点称阻力点。支点到力作用线的垂直距离称为动力臂(力臂),支点到阻力作用线的垂直距离称阻力臂(重力臂)。当力臂大于重力臂时,可以省力;当力臂小于重力臂时就费力;而支点在力点和阻力点之间时,可以改变用力方向。根据杠杆上的力点、支点和阻力点的相互位置不同,杠杆可分为三类:平衡杠杆、省力杠杆和速度杠杆。

(1)平衡杠杆:支点位于力点与阻力点之间的一种杠杆,如人体头部在寰枕关节上进行仰头和低头的动作。

(2)省力杠杆:阻力点在支点和力点之间的一种杠杆,如人的提足跟动作。

(3)速度杠杆:力点在阻力点和支点之间的一种杠杆,又称费力杠杆,是人体最常见的杠杆运动,如用手臂举起重物时的肘关节运动。

2.摩擦力

(1)静摩擦力:一个物体相对于另一个物体有相对运动趋势,但没有相对运动,此时产生的摩擦力称为静摩擦力,如患者使用拐杖时,拐杖与地面形成的摩擦力。

(2)滑动摩擦力:一个物体在另一个物体表面上滑动时产生的摩擦力,其方向与物体相对运动的方向相反,此时产生的摩擦力称为滑动摩擦力,如搬运患者由床中间向床沿移动时,患者身体与床之间产生的摩擦力。

(3)滚动摩擦力:一个物体对在它表面上滚动的物体产生的摩擦力称为滚动摩擦力,滚动摩擦力比滑动摩擦力小得多,如使用轮椅推送患者的过程中,轮椅与地面产生的摩擦力。

3.平衡与稳定　平衡与稳定和物体重力的大小、重心的位置、支撑面的大小、重力线与支撑面的关系有关。

(1)重力与稳定度成正比:物体的重量越大,稳定度越大。

(2)重心高度与稳定度成反比:当人垂直双臂直立时,重心位于骨盆的第 2 骶椎前约 7 cm 处;当把手臂举过头顶或身体下蹲时,重心随之升高或下降;吸气时膈肌下降,重心也会下降。重心越低越稳定。

(3)支撑面的大小与稳定度成正比:支撑面由人或物体与地面接触时的各支点的表面所构成,支撑面越大越稳定。

(4)重力线是自重心垂直于地面的线,是重量的作用线,重力线必须通过支撑面,才能保持人体或物体的稳定。

(二)力学原理在护理工作中的应用

1.利用杠杆作用　尽量使用省力杠杆。护士操作或两臂持物、提物时,使用平衡杠杆,最好把重物分成相等的两部分由两手提拿。提取重物时,若重物由一只手臂提拿,另一只手臂可向外伸展以保持平衡。搬运患者或拿取物品时,使用速度杠杆,让患者的身体或物品靠近护士的身体,缩短阻力臂,减少费力的程度。

2.利用摩擦力　使物体的接触面尽量分离,如治疗车等带轴的物品定期加润滑油,减少滑动或滚动摩擦力。适当改变压力,如给患者安置卧位时,在骨突处等易受压的部位垫气圈、软枕等,增加受力面积,减轻局部承受的压力。使用拐杖时应尽量靠近身体,因太靠前或靠外,会减小地面和拐杖间的压力,减小摩擦力,易打滑。搬动物品时,尽量以拉代推,因拉的力量向上,有利于减小压力,减少摩擦力。改变物体接触面的粗糙程度,如在浴室用防滑地砖,备防滑鞋垫,在拐杖前端加橡皮垫等;搬动患者时抬起患者,避免因拖、拉、拽损伤患者皮肤。

3.保持平衡与稳定

(1)扩大支撑面:护士在操作中可根据实际需要两脚前后或左右略分开以扩大支撑面,取得平衡稳定的姿势。为患者安置侧卧位时,应将患者两臂屈肘,一手放于枕旁,另一手放于胸前,两腿前后分开,上腿弯曲在前,下腿稍伸直以扩大支撑面,稳定患者的卧位。

(2)降低重心:在取低位置的物体或进行低平面的护理操作时,双下肢应随身体动作的方向前后或左右略分开,同时屈膝屈髋。上身近似直立的下蹲姿势,可以降低重心,减少弯腰,减轻腰部负荷,背部也不易疲劳,又使重力线在扩大的支撑面内保持身体的稳定性。同时利用重心的移动完成操作,做到了节力。

(3)减少身体重力线的偏移:在提物品、抱起或抬起患者移动时应尽量将物体或患者靠近自己的身体,使重力线落在支撑面内,增加稳定性。

(4)尽量使用大肌肉或多肌群:进行护理操作时,能使用整只手时,避免只用手指进行操作;能使用躯干部和下肢肌肉力量时,尽量避免只使用上肢的力量。如端治疗盘时,应五指分开,托住治疗盘并与手臂一起用力,由于为多肌群用力,故不易疲劳。

(5)用最小量的肌力做功:移动重物时应注意平衡,有节律并计划好所要移动的位置和方向,以直线方向移动,尽可能用推或拉代替提取。

五、运送患者护理技术

实训 1-1-3-1 轮椅运送法

【目的】

1.运送不能行走但能坐起的患者入院、出院、检查治疗及室外活动。

2.帮助患者下床活动,以促进血液循环和体力恢复。

【评估】

1.患者的一般状况 年龄、病情、体重,躯体的活动能力、病变部位等。

2.患者的认知反应 意识状态、对轮椅运送法的认识程度、心理反应、理解与合作程度。

3.轮椅各部件的性能是否良好。

4.地面是否干燥、平坦,季节及室内外的温度情况。

【计划】

1.护士准备 衣帽整洁,修剪指甲,洗手、戴口罩。

2.用物准备 轮椅、毛毯(根据季节酌情准备)、别针、软枕(根据患者需要)。

3.患者准备 能了解轮椅运送的目的、方法及注意事项,愿意主动配合。

4.环境准备 保证通道宽敞,环境安全,无障碍物,地面防滑。

【实施】

操作步骤见表 1-1-3-2。

表 1-1-3-2 轮椅运送法的操作步骤

操 作 步 骤	要 点 说 明
1.仔细检查轮椅的车轮、椅背、脚踏板及制动闸性能,将轮椅推至床旁	·确保各部分性能正常,以保证患者的安全
2.认真核对患者姓名、床号,向患者解释操作的目的,介绍搬运的过程、方法及注意事项	·确认患者,以取得患者的理解和配合
3.使椅背和床尾平齐,面向床头拉起车闸固定车轮,翻起脚踏板	·缩短距离,便于患者入座

操 作 步 骤	要 点 说 明
4.天冷时需用毛毯,将毛毯三折平铺在轮椅上,两边展开,使毛毯上端高过患者颈部 15 cm 左右	• 防止患者受凉,注意保暖
5.扶患者坐起,撤掉盖被,移于床沿,嘱患者用手掌撑住床面维持坐姿,协助患者穿衣裤、鞋袜	• 观察和询问患者有无眩晕和不适
6.上轮椅时,护士站在轮椅背后,固定轮椅,嘱患者扶轮椅的扶手,将身体置于椅座中部,抬头向后靠,坐稳	
7.对于不能自行下床的患者,先扶患者坐起并移至床边,护士面对患者双脚分开站稳,双手环抱患者腰部,协助患者下床站立,嘱患者用近轮椅侧的手扶住轮椅外侧把手,转身坐入轮椅中或由护士环抱患者,协助后移身体坐入轮椅中,嘱患者不可前倾自行站起或下轮椅(图 1-1-3-1)	• 通过抱、站、转、坐、移五个连续动作,确保患者安全 • 如身体不能保持平衡者应系安全带,避免发生意外
8.翻下脚踏板,脱鞋后嘱患者双脚置于脚踏板上,有下肢水肿、溃疡或关节疼痛的患者,应在脚踏板上垫软枕,双脚踏于软枕上	• 使足部获得支托,确保患者舒适
9.将毛毯上端边缘向外翻折约 10 cm,围在患者颈部,在胸前将两侧重叠别用别针固定,两侧用毛毯围着双臂做成两个袖筒,分别用别针别在腕部固定,再用毛毯余下部分围裹患者上身、腰部、双下肢及脚,露出双手(图 1-1-3-2)	• 天气寒冷时,防止受凉
10.将病床整理成暂空床	• 保持病室整洁
11.护送患者,观察患者,确定无不适后,松开车闸,嘱患者勿前倾或自行下轮椅,推患者至目的地	• 运送过程中,随时观察、询问患者。过门槛时翘起前轮,避免震动过大,下坡时嘱患者抓紧扶手,保证患者安全
12.下轮椅时,将轮椅推至床尾,轮椅椅背与床尾平齐,固定车闸,翻起脚踏板	
13.打开毛毯,护士面对患者,双脚前后分开,屈膝屈髋,双手置于患者腰部,患者双手置于护士肩上,协助患者站立并慢慢坐回床沿,脱去鞋子和外衣,协助患者移至床上	• 患者能自行下轮椅时,护士可固定轮椅,协助患者坐于床边
14.协助患者取舒适卧位,盖好盖被	
15.整理床单位,观察病情,推轮椅回原处,询问患者有无其他需要	
16.洗手,记录	• 记录执行时间和患者反应

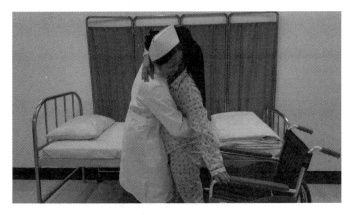

图 1-1-3-1 协助患者坐轮椅

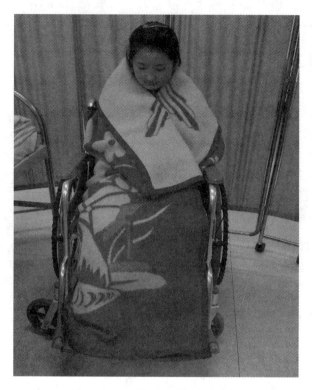

图 1-1-3-2　轮椅上患者包盖保暖法

【评价】

1.患者运送过程安全,无疲劳和不舒适,无病情改变。

2.护士动作协调、轻稳、省力、规范,运送患者顺利。

3.护患沟通有效,患者能主动配合、乐意接受。

【注意事项】

1.使用前应仔细检查轮椅的车轮、椅座、椅背、脚踏板及刹车等各部件的性能,保持完好备用,以确保安全。

2.患者上下轮椅时,固定好车闸。身体不能保持平衡者,应系安全带。

3.寒冷季节应注意保暖。

4.推轮椅运送患者时速度要慢,并随时观察患者的病情变化。

5.做好健康教育,应向患者说明搬运的过程、方法和注意事项,鼓励患者参与搬运。

实训 1-1-3-2　平车运送法

【目的】

运送不能起床的患者入院、外出检查、治疗、手术或转运。

【评估】

1.患者的一般情况　年龄、病情、体重、躯体活动能力、病变部位。

2.患者的认知反应　意识状态、对平车运送法的认识程度、心理状态、合作程度。

3.平车性能是否良好。

【计划】

1.护士准备　衣帽整洁,修剪指甲,洗手、戴口罩。根据患者情况确定搬运人数。

2.用物准备　平车(上置布单和用橡胶布单包好的垫子和枕头),带套的棉被或毛毯。如为骨折患者,平车上应垫木板并将骨折部位固定稳妥。如为颈椎、腰椎骨折或病情危重的患者应备帆布中单或布中单。

3.患者准备　患者能了解平车运送的目的、步骤、方法及注意事项,愿意配合。

4.环境准备　环境宽敞,道路通畅,无障碍物,便于操作。

【实施】

操作步骤见表1-1-3-3。

表 1-1-3-3 平车运送法的操作步骤

操 作 步 骤	要 点 说 明
1.仔细检查平车各部件,将平车推至患者床旁	·确保各部件性能正常,保证患者安全
2.核对患者床号、姓名,向患者及家属解释操作目的、方法和配合事项	·确认患者,取得患者及家属的理解和配合
3.妥善安置好患者身上的各种导管	·保持管道通畅
4.根据患者的病情和体重,选择合适的搬运方法 挪动法 (1)移开床旁桌、椅,掀开盖被,协助患者移至床边 (2)将平车的大轮靠床头、小轮靠床尾,与床平行,紧靠床边,调整平车或病床,使其高度一致 (3)将车闸制动 (4)协助患者将上半身、臀部、下肢依次向平车挪动。由平车回床时,顺序相反,先挪动患者下肢,再挪动臀部、上半身(图1-1-3-3)	·适用于病情许可,且患者能在床上配合者 ·便于患者靠近平车 ·小轮转弯灵活,推动在前,大轮转动的次数少,以减少颠簸产生的不适,便于挪动 ·防止平车移动,确保患者安全 ·护士在旁抵住平车,防止平车移动
一人搬运法 (1)移床旁椅至对侧床尾 (2)将平车放至床尾,大轮靠近床尾,使平车头端与床尾呈钝角 (3)将车闸制动,搬运者站在钝角内的床边 (4)松开盖被,协助患者穿好衣服 (5)护士两脚前后分开,稍屈膝,一手臂自患者腋下伸至对侧肩部外侧,另一手臂伸至患者大腿下 (6)嘱患者双臂交叉于护士颈后,双手用力握住 (7)抱起患者,移步转身,将患者轻轻放在平车上,卧于平车中央(图1-1-3-4)	·适用于患儿及病情允许且体重较轻的患者 ·便于搬运 ·运送时使患者头端卧于大轮端,促进舒适 ·缩短搬运距离 ·省力 ·两脚前后分开并屈膝,可扩大支撑面,保持平衡与稳定 ·确保患者安全
二人搬运法 (1)~(3)同"一人搬运法" (4)护士甲、乙两人站在患者床边,将患者双手交叉置于胸腹前,协助患者移至床边 (5)护士甲一手臂托住患者头、颈、肩部,另一手臂托住腰部;护士乙一手臂托住患者臀部,另一手臂托住腘窝处,两人同时抬起患者,使患者的身体向护士倾斜,移步转身至平车前,同时屈膝,将患者轻放于平车中央(图1-1-3-5)	·适用于病情较轻,但自己不能活动而体重又较重的患者 ·身高较高者托住患者的上半身,使患者头处于高位,减轻不适
三人搬运法 (1)~(3)同"一人搬运法" (4)护士甲、乙、丙三人站在床边,协助患者移至床边 (5)护士甲托住患者头、颈、肩背部,护士乙托住其腰、臀部,护士丙托住腘窝、小腿部,同时抬起使患者的身体向护士倾斜,三人同时移步至平车,将患者轻放于平车中央(图1-1-3-6)	·适用于病情较轻,但自己不能活动而体重较重的患者 ·三位搬运者由床头起按身高顺序排列,使患者头处于高位,以减少不适 ·患者尽量靠近护士,使重心落在支撑面内,减少重力线的偏移,缩短重力臂以达到平衡省力,注意动作协调一致,按口令同时抬起以保持平衡,保证患者安全

续表

操 作 步 骤	要 点 说 明
四人搬运法 (1)移开床旁桌、椅,松开盖被 (2)在患者腰、臀部下铺帆布中单或布中单,将患者双手交叉置于胸腹前 (3)将平车的大轮靠床头、小轮靠床尾,与床平行,紧靠床边,调整平车或病床,使其高度一致 (4)将车闸制动 (5)护士甲站在床头,托住患者的头和颈肩部,护士乙站在床尾,托住患者双腿;护士丙和护士丁分别站在病床和平车两侧,抓紧帆布中单或布中单四角 (6)由一人喊口令,四人合力同时将患者抬起,将患者轻轻放至平车中央(图1-1-3-7)	·适用于颈椎、腰椎骨折,或病情较重患者 ·帆布中单或布中单的质量一定要能承受患者的体重 ·骨折患者需垫木板,并固定好骨折部位 ·防止平车移动,确保患者安全 ·站于床头的护士应观察患者病情变化 ·多人搬运时护士动作必须协调一致 ·颅脑损伤及昏迷患者,应将头偏向一侧 ·颈椎损伤或怀疑颈椎损伤的患者,搬运过程中要保持头部处于中立位,并沿身体纵轴向上略加牵引颈部或患者用双手托起头部,慢慢移至平车中央。患者取仰卧位,颈下垫小枕或衣物,保持头颈中立位,头颈两侧用衣物或沙袋固定。如搬运不当会引起高位脊髓损伤,发生高位截瘫,甚至导致死亡
5.安置患者于舒适位置,用盖被包裹患者,先盖脚部,后盖两侧,两侧头部盖被边角向外折叠,露出头部	·确保患者保暖舒适 ·整齐美观
6.整理床单位,铺成暂空床	·保持病室整洁、美观
7.松开车闸,推送患者至指定地点	·运送过程中确保患者安全、舒适
8.洗手,记录	·记录执行时间和患者反应

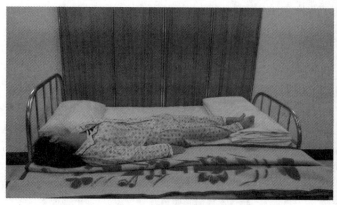

图1-1-3-3 患者挪动于平车上

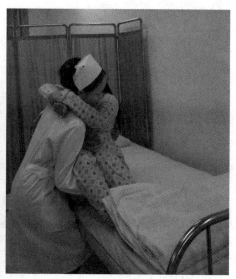

图1-1-3-4 一人搬运法

项目一 ｜ 入院护理 ■

NOTE

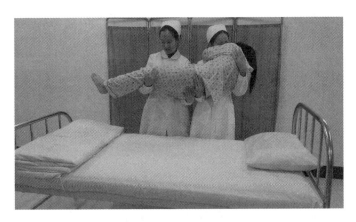

图 1-1-3-5　二人搬运法

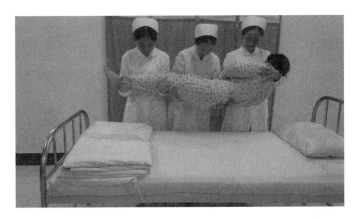

图 1-1-3-6　三人搬运法

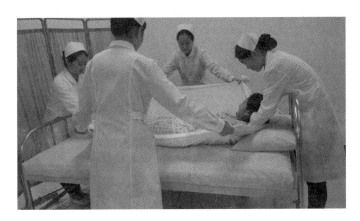

图 1-1-3-7　四人搬运法

【评价】

1.患者在搬运过程中感觉平稳、舒适、安全,无并发症出现,未中断治疗。

2.护士动作正确、规范、省力、协调。

3.护患沟通有效,患者能主动积极配合。

【注意事项】

1.操作中动作轻稳,协调一致,保证患者安全、舒适。

2.冬季注意保暖,避免受凉。

3.操作中遵循节力原则。

4.推送途中,患者的头位于大轮端;护士应站在患者头侧,以便于观察病情,注意患者面色、呼吸、脉搏的变化;上下坡时,患者头部始终保持在高处,以免引起头部充血等不适;保持管道通畅;进出门时不可用车撞门;保持车速适宜。

5.做好健康教育,向患者说明搬运的过程、方法和注意事项。

知识链接

院外搬运伤员常采用的体位

(1)仰卧位:适用于所有重伤员,可以避免因颈部及脊椎过度弯曲而发生的椎体错位;对腹壁缺损的开放伤伤员,当伤员喊叫屏气时,肠管会脱出,让伤员采取仰卧屈曲下肢体位,可防止腹腔脏器脱出。

(2)侧卧位:排除颈部损伤后,对有意识障碍的伤员,可采用侧卧位,以防止伤员在呕吐时,食物吸入气管。

(3)半卧位:仅有胸部损伤的伤员,在除合并腰椎、胸椎损伤及休克外,可以采用这种体位,以利于伤员呼吸。

(4)俯卧位:对胸壁广泛损伤,出现反常呼吸而严重缺氧的伤员,可以采用俯卧位,以压迫、限制反常呼吸。

(5)坐位:适用于胸腔积液、心力衰竭患者。

能力检测

1.患者林某,男,44岁,因车祸受伤入院,患者入院后神志不清,各种反射消失,单侧瞳孔扩大、固定。手术完回病房后,发现患者呼吸道分泌物增多,遵医嘱给予吸痰治疗。

请问:(1)应为该患者准备什么床?

(2)在操作过程中如何节力?

2.患者王某,男,35岁,由于车祸入院,怀疑颈椎损伤和多发性损伤。患者经急救室抢救后病情基本稳定,现要护送患者入病区。

请问:(1)应采用何种方法搬运患者?

(2)护送患者的途中应注意什么?

3.简述特级护理的内容。

4.简述医院的性质、任务和分类。

5.医院病区良好的物理环境有哪些要求?

A₁/A₂型题

6.患者张某,大量呕血,送入急诊室,在医生到来之前,值班护士首先应(   )。

A.通知病房,准备床单位   B.止血,测血压,建立静脉通路

C.详细询问呕血发生过程   D.注射镇痛剂

E.给氧

7.护士小刘在门诊值班时发现一麻疹患者,小刘应立即(   )。

A.安排提前就诊   B.转隔离门诊治疗   C.询问病史

D.转急诊治疗   E.给予卫生指导

8.对培养合格的医疗技术人员,医院承担的任务是(   )。

A.教学   B.疾病预防   C.健康促进   D.科研   E.医疗

9.抢救物品管理的"五定"不包括(   )。

A.定期检查维修   B.定人保管   C.定期更换

D.定位置   E.定数量

10.抢救时关于口头医嘱处理方法正确的是(   )。

A.须在护士长监督下执行   B.护士复述一遍后即可执行

C.待医生写到医嘱单上再执行　　　　　　　　D.立即执行

E.护士向医生复述一遍,双方确认无误再执行

11.马先生,67 岁,因呼吸道阻塞行气管切开,其病室环境应特别注意(　　　)。

A.调节温度、湿度　　　　　　B.加强通风　　　　　　C.合理采光

D.保持安静　　　　　　E.适当绿化

12.某破伤风患者,神志清楚,全身肌肉阵发性痉挛、抽搐。关于其所住病室环境,下列哪项不符合病情要求?(　　　)

A.门、椅脚钉橡皮垫　　　　　　B.护士要做到"四轻"　　　　　　C.室温为 18～22 ℃

D.保持病室光线充足　　　　　　E.相对湿度为 50%～60%

13.护士小刘在消化内科工作,一患者上午 8 时出院,小刘立即将该患者用过的床铺成备用床,她这样做的目的是(　　　)。

A.预防皮肤并发症的发生　　　　　　　　B.供暂离床活动的患者使用

C.方便患者的治疗和护理　　　　　　　　D.准备接收新患者

E.便于接受麻醉后尚未清醒的患者

14.患者,男,急性阑尾炎术后,护士在准备麻醉护理盘时,盘内不需准备的物品是(　　　)。

A.开口器　　　　B.吸痰导管　　　　C.输氧导管　　　　D.吸水管　　　　E.舌钳

15.患者,女性,45 岁,患肺炎链球菌肺炎。上午在护士陪送下前往放射科拍摄 X 线胸片,其病床应铺成(　　　)。

A.盖被扇形折叠置于床的一侧　　　　　　　　B.暂空床

C.盖被折叠成被筒,平铺于床上　　　　　　　　D.麻醉床

E.备用床

16.某患者因病入院,在进行卫生处置时,护士暂免该患者的沐浴,该患者的病情可能是(　　　)。

A.高血压　　　　　　B.糖尿病　　　　　　C.急性心肌梗死

D.急性甲型病毒性肝炎　　　　　　E.慢性扁桃体炎择期手术

17.患者江某,因白血病行骨髓移植,应给予的护理级别是(　　　)。

A.特级护理　　　　B.一级护理　　　　C.二级护理　　　　D.三级护理　　　　E.四级护理

18.患者,女,60 岁,脑血管意外康复期。护士推轮椅送患者户外活动,正确的方法是(　　　)。

A.患者双手置于护士肩部,护士扶住患者腋下坐入轮椅

B.上下坡时,使患者面向坡下

C.上轮椅时,椅背与床头平齐,面向床头

D.患者扶着轮椅扶手,身体尽量后靠坐稳

E.用毛毯盖住患者腋部以下的身体

A₃/A₄型题

(19～20 题共用题干)

患者,男,42 岁,今日低热,食欲缺乏,需住院治疗。

19.接到住院通知,病区护士应为患者准备的床单位是(　　　)。

A.麻醉床　　　　B.备用床　　　　C.暂空床　　　　D.专用床　　　　E.暂空床加床挡

20.铺此床的目的是(　　　)。

A.供暂离床活动的患者使用　　　　　　　　B.方便患者的治疗和护理

C.准备给新入院患者使用,尽快入住　　　　　　　　D.防止皮肤并发症的发生

E.便于接受麻醉后尚未清醒的患者

(21～22 题共用题干)

刘先生,40 岁,因遭歹徒抢劫致左上肢及胸部多处外伤,患者大量出血、呼吸急促、意识模糊,由同事送至急诊科抢救。

21.急诊科护士在紧急处理中不妥的一项是(　　　)。

A.询问外伤原因　　　　　　　　　　　B.迅速与公安部门联系

C.安排观察病床,等待医生　　　　　　D.请陪伴者留下

E.记录患者到达的时间

22.刘先生入病室后应重点观察哪项生命体征?(　　　)

A.体温　　　　B.呼吸　　　　C.血压　　　　D.脉搏　　　　E.尿量

(23～24 题共用题干)

患者,女,56 岁,患胃癌。胃大部切除手术后第 2 天,刀口无明显渗血,给予禁食、静脉营养。患者主诉刀口疼痛、乏力。

23.护士应给予患者的等级护理是(　　　)。

A.特级护理　　　B.一级护理　　　C.二级护理　　　D.三级护理　　　E.四级护理

24.根据护理等级,护士巡视患者的安排是(　　　)。

A.24 h 特别护理　　　　　B.每 1～2 h 观察一次　　　　　C.每 3 h 观察一次

D.每日巡视患者 6 次　　　E.每日巡视患者 4 次

(郭　丽)

项目二　患者舒适的护理

重点：促进舒适的护理措施；常用卧位的安置技术与适用范围；医院常见不安全因素及防范措施；保护具使用过程中的注意事项；疼痛患者的护理措施。

难点：常用卧位的适用范围；疼痛的发生机制。

  学习目标

1. 能正确说出舒适的相关概念及影响患者舒适的因素。
2. 能正确为患者制订舒适的护理措施。
3. 能准确陈述各种卧位的适用范围及其临床意义。
4. 能根据病情及治疗的需要，为患者安置卧位并能协助其变换卧位。
5. 能叙述医院常见不安全因素并对患者发生安全意外提出有效的防护措施。
6. 能根据患者需要正确实施保护具的应用。
7. 能正确陈述疼痛的常见原因和影响疼痛的因素。
8. 能举例说明疼痛的性质特点。
9. 能运用沟通技巧，准确地观察和评估患者疼痛的程度，正确地为患者提供相应的护理措施。

任务一　卧位安置的护理技术

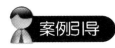

患者张某，男性，49岁，因车祸造成多发性损伤急诊入院。查体：T 37 ℃，P 110 次/分，R 22 次/分，BP 90/60 mmHg，X 线检查显示颈椎骨折、左下肢粉碎性骨折、血气胸。急诊手术处理，进行骨折复位、固定，术后行颅骨牵引，左下肢用石膏固定，胸腔闭式引流，给予鼻饲和吸氧、留置导尿管、静脉输液等治疗，患者自觉疼痛难忍，焦虑不安。如果你是责任护士，请完成以下任务：

(1)应帮助该患者采取何种卧位？如何为其安置体位？有何临床意义？

(2)工作中如何区分卧位的性质？

(3)影响该患者不舒适的原因有哪些？

(4)如何帮助该患者更换卧位？注意事项有哪些？

(5)如何评估其疼痛程度？

(6)可采取哪些护理措施缓解患者的疼痛？

舒适与安全是人类的基本需要，其涉及范围较广，主要包括生理、心理、精神、环境、社会等各个方面。最佳健康状态下的个体，随时都在不断地调节以满足自身舒适的需要。当人体的健康状况受到威胁，安全感消失，机体就会处于不舒适的状态。护理人员在护理时，应通过密切观察，分析导致患者不舒适的各种因素，有针对性地为患者提供轻松、安宁的环境及舒适的卧位，加强生活护理，减轻患者的疼痛，促进患者的舒适，以达到促进康复的目的。

一、舒适

舒适(comfort)是指个体身心处于轻松自在、安宁状态下，个体所具有的身心健康、满意、无焦虑、无疼痛、轻松自在的自我感觉。舒适包括以下几个方面。

1.生理舒适　个体身体的舒适感觉。

2.心理、精神舒适　个体内在的自我意识,如尊重、自尊、信仰、信念、生命价值等精神需求的满足。

3.环境舒适　与个体生存的物理环境相关的各种因素,如适宜的温度、湿度、空气、光线、声音、色彩等使个体产生舒适的感觉。

4.社会舒适　个体、家庭和社会的相互关系,如各种人际关系的融洽、家庭与社会关系的和谐统一等为个体带来的舒适感觉。

从整体的观点来看,四个方面相互联系、互为因果。如果某一方面出现问题,个体即会感到不舒适。当个体身心健康,各种生理、心理需要得到基本满足时,常能体验到舒适的感觉。最高水平的舒适表现为情绪稳定、心情舒畅、精力充沛、感到安全和完全放松,身心需要均能得到满足。

二、不舒适

不舒适(discomfort)是指个体身心不健全或有缺陷,生理、心理需求不能得到满足,或周围环境有不良刺激,对生活不满、身心负荷过重的自我感觉。不舒适通常表现为烦躁不安、紧张、精神不振、消极、失望、失眠、疼痛、乏力,难以坚持日常工作、生活或学习。疼痛通常是不舒适中最为严重的表现形式。

舒适与不舒适之间没有明显的分界线,个体每时每刻都处在舒适与不舒适之间的某一点上,且呈动态变化。每个人因自身的生理、心理、社会、精神、文化背景及经历的不同,对舒适的解释和体验也不相同。因此,护理人员在日常护理工作中,要用动态的观点评估患者舒适与不舒适的程度,积极采取有效的护理措施,促进患者舒适。

(一)不舒适的原因

1.身体因素

(1)个人卫生:因疾病导致日常活动受限,生活不能自理,个人卫生状况不佳,如口臭、汗臭、皮肤污垢、瘙痒等均可引起个体不适。

(2)姿势或体位不当:如肢体缺乏适当的支撑物、关节过度屈曲或伸张、肌肉过度紧张或牵拉、疾病所致的强迫体位以及身体局部组织长期受压等原因致使局部肌肉和关节疲劳、麻木、疼痛等均可引起不适。

(3)保护具或矫形器械使用不当:如约束带或石膏、绷带、夹板过紧,使局部皮肤和肌肉受压,引起不适。

(4)疾病影响:疾病所致的疼痛、恶心、呕吐、咳嗽、饥饿、腹胀、腹泻、呼吸困难及发热等造成机体不适。

2.心理-社会因素

(1)焦虑或恐惧:担心疾病带来的危害,安全、生存需求得不到保障,恐惧死亡,过分担忧疾病对家庭、经济、工作造成的影响等均会给患者带来心理压力,进而出现烦躁、紧张、失眠等心理不适的表现。

(2)角色适应不良及面对压力:患者因担心家庭、孩子或工作等,常常失眠,易激惹情绪无法自控,出现角色适应不良,如角色行为冲突、角色行为紊乱等,往往使患者不能安心养病,影响康复。

(3)生活习惯改变:住院后生活习惯发生改变,如起居、饮食等,使患者一时适应不良。

(4)不受关心、自尊受损:如被医护人员疏忽、冷落,照顾与关心不够,或操作时身体暴露过多、缺少遮挡等,均可使患者感觉不被尊重,自尊心受挫。

(5)缺乏支持系统:如住院后与家人隔离或被亲朋好友忽视,缺乏经济支持等。

3.环境因素

（1）不适宜的社会环境：如新入院患者对医院和病室环境以及医务人员感到陌生或不适应，缺乏安全感而产生紧张、焦虑情绪。

（2）不适宜的物理环境：包括周围环境中的温度、湿度、色彩、光线、声音等诸多不适宜的情况。如病室内温度过高或过低，空气污浊、有异味，噪音过强或干扰过多，探视者频繁出入，同室病友的呻吟和痛苦表情或治疗仪器的嘈杂声，被褥不整洁，床垫软硬不当等都会使患者感到不适。

（二）不舒适患者的护理

患者由于疾病、心理、社会和周围环境等多种因素的影响，常处于不舒适的状态，为满足患者对舒适的需求，护理人员应通过细致、认真的观察，与患者和家属进行有效的沟通，结合患者的行为与表情，评估导致患者不舒适的原因，及时采取有效的护理措施，消除或减轻患者的不适。

1.预防为主，促进舒适　为了使患者经常保持舒适状态，护理人员应从身心两方面对患者进行全面评估，做到预防在先，积极促进患者舒适。如保持病室环境整洁、加强生活护理、协助重症患者保持良好的个人卫生、维持适当的姿势和舒适的卧位等均是增进舒适的护理措施。

护理人员要有良好的服务态度，除了使用亲切的语言、尊敬的称呼以外，还应不断地听取患者对治疗、护理的意见，并鼓励他们积极主动地参与护理活动，促进康复。

2.加强观察，去除诱因　在护理患者的过程中，护士可通过细致的观察，如患者的面色、姿势、皮肤颜色等，进行科学的评估与分析，及时发现引起患者不舒适的原因。针对诱因进行护理，如长期卧床患者卧位是否舒适，肢体是否处于功能位置等，一旦发现患者存在不舒适的诱因，应及时采取相应的护理措施去除诱因。

3.消除不适，促进舒适　对于身体不适的患者，应采取积极有效的措施予以解除。如尿潴留患者，可提供隐蔽的环境、流水诱导、针灸、热敷、按摩或导尿术等，以尽快解除因膀胱高度膨胀引起的不适；对癌症晚期的患者应及时评估其疼痛的程度和性质，采取有效的止痛措施来缓解疼痛。

4.有效沟通，给予心理支持　对由于心理、社会因素引起不适的患者，护理人员可采用不做评判的倾听方式取得患者的信任，使患者积压在内心的苦闷或压抑得以宣泄。通过有效的沟通，正确指导患者调节其情绪，并及时与家属及其单位取得联系，使他们配合医务人员的治疗和护理，共同做好患者的心理护理。

5.加强生活护理，建立优良环境　在评估患者的各项生命体征时，应重视患者的自我护理能力及相关环境的评估，根据评估分析结果，有针对性地提供健康教育和护理，如危重患者，由于疾病影响，不能准确及时地反映其清洁方面的不舒适和需要，护士应根据评估情况协助患者的生活护理，做好患者的清洁卫生，建立良好的病室环境，使患者感觉安全、舒适。

三、患者的卧位

卧位（patient position）是指患者休息和适应医疗护理需要时所采取的卧床姿势。临床上常根据患者的病情与治疗的需要调整相应的卧位。正确的卧位对减少疲劳、增进舒适、治疗疾病、减轻症状、预防并发症及进行各种检查等均能起到良好的作用。护理人员在临床护理工作中应熟悉各种卧位的安置方法与安全要求，协助或指导患者采取舒适、安全、正确的卧位。

（一）舒适卧位的基本要求

舒适卧位，即患者卧床时，身体各部位与其四周环境均处于合适的位置，感到轻松自在。要协助或指导患者处于正确而舒适的卧位，护理人员应了解舒适卧位的基本要求，并能根据患者的实际需要应用合适的支持物及保护性设备。

1.卧床姿势　应尽量符合人体力学的要求，使体重平均分布于身体的各个部位，关节维持于正常的功能位置，使体内脏器在体腔内拥有最大的空间。

NOTE

2.体位变换　应经常变换体位,至少每2h变换一次,避免局部长期受压而导致压疮。

3.身体活动　在无禁忌证(如关节扭伤、骨折急性期)的情况下,患者身体各部位每天均应活动,改变卧位时应进行全范围关节运动和练习。

4.受压部位　应加强皮肤护理,预防压疮的发生。

5.保护隐私　当患者卧床或护理人员对其进行各项护理操作时,均应注意保护患者隐私,根据需要适当地遮盖患者的身体,使其身心舒适。

（二）卧位的分类

按照卧位的平衡性,可分为稳定性卧位和不稳定性卧位。卧位的平衡性与人体的重量、支撑面成正比,与重心高度成反比。在稳定的卧位状态下,患者感到舒适、轻松。在不稳定的卧位状态下,大量肌群的肌肉紧张,易疲劳,患者感到不舒适。根据患者的自主性、活动能力及疾病情况将卧位分为主动卧位、被动卧位和被迫卧位三种。

1.主动卧位　患者根据自己的意愿和习惯采取最舒适、最随意的卧位,并能随意改变卧位姿势,称之为主动卧位(active lying position)。见于病情较轻、术前及恢复期患者。

2.被动卧位　患者自身无能力变换卧位,处于被他人安置的卧位,称之为被动卧位(passive lying position)。如意识丧失的昏迷患者或极度衰弱的瘫痪患者等。

3.被迫卧位　患者意识清晰,也有变换卧位的能力,但为了减轻疾病所致的痛苦或因治疗需要而被迫采取的卧位,称之为被迫卧位(compelled lying position)。如肺心病、心力衰竭、重症哮喘等患者由于出现极度呼吸困难而采取被迫卧位。

按卧位时身体的姿势不同可分为仰卧位、俯卧位、侧卧位、坐位等。

（三）卧位安置护理技术

临床上患者常用的卧位有仰卧位、侧卧位、半坐卧位、俯卧位、头低足高位、头高足低位、膝胸卧位等。各种卧位有其具体的安置要求和不同的适用范围。

1.仰卧位　又称平卧位,是一种自然的休息姿势。根据病情或检查、治疗的需要可分为以下几种。

（1）去枕仰卧位　姿势:去枕仰卧,头偏向一侧,两臂放于身体两侧,两腿自然放平,将枕头横立于床头(图1-2-1-1)。

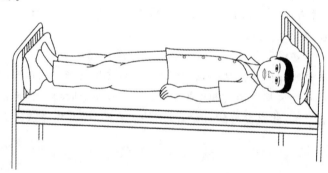

图1-2-1-1　去枕仰卧位

适用范围:①昏迷或全身麻醉未清醒的患者,以防止呕吐物误入气管引起窒息或肺部并发症。②椎管内麻醉或脊髓腔穿刺后的患者,以预防因脑压减低而引起的头痛。

（2）中凹卧位　姿势:用垫枕抬高患者的头胸部10°~20°,抬高下肢20°~30°(图1-2-1-2)。

适用范围:休克患者。抬高头胸部,有利于保持气道通畅,增加肺活量,改善通气功能及缺氧症状;抬高下肢,有利于静脉血回流,增加心输出量而使休克症状得到缓解。

（3）屈膝仰卧位　姿势:患者仰卧,头下垫枕,两臂放于身体两侧,两膝屈起,并稍向外分开(图1-2-1-3)。

适用范围:①胸腹部检查的患者,可使腹肌放松,便于检查。②导尿或会阴冲洗时便于暴露操作部位。

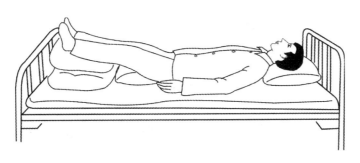

图 1-2-1-2 中凹卧位

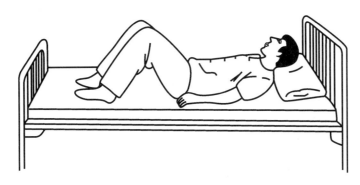

图 1-2-1-3 屈膝仰卧位

2.侧卧位 姿势:患者侧卧,两臂屈肘,一手放在枕旁,一手放在胸前,下腿伸直,上腿弯曲。必要时于两膝之间、胸腹部、后背部放置软枕,以扩大支撑面,增加稳定性,增进患者舒适和安全(图 1-2-1-4)。

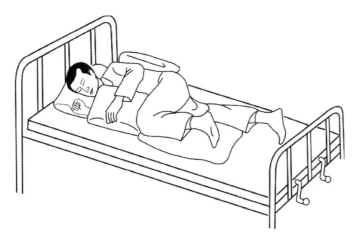

图 1-2-1-4 侧卧位

适用范围:①灌肠、肛门检查及配合胃镜、肠镜检查等。②臀部肌内注射(上腿伸直、放松,下腿弯曲)。③预防压疮。与仰卧位交替进行,可避免局部组织长期受压,便于擦洗和按摩受压部位,预防压疮的发生。④对单侧肺部病变者,视病情采取患侧卧位或健侧卧位。

3.半坐卧位 姿势:①摇床法:患者卧于床上,以髋关节为轴心,先摇起床头支架,使上半身抬高,与床面成 30°~50°角,再摇起膝下支架,以防患者下滑。必要时,床尾可放置一软枕,垫于足底,增加舒适,并防止下滑;放平时,先摇平膝下支架,再摇平床头支架(图 1-2-1-5)。

②靠背架法:将患者上半身抬高,在床头垫褥下放一靠背架,下肢屈膝,用中单包裹膝枕垫于膝下,中单两端的带子固定于床沿,以防患者下滑。床尾足部垫软枕。其他同摇床法(图1-2-1-6)。危重患者采取半坐卧位时,臀下应放置海绵软垫或使用气垫床,以防局部组织受压,发生压疮。

适用范围:①某些面部及颈部手术后患者。采取半坐卧位可减少局部出血。②心肺疾病引

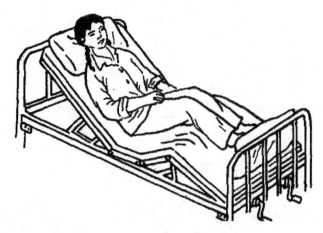

图 1-2-1-5　半坐卧位(摇床法)

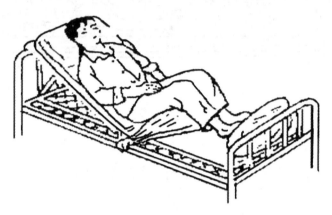

图 1-2-1-6　半坐卧位(靠背架法)

起呼吸困难、胸腔疾病或胸部创伤的患者。采取半坐卧位,由于重力作用,部分血液滞留于下肢和盆腔,减少回心血量,从而减轻肺淤血和心脏负荷,同时借助重力作用可使膈肌位置下降,胸腔容积扩大,减轻腹腔内脏器对心肺的压力,增加肺活量,有利于肺通气,使呼吸困难症状得到改善;同时亦有利于脓液、血液及渗出液的引流。③腹腔、盆腔手术后或有炎症的患者。采取半坐卧位,可使腹腔渗出液流入盆腔,促使感染局限。因为盆腔腹膜抗感染能力较强,而吸收能力较弱,故具有防止炎症扩散和毒素吸收的作用,可减轻中毒反应。同时,采取半坐卧位还可防止感染向上蔓延,引起膈下脓肿。④腹部手术后患者。采取半坐卧位,可减轻腹部切口缝合处的张力,以缓解疼痛,促进舒适,有利于切口愈合。⑤疾病恢复期体质虚弱的患者。采取半坐卧位,使患者逐渐适应体位改变,有利于向站立位过渡。

知识链接

腹腔脏器手术后早期采取正确的半坐卧位预防膈下脓肿

膈下血液循环丰富,淋巴网与腹腔脏器淋巴网吻合。如果患者术后采取仰卧位,膈下间隙处于人体腹膜腔的最低位置,腹腔渗出液、脓液、血液易积聚于此,导致膈下脓肿。因此,护士应尽早帮助和指导腹腔脏器手术后患者采取正确的半坐卧位,防止炎症向上蔓延,以利脓液、血液及渗出液引入盆腔,使炎症局限,预防膈下脓肿的发生。

4.端坐位　姿势:扶患者坐起,身体稍向前倾,床上放一跨床小桌,桌上放一软枕,患者可伏桌休息;用床头支架或靠背架将床头抬高 70°~80°,使患者同时能向后倚靠;膝下支架抬高15°~20°。必要时加床挡,以保证患者安全(图 1-2-1-7)。

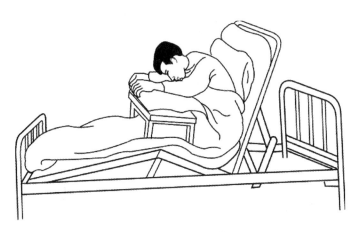

图 1-2-1-7　端坐位

适用范围：心力衰竭、心包积液、重症哮喘等疾病引起呼吸困难的患者。患者由于极度呼吸困难而被迫日夜采取端坐位。

5.俯卧位　姿势：患者俯卧，两臂屈曲放于头的两侧，两腿伸直；胸下、髋部及踝部各放一软枕，头偏向一侧（图 1-2-1-8）。

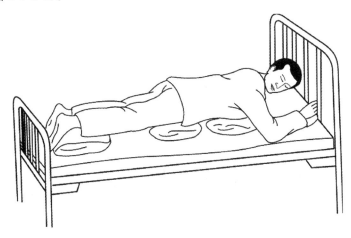

图 1-2-1-8　俯卧位

适用范围：①腰背部检查或胰、胆管造影检查时。②脊椎手术后或腰、背、臀部有伤口，不能平卧或侧卧的患者。③胃肠胀气导致腹痛的患者。采取俯卧位，使腹腔容积增大，可缓解胃肠胀气所致的腹痛。

6.头低足高位　姿势：患者仰卧，将一软枕横立于床头，以防碰伤头部。床尾用支托物垫高15～30 cm（图 1-2-1-9）。处于这种体位的患者会感到不适，故不宜过长时间使用；颅内高压者禁用。

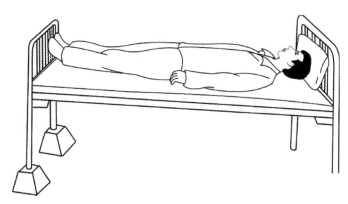

图 1-2-1-9　头低足高位

适用范围:①肺部分泌物引流,使痰液易于咳出。②十二指肠引流术,以利于胆汁引流。③妊娠时胎膜早破,防止脐带脱垂。④跟骨或胫骨结节牵引时,利用人体重力作为反牵引力,防止下滑。

7.头高足低位　姿势:患者仰卧,头部枕一软枕,床尾横立一枕,床头用支托物垫高 15～30 cm 或根据病情而定(图 1-2-1-10)。如为电动床可使整个床面向床尾倾斜。为预防足下垂,可使用托足板将患者足部托起(图 1-2-1-11)。

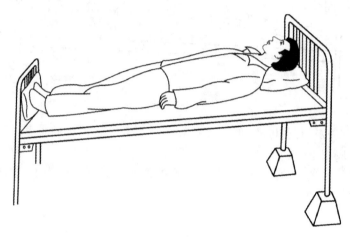

图 1-2-1-10　头高足低位

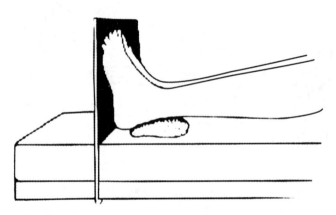

图 1-2-1-11　头高足低位(使用托足板)

适用范围:①颅脑手术后或头部外伤的患者,以减少颅内出血。②脑水肿的患者,以降低颅内压,预防或减轻脑水肿。③颈椎骨折行颅骨牵引术的患者,借助人体重力作为反牵引力。

8.膝胸卧位　姿势:患者跪卧,两小腿平放于床上,稍分开;大腿和床面垂直,胸贴于床面,腹部悬空,臀部抬高,头转向一侧,两臂屈肘,放于头的两侧(图 1-2-1-12)。

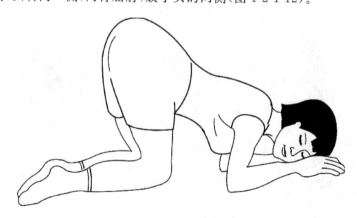

图 1-2-1-12　膝胸卧位

适用范围:①肛门、直肠、乙状结肠镜检查及治疗。②矫正胎位不正或子宫后倾。③促进产后子宫复原。

知识链接

采取膝胸卧位矫正胎位不正及子宫后倾

枕前位是正常的胎位,在分娩过程中胎头变形,周径变小,有利于胎头的娩出。如果为臀位,胎臀先娩出,阴道不能充分扩张,加之胎头无变形,造成胎头娩出困难。臀先露、肩先露等都是异常胎位,容易造成难产,导致胎儿在分娩过程中窒息甚至死亡。若妊娠30周后仍为臀位,一般应采取膝胸卧位进行矫正。方法是让孕妇排空膀胱,松解腰带,取膝胸卧位,每日2次,每次15 min,连续1周后复查。这种卧位借助胎儿重力的作用,使胎儿头与背所形成的弧形顺着宫底弧面滑动完成,转为头位。对于子宫后倾患者,膝胸卧位因臀部抬起,腹部悬空,由于重力作用使腹部脏器前倾,对子宫后倾的矫正也起到一定作用。

9.截石位　姿势:患者仰卧于检查台上,两腿分开,放于支腿架上(支腿架上放软垫),臀部齐台边,两手放于身体两侧或胸腹部(图1-2-1-13)。用此卧位时,应注意遮挡患者及保暖。

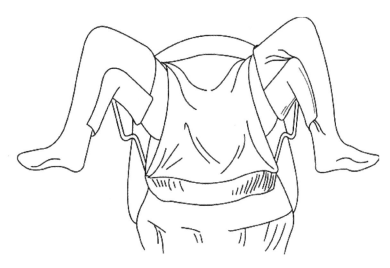

图1-2-1-13　截石位

适用范围:①会阴、肛门部位的检查、治疗或手术,如膀胱镜检查、妇产科检查、阴道灌洗等。②产妇分娩。

四、协助患者变更卧位

患者若长期卧床,局部组织持续受压,呼吸道分泌物不易排出,容易出现压疮、坠积性肺炎、便秘、肌肉萎缩等。因此,护理人员应定时为活动能力受限的患者变换卧位,使患者感觉舒适,同时预防并发症的发生。

实训1-2-1-1　变换卧位术

(一)协助患者翻身侧卧

【目的】

1.协助不能起床的患者更换卧位,使患者感觉舒适。

2.减轻患者局部组织受压,预防压疮等并发症发生。

3.检查、治疗和护理的需要,如背部皮肤的护理。

4.便于更换或整理床单位。

【评估】

1.患者的基本状态　意识、年龄、病情等。

2.患者的治疗情况　有无输液、引流管、石膏或夹板固定等。

3.患者的体位、体重及四肢活动情况。

4.患者的心理状况及合作能力。

【计划】

1.护士准备　衣帽整洁,修剪指甲,洗手、戴口罩。熟悉更换卧位的操作方法。

2.用物准备　软枕、翻身卡、记录本,按需要准备垫圈。若有伤口,另备换药用物。

3.患者准备　了解操作的目的、方法及注意事项,能主动配合。

4.环境准备　室温适宜,无对流风或关闭门窗,移开障碍物,方便操作。

【实施】

1.携用物至床旁,核对患者床号、姓名、腕带。

2.向患者及家属解释操作目的、过程及有关注意事项。

3.固定床脚轮。

4.协助患者仰卧,两手放于腹部,将各种导管及输液装置等安置妥当,必要时将盖被折叠至床尾或一侧。

5.根据病情放平床头和膝下支架,枕头横立于床头。

6.根据患者的病情及治疗需要,协助患者进行卧位的变换。

7.移动患者

(1)一人协助患者翻身术:适用于体重较轻的患者,操作步骤见表1-2-1-1。

表 1-2-1-1　一人协助患者翻身的操作步骤

操 作 步 骤	要 点 说 明
1.将对侧床挡拉起、固定	
2.先将患者肩部及臀部移向护士侧的床沿,再将患者双下肢移近护士侧床沿,嘱患者屈膝	·不可拖拉,以免擦伤皮肤;应用节力原则,翻身时尽量让患者靠近护士,以缩短重力臂,达到省力效果
3.护士一手扶肩,另一手托膝,轻轻将患者推转到护士的对侧,使患者背向护士(图 1-2-1-14)	·意识不清者应拉起床挡,防止坠床
4.检查并安置患者肢体,使各关节处于功能位置	·促进舒适,防止关节挛缩

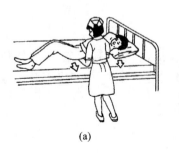
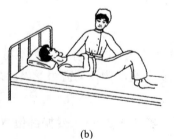
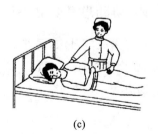

(a)　　　　　　　　　　(b)　　　　　　　　　　(c)

图 1-2-1-14　一人协助患者翻身

(2)两人协助患者翻身术:适用于体重较重或病情较重的患者,操作步骤见表1-2-1-2。

表 1-2-1-2　两人协助患者翻身的操作步骤

操 作 步 骤	要 点 说 明
1.拉起对侧床挡并固定	
2.两名护士站在床的同一侧,一人托住患者颈肩部和腰部,另一人托住患者臀部和腘窝部,两人同时将患者稍抬起,移向近身侧(图 1-2-1-15)	·不可拖拉,以免擦伤皮肤;应用节力原则,翻身时尽量让患者靠近护士,以缩短重力臂,达到省力效果
3.分别托扶患者的肩、腰、臀和膝部,轻推,将患者转向对侧	
4.检查并安置患者肢体,使各关节处于功能位置	·促进舒适,防止关节挛缩

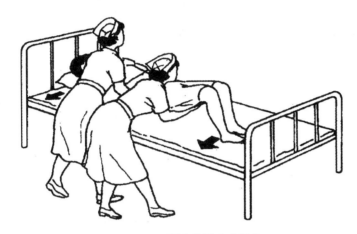

图 1-2-1-15　两人协助患者翻身

(3)轴式翻身术:协助脊柱受损或脊椎手术后患者改变卧位,避免翻身时脊柱错位而损伤脊髓,操作步骤见表 1-2-1-3。

表 1-2-1-3　轴式翻身的操作步骤

操 作 步 骤	要 点 说 明
1.患者去枕、仰卧,护士小心地将大单铺于患者身下	
2.两名护士站于病床同侧,分别抓紧靠近患者肩、腰背、髋部、大腿等处的大单,将患者拉至近侧,拉起床挡	
3.绕至病床另一侧,将患者近侧手臂移到头侧,另一手放于胸前,两膝间放一软枕	
4.护士双脚前后分开,两人两手抓住患者肩、腰背、髋部、大腿等处的近侧大单,由其中一人发口令,两人动作一致,将患者整个身体以圆滚轴式翻转至侧卧,使患者面向护士	·扩大支撑面,降低重心,有利于节力,并且可以防止护士的腰部发生职业性损伤 ·翻身时,勿让患者身体屈曲,以免脊柱错位

8.按侧卧位法,在患者背部、胸前及双膝间放置软枕,使患者安全、舒适。根据情况放下床挡,视患者安全,确定无其他需求后方可离开。

9.检查并安置患者肢体,使各关节处于功能位置。

10.观察背部皮肤,进行背部护理,记录翻身时间和皮肤情况,翻身间隔时间视病情及局部受压情况而定,做好交接班。

(二)协助患者移向床头

【目的】

协助滑向床尾而不能自行移动的患者移向床头,使患者感觉舒适。

【评估】

1.患者的基本状态　意识状况、年龄、病情、体位、体重及四肢活动情况等。

2.患者的治疗情况 有无输液、引流管、石膏或夹板固定等。

3.患者身体下移的情况及向床头移动的距离,患者是否能协助完成上移。

4.患者的心理状况及合作能力。

【计划】

1.护士准备 衣帽整洁,修剪指甲,洗手、戴口罩。

2.用物准备 软枕、翻身卡、记录本,按需要准备垫圈。若有伤口,另备换药用物。

3.患者准备 了解操作的目的、方法及注意事项,能主动配合。

4.环境准备 室温适宜,无对流风或关闭门窗,移开障碍物,方便操作。

【实施】

1.确认、评估患者,使其建立安全感,取得配合;与患者及家属讨论及解释执行该项护理操作的过程、目的及注意事项,取得患者及家属的同意。

2.视患者病情放平床头,将枕头横立于床头,避免撞伤患者。

3.移动患者

(1)一人协助患者移向床头法:适用于半自理的患者,操作步骤见表1-2-1-4。

表 1-2-1-4 一人协助患者移向床头的操作步骤

操 作 步 骤	要 点 说 明
1.使患者仰卧屈膝,双手握住床头栏杆,双脚蹬床面	
2.护士一手稳住患者双脚,同时另一手在臀部提供助力,使其移向床头(图1-2-1-16)	·减少患者与床之间的摩擦力,避免组织受损

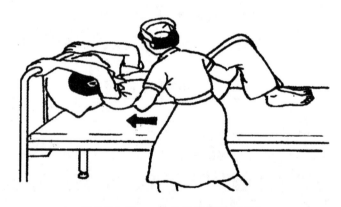

图 1-2-1-16 一人协助患者移向床头

(2)两人协助患者移向床头法:适用于不能自理的患者,操作步骤见表1-2-1-5。

表 1-2-1-5 两人协助患者移向床头的操作步骤

操 作 步 骤	要 点 说 明
1.使患者仰卧屈膝	
2.两名护士分别站在床的两侧,交叉托住患者颈、肩、腰、臀部,两人同时用力,协调地将患者抬起,移向床头。 亦可两名护士站在床的同侧,一人托住颈、肩及腰部,另一人托住臀部及腘窝,同时抬起患者,移向床头	·不可拖拉,以免擦伤皮肤,患者的头部应予以支持

4.放回枕头,视病情需要抬高床头或支起靠背架,整理床单位。

【评价】

1.操作者动作轻稳、协调,患者安全。

2.患者皮肤受压情况得到改善。

3.患者无关节畸形等并发症发生。

4.护患沟通有效,患者乐意接受,并主动配合。

5.患者上移达到预定的高度。

【注意事项】

1.操作前,将枕头横立于床头,避免撞伤患者头部。

2.协助患者翻身时,不可拖拉,应将患者身体抬离床面,防止皮肤擦伤。两人为患者翻身时,动作要协调一致,用力要平稳。

3.患者身上带有多种导管时,协助患者翻身前应先将导管安置妥当。

4.特殊患者的翻身规则:为手术患者翻身时,先检查敷料是否脱落或伤口有无分泌物,如分泌物浸湿敷料应先更换敷料后翻身;为颅脑手术后的患者翻身时,患者只能卧于健侧或平卧,切忌头部翻动过剧,以免引起脑移位,形成脑疝,压迫脑干而致突然死亡;为颈椎和颅骨牵引的患者翻身时不可放松牵引;为石膏固定或伤口较大的患者翻身时,应将受伤处放于适当位置,防止受压,在患者背部、膝下垫软枕。

5.协助患者变换卧位时,应注意遵循节力原则和安全措施。

6.注意观察病情与受压部位的情况,并酌情确定翻身间隔时间,同时做好交接班。

任务二 安全护理技术

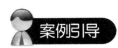
案例引导

患儿马某,男,7岁,因火灾,该患儿头、颈、四肢、躯干部位均被严重烧伤。当时患儿无意识丧失,无胸闷气憋,烧伤后立即被送往医院急诊科,急诊以"烧伤面积70%、全身多处Ⅱ~Ⅲ度烧伤"收入院。入院后给予清创、补液、抗休克、烧伤换药、抗感染等治疗,持续心电监测,留置导尿管、鼻饲,氧气(3 L/min)持续经鼻吸入。如果你是责任护士,请完成以下任务:

(1)该患儿住院期间可能存在哪些安全问题?如何预防?

(2)为保障该患儿的安全及治疗护理的顺利进行,应该为该患儿使用哪些保护具?

(3)给患儿使用保护具的注意事项有哪些?

一、医院常见不安全因素及防范

(一)医院常见不安全因素

医院常见的导致患者不安全的因素包括物理性、化学性、生物性、心理性和医源性损伤五类。

1.物理性损伤 物理性损伤(physical harms)是指由不同的物理性因素造成的损伤,包括:①机械性损伤:跌倒和坠床(fall)是医院最常见的机械性损伤。②温度性损伤:包括烫伤、烧伤、灼伤和冻伤等。例如:使用热水袋所致的烫伤;医院中易燃易爆物品(如氧气、乙醇等)所致的烧伤;各种电器(如烤灯、高频电刀等)所致的烧伤;应用冰袋所致的冻伤等。③压力性损伤:在医疗护理过程中受到压力性因素所致的患者全身或局部的损伤,主要包括:骨突处长期受压所致的压疮;石膏或夹板固定过紧,形成的局部压疮;高压氧舱治疗不当所致的气压伤;输液不当所致的肺水肿、液体外渗等。④辐射性损伤:包括电离辐射和核辐射损伤。例如:紫外线消毒时直接照射可引起皮肤、黏膜损伤;各种放射性治疗(如深部X线、^{60}Co照射治疗等)的不当使用导致的放射性皮炎、皮肤溃疡坏死。

2.化学性损伤 化学性损伤(chemical harm)是指各种内服药、外用药、注射药等在应用于治疗疾病时,可产生非预期或过度强烈的反应即药物的不良反应,从而可能对患者造成的一定程度的伤害。此外,若使用药物不当,包括因药物治疗或没有给予特定药物而造成的患者事故性损伤,称为药物不良事件(adverse drug event,ADE),主要包括:混淆药名,已知的药物过敏反应或其他不良反应,不正确的给药浓度、剂量、方法、途径、时间、速度,漏忘给药等,都会给患者造成不同程度的化学性损伤。

3.生物性损伤 生物性损伤(biological harm)包括微生物及昆虫等的损害。前者系微生物引起的各类医院感染,如切口感染、呼吸道感染、肠道感染等。昆虫损害多见于卫生条件不佳的医院。昆虫叮咬,不仅搅扰睡眠,严重影响患者休息,还可导致过敏性伤害,更重要的是传播疾病。护士应采取有力措施消灭医院内各种昆虫(如蚊、蝇、虱、蚤、蟑螂等)并加强防范。

4.心理性损伤 心理性损伤(psychological harm)是由神经系统受到损害或精神受到打击,遇到不愉快事情而引起的。影响患者心理反应的因素有患者对疾病的认识和态度、患者与周围人的情感交流、医护人员对患者的行为和态度等。护士应重视对患者的心理护理,注意自己的言行,防止不准确的信息传递,造成患者对疾病治疗等方面的误解而引起情绪波动。应以高质量的护理取得患者的信任,提高患者的治疗信心,为患者解除生理和心理痛苦。尤其对精神失常、病情危重失去自信心的患者,应加强戒备,防止各种意外发生。

5.医源性损伤 无论是物理性、化学性、生物性还是心理性损伤,如果是由于医护人员言谈及行为上的不慎或操作上的不当、失误而造成患者生理或心理上的损伤,均为医源性损伤(iatrogenic harm)。例如,有些医务人员对患者不够尊重,缺乏耐心,语言欠妥当,使患者在心理上难以承受而造成痛苦。还有个别医务人员因工作粗疏,导致医疗事故、差错的发生,轻者使病情加重,重者甚至危及生命。医务人员应加强职业道德,提高个人素质,加强责任心,提高技术水平,遵守操作规程,保障患者安全。

(二)患者安全防护的基本原则

1.开展患者安全危险性、常规性评估 安全评估是及时发现患者安全问题的有效监测手段。临床护理中,应针对患者常见的安全问题,如跌倒、压疮、导管滑脱等,对相关高危患者进行安全危险性、常规性评估,以指导护士及时采取有效的防护措施,避免意外或损害的发生。

2.采取有效措施保护患者安全 针对易发生安全意外的患者和临床情境,护士应采取积极、有效的措施保证患者安全,并主动、及时去除环境中的不安全因素,在可能影响患者安全的环境或情境中设置安全警示,如在放射科检查室门口设置"当心辐射"的警示等。正确使用必要的防护设备,如紫外线灯照射消毒床单位时应适当遮盖患者或遮挡紫外线灯。

3.妥善保管、规范使用各种医疗设备、仪器和机械 护士应妥善保管、保养各种医疗设备、仪器和器械等,确保它们时刻处于备用状态;同时,应严格掌握各种仪器设备使用的适应证、禁忌证,正确、熟练掌握各种器械设备的使用方法,以确保患者安全。

4.制定常见安全问题的应急预案 医院、病区都应制定各种常见安全问题的应急预案,如制定各种易燃、易爆物品,以及重要医疗仪器、设施突发意外的预警及应急预案,定期开展相关演练;同时,对跌倒、用药错误等安全意外事件也应制定应急预案及规范处置流程,以便在意外发生时能及时、规范地进行处置。

5.加强对患者和家属的安全教育、鼓励患者参与安全防护 患者是保障安全的重要力量,护士应加强对患者及家属的安全防范教育,增加其安全意识,鼓励患者及其家属和医务人员一起,积极参与安全防护,共同促进患者安全。例如,告知患者地板清洁后需待地面干燥后方可走动;久卧坐起者应缓慢坐起,静坐片刻后方可起身进行循序渐进的活动,以防跌倒等。

6.营造积极、开放的患者安全文化 医院、病区应致力于从系统层面查找安全隐患,鼓励非惩罚性的不良事件报告和学习制度;积极开展医务人员和患者的安全教育,努力营造一种积极、开放的患者安全文化。

(三)患者安全意外的一般处置原则

一旦发生安全意外,医院应立即开启安全预案,采取有效措施积极处理。尽管各地、各单位处置措施不尽相同,但总体上应遵循以下原则。

1.损失抑制优先原则 损失抑制(loss reduction)又称减损措施,是指损失发生后采取各种

NOTE

补救措施以减少损失的进一步扩大,以尽可能保护受损对象。患者安全意外发生后,护士应优先关注患者的受损情况,积极采取补救措施,以尽可能减少对患者的损伤,主要包括以下几个方面。

(1)立即去除导致患者损伤的因素,如用药错误时停止用药、烫伤时去除热源、药液外渗时停止该处给药等。

(2)快速评估患者损伤情况,如评估受伤原因、部位及功能受损程度等,注意评估有无深部组织损伤。

(3)立即通知医生进行病情检查,做好紧急抢救准备,如按需备氧、建立静脉通路等。

(4)妥善安置患者并正确处理受损部位,如病情允许,给患者安置适当体位,正确处理出血、创面等。

(5)按医嘱动态监测患者生命体征、损伤进展等病情变化,如发现病情进展,应即时报告并积极处置。

2.沟通互动为重原则 一旦发生安全意外,患者利益会受到损害或潜在损害,患者可能会出现紧张、害怕、焦虑等情绪反应,甚至有的会怨恨相关人员。护士应配合医生及时和患者及家属沟通互动,及时安慰患者,让其清楚医护人员都在努力防止和减轻损害,争取患方的理解和配合。

3.学习警示为主原则 护士应详细记录患者安全意外发生的过程,运用根本原因分析等找出可能的内在或外在原因,认真反思,详细记录,并做好交接班。同时,按医院管理规定逐级进行意外事件报告,医院或病区应视情况组织一定范围的学习,查找相关安全隐患,并修订相关管理措施与制度,以防止今后类似意外再次发生。

4.医院常见安全意外的防护

(1)跌倒和坠床 护士应评估患者是否存在跌倒或坠床的危险因素,对经评估发现存在跌倒或者坠床危险的患者,应给予适当的预防措施,主要包括:①入院时向患者介绍病区环境及相关设施的使用方法;②固定好病床,必要时使用床挡,躁动者需使用保护具;③将呼叫器、患者必需物品放在方便患者取用处,年老体弱者下床活动时主动给予搀扶或其他帮助;④保持地面平整干燥,清除病房、走道、卫生间等处的障碍物;⑤保持病房、走道、卫生间照明良好;⑥加强对意识障碍、意识丧失、躁动等患者的巡视和观察,必要时留家属陪护,加强对重点患者的交接班管理。

(2)用药错误(medication error) 导致发生用药错误的环节很多,包括错误的药物治疗、医生处方或医嘱错误、医嘱执行或转录错误、药品标志与包装错误、护士备药或发药错误、患者服药不当、存在药物配伍禁忌等。预防用药错误的关键是要保证用药各环节不出差错,包括:①医院和病区应规范药品管理制度;②医院应有集中配制或病区内配制输液等专用设施;③护士应熟悉各种药物的性能及应用知识,掌握药物保管制度和药疗基本原则,能为患者提供合理用药的方法、药品信息及用药不良反应的咨询服务指导;④用药时,护士应严格"三查七对",转抄或执行医生处方或医嘱时应有严格的核对程序;⑤药物应新鲜配制,并注意配伍禁忌;⑥用药后,护士需严密观察药物反应等,病区应建立药物使用后不良反应的观察制度和程序,让全体医护人员知晓并能执行;⑦合理使用抗生素等。

(3)患者身份辨识错误(identification error) 医务人员在施行医疗护理干预时应确保患者身份辨识的准确性,以防差错事故的发生。根据我国《患者安全目标》(2014—2015),预防患者身份辨识错误的措施主要有:①多部门共同合作制定确认患者身份的制度和程序、健全与完善各科室(部门)患者身份识别制度:如在标本采集、给药或输血等各类诊疗活动前,必须严格执行查对制度,准确识别患者身份;应至少同时使用两种患者身份识别方法,如姓名、床号、腕带等,禁止仅以房间或床号作为识别患者的唯一依据;对于能有效沟通的患者,核对时应采取护患双向核对法,即要求患者自行说出其本人姓名,护士核对无误后方可确认;完善关键流程的患者识别措施,例如急诊与病房、手术室、ICU之间患者交接的流程中,应以患者姓名、腕带作为识别患者身份的措施,并由交接双方共同核对,填写交接记录单。②加强沟通:实施任何介入性或有创诊疗活动前,实施者应亲自与患者(或家属)沟通,作为最后确认的手段,以确保对正确的患者实施正确的操作。③实施《手术安全核查表》核查制度:对手术患者实施《手术安全核查表》核查制度,即在麻醉实施前、手术开始前、患者离开手术室前,由手术医生、麻醉医生、手术护士三方就患者姓名、手术方式、手术部位等安全相关的信息进行核查,以确保患者手术安全。④建立使用"腕带"作为识别标示的制度:将"腕带"作为操作前、用药前、输血前等诊疗活动时辨识患者的一种有效手段。⑤职能部门(医务处、护理部、门诊部)落实督导检查职能:如及时检查手术患者是否佩戴腕带、是否执行手术安全核查等制度,并应有检查记录。

(4)患者转运意外　常见的患者转运意外包括治疗导管脱落、呼吸道阻塞、血压骤降、坠床等。为保障患者转运安全,避免意外发生,转运前护士及相关人员应全面评估患者病情,明确有无转运安全隐患,做好针对性的防范措施,包括:①根据患者病情需要确定转运护送人员的组成,病情不稳定者须由指定的医生或护士护送;②转运前做好转运设备、器材和药品设备的准备,如各种监测设备、供氧装置、药品设备等;③正确使用各种转运设备,转运途中及时观察、处理病情;④加强涉及转运各方的沟通与交接,包括与患者及家属的沟通;⑤制定转运相关的管理规范,严格遵守转运相关管理办法,如知情同意等;⑥交接转运患者时需注意交接双方共同评估患者病情,清楚交接患者病情、药物、病历等相关资料,合理安置患者并确保患者安全、舒适,如安置适当的卧位,检查导管连接是否正确、通畅,床挡等安全设施是否正确使用等。

(5)导管意外　导管意外或不安全主要表现为导管滑脱、受压、扭曲等。保障导管安全的措施主要有:①加强护患沟通,使患者和(或)家属理解导管的重要性,取得患者及家属的配合;②加强监护有拔管危险或倾向的患者,必要时可按需给予约束,如躁动患者易出现意外拔管,可对其双上肢进行适当约束;③掌握妥善固定各种导管的相关技术,如固定导尿管时应留出足够长度以防患者翻身时牵拉导致尿导管脱落;④加强巡视,以检查导管是否出现松动、滑脱、扭曲、受压等;⑤交接班时做好导管安全的检查及交接,如护士交接班时应交接各种引流管的置管部位、置入深度、引流管功能状态等,并做好相关记录。

二、保护具的使用

保护具是用来限制患者身体或身体某部位的活动,以达到维护患者安全与治疗效果的各种器具。

实训1-2-2-1　保护具的使用

【目的】

防止小儿,高热、谵妄、昏迷、躁动及危重患者因虚弱、意识不清或其他原因而发生坠床、撞伤、抓伤等意外,约束患者身体全部或某部位的活动,确保患者安全,确保治疗、护理的顺利进行。

【适用范围】

1.儿科患者　因认知及自我保护能力尚未成熟,尤其是未满6周岁的小儿,易发生坠床、抓伤等意外或不配合治疗护理的行为。

2.坠床高危患者　如麻醉后未清醒者、意识不清者等。

3.任何原因造成视觉障碍的患者　如白内障摘除术、虹膜牵张术后等患者。

4.皮肤瘙痒患者　如全身或局部皮肤瘙痒难忍的患者等。

5.长期卧床、极度消瘦、虚弱及其他压疮易发者。

6.精神疾病患者　如躁狂症、自我伤害者等。

【评估】

1.患者的病情、年龄、意识状态、生命体征及肢体活动度,有无皮肤摩擦破损及血液循环障碍等情况。

2.患者及家属对保护具的使用目的及方法的了解、接受和合作程度。有无因使用保护具而出现的异常心理反应,如内心不安、躁动、反抗等,避免因此造成患者自伤、撞伤等意外的发生。

3.解释:向清醒患者及(或)家属解释所需保护具的种类、使用时间、方法、注意事项及配合要点。

【计划】

1.护士准备　衣帽整洁,修剪指甲,洗手、戴口罩。熟悉各种保护具的应用。

2.用物准备　根据需要准备床挡、各类约束带、棉垫及支被架。

3.患者及(或)家属准备　了解使用保护具的重要性、安全性、注意事项及配合要点。

4.环境准备　室温适宜,病床周围宽敞,必要时移开床旁桌、椅。

【实施】

按照保护具的不同,操作步骤如下:携用物至床旁,根据患者的情况和需要,使用以下保护具。

1.床挡　床挡也称床栏,主要用于保护患者,预防患者坠床。

临床上有用帆布、木质或金属制成的床挡,需两侧同时使用,若床一侧靠墙则可在外侧放置床挡,床头及床尾用布带固定好。在进行治疗和护理时,可暂时拆除床挡,操作完毕即将床挡固定好,确保患者安全。木杆床挡(图1-2-2-1)在使用时需稳妥固定,床挡中间为活动门,使用时将门打开,用毕即关好活动门,平时将此门关上。儿科床配有高位床挡,使意识不清的患儿的活动限制在床挡范围内,符合患儿的安全需要。多功能床挡(图1-2-2-2),不用时将床挡插于床尾,使用时可插入两边床沿。多功能床挡附加一木桌,以便患者在床上进餐,必要时还可垫于患者的背部,在做胸外心脏按压时使用。半自动床挡(图1-2-2-3)可按照患者的需要进行升降。

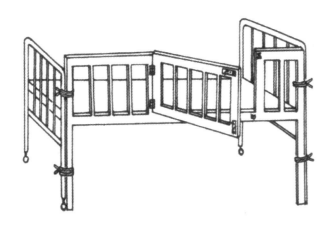

图1-2-2-1　木杆床挡

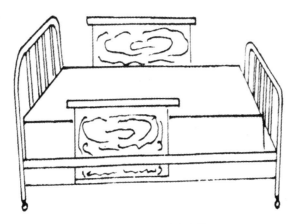

图1-2-2-2　多功能床挡

2.约束带　约束带主要用于躁动或精神科患者,以限制其身体或肢体活动,常用于固定手腕和踝部,防止患者发生意外。根据使用部位不同,可分为肩部约束带(图1-2-2-4)、肘部约束带、约束手套(图1-2-2-5)、约束衣(图1-2-2-6)、膝部约束带(图1-2-2-7)等。随着材料和设计的改进,各种保护具变得更为简单实用,如利用尼龙搭扣约束带(图1-2-2-8)替代系带,操作方便并且可分散局部的约束压力,效果满意。有条件的医院或病区配有专用的保护具,而部分病区在急用时则可因陋就简,利用床单、宽绷带等替代约束带。

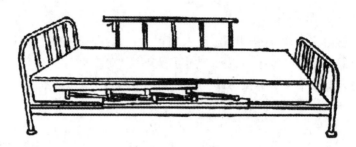

图 1-2-2-3　半自动床挡

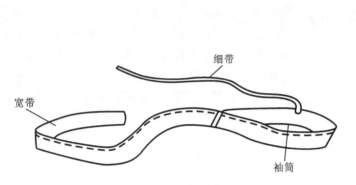

图 1-2-2-4　肩部约束带

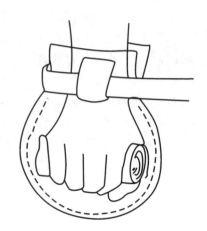

图 1-2-2-5　约束手套

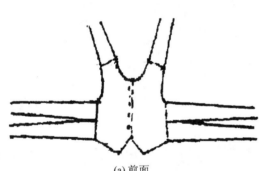

(a) 前面

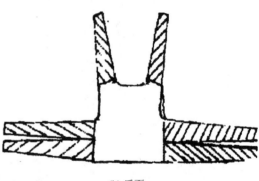

(b) 后面

图 1-2-2-6　约束衣

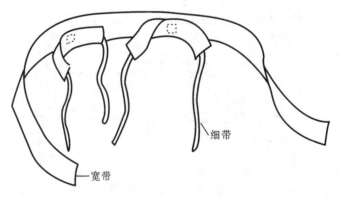

图 1-2-2-7　膝部约束带

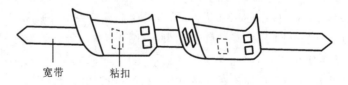

图 1-2-2-8　尼龙搭扣约束带

NOTE

　　(1)宽绷带约束带:先用棉垫包裹手腕或踝部,再用宽绷带打成双套结(图1-2-2-9),套在棉垫外稍拉紧,使不脱出(图1-2-2-10),松紧度以不影响肢体血液循环为度,然后将带子固定于床沿上。

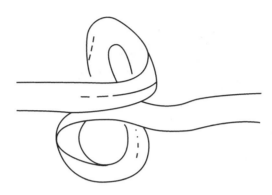

图 1-2-2-9　双套结

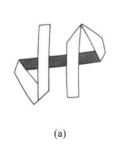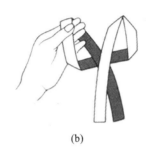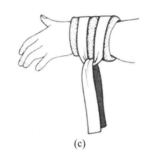

(a)　　　　　　　　　　(b)　　　　　　　　　　(c)

图 1-2-2-10　宽绷带约束法

　　(2)肩部约束带:在需要限制患者坐起时可用肩部约束带固定。可用大单斜折成长条或用布制成。用大单固定时,枕头横立于床头,斜折成长条的大单放在患者的肩背部,将带子的两端由腋下经由肩前绕至肩后,从横在肩下的大单上穿出,再将带子两端系于床头栏杆上(图1-2-2-11)。

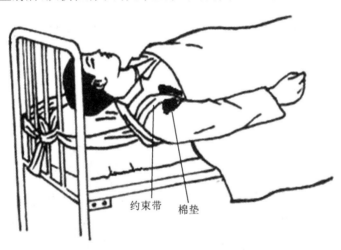

约束带　棉垫

图 1-2-2-11　肩部大单固定法

　　用专用肩部筒式约束带固定时,将患者两侧肩部套进袖筒,腋窝衬棉垫,两袖筒上的细带子在胸前打结固定,将下面两条较宽的长带系于床头(1-2-2-12)。

　　(3)膝部约束带:常用于固定膝部,限制患者下肢活动。用大单固定时,将大单斜折成30 cm宽的长条,横放在两膝下,拉着宽带的两端向内侧压盖在膝盖上,并穿过膝盖下的横带,拉向外侧使之压住膝盖部,将两端系于床沿(图1-2-2-13)。

　　用专用膝部约束带时,两膝、腘窝衬棉垫,将约束带横放于两膝上,宽带的两头各缚住一侧膝关节,然后将宽带两端系于床沿(图1-2-2-14)。

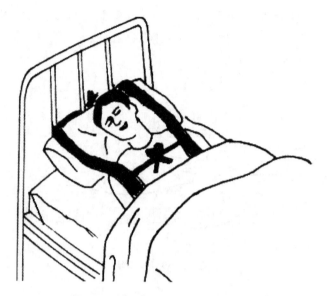

图 1-2-2-12　肩部筒式约束带固定法

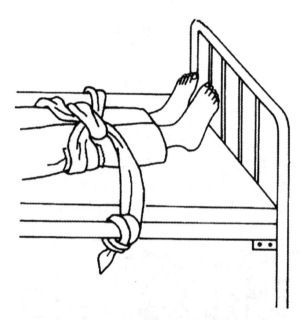

图 1-2-2-13　膝部大单固定法

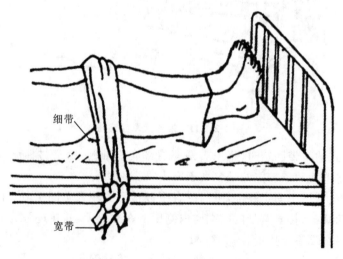

细带

宽带

图 1-2-2-14　膝部约束带固定法

（4）尼龙搭扣约束带：操作简便、安全，便于洗涤和消毒，可以反复使用，临床已广泛应用。可用于固定手腕、上臂、踝部、膝部。约束带由尼龙搭扣和宽布带构成。操作时，将约束带置于关节处，被约束部位衬棉垫，松紧度要适宜，对合尼龙搭扣后将带子系于床沿（图1-2-2-15）。

3.支被架　支被架主要用于肢体瘫痪、极度虚弱的患者，防止盖被压迫肢体而造成不适和足下垂等，也可用于烧伤患者使用暴露疗法时保暖。临床上支被架一般是用铁条、木条或其他材料制成的半圆形带栅栏的架子，其宽度比病床稍窄。使用时，将架子罩于防止受压的部位，盖好盖被（图1-2-2-16）。

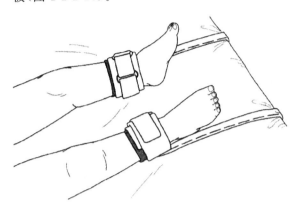
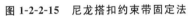

图1-2-2-15　尼龙搭扣约束带固定法

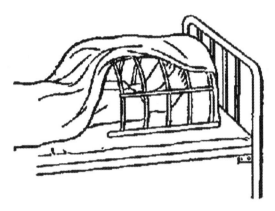

图1-2-2-16　支被架约束法

【评价】

1.患者和家属了解使用保护具的目的，愿意配合。

2.患者处于安全保护中，未发生意外损伤。

3.定时松解约束带，协助患者翻身活动，无并发症发生。

【注意事项】

1.严格掌握约束带应用的适应证，维护患者自尊。使用前应向患者及家属说明保护具使用的目的、操作要点及注意事项，如非必须使用，则尽可能不用。

2.约束带只能短期使用。用时须注意患者的体位，须定时松解约束带（一般每2 h松解一次），保持肢体及关节处于功能位置，并协助患者经常变换体位。

3.使用时，约束带下衬棉垫，松紧度要适宜，并定时松解。同时注意观察受约束部位的末梢血液循环情况，观察局部皮肤颜色（一般每15～30 min观察一次），发生异常及时处理。必要时进行局部按摩，促进血液循环。

4.确定患者可随时与医护人员联系，如呼叫对讲器放在患者手部可触及处，或陪护人员监测其约束情况，以保证患者的安全。

5.记录使用保护具的原因、时间、观察结果、相应的护理措施及解除约束的时间。

6.随时评价保护具的使用情况。

任务三　疼痛患者护理技术

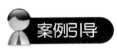

患者李某，男，50岁，因转移性右下腹痛13 h急诊入院。患者无明显诱因出现脐周疼痛，逐渐转移至右下腹部，伴恶心、呕吐、寒战、高热，无尿频、尿急、尿痛、血尿等。查体：T40 ℃，P106次/分，R22次/分，BP120/70 mmHg，全腹压痛、反跳痛，腹肌紧张，以右下腹最明显，麦氏点压痛，结肠充气试验阳性，闭孔内肌试验阳性，无移动性浊音，肠鸣音明显减弱。血细胞分析显示：

WBC $22\times10^9/L$，中性粒细胞 87%。临床诊断：急性阑尾炎。急诊腰麻下行阑尾切除术。术后患者自觉疼痛难忍，焦虑不安。如果你是责任护士，请完成以下任务：

(1)手术后 6 h 内和手术后 12 h，应帮助该患者采取何种卧位？如何为其安置体位？为什么？

(2)影响该患者不舒适的原因有哪些？

(3)如何评估其疼痛程度？

(4)可采取哪些护理措施缓解患者的疼痛？

一、概述

对于疼痛，每个人都有自己的体验。疼痛是临床上常见症状之一，如外伤、炎症性疼痛、癌症、肌肉痉挛性疼痛、神经性疼痛等，是患者最痛苦的感受，也是不舒适中最常见、最严重的表现形式。疼痛的发生，提示着个体的健康受到威胁。疼痛与疾病的发生、发展与转归有着密切的联系，是临床上诊断疾病、鉴别疾病的重要指征之一，同时也是评价治疗与护理效果的重要标准。因此，护士应掌握疼痛的相关知识，帮助患者避免、减轻或解除疼痛，做好疼痛患者的护理。

(一)疼痛的概念

疼痛(pain)是肉体或精神的一种不良或不自在的状态，是伴随现存的或潜在的组织损伤而产生的不愉快的主观感觉和情绪体验，是机体对有害刺激的一种保护性防御反应。

疼痛包括两层含义：痛觉与痛反应。痛觉属于个人的主观知觉体验，而痛反应是个体对疼痛刺激所产生的一系列生理、病理的变化。由于每个人对疼痛的体验不同，受个体的心理、情绪、性格、文化背景及经验等方面的影响，对外来刺激源所造成的反应亦不尽相同，因而疼痛患者的表现也千差万别。患者可表现出不同的疼痛反应，包括生理、病理反应，如面色苍白、呼吸急促、出汗、恶心、呕吐、血压升高、骨骼肌收缩、瞳孔扩大、休克等；情绪反应，如焦虑、紧张、恐惧等；行为反应，如身体蜷缩或烦躁不安、皱眉、咬唇、呻吟、哭闹等。这些反应均表明患者存在疼痛。

疼痛分为身体疼痛和心理疼痛，是由于个体防御功能被破坏，而导致的个体在身体与心理两方面经历的感受。身体疼痛是指身体某一部位感觉不舒适，如手指切割伤，疼痛仅在手指部位，这是由于皮肤表层组织的完整性被破坏，神经末梢受到刺激所致。心理疼痛是指精神方面的防御功能被破坏，个体的情绪完整性受到损害。心理疼痛的不舒适感觉，很难确定疼痛的准确部位，如失去亲人引起的伤心和忧郁。如不能及时采取有效的护理措施，将对患者的身体和心理造成不良的影响或严重后果。

(二)疼痛产生的原因、发生机制及影响因素

1.疼痛产生的原因

(1)物理损伤：如碰撞、针刺、刀切割、身体组织受牵拉、肌肉挛缩、受压等可直接刺激神经末梢而引起疼痛。大部分物理损伤引起的缺血、淤血、炎症等促使组织释放化学物质，从而使疼痛加剧、疼痛时间延长。

(2)化学刺激：如强酸、强碱，可直接刺激神经末梢引起疼痛，或者损伤组织释放化学致痛物质，再次作用于痛觉感受器，使疼痛加剧。

(3)温度刺激：过高或过低的温度作用于体表，均会引起组织损伤。受伤的组织释放组胺等化学物质，刺激神经末梢导致疼痛。如高温可引起灼伤，低温会致冻伤。

(4)病理改变：疾病造成的体内某些管腔堵塞，组织缺血、缺氧，空腔脏器过度扩张、平滑肌痉挛或过度收缩，局部炎性浸润等均可引起疼痛。

(5)心理因素：心理状态不佳，如情绪紧张或低落、愤怒、悲痛、恐惧等都能引起局部血管收缩或扩张而导致疼痛。而神经性疼痛常因心理因素引起。此外，疲劳、睡眠不足、用脑过度等可导致功能性头痛。

2.发生机制　从生物学的角度看，疼痛是一种保护性、防御性的机制，它警告机体正在遭受某种伤害性刺激，并促使机体摆脱这种刺激的继续伤害。疼痛发生的机制尚不完全清楚，较权威

的有致痛物质释放学说和闸门控制理论。

(1)致痛物质释放学说：致痛刺激虽多种多样，但它们具有共同的特点，即均导致组织细胞的损伤、破坏，结果释放出某些致痛物质，如组胺、钾离子、氢离子、血浆激肽等，进而作用于分布在损伤区的痛觉感受器。痛觉感受器可将不同能量形式，如机械、化学、温度的致痛刺激转换为具有一定编码的神经冲动，后者沿属于 A_δ（Ⅲ类）和 C（Ⅳ类）的神经纤维传向中枢神经系统，其中 A_δ 神经纤维的传导速度较快，C 神经纤维的传导速度较慢。当致痛刺激作用于皮肤时，可出现性质不同的两种痛感觉：先出现一种尖锐的、定位比较清楚的刺痛，又称快痛，刺激作用后立即发生，停止刺激后很快消失；接着是一种定位不甚清楚的灼痛，又称慢痛，通常是在施加刺激后 $0.5\sim1$ s 才感觉到，停止刺激后还能持续数秒钟，并伴有情绪及心血管和呼吸活动的变化。还可以从另外一个侧面证实，痛信息是由两类神经纤维传导的，快痛由 A_δ 神经纤维传导，而慢痛则由 C 神经纤维传导。

(2)闸门控制理论：1965 年，两位从事疼痛研究的专家，伦敦大学的帕特里克·沃尔和加拿大麦吉尔大学的罗纳德·梅尔扎克共同提出了闸门控制理论。这种理论认为，无论在什么情况下，神经系统只能处理一定数量的感觉信号。当感觉信号数量超过一定的限度时，脊髓中的某些细胞就会自动抑制这些信号，好像闸门一样，要把它们拒之门外。这时，疼痛信号不容易越过闸门，因而疼痛的感觉就会减轻。1975 年，苏格兰阿伯丁大学的药物学家约翰·休斯和汉斯·科斯特利茨经过反复试验确定能够减轻疼痛的物质，称为内啡肽，它是大脑和脊髓中产生的对疼痛有强烈抑制作用的物质。同时，在苏格兰专门研究小组的配合下，加利福尼亚大学的激素专家西·恩·李，从人脑中分离出止痛效果比内啡肽强 $40\sim100$ 倍的内啡素。美国加利福尼亚理工学院的一些科学家又发现了一种作用比内啡素强 50 倍的脑化学物质，称为力啡肽。当人的注意力全神贯注于某一事情上，会促使体内产生大量的力啡肽，这就等于切断了人体的疼痛报警，从而达到暂时止痛的效果。

3.影响疼痛的因素　个体对疼痛的感受和耐受力存在很大的差异，同样性质、强度的刺激可引起不同个体不同的疼痛反应。个体所能感觉到的最小疼痛称为疼痛阈（pain threshold）。个体所能忍受的疼痛强度和持续时间称为疼痛耐受力（pain tolerance）。疼痛阈或疼痛耐受力既受年龄、疾病等因素的影响，也受个人经验、文化教养、情绪、个性及注意力等心理-社会因素的影响。此外，护士对疼痛知识的掌握程度会直接影响其为患者提供疼痛护理的水平。

(1)年龄：影响疼痛的重要因素之一。个体对疼痛的敏感程度因年龄不同而不同。婴幼儿对疼痛的敏感程度低于成人，随着年龄增长，对疼痛的敏感性也随之增加。而老年人对疼痛的敏感性则逐步下降。故对于不同年龄组的疼痛患者应采取不同的护理措施，尤其是对儿童和老年人，更应注意其特殊性和个体差异。

(2)社会文化背景：患者所生活的社会环境和文化背景可影响他们对疼痛认知的评价，进而影响其对疼痛的反应。持有不同人生观、价值观的患者对疼痛也有不同的反应。若患者生活在鼓励忍耐和推崇勇敢的文化背景中，往往更能够耐受疼痛。患者的文化教养也会影响其对疼痛的反应和表达方式。

(3)个人经历：包括个体以往的疼痛经验、对疼痛的态度以及对疼痛原因的理解。疼痛经验是个体自身对刺激体验所获得的感受，进而从行为中表现出来。个人对疼痛的态度则直接影响其行为表现。个体对任何一种单独刺激所产生的疼痛，都会受到以前类似疼痛经验的影响，如经历过手术疼痛的患者对即将再次进行手术时产生的不安情绪会使他对痛觉格外敏感。儿童对疼痛的体验取决于父母的态度。

(4)注意力：个体对疼痛的注意程度会影响其对疼痛的感觉。当注意力高度集中于其他事物时，痛觉可以减轻甚至消失。如拳击运动员在竞技场上能够忍受严重伤害，而不感觉疼痛，是由于其注意力完全集中于比赛。某些精神疗法治疗疼痛，也是利用分散注意力以减轻疼痛的原理，如松弛疗法、手术后听音乐、看电视、愉快交谈等均可分散患者对疼痛的注意力，从而减轻疼痛。

(5)情绪：情绪可影响患者对疼痛的反应。积极的情绪可减轻疼痛，而消极的情绪可使疼痛加剧。如焦虑可使疼痛加剧,而疼痛又会增加焦虑情绪。愉快的情绪则有减轻疼痛知觉的作用,在快乐或满足的情绪下,虽然承受了与忧虑时同样的伤害,但对疼痛的感觉却轻得多。

(6)疲乏:患者疲乏时,对疼痛的感觉加剧,耐受性降低,尤其是长期慢性疾病的患者尤为明显。当得到充足的睡眠与休息时,疼痛感觉减轻,反之则加剧。

(7)个体差异:对疼痛的耐受程度和表达方式常因个体的性格和所处环境的不同而有差异。自控力及自尊心较强的人常能忍受疼痛,善于表达情感的患者主诉疼痛的机会较多。

(8)患者的社会支持系统:疼痛患者更需要家属的支持、帮助或保护。经历疼痛时,如果有家属或亲人陪伴,可以减少患者的孤独和恐惧感,从而减轻疼痛,父母的陪伴对患儿尤为重要。

(9)许多治疗和护理操作都有可能使患者产生疼痛的感觉,如注射、输液等。护士在执行可能引起疼痛的操作时,应尽可能以轻柔、熟练的动作来完成,并尽量满足患者的生理和心理需求,用关心的语言安慰患者。

(10)护士掌握的疼痛理论知识与实践经验,可影响其对疼痛的正确判断与处理。

(11)护士缺少必要的药理知识,过分担心药物的副作用或成瘾性,会使患者得不到必要的镇痛处理。

(12)护士评估疼痛的方法不当,仅依据患者的主诉判断是否存在疼痛,会使部分患者得不到及时的处置。

(三)疼痛的分类

临床上各种疾病都会有不同程度的疼痛,而且临床表现千差万别,同一种疾病可表现出不同程度的疼痛,而不同疾病的疼痛表现有时又比较相似,所以疼痛的分类没有明显的界限。常用的分类方法有以下三种。

1.按疼痛起源分类(表 1-2-3-1)

表 1-2-3-1　按疼痛起源分类

躯体性疼痛	神经性疼痛
1.特点:刺激经正常路径传入,疼痛长期存在可造成正常组织的损伤或潜在损伤,非阿片类或阿片类药物治疗有效	1.特点:感觉冲动由异常的外周或中枢神经系统传入,治疗需要用辅助性止痛药
2.身体痛:可发生于骨、关节、肌肉、皮肤或结缔组织;常为剧痛或跳痛且定位清楚	2.中枢神经性疼痛:中枢神经系统受损所致的传入性疼痛;与自主神经系统失调有关的交感神经源性疼痛
3.内脏痛:可发生于内脏器官,如肠道、胰腺等;脏器被膜中肿瘤所致剧烈的、定位清楚的疼痛;空腔脏器梗阻所致定位不清的间隙性疼痛	3.周围神经性疼痛:多个周围神经分布区可感受的疼痛;与特定周围神经受损有关的单一性神经痛

2.按疼痛性质分类

(1)刺痛:如手指被锐器刺伤的疼痛。

(2)灼痛:如烫伤、烧伤的疼痛。

(3)酸痛:如风湿性关节炎患者关节的疼痛。

(4)胀痛:如软组织炎症时肿胀性的疼痛。

(5)绞痛:如胆囊结石急性发作时的疼痛。

3.按疼痛持续时间分类(表 1-2-3-2)

表 1-2-3-2　按疼痛持续时间分类

急 性 疼 痛	慢 性 疼 痛
突然或逐渐发生,疼痛程度由轻度至重度,持续时间通常不超过 6 个月	缓慢发病,疼痛程度由轻度至重度,持续时间通常超过 6 个月

急 性 疼 痛	慢 性 疼 痛
①激活自主神经系统的交感神经部分,如脉搏、呼吸频率及血压升高,瞳孔扩大,出汗 ②与组织损害相关,随组织愈合而逐渐消失 ③急性疼痛的行为表现为焦虑、痛苦、哭叫、揉擦痛处、固定痛处等 ④无需询问便主述病情 ⑤定位准确,具有较强的保护性意识或反射 ⑥可以有明显的组织损伤痕迹	①激活自主神经系统的副交感神经部分,如生命体征正常,皮肤干燥、温热,瞳孔正常或缩小 ②与组织损伤无关,常持续到组织损伤愈合后 ③慢性疼痛的行为表现为抑郁、逃避、失望及身体活动减少等 ④除非他人询问,否则患者通常不愿主述病情 ⑤定位模糊、不准确,无特殊的保护性意识或反射 ⑥影响到患者的社会活动和人际关系

知识链接

特殊类型的疼痛

除上述类型的疼痛外,临床上还有一些特殊类型的疼痛,主要有以下三种:①牵涉痛:身体某一引发疼痛组织的疾病造成身体另一部位的痛觉,常见于内脏疼痛,如因缺血所致的心肌梗死可以牵涉下颌、左肩或左臂疼痛。②放射性疼痛:疼痛自原发部位扩散到身体的另一个部位,如腰椎间盘突出所引起的腰痛,可以伴有下肢的放射性疼痛。③幻肢痛:感知身体已经失去的某一部位或因脊髓损伤后已瘫痪的某一部位的疼痛。

(四)疼痛对机体的影响

1.疼痛对生活质量的影响　疼痛是不舒适中最严重的表现形式,对患者的生活质量有一定程度的影响,一般表现在以下四个方面。

(1)生理方面:患者机体功能减退、耐力降低、食欲减退,甚至恶心、睡眠不佳。

(2)心理方面:患者的休闲娱乐受限,焦虑、恐惧、抑郁加重,精神不易集中,过度考虑身体疼痛,失去自控,如癌症患者因疼痛产生了焦虑、抑郁,对死亡的恐惧和绝望,以及对以往治疗的失望等影响着患者的生活质量。

(3)社会方面:患者社会活动减少、性功能和情感降低、外貌改变、对家人和护理人员的依赖性增加。

(4)精神方面:患者痛苦加重、想法改变、重新评价宗教信仰。

2.疼痛对机体各系统的影响

(1)精神和情绪反应:短暂的急性疼痛可导致患者的情绪处于兴奋、焦虑状态;长期的慢性疼痛可导致患者抑郁,对环境淡漠,反应迟钝。

(2)神经内分泌及代谢系统:疼痛刺激可引起应激反应,促使体内释放多种激素,如儿茶酚胺、促肾上腺皮质激素、皮质醇、醛固酮、抗利尿激素等。由于促进分解代谢的激素分泌增加,合成代谢的激素分泌减少,使糖原分解和糖异生作用加强,从而导致水钠潴留,血糖水平升高,酮体和乳酸生成增加,机体呈负氮平衡。

(3)心血管系统:疼痛可兴奋交感神经,使患者血压升高,心率加快,心律失常,增加心肌耗氧量。这些变化对伴有高血压、冠脉供血不足的患者极为不利。剧烈的深部疼痛有时可引起副交感神经兴奋,血压下降,心率减慢,甚至发生虚脱、休克。疼痛常限制患者的活动,使血流缓慢,血液黏稠度增加,对于深静脉血栓的患者,可进一步加重原发疾病。

(4)呼吸系统:腹部或胸部手术后疼痛对呼吸功能影响较大。疼痛引起肌张力增加及膈肌功能降低,使肺顺应性下降;患者呼吸浅快,肺活量、潮气量、残气量和功能残气量均降低,通气/血流的值下降,易产生低氧血症等。由于患者不敢用力呼吸和咳嗽,积聚于肺泡和支气管内的分泌物不易排出,容易并发肺不张和肺炎。

(5)消化系统:疼痛可导致恶心、呕吐等胃肠道症状。慢性疼痛常可引起消化功能障碍,如食欲不振等。

(6)泌尿系统:疼痛本身可引起膀胱或尿道排尿无力,同时由于反射性肾血管收缩,垂体抗利尿激素分泌增加,导致尿量减少。较长时间的排尿不畅可引起尿路感染。

(7)骨骼和肌肉系统:疼痛可诱发肌肉痉挛而进一步加重疼痛。同时,由于疼痛时交感神经活动增强,可进一步增加末梢伤害性感受器的敏感性,形成痛觉过敏或异常疼痛。

(8)免疫系统:疼痛可引起机体免疫力下降,对预防或控制感染以及控制肿瘤扩散不利。

(9)凝血系统:疼痛可使血小板黏附功能增强、纤溶功能减弱,使机体处于高凝状态。

二、疼痛患者的护理评估

影响疼痛的因素较多,个体差异也较大,且每个人对疼痛的描述方法也不尽相同,因此,护士应以整体的观点对疼痛患者进行个体化的评估。

(一)内容

除患者的一般情况外,应重点评估疼痛发生的时间、部位、性质、程度、伴随的症状;患者自身控制疼痛的方式、对疼痛的耐受性;疼痛发生时的表达方式;引起或加重疼痛的各种因素及减轻疼痛的方法。

(二)方法

1.询问病史　包括现病史和既往病史。护士应主动关心患者,取得患者信任,认真听取患者的主诉。了解患者过去有无疼痛经验,以往疼痛的规律以及止痛剂的使用情况。切忌根据自身对疼痛的理解和体验来主观判断患者的疼痛程度。在与患者交流的过程中,要注意患者的语言和非语言表达,从而获得较为客观的资料。

2.观察与体格检查　检查患者疼痛的部位,注意观察患者疼痛时的生理、行为和情绪反应。护理人员通过观察患者的面部表情、身体活动,可以了解到患者对疼痛的感受及疼痛的程度、部位等。

(1)静止不动:患者维持某种最舒适的体位或姿势,常见于四肢或外伤疼痛者。

(2)无目的地乱动:在严重疼痛时,有些患者常通过无目的地乱动来分散其对疼痛的注意力。

(3)保护动作:患者对疼痛的一种逃避性反射。

(4)规律性动作或按摩动作:为了减轻疼痛的程度常使用的动作。如头痛时用手指按压头部,内脏性腹痛时按揉腹部等。

此外,疼痛发生时,患者常发出各种声音,如呻吟、喘息、尖叫、呜咽、哭泣等。应注意观察其音调的大小、快慢、持续时间等。音调的变化可反映出疼痛患者的痛觉行为,尤其是无语言交流能力的患儿,更应注意收集这方面的资料。

3.疼痛程度的评估工具　可视患者的病情、年龄和认知水平选择相应的评估工具。

(1)数字评分法(numerical rating scale,NRS):用数字代替文字来表示疼痛的程度。将一条直线等分成10段,按0～10分次序评估疼痛程度。0分表示无痛,10分表示剧痛,中间次序表示疼痛的不同程度(图1-2-3-1)。患者可以选择其中一个能代表自己疼痛感受的数字来表示疼痛的程度。此评分法宜用于疼痛治疗前后效果测定对比。

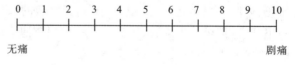

图 1-2-3-1　数字评分法

NOTE

(2)文字描述评定法(verbal descriptor scale,VDS):把一条直线等分成 5 段,每个点均有相应的描述疼痛程度的文字,其中一端表示无痛,另一端表示无法忍受的疼痛。中间依次为轻度疼痛、中度疼痛、重度疼痛、非常严重的疼痛(图 1-2-3-2)。患者按照自身疼痛的程度选择合适的描述文字。

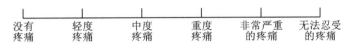

没有疼痛　　轻度疼痛　　中度疼痛　　重度疼痛　　非常严重的疼痛　　无法忍受的疼痛

图 1-2-3-2　文字描述评定法

(3)视觉模拟评分法(visual analogue scale,VAS):用一条直线,不做任何划分,仅在直线的两端分别注明"不痛"和"剧痛",患者根据自己对疼痛的实际感觉在直线上标记疼痛的程度(图 1-2-3-3)。这种评分法使用灵活方便,患者有很大的选择自由,不需要仅选择特定的数字或文字。适合于任何年龄的疼痛患者,且没有特定的文化背景或性别要求,易于掌握,不需要任何附加设备。对于急性疼痛的患者、儿童、老年人及表达能力丧失者尤为适用。该法也有利于护士较为准确地掌握患者疼痛的程度以及评估控制疼痛的效果。

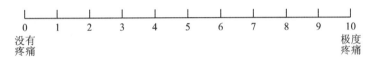

0　1　2　3　4　5　6　7　8　9　10
没有疼痛　　　　　　　　　　　　　　　　　　极度疼痛

图 1-2-3-3　视觉模拟评分法

(4)面部表情图(face expressional scale,FES):采用从微笑、悲伤至哭泣的 6 种面部表情来表达疼痛程度,适用于 3 岁以上的儿童(图 1-2-3-4)。6 种面部表情分别代表不同程度的疼痛,儿童可从中选择 1 种面孔来代表自己的疼痛感受。

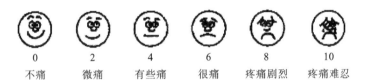

0　　　　2　　　　4　　　　6　　　　8　　　　10
不痛　　微痛　　有些痛　　很痛　　疼痛剧烈　　疼痛难忍

图 1-2-3-4　面部表情图测量疼痛

(5)按 WHO 的疼痛分级标准进行评估,疼痛分为 4 级:0 级(无痛);1 级(轻度疼痛),平卧时无疼痛,翻身咳嗽时有轻度疼痛,但可以忍受,睡眠不受影响;2 级(中度疼痛),静卧时痛,翻身咳嗽时加剧,不能忍受,睡眠受干扰,要求用镇痛药;3 级(重度疼痛),静卧时疼痛剧烈,不能忍受,睡眠严重受干扰,需要用镇痛药。

(6)Prince-Henry 评分法:主要适用于胸腹部大手术后或气管切开插管不能说话的患者,需要在术前训练患者用手势来表达疼痛程度。此法简单、可靠,临床使用方便,可分为 5 个等级,分别赋予 0~4 分的分值来评估疼痛程度,其评分方法如下:0 分,咳嗽时无疼痛;1 分,咳嗽时有疼痛发生;2 分,安静时无疼痛,但深呼吸时有疼痛发生;3 分,静息状态时即有疼痛,但较轻微,可忍受;4 分,静息状态时即有剧烈疼痛,并难以忍受。

此外,护理人员还必须观察患者的表情、动作、睡眠等情况,如疼痛剧烈会使患者面部表情极度痛苦、皱眉、咧嘴、咬牙、呻吟、呼叫、大汗淋漓、辗转难眠等,这些均可作为评估疼痛程度的参考指标。

三、疼痛患者的护理措施

(一)减少或去除引起疼痛的原因

首先应设法减少或消除引起疼痛的原因,避免引起疼痛的诱因。如外伤所致的疼痛,应酌情给予止血、包扎、固定、处理伤口等措施;胸腹部手术后,患者会因咳嗽或呼吸引起伤口疼痛,术前应对其进行健康教育,指导术后深呼吸和有效的咳嗽方法,如协助患者在按压伤口后,进行深呼吸和咳痰。

(二)合理运用缓解或解除疼痛的方法

1.药物止痛　药物止痛仍然是目前解除疼痛的重要措施之一。护理人员应掌握相关的药理知识,了解患者身体状况和有关疼痛治疗的情况,正确使用镇痛药物。在用药过程中,护士应注意观察病情,把握好用药时机,正确用药。如麻醉性镇痛药具有成瘾性和耐受性,仅应用于重度疼痛的患者,而轻度和中度疼痛的患者,应使用非麻醉性镇痛药。护士应严格掌握用药的时间和剂量,掌握患者疼痛发作的规律。对于慢性疼痛的患者,最好在疼痛发生前给药,因为在此时给药,疼痛容易控制,且用药量小、效果好;对于手术后患者,适当应用止痛药物,可促使患者早期下床活动,以减少并发症的发生。给药20~30 min后须评估并记录镇痛药使用的效果及副作用,当疼痛缓解时应及时停药,防止药物的副作用、耐药性及成瘾性出现。值得注意的是,在疼痛原因未明确诊断前,不能随意使用任何镇痛药物,以免掩盖症状,延误病情。

对于癌性疼痛的药物治疗,目前临床普遍采用 WHO 所推荐的三阶梯疗法。其目的是逐渐升级,合理应用镇痛剂来缓解疼痛。其原则:按药效的强弱依阶梯顺序使用;使用口服药;按时、联合服药;用药剂量个体化。大多数患者据此接受治疗后均能有效止痛。其方法如下。

(1)第一阶段:选用非阿片类药、解热镇痛药和抗炎类药,如阿司匹林、布洛芬、对乙酰氨基酚等。主要适用于轻度疼痛的患者。

(2)第二阶段:选用弱阿片类药,如氨酚待因、可待因、曲马多、布桂嗪等。主要适用于中度疼痛的患者。

(3)第三阶段:选用强阿片类药,如吗啡、哌替啶、美沙酮、二氢埃托啡等。主要用于重度和剧烈癌痛的患者。

(4)辅助用药:在癌性疼痛治疗中,常采取联合用药的方法,即加用一些辅助药物以减少主药的用量和副作用。常用辅助药物有:弱安定药,如艾司唑仑和地西泮等;强安定药,如氯丙嗪和氟哌啶醇等;抗抑郁药,如阿米替林。

2.患者自控镇痛泵的运用　患者自控镇痛(patient controlled analgesia,PCA)泵,即患者疼痛时,通过由计算机控制的微量泵主动向体内注射预先设定剂量的药物,符合按需镇痛的原则,既减少了医护人员的操作,又减轻了患者的痛苦和心理负担。

PCA 泵的工作过程是按照负反馈控制技术原理设计的。医生视患者病情设定合理处方,利用反馈调节,患者自己支配给药镇痛,最低限度地减少错误指令,确保疼痛控制系统在无医护人员参与时关闭反馈环,以保证患者用药安全。

临床上使用的 PCA 泵主要有电子泵和一次性 PCA 泵。电子泵是装有电子计算机的容量型输液泵,其优点是能最大限度地满足个体镇痛要求,并可记录患者的使用情况;安全系数大,配有多种报警装置。一次性 PCA 泵是利用机械弹性原理将储药囊内的药液以设定的稳定速度恒定地输入患者的体内,其优点为携带方便、轻巧,操作简单,价格低廉。

3.物理止痛　可以应用冷、热疗法,如冰袋、冷湿敷或热湿敷、温水浴、热水袋等。此外,理疗、按摩及推拿也是临床上常用的物理止痛方法。

4.针灸止痛　根据疼痛的部位,针刺相应的穴位,使人体经脉疏通、气血调和以达到止痛的目的。一般认为,针刺镇痛的机制是来自穴位的针刺信号和来自疼痛部位的痛觉信号,在中枢神经系统不同水平上相互作用、进行整合。在整合过程中,既有和镇痛有关的中枢神经的参与,又有包括内源性阿片肽和5-羟色胺在内的各种中枢神经递质的参与。

5.经皮神经电刺激疗法　经皮神经电刺激疗法(transcuataneous electrical nerve stimulation,TENS)主要用于慢性疼痛的患者。其原理是采用脉冲刺激仪,在疼痛部位或附近放置2~4个电极,用微量电流对皮肤进行温和的刺激,使患者感觉有颤动、刺痛和蜂鸣,以达到提高痛阈、缓解疼痛的目的。

（三）恰当地运用心理护理的方法

1.减轻心理压力 紧张、忧郁、焦虑、恐惧或对康复失去信心等,均可加重疼痛的程度,而疼痛的加剧反过来又会影响情绪,形成不良循环。患者情绪稳定、心境良好、精神放松,可以增强对疼痛的耐受性。护理人员应以同情、安慰和鼓励的态度支持患者,与患者建立相互信赖的友好关系。只有当患者相信护士是真诚地关心他,能在情绪、知识、身体等各方面协助其克服疼痛时,才会无保留地把自己的感受告诉护士。护理人员应鼓励患者疼痛时表达自己的感受及其对适应疼痛所作出的努力,尊重患者对疼痛的行为反应,并帮助患者及其家属接受其行为反应。

2.分散注意力 分散患者对疼痛的注意力可减少其对疼痛的感受强度,常采用的方法如下。

(1)参加活动:组织患者参加其感兴趣的活动,能有效地转移其对疼痛的注意力,如唱歌、玩游戏、看电视、愉快地交谈、下棋、绘画等。对患儿来说,护士的爱抚和微笑、有趣的故事、玩具、糖果、游戏等都能有效地转移他们的注意力。

(2)音乐疗法:运用音乐来分散患者对疼痛的注意力是有效的方法之一。优美的旋律对降低心率、减轻焦虑、抑郁疼痛、缓解疼痛、降低血压等都有很好的效果。注意应根据患者的不同个性和喜好,选择不同类型的音乐。

(3)有节律按摩:嘱患者双眼凝视一个定点,引导患者想象物体的大小、形状、颜色等,同时在患者疼痛部位或身体某一部位做环形按摩。

(4)深呼吸:指导患者进行有节律地深呼吸,用鼻深吸气,然后慢慢从口中呼气,反复进行。

(5)指导想象:通过对某特定事物的想象以达到特定的正向效果。让患者集中注意力想象自己置身于某一个意境或一处优美风景中,能起到放松和减轻疼痛的作用。在做诱导性想象之前,先做规律性的深呼吸运动和渐进性的松弛运动效果会更好。

(6)松弛疗法:松弛可以消除身体或精神上的紧张,并促进睡眠,而足够的睡眠有助于缓解焦虑,减轻疼痛。可以通过自我调节、集中注意力,使全身各部位肌肉放松,以减轻疼痛强度,增加对疼痛的耐受力。

（四）积极采取促进患者舒适的措施

通过护理活动促进患者舒适是减轻或解除疼痛的重要护理措施。帮助患者采取正确的姿势、提供舒适整洁的床单位、良好的采光和通风设备、适宜的室内温湿度等都是促进舒适的必要条件。此外,在进行各项护理活动前,给予清楚、准确的解释,并将护理活动安排在镇痛药物显效时限内,确保患者所需物品伸手可及等均可减轻焦虑,促使患者身心舒适,从而有利于减轻疼痛。

（五）健康教育

视患者情况,选择相应的健康教育内容。一般包括:疼痛的机制、疼痛的原因、如何面对疼痛、减轻或解除疼痛的各种技巧等。

1.准确描述 指导患者准确描述疼痛的性质、部位、持续时间、规律,并指导其选择适合自身的疼痛评估工具;当患者表达受限时,采用表情、手势、眼神或身体其他部位示意,以利于医护人员准确判断。

2.客观叙述 教育患者应客观地向医护人员讲述疼痛的感受,既不能夸大疼痛的程度,也不要因担心麻烦别人或影响他人休息而强忍疼痛,导致用药不当。

3.用药指导 指导患者正确使用止痛药物,如用药的最佳时间、用药剂量等,避免药物成瘾。

4.效果评价指导 指导患者正确评价接受治疗与护理措施后的效果。以下内容均可表明疼痛减轻。

(1)一些疼痛的征象减轻或消失,如面色苍白、出冷汗等。

(2)对疼痛的适应能力有所增强。

(3)身体状态和功能改善,自我感觉舒适,食欲增加。

(4)休息和睡眠的质量较好。

(5)能重新建立一种行为方式,轻松地参与日常活动,与他人进行正常交往。

能力检测

1.患者李某,女,50岁,因急性胆囊炎住院做胆道手术,手术后置有"T"管引流。请问:

(1)术后第二天应帮助患者采取什么卧位?

(2)采取此种卧位的目的是什么?

(3)护士帮助患者变换卧位时,应注意什么?

2.患者张某,男,65岁,吸烟30多年。近半年来日渐消瘦,且有刺激性呛咳,咳白色泡沫痰,有时带少量血丝。查体:T36.7 ℃,P92 次/分,R22 次/分,BP100/70 mmHg,患者主诉疼痛难忍。听诊右肺中部有局限性哮鸣音。X线检查见右肺肺门附近有单个不规则肿块阴影。诊断为中央型支气管肺癌(右侧)。请问:

(1)如何评估其疼痛程度?

(2)可采取哪些护理措施缓解患者的疼痛?

(3)应采取哪些方法来分散患者的注意力以减轻疼痛?

3.通过角色扮演,模拟各种卧位的正确姿势,并说明促进患者舒适的护理措施。

4.请运用所学的知识简述使用保护具的注意事项。

A₁/A₂型题

5.患者,男,23 岁,因腹泻入院,诊断为阿米巴痢疾。为该患者灌肠时应采取的卧位是( )。

A.膝胸卧位 　　B.左侧卧位 　　C.右侧卧位 　　D.俯卧位 　　E.仰卧位

6.患者李某,胃大部切除术后采取半卧位的目的是( )。

A.减少静脉回流血量 　　　　B.利于腹腔引流,使炎症局限 　　　　C.减少术后出血

D.防止呕吐 　　　　E.减轻伤口缝合处的张力

7.患者,男,39岁,因车祸致脾破裂急诊入院。患者面色苍白、出冷汗、脉搏细速、血压 60/40 mmHg。护士应为患者安置( )。

A.去枕平卧位 　　B.中凹卧位 　　C.头低脚高位 　　D.半坐卧位 　　E.平卧位

8.患者,男,56 岁,甲状腺手术后,该患者取半坐卧位的目的是( )。

A.减少局部出血 　　　　B.使感染局限化 　　　　C.减少静脉回流量

D.利于呼吸 　　　　E.减轻伤口缝合处的张力

9.患者胡某,男,70岁,反复咳嗽、咳痰十余年,近 3 年来感劳累后心悸、气促。入院时发绀明显、呼吸困难,应取( )。

A.仰卧位 　　B.侧卧位 　　C.头高足低位 　　D.端坐位 　　E.膝胸位

10.患者,女,44岁,双脚脚趾及脚背不慎烫伤,可考虑为其选用的保护具是( )。

A.床挡 　　B.支被架 　　C.肩部约束带 　　D.膝部约束带 　　E.踝部约束带

11.患者,男,20岁,在骑车途中与另一骑车者相撞,发生胫骨骨折,行胫骨结节牵引,应采用的卧位是( )。

A.头低足高位 　　B.头高足低位 　　C.俯卧位 　　D.半坐卧位 　　E.去枕平卧位

12.患者,女,50岁,因结肠癌收住院,今日计划进行术前肠道准备,给予患者清洁灌肠。患者灌肠时应采用的卧位是( )。

A.左侧卧位 　　B.右侧卧位 　　C.俯卧位 　　D.膝胸卧位 　　E.截石位

13.患者,男,70岁,脑出血。患者神志模糊、躁动不安,为保证患者安全使用约束带。以下注意事项中不正确的是( )。

A.应维护患者自尊

B.约束带下应垫衬垫

C.使用时应使肢体处于功能位置

NOTE

D.1～2 h 观察一次受约束部位的血液循环情况

E. 定时松解约束带,每 2 h 松解一次,必要时进行局部按摩

14. 患者,女,65 岁,糖尿病史 30 年,血糖控制时好时坏。患者入院时呼吸深大、昏迷,给予患者去枕仰卧,其目的是(　　)。

  A. 防止脑压过低   B. 预防脑压过高   C. 预防脑细胞缺氧

  D. 预防头痛   E. 预防呼吸道并发症

15. 患者,女,76 岁,慢性肾功能衰竭患者。患者体质虚弱,活动受限,护士在为患者翻身时,操作错误的是(　　)。

  A. 注意遵循节力原则,使重力线与支撑面平行   B. 协助患者翻身时不可拖拉

  C. 两人翻身时动作协调   D. 患者身上的导管要妥善安置

  E. 根据病情和皮肤受压情况确定翻身间隔时间

16. 患者林某,因肝癌晚期入院治疗,入院后患者出现了肝性脑病,烦躁不安、躁动,为了保证患者的安全,下列措施中正确的是(　　)。

  A. 纱布包裹压舌板,放于上、下臼齿之间   B. 加床挡、约束带约束患者

  C. 室内光线暗,避免刺激患者   D. 工作人员动作要轻,避免刺激患者

  E. 减少外界刺激

17. 为患者翻身时,不正确的是(　　)。

  A. 颅脑手术后,一般是卧于健侧或平卧   B. 颅骨牵引时,先放松再翻身

  C. 伤口较大的患者,翻身后将患处放于适当位置   D. 两人协助翻身动作要协调

  E. 不可拖拉患者,以免擦破皮肤

18. 用于限制患者坐起的约束方法是(　　)。

  A. 约束手腕   B. 约束踝部   C. 固定肩部   D. 固定一侧肢体 E. 固定双膝

A₃/A₄ 型题

(19～21 题共用题干)

患者林某,男,55 岁,因车祸引起脾破裂急诊入院,其烦躁不安,面色苍白,四肢厥冷。

19. 入院时应对患者采取的体位是(　　)。

  A. 半坐卧位   B. 头高足低位   C. 端坐位   D. 中凹卧位   E. 屈膝仰卧位

20. 急诊手术后,患者主返回病房,此时护士应为其安置(　　)。

  A. 半坐卧位   B. 头高足低位   C. 去枕仰卧位   D. 膝胸位   E. 屈膝仰卧位

21. 术后第二天,患者主诉伤口疼痛,护士应协助患者采取(　　)。

  A. 头高足低位   B. 半坐卧位   C. 屈膝仰卧   D. 去枕仰卧位   E. 膝胸位

(夏凡林)

项目三 医院感染的预防与控制

学习目标

1. 能叙述医院感染、清洁、消毒、灭菌、无菌技术、隔离的概念。
2. 能叙述各种物理、化学消毒灭菌方法。
3. 能阐述医院感染的分类、形成的主要因素及预防措施,各种隔离的种类。
4. 能叙述无菌操作、隔离技术的原则。
5. 能叙述清洁区、潜在污染区、污染区的概念。
6. 能运用所学知识,正确选择清洁、消毒、灭菌的方法,操作规范、正确、认真、关心患者。
7. 能运用所学知识,正确进行洗手、卫生手消毒、外科手消毒,操作规范、正确。
8. 能完成无菌的基本操作。
9. 能完成隔离技术的基本操作。

任务一 医院感染

 案例引导

患者李某,男,43岁,因高热、咳嗽3天来院急诊,以"发热待查"收住观察室。次日,该患者被初步诊断为禽流感转入隔离病室。几日后,与李某曾同住观察室的几位患者也同样出现了该疾病症状,并初步诊断为禽流感。请问:

(1)观察室的其他患者所患的疾病是否属于医院感染?

(2)对呼吸系统感染性疾病应采取何种隔离方式?

医院是各种人群聚集的地方,病原微生物相对集中,易感者较多,加之大量介入性诊断、治疗技术的开展和抗生素及免疫抑制剂的广泛使用,使医院感染不断增多。医院感染延长了患者的住院时间,增加了患者的痛苦和经济负担,严重影响医疗护理质量,所以医院感染的预防和控制已成为当前医院管理中的一项重要工作。

WHO提出清洁、消毒、灭菌的方法,无菌技术和隔离技术等是有效预防和控制医院感染的关键措施。这些措施与护理工作密切相关。因此,护士必须学习有关医院感染的知识,正确掌握预防和控制医院感染的技术规范,严格遵守医院感染管理的各项制度。

一、医院感染的概念与分类

(一)医院感染的概念

医院感染(nosocomial infection),又称医院获得性感染、医院内感染,狭义上常指住院患者在住院期间遭受病原体侵袭而引起的任何诊断明确的感染或疾病,包括在住院期间的感染和医院内获得而在院外发生的感染,但不包括入院前已开始或入院时已处于潜伏期的感染。广义上医院感染的对象包括一切在医院活动的人群,如医生、护士和患者家属,但主要是住院患者。

(二)医院感染的分类

医院感染按获得病原体的来源分类分为外源性感染和内源性感染。

1.外源性感染(交叉感染)(exogenous infection) 病原体来自患者体外,通过直接或间接的感染途径传播给患者而引起的感染,如医护人员、血制品、患者与患者之间、患者与医务人员之间的直接感染,以及通过水、空气、污染的医疗器械等的间接感染。

2.内源性感染(自身感染)(endogenous infection) 各种原因引起的患者在医院内遭受自身固有病原体侵袭而发生的感染。在患者抵抗力下降或免疫功能受损时,由患者体内的正常菌群失调或正常菌群发生移位而引起。

二、医院感染的形成

(一)感染源

感染源是指病原微生物自然生存、繁殖并排出的宿主(人或动物)或场所。

1.患者及病原携带者 处于临床症状期的患者和病原携带者是外源性感染中的主要感染源。患者及病原携带者不断从体内排出大量的病原微生物,尤其是从患者的感染部位排出的病原微生物具有较强的毒力和耐药性,且容易在其他患者体内定植。

2.患者自身正常菌群 人体的皮肤、口咽、肠道、呼吸道、泌尿生殖道等均可称为“储菌库”,只要有适当机遇或途径,就可能转移到易感部位,从而引发内源性感染。

3.医院环境 医院是病原微生物聚集的场所,医院的医疗设备、空气、水源等都可以成为感染源而传播疾病。

4.动物 受感染的动物也可成为感染源,如流行性出血热可通过鼠类传播,疟疾可通过携带疟原虫的蚊虫传播。

(二)传播途径

传播途径是指病原微生物从感染源传播到易感宿主的途径。内源性感染主要通过病原体在体内移位而实现,属于自身直接接触感染。外源性感染通常有以下几种传播途径。

1.接触传播 病原体通过手、媒介物直接或间接接触导致的传播,是医院感染中最常见也是最主要的传播方式之一。

(1)直接接触传播:感染源直接将病原微生物传播给易感宿主,如母婴间风疹病毒、巨细胞病毒、艾滋病病毒的传播等;另外,个体之间通过直接接触,如触摸、接吻、性交等也可传播疾病。

(2)间接接触传播:病原体经过媒介传播给易感宿主的方式。最常见的传播媒介是医务人员的手;通过各种医疗设备、器械及病室内物品传播;医院被污染的水源和食物通过消化道传播;通过携带病原体的动物或昆虫作为中间宿主进行传播。

2.空气传播 以空气为媒介,带有病原微生物的微粒(≤5 μm)随空气流动导致疾病的传播,如飞沫、菌尘等,因其能长时间在空气中浮游,故能远距离传播疾病。如开放性肺结核患者排出的结核杆菌就是通过空气传播给易感人群的。

3.飞沫传播 飞沫传播是一种特殊形式的接触传播。一方面在患者咳嗽、打喷嚏、谈笑时,可从其口腔、鼻腔喷出许多带有病原体的飞沫液滴;另一方面,医务人员在进行某些诊疗操作时也可产生许多液滴,由于这些液滴较大(>5 μm),在空气中悬浮时间不长,只有当易感者和感染源近距离接触时才可能发生感染。如猩红热、白喉、麻疹、急性传染性非典型肺炎(SARS)、流行性脑脊髓膜炎等疾病主要通过飞沫传播。

(三)易感宿主

易感宿主是指对某种疾病或传染病缺乏免疫力的人。易感宿主的整体称为易感人群。医院是易感人群相对集中的地方,易发生感染且容易流行。

(1)患有严重影响或损伤机体免疫机能疾病的患者,如淋巴细胞白血病患者、恶性肿瘤患者、获得性免疫缺陷综合征患者等。

(2)接受侵入性诊疗或损伤皮肤黏膜屏障的患者,如气管切开及机械通气患者、大面积烧伤患者等。

(3)接受免疫抑制治疗者,如放疗、化疗、糖皮质激素类治疗的肿瘤患者等。

(4)长期大量使用抗生素者,如长期大量使用抗生素,易造成体内微生态失衡,且会促进耐药菌株的产生和繁殖。

(5)老年人、婴幼儿及营养低下者。

三、医院感染发生的主要原因

1.个体抵抗力下降、免疫功能受损　如婴幼儿自身免疫系统发育尚不完善、老年人脏器功能衰退、女性月经期和妊娠期等抵抗力较差,易发生医院感染。某些病理因素,如恶性肿瘤、血液病、糖尿病等多种疾病造成机体抵抗力下降;放疗、化疗、糖皮质激素的应用导致免疫系统功能抑制;皮肤或黏膜的损伤、局部组织缺血、创伤、昏迷患者发生误吸等可能发生医院感染;个体的情绪波动、应激等在一定程度上可以影响免疫功能和抵抗力。

2.介入性诊疗手段增多　现代诊疗技术如内镜、泌尿系统导管、气管切开、气管插管、吸入装置、采血针等侵入性诊疗手段,不仅可使外界的微生物进入体内,而且损伤了机体的防御屏障,使病原体容易入侵机体。

3.不合理使用抗生素　治疗期间无适应证的预防性用药、术前用药时间过早、术后停药时间过晚或联合用药增多等,均易使患者体内正常菌群失调,耐药菌株增加,致使病程延长,感染机会增多。

4.医院管理体制不完善　医院布局不合理,卫生措施不健全,可以导致环境中的病原微生物污染医疗设备、器械、制品。医院感染管理制度不健全,医务人员无视预防医院感染的重要性,不能严格地执行无菌技术和消毒隔离制度等,都会引起医院感染。

四、医院感染的预防与控制

控制医院感染的关键是切断感染链,如控制感染源,切断传播途径和保护易感宿主。各级各类医院都必须将医院感染管理纳入医院的管理工作,有效预防和控制医院感染。

1.建立医院感染管理体系　健全的管理组织是开展医院感染管理工作的首要前提。医院成立院内感染管理委员会或管理小组,监控体系要在医院内感染管理委员会领导下,建立以专职医生、护士为主体的医院感染监控办公室,以及层次分明的三级管理体系,即一级管理——病区护士长和兼职监控护士;二级管理——科护士长;三级管理——护理部主任,为医院感染委员会副主任,及时评估医院感染发生的危险性,及时发现问题并进行处理。

2.健全医院感染管理职责与管理制度　明确医院各级部门、各级人员在医院感染管理中的具体职责,如医院感染管理委员会职责、科室医院感染管理监控小组职责、兼职医院感染监控护士职责等;健全临床科室消毒隔离制度、医院感染病例报告管理制度、医院感染管理知识在职教育制度、医疗废物管理制度等。

3.落实医院感染管理措施　医院建筑设计和环境布局合理,有利于消毒隔离;加强手卫生管理;做好清洁、消毒、灭菌工作及其效果监测;正确处理医疗废物;加强手术室、血液净化中心、产房、新生儿室、ICU等重点部门的消毒隔离;严格执行无菌技术、隔离预防技术;合理使用抗生素等。

4.开展医院感染知识培训　为有效控制医院感染,医院应将医院感染管理知识的培训纳入医务人员的继续教育中,学习医院感染的基本知识及预防、控制医院感染的基本技术,明确护士在医院感染中的作用与职责,增强预防与控制医院感染的自觉性。

NOTE

任务二　清洁、消毒、灭菌

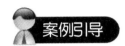

感染科护士小李要为一位乙型病毒性肝炎患者行静脉输液。操作前,小李在治疗室内用浸有有效氯的抹布擦拭了治疗盘、治疗车和操作台。洗手、戴好口罩后,开始准备静脉输液所需的用物,特别注意检查核对各类无菌物品的名称、有效期、包装是否完整等。如果你是责任护士,请思考:

(1)小李在为患者进行静脉输液前为什么要按这样的流程准备用物?

(2)根据你对静脉输液全过程的观察,请列举可能涉及哪些清洁、消毒、灭菌的方法。

一、清洁、消毒、灭菌的概念

1.清洁(cleaning)　用清水、去污剂等清除物体表面的污垢、尘埃和有机物的过程,同时达到去除和减少病原微生物的目的。常用于家具、餐具等的处理,或医疗器械在消毒、灭菌前的处理。

2.消毒(disinfection)　用物理或化学的方法清除或杀灭除芽孢以外的所有病原微生物,使其数量减少到无害程度的过程。

3.灭菌(sterilization)　用物理或化学的方法杀灭全部微生物,含致病和非致病的微生物,包括细菌芽孢的过程。

二、物理消毒灭菌法

(一)热力消毒灭菌法

热力消毒灭菌法是指利用热力作用使微生物的蛋白质凝固变性,酶失活,直接损伤细胞壁和细胞膜,使其死亡。它分为干热法和湿热法两种,前者由空气导热,传导较慢;后者由空气和水蒸气导热,传导快,穿透力强。

1.燃烧法　一种简单、迅速、彻底的灭菌法,包括焚烧法和烧灼法两种。

(1)方法:焚烧法为直接在焚烧炉内焚烧。它常用于无保留价值的污纸、特殊感染(如破伤风、气性坏疽、铜绿假单胞菌感染)的敷料及病理标本的灭菌处理。烧灼法为直接用火焰灭菌。如培养用的试管或烧瓶,当开启或关闭塞子时,将试管口和塞子在火焰上来回旋转2~3次,避免污染。可用于金属器械类及搪瓷类物品在急用或无条件用其他方法消毒时。金属器械类放在火焰上烧灼20 s;搪瓷容器倒入少量95%~100%乙醇后慢慢转动,使乙醇分布均匀,然后点火燃烧直至熄灭。烧灼法灭菌温度高,效果可靠,但对物品破坏性大。

(2)注意事项:①必须远离氧气、乙醚等易燃、易爆物品。②在燃烧中途不得添加乙醇,以免火焰上窜而致烧伤或火灾。③贵重器械及锐利刀、剪禁用此法灭菌,以免损坏器械或使刀刃变钝。

2.煮沸消毒法　家庭和某些社区基层医疗单位常用的一种消毒方法,其杀菌能力较强、经济、方便,适用于搪瓷、金属、玻璃等耐湿、耐高温物品的消毒。

(1)方法:先将物品刷洗干净,再将其全部浸没在水中,然后加热煮沸,水沸后计时,持续5~10 min,可杀灭繁殖体,达到消毒目的;煮沸15 min可杀灭多数细菌芽孢;某些热抗力极强的细菌芽孢需要煮沸更长的时间。如中途加入物品,则在第二次水沸后重新计时。在消毒金属器皿时,加入碳酸氢钠,配成1%~2%的浓度,沸点可达105 ℃,有增强杀菌作用和去污防锈作用。

(2)注意事项:①煮沸消毒前,污染物品必须刷洗干净,完全浸没于水中,水面应至少高于物品最高处3 cm。②保证物品各面与水接触,管腔器械须先在腔内灌水,器械的轴节及容器的盖要

NOTE

打开,大小相同的碗和盆不能重叠。③橡胶类物品用纱布包好,待水沸后放入,3~5 min后取出;玻璃类物品用纱布包裹,应在冷水或温水时放入。④物品不宜放置过多,一般不超过消毒容器容积的3/4。⑤高山地区由于气压低,沸点也低,应延长消毒时间,海拔每增高300 m,需延长消毒时间2 min。⑥刀、剪等锐器应用纱布包裹,以免在水中相互碰撞而变钝;针头、缝针等细小锐器在煮沸消毒时也应用纱布包好,以便取放。⑦消毒后应将物品及时取出,置于无菌容器内,及时应用,4 h内未用完需要重新煮沸消毒。⑧应检测、记录每次消毒的温度与时间。

3.压力蒸汽灭菌法　用饱和蒸汽在规定压力、温度下,对被灭菌物品处理规定时间,使其达到无菌状态。主要利用高压饱和蒸汽的高热所释放的潜热灭菌,是热力消毒灭菌效果最好的一种方法,属于湿热法灭菌。该法常用于各类器械、敷料、搪瓷、耐高温玻璃用品等耐高温、耐高压、耐潮湿的物品的灭菌。

(1)压力蒸汽灭菌器分类:有下排气压力蒸汽灭菌器和预真空压力蒸汽灭菌器两大类,其中下排气压力蒸汽灭菌器又分为手提式压力蒸汽灭菌器(图1-3-2-1)、卧式压力蒸汽灭菌器(图1-3-2-2)。应根据待灭菌物品选择适宜的压力蒸汽灭菌器、灭菌程序及灭菌参数(表1-3-2-1)。

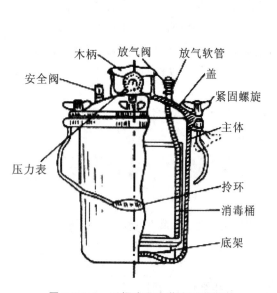

图1-3-2-1　手提式压力蒸汽灭菌器

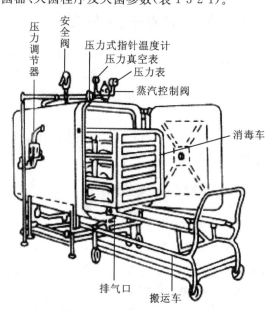

图1-3-2-2　卧式压力蒸汽灭菌器

表1-3-2-1　压力蒸汽灭菌器灭菌参数

类　　别	物品类别	压力/kPa	温度/℃	所需最短时间/min
下排气压力	敷料	102.9	121	30
蒸汽灭菌器	器械	102.9	121	20
预真空压力 蒸汽灭菌器	敷料、器械	205.8	132~134	4

快速压力蒸汽灭菌法适用于裸露物品的快速灭菌,灭菌时间和温度与灭菌器种类、物品是否带孔有关(表1-3-2-2)。

表1-3-2-2　快速压力蒸汽灭菌所需最短时间(132 ℃)

物品种类	灭菌时间/min	
	下排气压力蒸汽灭菌器	预真空压力蒸汽灭菌器
不带孔物品	3	3
带孔物品	10	4

(2)注意事项:①安全操作:操作人员要经过专门训练,合格后才能上岗;严格遵守操作规程;设备运行前每日进行安全检查并预热。②正确包装:灭菌时能排除空气使蒸汽穿透;灭菌后能防

止微生物进入,防止污染;包装大小符合规定。下排气压力蒸汽灭菌器不宜超过 30 cm×30 cm× 25 cm,预真空压力蒸汽灭菌器不宜超过 30 cm×30 cm×50 cm。包与包之间应留有间隙,以利于灭菌介质的穿透。③宜将同类材质的器械和物品,置于同一批次进行灭菌。材质不相同时,纺织类物品置于上层、竖放,金属器械类置于下层。④手术器械包、硬式容器应侧放,以利于蒸汽进入和冷气排出。⑤下排气压力蒸汽灭菌器的装载量不应超过柜室容积的 80%,预真空压力蒸汽灭菌器的装载量不宜超过柜室容积的 90%,同时不小于柜室容积的 10% 和 5%。⑥观测并记录灭菌时的温度、压力和时间等参数及设备运行情况,定期监测灭菌效果。

(3)灭菌效果监测:①物理监测:监测并记录灭菌时的温度、压力和时间等参数。②化学监测:灭菌物品的包装应外贴化学指示胶带、包装内置化学指示卡,经灭菌后观察两者颜色的改变,以分别指示是否经过灭菌处理和是否达到灭菌合格的要求。高危物品包装内必须放置化学指示卡,以监测灭菌效果,该法是最常用的监测方法。③生物监测:利用耐热的非致病性嗜热脂肪芽孢杆菌作为指示菌株,灭菌后取出培养,指示菌片上若无指示菌生长,表示灭菌合格,该法是最可靠的监测法。生物监测应每周进行。

(二)光照消毒法

光照消毒法的原理主要是利用紫外线或臭氧的杀菌作用,使菌体蛋白发生光解变性,而导致细菌死亡。

1.日光暴晒法 日光由于有热、干燥和紫外线的作用,有一定的杀菌力,常用于床垫、毛毯、衣服和书籍等物品的消毒。方法为将物品放在直射的阳光下暴晒 6 h,并定时翻动,使物体各面均受到日光照射。

2.紫外线灯管消毒法 紫外线属于电磁波辐射,消毒使用的是 C 波紫外线,其杀菌作用最强的波段是 250~270 nm。

(1)使用方法:①空气消毒:首选紫外线消毒器,可以在室内有人活动时使用,开机 30 min 达到消毒效果。在室内无人情况下,可以用悬挂式或移动式紫外线灯管照射。紫外线灯安装的数量为每立方米不少于 1.5 W,有效照射距离不超过 2 m,照射时间为 30~60 min。②物品消毒:最好使用便携式紫外线消毒器近距离照射或紫外线灯悬挂式照射,有效距离为 25~60 cm,照射时间为 20~30 min。消毒时应将物品摊开或挂起,定时翻动物品,使其各个表面都受到直接照射。③用于液体消毒,可以采用水内照射法或水外照射法,紫外线光源应装有石英玻璃保护罩,水层厚度小于 2 cm,并根据紫外线的辐照强度确定水流速度。

(2)注意事项:①保持紫外线灯管清洁,每 2 周用 95% 乙醇棉球擦拭一次。②紫外线消毒适宜的温度为 20~40 ℃,适宜的湿度为 40%~60%。③紫外线穿透力弱,消毒物体表面时不应遮挡,消毒的物品尽可能悬挂或摊开,必要时按时翻动,使其各个表面均受到紫外线的照射。④紫外线对眼睛和皮肤有刺激作用,应做好防护措施。⑤建立时间记录卡,紫外线灯管使用超过 1000 h 应更换。⑥定期测定紫外线照射强度,监测消毒效果。

3.微波消毒灭菌法 微波是一种频率高、波长短、穿透性强的电磁波,可以杀灭各种微生物,包括细菌繁殖体、真菌、病毒和细菌芽孢、真菌孢子等。近年来,广泛用于餐具、医疗用品的消毒、灭菌。

4.臭氧灭菌灯消毒法 利用臭氧强大的氧化作用来杀菌。该法用于空气、医院污水、诊疗用品、物体表面的消毒,使用时需关闭门窗,人员离开,消毒结束后 20~30 min 方可进入。

5.电离辐射灭菌(冷灭菌)法 该法是利用放射性核素^{60}Co 发射的 γ 射线或电子加速器产生的高能电子束穿透物品,杀死微生物的。此法具有广谱灭菌作用,适用于不耐高温物品的灭菌,如金属、塑料、高分子聚合物(如一次性注射器、输液器、输血器)、精密医疗器械、生物医学制品及节育用具等。

三、化学消毒灭菌法

化学消毒灭菌法是指使用化学药物杀灭微生物的方法。其原理是化学药物渗入细菌的体内,使菌体蛋白凝固变性,酶蛋白失去活性,抑制细菌代谢和生长,或破坏细菌细胞膜的结构,改变其渗透性,使细胞破裂、溶解,从而达到消毒、灭菌的作用。凡不适合物理消毒、灭菌且耐潮湿的物品如金属锐器(刀、剪、缝针)和光学仪器(胃镜、膀胱镜等)及皮肤、黏膜,患者的分泌物、排泄物,病室空气等,均可采用此法。

1.化学消毒灭菌剂的使用方法

(1)浸泡法:将需消毒的物品完全浸没在消毒液中的方法。按被消毒物品和消毒液的种类不同,确定消毒液的浓度和浸泡时间。该法适用于耐湿不耐热物品的消毒,如锐利器械、精密仪器等。

(2)擦拭法:用化学消毒液擦拭被污染物体表面或进行皮肤消毒的方法。应选用易溶于水、穿透力强、无显著刺激性的消毒剂。该法常用于地面、家具、墙壁等的消毒。

(3)喷雾法:用喷雾器将化学消毒剂均匀喷洒在空气中和物体表面进行消毒的方法。该法常用于空气和物品表面(如墙壁、地面)的消毒。

(4)熏蒸法:利用消毒药品所产生的气体进行消毒灭菌的方法。该法常用于换药室、手术室、病室的空气消毒。在消毒间或密闭的容器内,也可用熏蒸法对被污染的物品进行消毒、灭菌。

2.常用的化学消毒、灭菌剂 见表1-3-2-3。

表1-3-2-3 常用的化学消毒、灭菌剂

消毒剂名称	消毒水平	适用范围	使用方法	注意事项
37%～40%甲醛	灭菌	适用于对湿、热敏感,不耐高温、高压的医疗用品的灭菌	①消毒液浸泡:10%甲醛溶液用于病理标本的固定 ②熏蒸消毒:用40%甲醛40～60 mL/m³,加入高锰酸钾20～40 g/m³,柜内熏蒸6～12 h	①使用甲醛气体消毒灭菌,必须在甲醛消毒灭菌箱中进行,消毒灭菌箱必须有良好的甲醛定量加入和汽化装置,并有可靠的密闭性能 ②消毒效果易受环境的温、湿度影响,温度要求在18 ℃以上,相对湿度以70%～90%为佳 ③其气体穿透性差,消毒物品应摊开,污染面暴露在外 ④甲醛对人体及皮肤、黏膜有一定毒性和刺激性,使用时应注意防护 ⑤甲醛有致癌作用,不宜用于室内空气消毒,但可用于物品熏蒸消毒
戊二醛	灭菌	适用于不耐热的医疗器械和精密仪器的消毒、灭菌,如内窥镜	①浸泡法 ②常用的灭菌浓度为2% ③常用的剂型:2%碱性戊二醛和2%强化酸性戊二醛 ④消毒时间20～45 min,灭菌时间10 h	①对碳钢类制品有腐蚀性,浸泡前需加0.5%亚硝酸钠防锈 ②灭菌效果受pH值的影响,pH值为7.5～8.5时杀菌作用最强 ③盛放消毒剂的容器应加盖,定期检测浓度 ④灭菌后的物品使用前用无菌蒸馏水冲洗 ⑤消毒剂对皮肤、黏膜有刺激,使用中注意防护
环氧乙烷	灭菌	适用于不耐高温、湿热的诊疗器械的灭菌,如电子仪器、光学仪器等	在密闭的环氧乙烷灭菌器内进行,医院多使用100%纯环氧乙烷的小型灭菌器处理少量医疗器械和用品。其灭菌参数:环氧乙烷作用浓度为450～1200 mg/L,灭菌温度37～63 ℃,相对湿度40%～80%,灭菌时间1～6 h	①易燃、易爆,且对人体有毒,操作者应持证上岗,严格执行操作规程 ②环氧乙烷消毒间应设置专用的排气系统,保证灭菌后残留环氧乙烷的排放以及足够的时间进行灭菌后的通风换气 ③环氧乙烷灭菌器及气瓶或气罐应远离火源和静电,气罐不应存放在冰箱中 ④灭菌后的物品,在消除环氧乙烷残留量后方可使用 ⑤每次消毒灭菌后,均应进行效果检测

续表

消毒剂名称	消毒水平	适用范围	使用方法	注意事项
过氧乙酸	灭菌	适用于耐腐蚀物品、环境及皮肤等的消毒、灭菌	①浸泡法:一般污染物品,用0.05%(500 mg/L)过氧乙酸溶液浸泡,细菌芽孢污染物用1%(1000 mg/L)过氧乙酸溶液浸泡5 min,灭菌时需浸泡30 min ②擦拭法:手部消毒用0.2%溶液,作用1~2 min ③喷洒法:0.2%~0.4%过氧乙酸喷洒,作用30~60 min ④1%~2%过氧乙酸溶液用于室内空气消毒,达到8 mg/m³,加热熏蒸,密闭门窗30~120 min	①过氧乙酸性质不稳定,易氧化分解,应现用现配,并在使用前测定其有效含量 ②储存于阴凉通风处,配制时,忌与碱或有机物相混合,以免其剧烈分解发生爆炸 ③对金属类制品有腐蚀性,对纺织物有漂白作用 ④高浓度有刺激性和腐蚀性,防止浓溶液溅入眼内或皮肤、黏膜上,一旦溅上,应及时用清水冲洗
碘酊	高效消毒	多用于皮肤消毒	①手术、注射部位的皮肤消毒:2%的碘酊涂擦,待干后,用75%乙醇脱碘 ②2.5%溶液用于脐带断端的消毒,擦后待干,再用70%乙醇脱碘	①不能用于黏膜的消毒 ②对金属有腐蚀性 ③对碘过敏者禁用
含氯消毒剂(常用有液氯、漂白粉、次氯酸钠、优氯净、84消毒液等)	高、中效消毒	适用于餐具、环境、水、疫源地等的消毒	①浸泡法:细菌繁殖体污染的物品,用含有效氯500 mg/L的消毒液浸泡至少10 min;经血传播病原体、结核分枝杆菌和细菌芽孢污染物品,用含有效氯2000~5000 mg/L的消毒液浸泡30 min以上 ②擦拭法:药物浓度和作用时间参照浸泡法 ③喷洒法:在浸泡法所需的有效氯含量、作用时间基础上加倍 ④干粉消毒法:对排泄物的消毒,用含氯消毒粉剂(含有效氯10000 mg/L加入排泄物中,加以搅拌混匀,作用时间2~6 h;对医院污水的消毒,用干粉按有效氯50 mg/L的用量加入污水中,搅拌均匀,作用2 h后排放	①应于阴凉、避光处密封保存 ②配制的溶液性质不稳定,应现用现配,配制时应测定有效氯含量 ③对金属制品有腐蚀性,对纺织物有漂白作用

消毒剂名称	消毒水平	适用范围	使 用 方 法	注 意 事 项
乙醇	中效消毒	适用于皮肤、环境及医疗器械等的消毒	①浸泡法:细菌繁殖体、污染的医疗器械等物品,在75%的乙醇溶液中浸泡消毒10 min,体温计浸泡消毒需30 min ②擦拭法:用75%的乙醇棉球擦拭皮肤或物品表面	①乙醇杀菌浓度最强为60%~80%,高于或低于此范围均会降低消毒效果 ②有刺激性,不宜用于黏膜及创面消毒 ③易挥发,置于有盖容器内保存,定期检测其浓度 ④易燃,忌明火
碘伏	中效消毒	适用于皮肤、黏膜的消毒	①浸泡法:细菌繁殖体污染的物品,用含有效碘500 mg/L的消毒液作用30 min ②擦拭法:外科洗手用含有效碘2500~5000 mg/L的消毒液擦拭,作用3 min;手术部位及注射部位的皮肤消毒,用含有效碘2500~5000 mg/L的消毒液擦拭2遍,作用2 min;口腔黏膜及伤口黏膜创面消毒,用含有效碘500~1000 mg/L的消毒液擦拭,作用3~5 min ③冲洗法:用含有效碘250 mg/L的消毒液冲洗阴道及伤口黏膜创面,作用3~5 min,可达到消毒作用	①应避光密闭保存,置于阴凉处,注意防潮 ②稀释后稳定性较差,应现用现配 ③不宜用于二价金属类制品的消毒
苯扎溴铵(新洁尔灭)	低效消毒	适用于皮肤、黏膜的消毒	①皮肤消毒:500~1000 mg/L的苯扎溴铵消毒3~5 min ②黏膜消毒:500 mg/L的苯扎溴铵消毒3~5 min	①不宜与肥皂、洗衣粉等阴离子表面活性剂使用 ②不宜用于灭菌器械的消毒 ③现配现用
醋酸洗必泰(醋酸氯己定)	低效消毒	外科洗手、手术部位的皮肤及黏膜的消毒	①擦拭法:手术及注射部位的皮肤消毒,用5000 mg/L醋酸氯己定乙醇溶液擦拭2遍,作用2 min;伤口创面消毒,用5000 mg/L醋酸氯己定水溶液擦拭,作用2 min ②冲洗法:用500~1000 mg/L醋酸氯己定水溶液冲洗阴道及伤口黏膜创面	同苯扎溴铵 ①不宜与肥皂、洗衣粉等阴离子表面活性剂使用 ②不宜用于灭菌器械的消毒

四、医院清洁、消毒、灭菌

医院的病原微生物来源广泛,种类繁多,易于在潮湿的环境中生长、繁殖,成为医院感染的重要感染源,加强医院清洁、消毒、灭菌工作是预防和控制医院感染的重要措施。

1.医院环境消毒

1)医院环境的分类及各类环境空气与物品表面细菌菌落总数标准见表 1-3-2-4。

表 1-3-2-4　医院环境的分类及各类环境空气与物品表面细菌菌落总数标准

环境类别	卫 生 标 准		医 院 区 域
	空气 cfu/cm³	物品表面 cfu/cm³	
Ⅰ类环境	≤10	≤5	层流洁净手术室、层流洁净病房和无菌药物制剂室等
Ⅱ类环境	≤200	≤5	普通手术室、产房、婴儿室、早产儿室、普通保护性隔离室、供应室无菌区、烧伤病房、重症监护病房等
Ⅲ类环境	≤500	≤10	儿科病房、妇产科检查室、注射室、换药室、治疗室、消毒供应室清洁区、急诊室、化验室、各类普通病房和诊室等
Ⅳ类环境		≤15	传染病科及病房

2)医院环境的消毒

(1)环境空气消毒:Ⅰ类环境采用层流通风法使空气净化,要求空气中的菌落总数≤10 cfu/m³,且不得检出致病菌。Ⅱ类环境采用低臭氧紫外线消毒灯空气消毒器或静电吸附式空气消毒器进行空气消毒,循环风量须达到房间体积的 8 倍以上,要求空气中的菌落总数≤200 cfu/m³,且不得检出致病菌。Ⅲ类环境除可采用Ⅱ类环境的空气消毒方法外,另可应用臭氧、紫外线消毒灯、化学消毒剂熏蒸或喷雾等空气消毒方法,要求空气中的菌落总数≤500 cfu/m³,且不得检出致病菌。Ⅳ类环境可采用Ⅱ类和Ⅲ类环境的消毒方法。

(2)环境和物体表面消毒

地面消毒:地面在无明显污染的情况下可进行每日湿式清扫 1~2 次以去除地面的污垢和部分微生物;如受病原微生物污染,应用规定浓度的含氯消毒液湿拖、擦洗或喷洒地面。

墙面消毒:通常不需要常规消毒,如受到病原微生物污染,可用规定浓度的化学消毒剂喷洒或擦拭,消毒墙面高度一般为 2~2.5 m。

病房内各类物品表面及床单位消毒:如病床、床旁桌、病历夹、门把手、水龙头等,一般用清洁湿抹布或蘸取消毒液的抹布每日擦拭 2 次;如受到病原微生物污染,用规定浓度的化学消毒剂喷洒、擦拭或用紫外线消毒灯照射消毒;床单位用紫外线消毒灯照射消毒或臭氧消毒器消毒。

2.被服类消毒　被服类消毒包括医院患者被服、医务工作者的工作服帽和值班被服的清洗消毒,在洗衣房进行。每个病区应分为明显污染的患者衣被、一般患者衣被及医务工作者衣被 3 个衣被收集袋收集。患者用过的被服可根据不同的物品采用不同的消毒方法:棉织品经一般洗涤后高温消毒;毯子、棉胎、枕芯、床垫可用日光暴晒或紫外线消毒;感染患者的被服应与普通患者的被服分开清洗和消毒;工作人员的被服应与患者的被服分开清洗和消毒;另需注意加强工作人员的防护以及衣被的收集袋、接送车、洗衣机、洗衣房、被服房等的消毒。

3.饮水、茶具、餐具及卫生洁具的消毒　饮水、茶具、餐具及卫生洁具的消毒要求:饮水符合国家标准,细菌总数<100 个/mL,大肠杆菌数<3 个/1000 mL;患者使用的茶具、餐具严格执行一洗、二涮、三冲、四消毒、五保洁工作程序,消毒后要求清洁、干爽、无油垢,不得检出大肠杆菌、致病菌和 HBsAg;痰杯、便器等分泌物和排泄物盛具及抹布、拖布等洁具,应按照污染程度及其潜在危险性而采用清洁或消毒处理。

4.皮肤、黏膜的消毒　皮肤和黏膜是人体的防御屏障,其表面有一定数量的微生物,其中有一些是致病性微生物或条件致病菌。医务人员应加强手的清洗、消毒,达到有效避免交叉感染的

NOTE

目的；同时应根据不同的部位、病原微生物污染的情况选择相应的消毒剂对患者皮肤、黏膜进行消毒。

5.诊疗器械和物品的清洁、消毒、灭菌　诊疗器械和物品是导致医院感染的重要途径之一，因此必须严格执行医疗器械和物品的消毒技术规范，并达到以下要求：进入人体组织、无菌器官的诊疗器械和物品必须达到灭菌水平；其次，接触皮肤和黏膜的诊疗器械和物品必须达到消毒水平；用于各种注射、穿刺、采血等有创操作的医疗器具必须一用一灭菌，疑似或确诊朊病毒、气性坏疽及突发原因不明的传染病病原体感染者应选用一次性诊疗器械和物品，使用后进行双层密闭封装后焚烧处理；重复使用的污染器械及物品应双层密闭封装后由消毒供应中心单独回收处理。普通患者污染的可重复使用诊疗器械和物品与一次性使用物品分开放置；重复使用的应直接置于封闭容器内，由消毒与灭菌供应中心单独回收清洗、消毒与灭菌；一次性使用的不得重复使用。灭菌后的医疗器械和物品不得检出任何微生物；消毒后不得检出致病性微生物，对试验微生物的杀灭率≥99.9％，对自然污染的微生物杀灭率≥90％；消毒后的内镜细菌总数≤20 cfu/件，致病性微生物不能检出；化学消毒剂消毒灭菌则应定期检测消毒液的有效成分浓度，保持使用中的消毒液染菌量≤100 cfu/mL，不得检出致病性微生物。

6.医院污物、污水的处理　医院污物主要是指在诊断、治疗、卫生处理过程中产生的废弃物和患者生活过程中产生的排泄物及垃圾，分为医疗垃圾和生活垃圾，医疗垃圾分感染性废物、病理性废物、损伤性废物、药物性废物、化学性废物，这些废弃物均有受病原微生物污染的可能，应分类收集，黑色垃圾袋装生活垃圾，黄色垃圾袋装医用垃圾，红色垃圾袋装放射性垃圾，损伤性废物装于医疗废物专用的黄色锐器盒。医院废弃物应严格管理，根据废弃物的种类实施不同的收集处理办法，感染性废弃物应遵守密闭灭菌方法和"消毒—清洗—消毒灭菌"的程序。

医院污水包括医疗污水、生活污水和地面雨水。医院应建立污水集中处理系统，并遵照相关规定按污水种类分开排放。医院污水经预处理和消毒后排入城市下水管网，污泥用作农肥，所以选用的消毒剂应尽量安全可靠、环保、操作简单、费用低廉、效率高，避免造成环境污染和社会公害。

知识链接

3M 化学监测产品概要

化学指示物是指根据暴露于某种灭菌工艺所产生的化学或物理变化，在一个或多个预定过程变量上显现变化的检验装置。化学监测具有快速、便捷、经济的特点，与物理监测和生物监测一起，构成了无菌物品完整的质量控制体系。3M 化学监测产品包括包外监测产品、包内监测产品、BD 类产品以及化学 PCD 类产品，可有效监控灭菌器的状态以及包裹灭菌的有效性，为中央供应室无菌物品的发放与手术室无菌物品的使用，提供了有效的保障。

|任务三　手　卫　生|

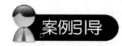案例引导

肝胆外科护士小王要为一位患者行皮下注射。操作前，小王要按照国际要求的七步洗手法进行洗手。

请思考七步洗手法的步骤和洗手的指征。

一、概述

手卫生为洗手、卫生手消毒和外科手消毒的总称。医务人员在为患者诊疗、护理过程中手会受到不同程度的污染,手卫生是为了清除或杀灭手上的微生物,切断通过手的传播感染途径,是预防医院感染最简单、有效的措施。

二、洗手

1.洗手 洗手是指用肥皂(皂液)和流动水洗手,去除手部皮肤污垢、碎屑和部分致病菌的过程。

2.洗手指征

(1)接触患者前后,特别是在接触有破损的皮肤、黏膜和侵入性操作前后。

(2)进行无菌操作前后,进入和离开隔离病房、ICU、母婴室、新生儿病房、烧伤病房、感染性疾病病房等重点部门时,戴口罩和穿脱隔离衣前后。

(3)接触血液、体液和被污染的物品前后。

(4)脱手套后。

三、卫生手消毒

洗手方法:以卫生洗手法即七步洗手法为例介绍(图1-3-3-1)。认真揉搓双手至少15 s,注意将指尖、指缝、拇指、指关节等处清洗干净。

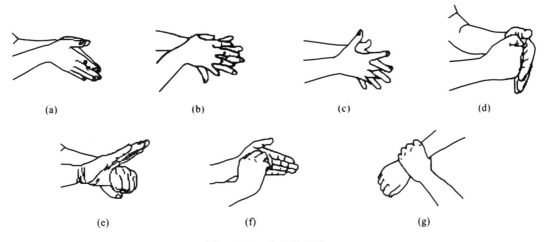

图1-3-3-1 七步洗手法

第一步,掌心相对,手指并拢,相互揉搓;第二步,手心对手背沿指缝相互揉搓,交换进行;第三步,掌心相对,双手交叉沿指缝相互揉搓;第四步,弯曲各手指关节,在另一手掌心旋转揉搓,交换进行;第五步,一手握另一手大拇指旋转揉搓,交换进行;第六步,指尖在掌心中转动揉搓,交换进行;第七步,对手腕的清洗,即在前六步洗手的基础上再以螺旋式擦洗手腕,范围至腕上10 cm。

四、外科手消毒

沿用多年的肥皂刷手法已经被新型消毒剂的刷手法所代替。后者耗时短、操作简单、快速、消毒效果好,且能保持较长时间的消毒作用,是手术人员乐于接受的外科手消毒方式。

1.灭菌王刷手法 灭菌王是不含碘的高效复合型消毒液。其操作流程如下:清水洗双手、前臂至肘上10 cm后,用无菌毛刷蘸灭菌王5 mL左右,从指尖开始刷洗双手至肘上10 cm,左、右手分段交替进行3 min,特别注意甲沟、甲缘、指蹼等处的清洁。刷完后保持手高肘低姿势,用流水冲净;用无菌毛巾擦干手掌的水后,折叠成三角形,分别从左、右手指尖到肘上部擦干;再取吸足灭菌王的无菌纱布球或海绵球涂擦手和前臂。待灭菌王蒸发完后穿手术衣、戴手套。

NOTE

2.含醇消毒液刷手法　流水清洗手臂,取含抗菌剂的皂液搓洗手至上臂下 1/3 处,流水冲净;取含抗菌剂的皂液按七步洗手法交换搓洗双手 1 min,流水冲净;用无菌毛巾擦干手及前臂。取含醇消毒液搓洗双手及前臂,再取含醇消毒液按七步洗手法交换搓洗双手 3 min。待手臂自然干燥后穿无菌手术衣、戴无菌手套。含醇消毒液是临床上较受欢迎的手消毒剂。

3.碘伏刷手法　参加手术者先用肥皂做一般的洗手后,再用无菌毛刷蘸含抗菌剂的皂液刷洗双手至肘上 10 cm 处,两手臂交替刷洗约 3 min,特别注意甲沟、甲缘、指蹼等处的清洁。刷完后保持手高肘低的姿势,流水冲净手臂上的肥皂水,用无菌毛巾从手到肘部依次擦干手臂。然后用浸透 0.5% 碘伏的纱布球或海绵球涂擦手和前臂两遍。待碘伏蒸发完后穿无菌手术衣、戴无菌手套。目前,临床上应用的碘类消毒液(如碘尔康、活力碘等)品种繁多,其使用方法基本相同。

任务四　无 菌 技 术

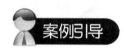

　　患者陈某,30 岁,于 23:00 分娩一女婴,至次晨 7:00 未排尿,主诉下腹胀痛难忍,查体发现膀胱高度膨胀,遵医嘱给予导尿术。如果你是责任护士,请完成以下任务:

(1)应该如何准备导尿包?

(2)在实施导尿术过程中,应该遵循哪些无菌操作原则?

　　无菌技术(aseptic technique)是预防和控制医院感染的一项基本而重要的技术,医护人员在治疗、护理过程中必须严格遵守无菌操作原则,熟练掌握无菌操作方法。

一、概述

(一)基本概念

(1)无菌技术是指在医疗护理操作过程中,防止一切微生物侵入人体和防止无菌物品、无菌区域被污染的技术。

(2)无菌区是指经过灭菌处理且未被污染的区域。

(3)非无菌区是指未经过灭菌处理,或虽经过灭菌处理但又被污染的区域。

(4)无菌物品是指经过物理或化学方法灭菌后保持无菌状态的物品。

(5)非无菌物品是指未经过灭菌处理,或虽经过灭菌处理但又被污染的物品。

(二)无菌操作原则

1.操作环境符合无菌技术要求

(1)操作环境应清洁、宽敞、定期消毒。

(2)无菌操作前半小时,停止清扫工作,减少走动,防止尘埃飞扬。

(3)操作台应清洁、干燥、平坦。

2.操作人员仪表符合无菌技术要求　在进行无菌操作前,操作人员应修剪指甲、洗手、戴好口罩和帽子,必要时穿无菌衣、戴无菌手套。

3.物品保管符合要求

(1)无菌物品必须存放在无菌容器或无菌包内,不可暴露在空气中。

(2)无菌物品和非无菌物品应分别放置,并有明显标识;无菌包或无菌容器外要注明物品名称、灭菌日期;物品按有效期先后顺序安放。

(3)无菌包在未污染的情况下,保存期为 7 天;医用一次性纸袋包装的无菌物品,有效期为 1 个月;一次性医用皱纹纸、一次性纸塑袋、医用无纺布或硬质容器包装的无菌物品,有效期为 6 个月。无菌包过期或包布受潮、破损均应重新进行灭菌。

4.操作时加强无菌观念

(1)应明确无菌区、非无菌区、无菌物品、非无菌物品,非无菌物品应该远离无菌区。

(2)取无菌物品必须用无菌持物钳。

(3)工作人员应面向无菌区,且身体和无菌区保持一定的距离。

(4)操作者的手臂应保持在腰部或治疗台面以上,不可用手直接接触无菌物品,不可跨越无菌区域。

(5)操作时不可面向无菌区讲话、咳嗽、打喷嚏。

(6)无菌物品一经取出,即使未使用,也不可放回无菌容器内。

(7)无菌物品怀疑被污染或已被污染,应更换。

(8)一套无菌物品仅供一位患者使用,防止交叉感染。

二、无菌技术基本操作

实训1-3-4-1 使用无菌持物钳

【目的】

取放、传递无菌物品,保持无菌物品的无菌状态。

【评估】

1.操作环境是否清洁、宽敞、明亮、定期消毒,操作台是否清洁、干燥、平坦。

2.根据需要夹取或传递的物品的种类、体积和重量,选择合适的无菌持物钳(镊)。

【计划】

1.护士准备 衣帽整洁,修剪指甲,洗手、戴口罩。

2.用物准备 无菌持物钳、存放无菌持物钳的容器。

(1)常用无菌持物钳的种类:①三叉钳:下端呈三叉形,有一定弧度且向内弯曲,用于夹取或传递较大、较重物品,如盆、罐、瓶、骨科器械等。②卵圆钳:包括直头卵圆钳和弯头卵圆钳,下端有两个卵圆孔,用于夹取或传递刀、剪、镊、碗、治疗巾、手术衣等。③镊子:包括长镊和短镊,用于夹取或传递纱布、棉签、棉球、缝针等。

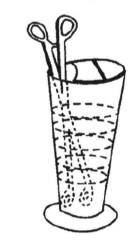

图1-3-4-1 无菌持物钳的浸泡

(2)无菌持物钳的存放:①湿式保存法(图1-3-4-1):将经过高压灭菌后的无菌持物钳浸泡在大口有盖容器内,容器深度与钳长度的比例适合,容器内盛有消毒液,消毒液液面浸没轴节以上2～3 cm或镊子长度的1/2,每个容器只能放置一把无菌持物钳,无菌持物钳和存放容器的消毒、灭菌频率视使用频率而定,一般病房可每周消毒、灭菌1～2次,手术室、门诊换药室、注射室等科室应每日消毒、灭菌,同时更换消毒液。②干式保存法:将无菌持物钳和存放容器一起放于无菌包内,在集中治疗前开包,每4 h更换一次。

3.环境准备 清洁、宽敞、明亮、定期消毒。

【实施】

操作步骤见表1-3-4-1。

表1-3-4-1 使用无菌持物钳的操作步骤

操 作 步 骤	要 点 说 明
1.操作者着装整洁,洗手、戴口罩	·符合无菌操作原则
2.检查并核对无菌持物钳容器、夹取物品的名称、灭菌日期、有效期、灭菌标识	·确保在灭菌有效期内

NOTE

续表

操 作 步 骤	要 点 说 明
3.将浸泡无菌持物钳的容器盖打开,操作者手固定在无菌持物钳上1/3处,闭合钳端,将持物钳移至容器中央,垂直取出,在容器上方滴尽消毒液(图1-3-4-2),关闭容器盖	·取持物钳时,持物钳不可触及容器口边缘
4.持物钳只能在操作者的胸、腹部水平移动,保持钳端垂直向下,不可倒转	·保持持物钳的无菌状态
5.夹取或传递物品后,闭合钳端,打开容器盖,从容器盖中央垂直放回持物钳,关闭容器盖	·减少持物钳在空气中的暴露时间

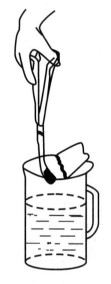

图1-3-4-2 使用无菌持物钳

【评价】

1.取放无菌持物钳时,未触及容器边缘和消毒液液面以上部分。

2.无菌持物钳使用过程中保持钳端向下。

3.无菌持物钳使用后立即放回容器内。

【注意事项】

1.严格执行无菌操作原则。

2.取放无菌持物钳时,应该闭合钳端,从容器中央取出或放入,不触及容器边缘和消毒液液面以上部分。手不可触及无菌持物钳的浸泡部分。

3.无菌持物钳使用过程中应保持钳端向下,不可倒转和高举,不可触及非无菌区,取远距离物品时,应将持物钳和容器一起移至操作处,减少持物钳在空气中的暴露时间。

4.无菌持物钳只能用于夹取无菌物品,不能用于夹取油纱布,防止油黏附于持物钳表面影响消毒效果,也不可用于换药,以防被污染。

5.无菌持物钳使用后应立即放回容器内,不得在空气中暴露过久。

6.无菌持物钳一经污染或怀疑被污染,不得再放回容器内,应重新消毒。

7.无菌持物钳及其存放容器要定期消毒。湿式保存时,无菌持物钳及其存放容器每周清洁、消毒1~2次,同时更换消毒液,使用频率高的科室应该每天清洁、消毒。干式保存时,应该每4 h更换一次。

实训1-3-4-2 使用无菌容器

【目的】

盛放无菌物品,保持无菌状态。

【评估】

1.操作环境是否清洁、宽敞、明亮、定期消毒,操作台是否清洁、干燥、平坦。

2.无菌容器及无菌容器内的物品是否在灭菌有效期内。

【计划】

1.护士准备 衣帽整洁,修剪指甲,洗手、戴口罩。

2.用物准备 无菌持物钳和存放无菌持物钳的容器、盛有无菌物品的无菌容器。常用的无菌容器包括有盖无菌容器和无盖无菌容器。有盖无菌容器包括无菌储槽、无菌罐、无菌缸、无菌盒,无盖无菌容器包括无菌盘、无菌碗。无菌容器内盛放棉签、纱布、棉球、器械、持物钳等。

3.环境准备 清洁、宽敞、明亮、定期消毒。

【实施】

操作步骤见表1-3-4-2。

NOTE

表 1-3-4-2 使用无菌容器的操作步骤

操 作 步 骤	要 点 说 明
1.操作者着装整洁,洗手、戴口罩	• 符合无菌操作的原则
2.检查并核对存放无菌持物钳容器和无菌容器的名称、灭菌日期、有效期、灭菌标识	• 确保在灭菌有效期内
3.打开并平移容器盖,盖内面向下置于手中或盖内面向上置于稳妥处(图 1-3-4-3)	• 开盖时,手不可触及容器及容器盖的内面、边缘,以防污染 • 不可在容器上方翻转容器盖,以防无菌物品被灰尘污染
4.按照正确取用无菌持物钳的方法,取出无菌持物钳,用无菌持物钳从无菌容器内夹取无菌物品	• 无菌持物钳及无菌物品不可触及容器的边缘
5.夹取无菌物品后,将容器盖内面向下,由近侧向远侧或由一侧向另一侧立即盖严容器盖	• 关盖时,手不可触及容器及容器盖的内面、边缘,以防污染 • 不可在容器上方翻转容器盖,以防无菌物品被灰尘污染 • 取物后,应立即将盖盖严,减少无菌物品暴露时间
6.手持治疗碗时应托住容器底部(图 1-3-4-4)	

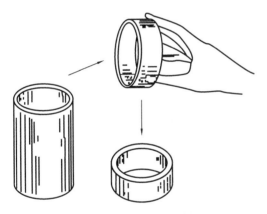

图 1-3-4-3 打开无菌容器

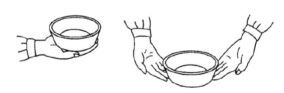

图 1-3-4-4 手持无菌容器

【评价】

1.开盖、关盖时,手未触及容器及容器盖的内面、边缘。

2.取用无菌容器内的无菌物品时使用无菌持物钳。

3.无菌物品取用后,立即盖严无菌容器盖。

【注意事项】

1.严格执行无菌操作原则。

2.开盖、关盖时,手不可触及容器及容器盖的内面、边缘。

3.使用无菌持物钳自无菌容器内取出无菌物品时,无菌持物钳及无菌物品不可触及容器的边缘。

4.从无菌容器内取出的无菌物品,即使未经使用,也不得再放回无菌容器内,应重新灭菌处理后方可使用。

5.从无菌容器内取出无菌物品后,应立即将容器盖盖严,减少无菌物品暴露时间。

6.无菌容器及无菌物品应该定期消毒,一般有效期为 7 天,一经打开,使用时间不超过 24 h。

7.手持无菌容器(如治疗碗)时,应该托住容器底部。

<h2 style="text-align:center">实训 1-3-4-3　使用无菌包</h2>

【目的】

包裹无菌物品,保持无菌状态,在规定时间内供无菌操作使用。

【评估】

1.操作环境是否清洁、宽敞、明亮、定期消毒,操作台是否清洁、干燥、平坦。

2.无菌包及其内容物是否在灭菌有效期内。

【计划】

1.护士准备　衣帽整洁,修剪指甲,洗手、戴口罩。

2.用物准备

(1)无菌持物钳和存放无菌持物钳的容器。

(2)无菌包:内放治疗巾、器械、辅料等,包布选择较厚、致密、未脱脂的棉布。

(3)化学指示胶带、标签,酌情准备化学指示卡。

3.环境准备　清洁、宽敞、明亮、定期消毒。

【实施】

操作步骤见表 1-3-4-3。

表 1-3-4-3　使用无菌包的操作步骤

操 作 步 骤	要 点 说 明
1.操作者着装整洁,洗手、戴口罩	·符合无菌操作的原则
2.无菌包包扎法(图 1-3-4-5) (1)将包布的系带端朝向对侧,平整地放在操作台上 (2)将待消毒、灭菌的物品放在包布中央 (3)将包布近侧的一角向上,覆盖内容物,依次折好左侧角和右侧角,最好是盖好系带处一角,用系带呈"十"字形扎紧,取适当长度的化学指示胶带封包,贴上标签 (4)将无菌包及其内容物灭菌后备用	·确保包布将所有物品全部覆盖 ·标签上注明无菌包的名称、灭菌日期、有效日期
3.灭菌包打开法 (1)根据需要准备无菌包 (2)核对无菌包的名称、灭菌日期、有效日期;化学指示胶带的效果显示;确认包布有无破损、潮湿 (3)打开包布的左侧角、右侧角、近侧角 (4)用无菌持物钳夹取无菌物品,放在准备好的无菌区域内 (5)如包内物品未一次用完,按照原折痕折好,用系带呈"一"字形扎紧,并在标签上注明开包日期、时间 (6)如需一次取尽包内无菌物品,可用手妥善托住无菌包,另一手一次打开包布的四个角,固定四个角后将包内物品稳妥地放在准备好的无菌区域内	·无菌包在未污染的情况下,保存期为 7 天;医用一次性纸袋包装的无菌物品,有效期为 1 个月;一次性医用皱纹纸、一次性纸塑袋、医用无纺布或硬质容器包装的无菌物品,有效期为 6 个月 ·无菌包过期或包布受潮、破损均应重新进行灭菌 ·打开无菌包时,只能接触包布的外面,避免接触包布的内面及内容物 ·打开无菌包后形成一无菌区域,避免跨越无菌区域 ·必须用无菌持物钳夹取无菌物品 ·包内物品在未被污染的情况下,有效期为 24 h ·投放无菌物品时,用手妥善固定包布四角,包布无菌面朝向无菌区域,防止污染无菌区域和无菌物品

NOTE

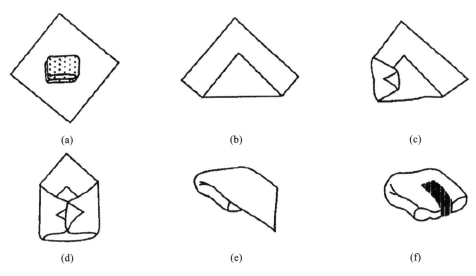

(a)　　　　　　　　　(b)　　　　　　　　　(c)

(d)　　　　　　　　　(e)　　　　　　　　　(f)

图 1-3-4-5　包扎无菌包

【评价】

1.包扎无菌包的方法正确,内容物全部覆盖,松紧适宜。

2.无菌包及无菌物品符合无菌要求。

3.开包时,手未触及包布的内面及无菌物品。

4.开包后,手臂及非无菌物品未跨越无菌区域。

5.包内物品一次未用完时,准确记录开包日期和时间。

【注意事项】

1.严格执行无菌操作原则。

2.打开无菌包前认真检查无菌包的名称、灭菌日期、有效日期;化学指示胶带的效果显示;包布有无破损、潮湿。无菌包在未污染的情况下,保存期为 7 天,无菌包过期或包布受潮、破损均应重新进行灭菌。

3.开包时,手只能接触包布的外面,避免接触包布的内面及内容物。夹取包内无菌物品时须用无菌持物钳。

4.操作过程中,手臂及非无菌物品不能跨越无菌区域。

5.包内物品未一次用完,按照原折痕折好,用系带呈“一”字形扎紧,并在标签上注明开包日期、时间,包内物品在未被污染的情况下,有效期为 24 h。

6.包内物品被污染或疑似被污染,须重新灭菌后方可使用。

实训 1-3-4-4　铺 无 菌 盘

【目的】

形成无菌区域,放置供护理和治疗使用的无菌物品。

【评估】

1.操作环境是否清洁、宽敞、明亮、定期消毒,操作台是否清洁、干燥、平坦。

2.无菌物品符合要求。

【计划】

1.护士准备　衣帽整洁,修剪指甲,洗手、戴口罩。

2.用物准备

(1)无菌持物钳和存放无菌持物钳的容器。

(2)无菌包:无菌包内放治疗巾、器械、辅料等,无菌包的包布选择较厚、致密、未脱脂的棉布。

3.环境准备　清洁、宽敞、明亮、定期消毒。

NOTE

【实施】

操作步骤见表 1-3-4-4。

表 1-3-4-4　铺无菌盘的操作步骤

操　作　步　骤	要　点　说　明
1.操作者着装整洁,洗手、戴口罩	· 符合无菌操作的原则
2.检查并核对无菌包的名称、灭菌日期、有效期、灭菌标识,有无潮湿或破损	· 无菌盘在未污染的情况下,保存期为 7 天 · 无菌包过期或包布受潮、破损均应重新进行灭菌
3.按照打开无菌包的方法,用无菌持物钳夹取无菌物品,放在准备好的无菌区域内	· 必须用无菌持物钳夹取无菌物品 · 包内物品在未被污染的情况下,有效期为 24 h
4.铺盘 单层铺盘法 (1)双手捏住无菌治疗巾的两角,轻轻抖开,双折铺于治疗盘内,双手提起上层外面,将上层呈扇形折至对侧,开口向外(图 1-3-4-6) (2)根据治疗或护理的需要,放入无菌物品 (3)双手捏住无菌治疗巾上层外面,将上层拉平,覆盖无菌物品,治疗巾的上、下层边缘对齐,向上翻折两次,再将两侧边缘向下翻折一次 双层铺盘法 (1)双手捏住无菌治疗巾的两角,轻轻抖开,从远至近,三折成双层底,上层呈扇形折叠,开口向外(图 1-3-4-7) (2)根据治疗或护理的需要,放入无菌物品 (3)将上层的扇形拉平,覆盖无菌物品,边缘对齐	· 治疗巾的折叠方法:①横折法:治疗巾横折—纵折—横折—纵折;②纵折法:治疗巾纵折—纵折—横折—横折 · 手只能触及无菌治疗巾的外面 · 保持无菌物品的无菌状态 · 避免跨越无菌区域
5.注明铺盘日期及时间	· 铺好的无菌盘 4 h 内有效

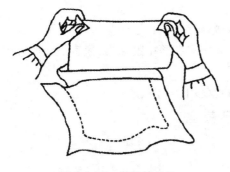

图 1-3-4-6　单层铺盘法

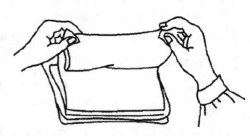

图 1-3-4-7　双层铺盘法

【评价】

1.无菌盘符合要求,盘内无菌区域及无菌物品未被污染。

2.无菌盘内物品满足治疗或护理的需要,放置有序。

【注意事项】

1.严格执行无菌操作原则。

2.打开无菌包前认真检查无菌包的名称、灭菌日期、有效日期,化学指示胶带的效果显示,包布有无破损、潮湿。无菌包在未污染的情况下,保存期为 7 天,过期或包布受潮、破损均应重新进行灭菌。

3.取用无菌治疗巾必须用无菌持物钳。

4.铺无菌盘的区域必须保持清洁、干燥。

5.铺无菌盘时,手只能接触无菌治疗巾的外面,不可跨越无菌区域,身体要和无菌盘保持一定的距离。

6.铺好的无菌盘4 h内有效,超过4 h应重新铺盘。

实训1-3-4-5 倒取无菌溶液

【目的】

使无菌溶液保持无菌状态,以满足治疗或护理的需要。

【评估】

1.操作环境是否清洁、宽敞、明亮、定期消毒,操作台是否清洁、干燥、平坦。

2.无菌溶液符合无菌要求。

3.无菌溶液符合治疗或护理的需要。

【计划】

1.护士准备 衣帽整洁,修剪指甲,洗手、戴口罩。

2.用物准备 无菌溶液和盛装容器、2%碘酊和70%乙醇、无菌棉签、无菌纱布、启瓶器、弯盘、无菌持物钳和存放无菌持物钳的容器、记录纸和笔。

3.环境准备 清洁、宽敞、明亮、定期消毒。

【实施】

操作步骤见表1-3-4-5。

表1-3-4-5 倒取无菌溶液的操作步骤

操 作 步 骤	要 点 说 明
1.操作者着装整洁,洗手、戴口罩	·符合无菌操作的原则
2.检查核对 (1)检查核对无菌溶液的名称、浓度、生产日期和有效期;倒转溶液后对光检查有无沉淀、絮状物,瓶口有无松动,瓶身有无破损 (2)检查其他无菌物品,确保均在灭菌有效期内	·确保溶液的种类、质量符合要求
3.用启瓶器撬开瓶盖,用无菌棉签蘸取2%碘酊和70%乙醇,消毒瓶塞,用拇指和示指捏住并打开瓶塞	·手不能触及瓶口及内面
4.手持溶液瓶,掌心握标签,旋转溶液瓶并倒出少量溶液在弯盘内,以冲洗瓶口,然后从原处倒出需要量的溶液至无菌容器中(图1-3-4-8)	·避免溶液沾湿标签,影响溶液的再利用 ·溶液瓶的高度要适中,太低可能使溶液瓶口触及无菌容器,太高可能使无菌溶液飞溅
5.倒出所需溶液后立即盖好瓶塞并消毒	
6.在瓶签上注明开瓶日期和时间	·开启后的溶液应在24 h内使用

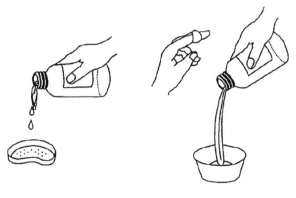

图1-3-4-8 倒取无菌溶液

【评价】

1.无菌溶液未受污染。

2.无菌溶液满足治疗或护理的需要。

3.无菌溶液未到处飞溅。

【注意事项】

1.严格执行无菌操作原则。

2.严格核对检查:无菌溶液的名称、浓度、生产日期和有效期;倒转溶液后对光检查有无沉淀、絮状物,瓶口有无松动,瓶身有无破损。

3.溶液瓶口勿触及无菌容器,也不能将无菌敷料放在瓶口或深入瓶内取无菌溶液。

4.开启后的溶液保质期只有 24 h,操作后即使未用完的溶液也不能倒回溶液瓶,仅能供清洁操作使用。

实训 1-3-4-6 无菌手套的使用

【目的】

在进行无菌操作中,预防病原微生物通过医务人员的手引起疾病的传播和污染环境,起到保护患者和医务人员的作用。

【评估】

1.操作环境是否清洁、宽敞、明亮、定期消毒,操作台是否清洁、干燥、平坦。

2.手套在有效期内,且大小合适。

【计划】

1.护士准备 衣帽整洁,修剪指甲,洗手、戴口罩。

2.用物准备 无菌手套、弯盘。

3.环境准备 清洁、宽敞、明亮、定期消毒。

【实施】

操作步骤见表 1-3-4-6。

表 1-3-4-6 无菌手套的操作步骤

操 作 步 骤	要 点 说 明
1.操作者着装整洁,洗手、戴口罩	·符合无菌操作的原则
2.检查核对手套包(袋)的有效灭菌日期或有效期、包装、号码	·无菌手套大小应合适,以免影响操作
3.将手套包(袋)放在清洁、干燥的台面上,打开,必要时用滑石粉涂擦双手	·切勿在操作台面上涂擦滑石粉
4.取手套 分次取、戴手套 (1)一手掀起手套包的外层,另一手捏住一只手套的反折部分(手套的内面),取出手套,对准五指后戴上 (2)用未戴手套的手掀起手套包的外层,戴好手套的手伸入手套包内另一只手套的反折内面(手套的外面即无菌面),取出手套,对准五指戴上(图 1-3-4-9) 一次性取、戴手套 (1)两手同时掀开手套包的外层,用拇指和示指捏住两只手套的反折部分(手套的内面),一次性取出两只手套 (2)对准五指,先戴上一只手,戴好手套的手伸入另一只手套的反折内面(手套的外面即无菌面),对准五指戴好(图 1-3-4-10)	·手不能触及手套的外面 ·避免手套的外面接触非无菌物品 ·未戴手套的手只能触及手套的内面(非菌面),已经戴好手套的手只能接触手套的外面(无菌面) ·手套不得低于操作台面,手套戴好后保持手在视线范围内,且在腰以上水平
5.双手对合交叉调整手套位置,检查手套有无破损、漏气	·手套的颈部须套住工作服的袖口 ·如有破损,立即更换

续表

操 作 步 骤	要 点 说 明
6.操作完后,戴着手套的一手捏住另一只手套的外面,翻转脱下,再用脱下手套的手伸入另一手套的内面,翻转脱下	• 脱下手套的手只能触及手套的内面(非无菌面) • 保护操作者
7.整理用物	
8.洗手	

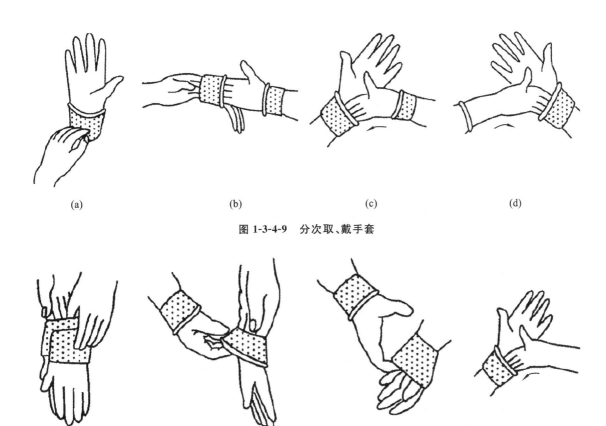

(a)   (b)   (c)   (d)

图 1-3-4-9　分次取、戴手套

(a)   (b)   (c)   (d)

图 1-3-4-10　一次性取、戴手套

【评价】

1.手套无污染、无破损。

2.操作者的手没有被污染。

【注意事项】

1.严格执行无菌操作原则。

2.操作前应该检查手套是否在有效期内,大小是否合适。

3.未戴手套的手只能触及手套的内面(非无菌面),已经戴好手套的手只能触及手套的外面(无菌面)。手套的无菌面不可触及任何非无菌物品。

4.手套不得低于操作台面,手套戴好后保持手在视线范围内,且在腰以上水平。

5.脱手套时应该翻转脱下,避免强力拉扯,注意保护自己,操作者的皮肤不可接触手套的外面,脱下手套后须洗手。

|任务五　隔　离　技　术|

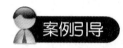

患儿,男,1 岁,因发热、流涕、咳嗽 3 天就诊,体温 39.5 ℃。查体:耳后发际处可见红色斑疹,疹间皮肤正常,在第一白齿相对应的颊黏膜处可见灰白色点。诊断为麻疹。如果你是责任护士,请完成以下任务:

(1)患者应采取何种隔离种类?

(2)如何划分所住病区的隔离区域?

(3)患者应采取哪些隔离措施?

隔离(isolation)是指采用各种方法、技术,将传染病患者或高度易感者安置在指定的地点,暂时避免和周围人群接触。隔离包括传染病隔离和保护性隔离。隔离是预防和控制医院感染的一项重要措施,通过隔离可以控制传染源,切断传播途径,保护易感人群。

一、隔离的区域划分及要求

(一)根据环境被病原体污染的程度划分

1.清洁区　进行呼吸道传染病诊治的病区中不易受到患者血液、体液和病原微生物等物质污染及传染病患者不应进入的区域。清洁区包括医务人员的值班室、卫生间、男女更衣室、浴室,以及储物间、配餐间等。

隔离要求:患者及患者接触过的物品未经消毒隔离处理不得进入清洁区;工作人员接触患者后,需消毒手、脱去隔离衣及鞋后方可进入清洁区。

2.半污染区(潜在污染区)　进行呼吸道传染病诊治的病区中位于清洁区与污染区之间,有可能被患者血液、体液和病原微生物等物质污染的区域,包括医务人员的办公室、治疗室、护士站、内走廊,以及患者用后的物品、医疗器械等的处置室等。

隔离要求:患者或穿隔离衣的工作人员通过走廊时,不得接触墙壁、家具等;各类检验标本应放在指定的存放盘和架上,检验后的标本及容器等应严格按要求分别处理。

3.污染区　进行呼吸道传染病诊治的病区中传染病患者和疑似传染病患者接受诊疗的区域,包括被其血液、体液、分泌物、排泄物污染的物品暂存和处理的场所。污染区包括病室、处置室、污物间以及患者入院、出院处理室等。

隔离要求:污染区的物品未经消毒处理,不得带到他处;工作人员进入污染区时,必须穿隔离衣,戴口罩、帽子,必要时换隔离鞋;离开前脱隔离衣、鞋,并消毒双手,室内定期消毒。

4.两通道　两通道是指医务人员通道和患者通道。医务人员通道及出入口设在清洁区一端,患者通道及出入口设在污染区一端。

5.缓冲间　缓冲间是指在清洁区与潜在污染区之间、潜在污染区与污染区之间设立的两侧均有门的小房间,为医务人员的准备间。

6.负压病房　负压病房也称负压病室,是通过特殊通风装置,使病区的空气由清洁区向污染区方向流动,使病区内的压力低于室外压力。

隔离要求:负压病房排出的空气需经过处理,以确保对周围环境无危害。

(二)根据患者获得感染危险性的程度划分

(1)低危险区域:包括行政管理区、教学区、图书馆、生活服务区等。

(2)中等危险区域:包括普通门诊、普通病房等。

(3)高危险区域:包括感染疾病科(门诊、病房)等。

(4)极高危险区域:包括手术室、重症监护病房、器官移植病房等。

隔离要求:①同一等级分区的科室宜相对集中,高危险区域的科室宜相对独立,并与普通病区和生活区分开;②明确服务流程,保证洁、污分开,防止因人员流程、物品流程交叉导致感染;③通风系统应区域化,防止区域间空气交叉污染;④手卫生设施完善、齐全,配备合理。

二、隔离原则

1.一般消毒隔离

(1)隔离单位前要有明显的隔离标志,不同隔离种类的隔离标志不同。门口备有消毒擦鞋垫,洗手、手消毒的设备,隔离衣悬挂架等。

(2)工作人员进入隔离单位前须戴口罩、帽子,穿隔离衣。在穿隔离衣前,须备齐操作用物,有计划地完成各项治疗护理操作。穿隔离衣后,只能在规定范围内活动。所有治疗护理操作均严格遵守隔离规程。工作人员在接触患者或污染物品后必须消毒双手。工作人员离开隔离室时须脱下隔离衣、鞋。不得将隔离衣、鞋带入清洁区。

(3)污染物包括患者接触过的物品或落地的物品,需要经过严格消毒后方可供他人使用。患者的衣物、稿件、钱币不能随意带走,必须经过熏蒸消毒。患者的排泄物、分泌物、呕吐物不得随意排放,须经过消毒后按规定排放。要在病区以外处理的物品,须放置于污物袋内,密封保存、运送,污物袋外有明显标记。不易消毒的物品放在塑料袋内避污。

(4)病室内每日用紫外线照射或用消毒液喷雾进行空气消毒。晨间护理后,可用消毒液擦拭床旁桌、椅等物品。

(5)严格遵守和执行陪伴制度、探视制度。必须陪伴和探视时,应向患者及探视者做宣教及解释工作,严格遵守隔离要求和制度。

(6)评估患者的心理情况,尽力帮助患者解除隔离引起的孤独、自卑、恐惧情绪,满足患者的心理需要。

(7)患者的传染性分泌物经过3次培养结果均为阴性,或者已经度过危险期,在医生下达医嘱后,才能解除隔离。

2.终末消毒处理 终末消毒处理是对转科、出院或死亡患者及其所住病室、用物和医疗器械等进行的消毒处理。

(1)患者的终末处理 患者转科或出院前应洗澡,换上清洁衣服。个人用物经消毒后才能带出。死亡患者应用消毒液擦拭尸体,用消毒液棉球填塞口、鼻、耳、肛门等孔道,有伤口者须更换敷料,用一次性尸单包裹尸体,送传染科太平间。

(2)隔离单位的终末处理 患者用过的物品需分类消毒处理。关闭门窗,打开床旁桌抽屉,摊开棉被,竖起床垫,用消毒液熏蒸,熏蒸后打开门窗。用消毒液擦拭家具,用日光暴晒处理或紫外线消毒床垫、棉被和枕芯,被服类经过消毒处理后再清洗。

三、隔离预防的种类及措施

隔离预防主要是在标准预防的基础上,实施两大类隔离:一是基于疾病传播途径的隔离预防;二是基于保护易感人群的隔离预防。

(一)标准预防

标准预防是基于患者的血液、体液、分泌物(不包括汗液)、非完整皮肤和黏膜均可能含有感染性因子的原则,对医院所有患者和医务人员采取的一组预防感染措施。标准预防包括手卫生,根据预期可能的暴露选用手套、隔离衣、口罩、护目镜或防护面罩,以及安全注射,也包括穿戴合适的防护用品处理污染的物品与医疗器械。

(二)基于疾病传播途径的隔离预防

感染性疾病的传播途径主要有三种:接触传播、空气传播和飞沫传播。当一种疾病可能有多种传播途径时,应在标准预防的基础上,联合采取多种措施来切断传播途径,防止感染的发生。

1.接触传播的隔离与预防 接触经接触传播的疾病,如肠道感染、多重耐药菌感染、皮肤感染等,在标准预防的基础上,还应采取以下隔离措施。

(1)隔离病室外使用蓝色隔离标志,配备非手触式开关的流动水洗手设施。

(2)不同种类的感染性疾病患者应分室安置;每间病室不应超过4人,病床间距应不少于1.1 m。

(3)限制患者的活动范围,并减少患者的转运,如需要转运,应采取有效措施,减少对其他患者、医务人员和环境表面的污染。

(4)接触隔离患者的血液、体液、分泌物、排泄物等物质时,应戴手套;离开隔离病室前,接触污染物品后应摘除手套、洗手和(或)手消毒。手上有伤口时应戴双层手套。

(5)进入隔离病室,进行可能污染工作服的操作时,应穿隔离衣;接触甲类传染病时应穿防护服。离开隔离病室前,应脱下隔离衣或防护服,并按医疗废物管理要求进行处置。

2.空气传播的隔离与预防 接触经空气传播的疾病,如肺结核、水痘、麻疹等,在标准预防的基础上,还应采取以下隔离措施。

(1)隔离病室外使用黄色隔离标志,并设缓冲间。

(2)患者应住负压病室,保持负压通风。无条件时,同种病原体感染的患者可安置于同一室,或转送至有条件收治呼吸道传染病的医疗机构进行治疗,并注意在转送时对医务人员的防护。

(3)在患者病情允许时,应戴外科口罩,定期更换,并限制患者的活动范围,为患者准备专用的痰杯,口鼻分泌物需经处理后丢弃。

(4)应严格空气消毒。严格按照清洁区、潜在污染区、污染区的区域流程,在不同的区域穿戴不同的防护用品,离开时按要求摘脱,并正确处理使用后的物品。

(5)进入隔离病室时,应戴帽子、医用防护口罩;进行可能产生喷溅的诊疗操作时,应戴护目镜或防护面罩,穿防护服;当接触患者及其血液、体液、分泌物、排泄物等物质时,应戴手套。

3.飞沫传播的隔离与预防 接触经飞沫传播的疾病,如百日咳、白喉、流行性感冒、病毒性腮腺炎、脑膜炎等,在标准预防的基础上,还应采取以下隔离措施。

(1)隔离病室外使用粉色隔离标志。

(2)患者应住单间病室进行隔离。无条件时,同种病原体感染的患者可安置于同一室。

(3)在患者病情允许时,应戴外科口罩,并定期更换,同时限制患者的活动范围。

(4)患者之间、患者与探视者之间相隔1 m以上,探视者应戴外科口罩。

(5)加强室内通风,或进行空气消毒。严格按照区域流程,在不同的区域,穿戴不同的防护用品,离开时按要求摘脱,并正确处理使用后的物品。

(6)与患者近距离(1 m以内)接触,应戴帽子、医用防护口罩;进行可能产生喷溅的诊疗操作时,应戴护目镜或防护面罩,穿防护服;当接触患者及其血液、体液、分泌物、排泄物等物质时,应戴手套。

(三)基于保护易感人群的隔离预防

保护性隔离也称反向隔离,适用于抵抗力低下或极易感染的患者,如严重烧伤、早产儿、白血病、脏器移植及免疫缺陷患者等。其隔离的主要措施有以下几个。

1.设专用隔离室,患者住单间病室进行隔离。

2.凡进入病室的人员必须穿戴灭菌隔离衣、帽子、口罩、手套及拖鞋。

3.接触患者前、后及护理不同患者前均应洗手。

4.患有呼吸道疾病、咽部带菌或其他传染性疾病者(包括工作人员),均应避免接触患者。

5.一切未经消毒处理的物品不可带入隔离室。

6.病室保持正压通风,定时换气;地面、家具等每日严格消毒。

7.限制探视,如需探视,探视者进入隔离室时应采取相应的隔离措施。

四、隔离技术基本操作方法

为了保护患者、医护人员、易感人群,避免出现感染和交叉感染,在执行操作过程中,应该加强手卫生,根据情况使用帽子、口罩、手套、鞋套、护目镜、防护服、隔离衣等。

实训 1-3-5-1　帽子、口罩的使用

【目的】

帽子可以防止操作者的头屑、头发飘落或被污染,保护操作者和患者。口罩可以防止对人体有害的物质进入呼吸道,防止飞沫等污染无菌物品、伤口或清洁食物等。

【评估】

患者的病情、病种,隔离种类。

【计划】

1.护士准备　衣帽整洁,修剪指甲,洗手。

2.用物准备　帽子(一次性帽子和布制帽子),口罩(纱布口罩、外科口罩、医用防护口罩)。

3.环境准备　清洁、宽敞。

【实施】

操作步骤见表 1-3-5-1。

表 1-3-5-1　帽子、口罩使用的操作步骤

操 作 步 骤	要 点 说 明
1.操作者着装整洁,洗手	
2.戴帽子	• 帽子必须遮住全部头发,且大小合适
3.戴口罩 戴纱布口罩 口罩罩住口鼻、下巴,将下方系带系于颈后,上方系带系于头顶中部 戴外科口罩 (1)口罩罩住口鼻、下巴,将下方系带系于颈后,上方系带系于头顶中部 (2)双手指尖放在鼻夹上,从中间位置开始,用手指向内按压,并向两侧移动,根据鼻梁形状塑造鼻夹 (3)检查口罩闭合性 戴医用防护口罩 (1)口罩有鼻夹面向外,一手托住口罩 (2)口罩罩住口鼻、下巴 (3)一手将下方系带拉过头顶,放在颈后双耳下 (4)将上方系带拉过头顶中部 (5)双手指尖放在鼻夹上,从中间位置开始,用手指向内按压,并向两侧移动,根据鼻梁形状塑造鼻夹 (6)检查口罩闭合性	• 必须罩住口鼻 • 清洁的手不可接触污染面,污染的手不可接触口罩面部和工作帽 • 纱布口罩应保持清洁、干燥,每 2～4 h 更换一次 • 不能漏气 • 一次性口罩使用不超过 4 h • 不能漏气
4.洗手,依次解开下方的系带和上方的系带,取下口罩,手提着系带,将口罩丢入医疗垃圾袋内	• 手不可触及口罩的外面
5.脱帽子	• 一次性帽子丢入医疗垃圾袋

NOTE

【评价】

1.戴帽子和口罩的方法正确。

2.取帽子和口罩的方法正确。

3.帽子、口罩应清洁、干燥,没有受到污染。

【注意事项】

1.进入污染区和清洁区环境前、进行无菌操作等应戴帽子;帽子大小合适,能遮住全部头发;帽子被患者血液、体液污染后应及时更换;一次性帽子一次性使用,用后放入医疗垃圾袋内;保持帽子清洁、干燥。

2.根据操作需求选择不同口罩;保持口罩的清洁、干燥;正确佩戴口罩,戴上口罩后应检查口罩的闭合性,不应漏气;脱口罩前后都必须洗手,一次性口罩使用不超过 4 h,用后放入医疗垃圾袋内集中处理,纱布口罩保持清洁、干燥,每2～4 h 更换一次。口罩使用后将污染面向内折叠,放入胸前小袋内,不可挂于胸前。

实训 1-3-5-2　穿、脱隔离衣

【目的】

保护医护人员免受血液、体液和其他感染性物质的污染,也用于保护性隔离时保护患者免受感染。

【评估】

患者的病情、病种,隔离种类。

【计划】

1.护士准备　衣帽整洁,修剪指甲,卷袖过肘,洗手、戴口罩。

2.用物准备　隔离衣、挂衣架、手消毒剂。

3.环境准备　清洁、宽敞。

【实施】

操作步骤见表 1-3-5-2。

表 1-3-5-2　穿、脱隔离衣的操作步骤

操 作 步 骤	要 点 说 明
穿隔离衣(图 1-3-5-1) 1.操作者着装整洁,洗手、戴口罩,卷袖过肘	• 穿隔离衣前准备好操作所需用物
2.手持衣领取下隔离衣,双手将衣领的两端向外翻折,使清洁面朝向自己,露出肩袖口	
3.一手持衣领,另一只手伸入袖内,举起手臂,将衣袖上抖,换已穿好衣袖侧的手持衣领,同法穿好另一衣袖,双手齐上抖,露出手腕	• 隔离衣的衣领和内面为清洁面,手不可触及隔离衣的污染面
4.两手持衣领,沿着衣领边缘于前面中央处由前向后,扣上领扣或系带	• 隔离衣的衣袖勿污染衣领、内面 • 隔离衣的衣袖勿触及操作者的帽子、口罩、面部
5.扣好两侧袖口或系袖带	• 手已经污染
6.自一侧衣缝顺腰带下 5 cm 处将隔离衣逐渐向身前拉,见到衣边后捏住,同法捏住另一侧的衣边。两手捏住衣边,在背后将开口边缘对齐,一边向另一边折叠,将腰带在背后进行左右交换后在前面打活结	• 手不能触及隔离衣的清洁面 • 两侧开口边缘对齐,内面对内面 • 隔离衣完全遮住内层工作服 • 隔离衣穿好后只能在规定区域内活动,不能进入清洁区

操 作 步 骤	要 点 说 明
脱隔离衣(图 1-3-5-2) 1.完成操作后,解开腰带,在前面打活结	
2.一次解开两侧袖口,将衣袖上拉,在肘部将衣袖和系带向内塞入工作服内,暴露双手	• 避免手触及衣袖的内面 • 避免衣袖的外面污染隔离衣的清洁面 • 隔离衣的衣袖和系带要稳妥地塞入工作服内,且不得露出工作服
3.消毒双手	• 不能沾湿隔离衣
4.解开领扣或系带	• 手只能接触隔离衣的衣领和内面
5.一手伸入另一侧的衣袖内,拉下衣袖过手,再用隔离衣的衣袖遮住手从外面拉下另一侧衣袖,两手在衣袖内对齐,退出双臂	• 衣袖不能污染手及手臂 • 双手不可触及隔离衣的外面 • 一次性隔离衣使用后,双手持隔离衣的衣领从胸前往下拉,直至退出袖子,将隔离衣翻转,清洁面向外,放入医疗垃圾袋内
6.双手持衣领,将隔离衣两边对齐,挂在挂衣钩上	• 污染区,隔离衣污染面向外;半污染区,隔离衣清洁面向外

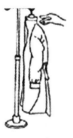
(a) 取隔离衣

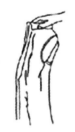
(b) 露出肩袖内口

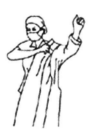
(c) 穿左衣袖

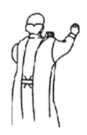
(c) 穿右衣袖

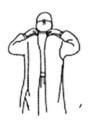
(e) 系领口

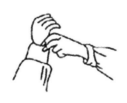
(f) 系袖口

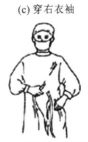
(g) 将一侧衣边捏住前面

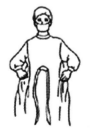
(h) 同法捏另一侧衣边

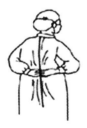
(i) 对齐两侧衣边

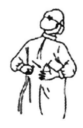
(j) 向一侧折叠

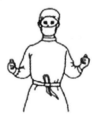
(k) 扎腰带

图 1-3-5-1 穿隔离衣

NOTE

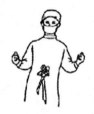

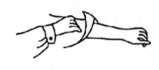

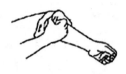

(a) 松开腰带在前面打活结 　　　　(b) 上拉衣袖 　　　　(c) 用清洁手拉衣袖清洁面

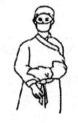

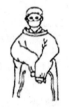

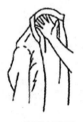

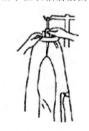

(d) 手在袖口内拉另一衣袖　　(e) 脱下隔离衣　　(f) 手托清洁面　　(g) 提起衣领,挂衣钩

图 1-3-5-2　脱隔离衣

【评价】

1.隔离衣清洁、干燥、大小合适。

2.隔离衣的清洁面未受污染。

3.隔离衣未污染清洁物品及环境。

【注意事项】

1.穿隔离衣之前要将操作所需的用物准备齐全。

2.隔离衣的长短要适合,须全部遮盖工作服,不得穿有破损的隔离衣。

3.隔离衣须每日更换,若潮湿或严重污染应立即更换。

4.必须分清隔离衣的清洁面和污染面,其中,衣领以及隔离衣的内面为清洁面,外面为污染面。

5.系领子时污染的袖口不可触及衣领、面部和帽子。系袖口前,手不能触及隔离衣的污染面。

6.穿好隔离衣后,双臂保持在腰部以上,视线范围内。不得进入清洁区,避免接触清洁物品。

7.隔离衣挂在半污染区时,清洁面向外;挂在污染区时,则污染面向外。

实训 1-3-5-3　避污纸的使用

【目的】

避污纸即清洁纸片。在病室内准备避污纸及污物桶,用避污纸垫着拿取物品或做简单操作、保持双手或物品不被污染,以省略消毒步骤。

【评估】

患者的病情、病种,隔离种类。

【计划】

1.护士准备　衣帽整洁,修剪指甲,洗手、戴口罩。

2.用物准备　避污纸、污物桶。

3.环境准备　清洁、宽敞。

【实施】

操作步骤见表 1-3-5-3。

表 1-3-5-3 避污纸使用的操作步骤

操 作 步 骤	要 点 说 明
1.取避污纸要从页面抓取,不可掀页撕取(图 1-3-5-3)	·保持避污纸一面清洁
2.避污纸用后丢弃在污物桶内,定时焚烧	·不可乱扔,避免污染物品和环境

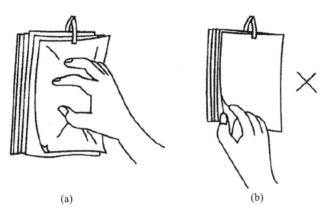

(a)   (b)

图 1-3-5-3　使用避污纸

【评价】

1.避污纸使用前未被污染。

2.取用避污纸的方法正确。

3.使用后的避污纸按规定处理。

【注意事项】

1.取避污纸要从页面抓取,不可掀页撕取,保持一面清洁。

2.使用避污纸时不要污染清洁物品。

知识链接

个人防护用品

个人防护用品是指用于保护医务人员避免接触感染性因子的各种屏障用品,包括口罩、手套、护目镜、防护面罩、防水围裙、隔离衣、防护服等。

(1)护目镜:防止患者的血液、体液等具有感染性物质溅入人体眼部的用品。

(2)防护面罩:防止患者的血液、体液等具有感染性物质溅到人体面部的用品。

(3)防护服:临床医务人员在接触甲类或按甲类传染病管理的传染病患者时所穿的一次性防护用品。防护服应具有良好的防水、抗静电、过滤效果和无皮肤刺激性特点,穿脱方便,结合部严密,袖口、脚踝口应为弹性收口。

下列情况应使用护目镜或防护面罩:

(1)在进行诊疗、护理操作中可能发生患者血液、体液、分泌物等喷溅时。

(2)近距离接触经飞沫传播的传染病患者时。

(3)为呼吸道传染病患者进行气管切开、气管插管等近距离操作,可能发生患者血液、体液、分泌物喷溅时,应使用全面型防护面罩。

下列情况应穿防护服:

(1)临床医务人员在接触甲类或按甲类传染病管理的传染病患者时。

(2)接触经空气传播或飞沫传播的传染病患者,可能受到患者血液、体液、分泌物、排泄物喷溅时。

能力检测

1.患者王某,女,35岁,因"心肌梗死"入住心内科。近日心内科有几位患者先后患上"细菌性结膜炎",王某入院第三天也自觉眼部不适,结膜充血、刺痒,分泌物增多,诊断为"细菌性结膜炎"。

请问:(1)以上病例是否属于医院感染?

(2)请分析医院感染的主要危险因素有哪些,如何预防和控制?

2.患者张某,男,19岁,左下肢外伤后,未得到正确处理而导致破伤风。

请问:(1)患者应采取何种隔离?

(2)如何告知患者所住病区隔离区域的划分?

(3)需采取哪些隔离措施?

3.简述医院感染的概念。

4.简述无菌操作的原则。

A₁/A₂型题

5.除芽胞以外可将一切微生物杀死称为(　　)。

A.灭菌　　　　　B.制菌　　　　　C.消毒　　　　　D.无菌　　　　　E.清洁

6.对传染病患者用过的票证最好的消毒方法是以下哪一项?(　　)

A.喷雾法　　　　　　　　B.熏蒸法　　　　　　　　C.擦拭法

D.压力蒸汽灭菌法　　　　E.燃烧法

7.下列消毒剂,哪种能杀灭芽胞?(　　)

A.1%过氧乙酸　B.1%新洁尔灭　C.70%乙醇　　D.0.5%洗必泰　E.75%苯酚

8.患者急需用便盆,你将采用何种消毒法?(　　)

A.过氧乙酸溶液浸泡　　　　B.紫外线照射30 min　　　　C.新洁尔灭溶液擦拭

D.煮沸消毒法　　　　　　　E.酒精燃烧法

9.紫外线最佳杀菌波长为(　　)。

A.230~250 nm　B.250~270 nm　C.270~290 nm　D.290~310 nm　E.310~330 nm

10.内窥镜消毒常使用(　　)。

A.微波照射消毒法　　　　B.压力蒸汽灭菌法　　　　C.戊二醛浸泡法

D.紫外线照射消毒法　　　E.煮沸消毒法

11.病房最适宜的温度和相对湿度为(　　)。

A.14~15 ℃,15%~25%　　　　　　　　B.10~17 ℃,30%~40%

C.20~22 ℃,40%~50%　　　　　　　　D.18~22 ℃,50%~60%

E.15~16 ℃,60%~70%

12.不宜用燃烧法消毒灭菌的物品是(　　)。

A.污染的敷料　B.治疗碗　　　C.镊子　　　　D.拆线剪　　　　E.坐浴盆

13.在传染病区使用口罩,符合要求的是(　　)。

A.口罩应遮住口部　　　　　　　B.污染的手只能触摸口罩外面

C.取下口罩后,外面向外折叠　　D.口罩潮湿应晾干再用

E.脱下口罩后勿挂在胸前

14.传染病患者出院时的终末消毒处理,错误的是(　　)。

A.患者洗澡,换清洁衣裤　　　　B.个人用物经消毒后方可带出病区

C.被服及时送洗衣房清洗　　　　D.室内空气可用喷洒消毒

E.病床、桌椅可用喷洒消毒

15.下列哪组疾病需采用呼吸道隔离?(　　)

NOTE

A.严重烧伤、血液病　　　　B.流感、百日咳　　　　C.传染性肝炎、伤寒

D.流行性出血热、斑疹伤寒　　E.破伤风、炭疽

A₃/A₄型题

16.患者,男,因感染性腹泻入院,护士在接过患者递过的体温计时,使用避污纸,关于避污纸的取用正确方法是( )。

A.掀页撕取　　　　　　B.由别人代递　　　　　　C.在页面抓取

D.须掀起页面再抓取　　E.随便撕取,无影响

17.某护士在传染病区工作,做了如下工作,其中违反隔离原则的做法是( )。

A.脚垫要用消毒液浸湿　　　　　　B.隔离单位的标识要醒目

C.穿隔离衣后不进入治疗室　　　　D.使用过的物品冲洗后立即消毒

E.患者用过的物品不放于清洁区

18.患者,男,69岁,左足外伤后,未得到正确处理,而导致破伤风。为该患者左下肢伤口更换敷料后,其敷料处理方法正确的是( )。

A.丢入污物桶后再集中处理　　B.过氧乙酸浸泡后清洗　　C.高压灭菌后再清洗

D.目光下暴晒后清洗　　　　　E.送焚烧炉焚烧

19.患者黄某,男,40岁,在出差途中,不幸患肝炎住院,他需将自己的生病情况告知家人,信在寄出之前应先( )。

A.用甲醛熏蒸　　　　　B.压力蒸汽灭菌　　　　　C.用氯胺溶液喷雾

D.用紫外线照射　　　　E.过氧乙酸擦拭

20.患者,女,23岁,诊断为"甲型病毒性肝炎"而收住入院。护士护理该患者时穿过的隔离衣,被视为清洁部位的是( )。

A.衣领　　　　B.袖口　　　　C.腰部以上　　　　D.腰部以下　　　　E.胸部以上

(林 波 罗 珊)

项目四　生命体征的观察及护理

 学习目标

重点：体温、脉搏、呼吸、血压的正常值及生理性变化；异常体温、脉搏、呼吸、血压的观察及护理；异常体温、脉搏、呼吸、血压的测量技术。

难点：体温的调节方式；发热的过程；异常脉搏的种类；呼吸的过程；影响血压的因素。

1. 能叙述体温、脉搏、呼吸、血压的正常值及生理性变化。
2. 能阐述异常体温、脉搏、呼吸、血压的观察及护理。
3. 能运用所学知识，正确测量生命体征，操作规范、认真，关心患者。

任务一　体温的评估及护理技术

案例引导

患者李某，男，32 岁，发热一周，体温持续在 39～40 ℃，拟诊为发热待查，于上午 8：00 入院。查体：T 40.3 ℃，P 110 次/分，R 28 次/分，BP 135/90 mmHg，神志清楚，面色潮红，口唇干裂，体质消瘦，卧床不起，食欲差。上午 8：20 给予退热剂后，体温降至 38.9 ℃，大量出汗，口干；下午 2：00 体温升至 39.8 ℃。如果你是责任护士，请完成以下任务：

（1）李某发热呈何热型？

（2）入院时的发热程度如何？

（3）针对该患者情况可以采取哪些护理措施？

体温（body temperature）是机体内产热和散热平衡的结果，分为体核温度和体表温度。医学上所说的体温是指身体内部如胸腔、腹腔和中枢神经的温度，又称体核温度，体核温度较高且相对稳定；体表温度又称为体壳温度，是指皮肤表面的温度，较体核温度低且容易受到环境温度的影响。

一、正常体温与生理性变化

（一）体温的形成

体温是由人们摄入食物中的糖类、脂肪、蛋白质三种营养物质氧化分解而产生的。这三大营养物质在体内氧化分解时释放能量，其总量的 50％ 以上迅速转化为热能，用于维持体温，并不断散发到体外。其余不足 50％ 的能量储存于三磷酸腺苷（ATP）内，供机体利用，最终大部分仍转化为热能散发到体外。

（二）产热与散热

1. 产热过程　人体以化学方式产热。安静状态下，机体主要由内脏器官代谢产热，占总热量的 56％，其中肝脏产热最多；活动状态下，机体主要由骨骼肌的收缩产热，占总热量的 90％。除此之外，食物特殊动力作用所产生的热量则是机体在进食后额外产生的热量。

2. 散热过程　人体以物理方式散热。散热作用的存在使人的体温不至于无限地升高。最主要的散热器官是皮肤，此外呼吸、排泄系统也可散发部分热量。散热的主要方式有辐射、传导、对流和蒸发。

（1）辐射散热：将机体热量以热射线的形式散发到周围较低温度的空气中。它是人体安静状态下处于气温较低环境中主要的散热方式。

（2）传导散热：机体深部的热量以传导方式传至机体表层皮肤，再由皮肤传给直接接触的衣物，如降温时可用冰袋、冰帽等。

（3）对流散热：借助空气不断流动而将体热散发到空间的散热方式，受风速大小的影响，如用电风扇进行降温。

（4）蒸发散热：外界温度等于或高于体温，但不能借助辐射、传导及对流方式散热时，则借助蒸发方式进行散热，人体每蒸发 1 g 水时要吸收 0.6 kcal 可见汗液，但每 24 h 仍有 400～600 mL 汗液，称不显汗，临床上对高热患者用药物降温时，则由汗液蒸发带走大量体热以达到降温的目的，用乙醇擦浴降温时，则由乙醇的蒸发起到降温的作用。

当外界温度低于人体皮肤温度时，机体大部分热量可通过辐射、传导、对流等方式散去，当外界温度等于或高于人体皮肤温度时，蒸发就成了人体唯一的散热方式。

（三）体温的调节

人的体温是相对恒定的，维持体温相对恒定依赖于自主性（生理性）体温调节和行为性体温调节两种方式。体温调节是指温度感受器接受体内、外环境温度的刺激，通过体温调节中枢的活动，相应地引起内分泌腺、骨骼肌、皮肤血管和汗腺等组织器官活动的改变，从而调整机体的产热和散热过程，使体温保持在相对恒定的水平。

自主性体温调节即机体在下丘脑体温调节中枢的控制下，通过一系列生理反应，调节其产热和散热的生理活动，如寒战、发汗、血管舒缩等，以保持体温相对恒定的调节过程。行为性体温调节即机体通过其行为使体温不致过高或过低的调节过程。如人们能根据环境温度不同而增减衣物，创设人工气候环境以祛暑御寒，则视为行为性体温调节。

通常意义上的体温调节是指自主性体温调节，其方式如下。

1.温度感受器

（1）外周温度感受器：为游离神经末梢，分布于皮肤、黏膜、内脏中，包括冷感受器和热感受器，它们可分别将冷和热的信息传向中枢。

（2）中枢温度感受器：存在于中枢神经系统内对温度变化敏感的神经元。中枢温度感受器分布于下丘脑、脑干网状结构、脊髓等部位，包括热敏神经元和冷敏神经元，可将热或冷的刺激传入中枢。

2.体温调节中枢　体温调节的基本中枢位于下丘脑。视前区-下丘脑前部是体温调节中枢整合的关键部位。来自各方面的温度变化信息在下丘脑得到整合后，分别通过交感神经系统控制皮肤血管舒缩反应或汗腺的分泌，影响散热过程；通过躯体运动神经改变骨骼肌的活动（如战栗、肌紧张）及通过甲状腺和肾上腺髓质分泌活动的改变影响产热过程，从而维持体温的相对恒定。

（四）正常体温

体温的正常值是一个范围，而不是一个点。由于体核温度不易测量，临床常以口腔、直肠、腋窝等处的温度来代表体温。正常成人在安静状态下，口腔温度在 36.3～37.2 ℃，直肠温度为 36.5～37.7 ℃，腋下温度为 36.0～37.0 ℃（表 1-4-1-1）。由此可见，直肠温度最接近人体深部的温度，而日常工作中测量口腔、腋下温度更为方便。

表 1-4-1-1　成人体温正常范围及平均值

部　　位	正　常　范　围	平　均　温　度
口腔温度	36.3～37.2 ℃	37.0 ℃
腋下温度	36.0～37.0 ℃	36.5 ℃
直肠温度	36.5～37.7 ℃	37.5 ℃

（五）生理性变化

体温不是固定不变的,可随昼夜变化、年龄差异、性别差异、运动状态、药物作用等因素而出现生理性波动,但其变化范围很小,一般不超过 0.5 ℃。

1.昼夜变化　正常人体温在 24 h 内呈周期性波动,一般清晨 2—6 时最低,午后 2—8 时最高。这种昼夜的规律性变化与机体活动的生物节律有关。

2.年龄差异　儿童体温略高于成年人,成年人体温略高于老年人。新生儿尤其是早产儿,由于体温调节功能尚未发育完善,体温极易受环境温度的影响。不同年龄的人其体温有所不同,与机体基础代谢水平不同有关。

3.性别差异　一般女性平均体温比男性高 0.3 ℃,女性基础体温随月经周期而发生规律性变化。在排卵前体温较低,排卵日体温最低,排卵后体温逐渐升高,这与体内孕激素水平呈周期性变化有关。

4.运动状态　人体活动时体温升高,与肌肉活动时代谢增强、产热量增加有关。因此,临床上应在患者安静状态下测量体温。

5.药物作用　麻醉药物可抑制体温调节中枢,使体温调节发生障碍,并能扩张血管,导致散热增加,故对术中、术后患者要注意保暖;有些药物则可通过抑制汗腺分泌而使体温升高。

此外,情绪激动、精神紧张、进食、环境温度的变化等都会对体温产生影响,在测量体温时应加以考虑。

二、异常体温的评估与护理

（一）体温过高

体温过高又称发热,是指致热原作用于体温调节中枢或体温中枢功能障碍等原因导致体温超出正常范围。当体温上升超过正常值的 0.5 ℃或一昼夜体温波动在 1 ℃以上即可称为发热。发热可以分为感染性发热和非感染性发热两大类。感染性发热较多见,主要由病原体引起;非感染性发热由病原体以外的各种物质引起,目前越来越引起人们的重视。

1.发热程度的判断(以口腔温度为准)　低热,体温在 37.5～38.0 ℃;中度热,体温在 38.1～39.0 ℃;高热,体温在 39.1～41.0 ℃;超高热,体温在 41 ℃以上。

2.发热过程及症状

(1)体温上升期:特点为产热大于散热。患者主要表现为畏寒、皮肤苍白、无汗、皮肤温度下降,有些患者可出现寒战。体温上升有骤升和渐升两种方式:体温在数小时内迅速升至高峰称为骤升,见于肺炎球菌性肺炎、疟疾;体温在数小时内逐渐上升称为渐升,见于伤寒等。

(2)高热持续期:特点是产热和散热在较高水平上趋于平衡,体温维持在较高状态。患者主要表现为颜面潮红、皮肤灼热、口唇干燥、呼吸和脉搏加快、尿量减少等。此期持续数小时、数天,甚至数周。

(3)退热期:特点是散热增加而产热趋于正常,体温调节水平恢复至正常。此期患者表现为大量出汗和皮肤温度降低。退热有骤退和渐退两种方式,骤退时由于体温急剧下降,大量出汗致体液丧失,年老体弱和心血管疾病患者易出现血压下降、脉搏细速、四肢厥冷等虚脱或休克现象,应严密观察并配合医生及时给予处理。

3.常见热型　临床上把各种体温曲线的形态称为热型。某些疾病的热型具有特征性,观察热型有助于疾病的诊断。常见热型有如下几种。

(1)稽留热:体温持续在 39～40 ℃,达数日或数周,24 h 波动范围不超过 1 ℃(图 1-4-1-1(a))。常见于急性传染病,如肺炎球菌性肺炎、伤寒等。

(2)弛张热:体温在 39 ℃以上,但波动幅度较大,24 h 内温差超过 1 ℃,但最低体温仍高于正常水平(图 1-4-1-1(b))。常见于败血症、风湿热、化脓性疾病等。

(3)间歇热:高热和正常体温交替出现,即体温骤升至 39 ℃以上,持续数小时或更长,然后下降至正常或正常以下,经一段时间的间歇,体温又升高,并反复发作(图1-4-1-1(c))。常见于疟疾等。

(4)不规则热:发热无一定规律,且持续时间不定(图1-4-1-1(d))。常见于流行性感冒、癌性发热等。

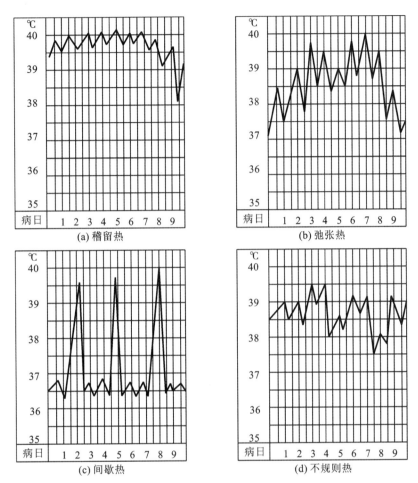

图 1-4-1-1　常见热型

4.护理措施

(1)心理护理:正确评估高热患者的心理状态,进行有针对性的心理护理,经常询问患者,了解其感受,对体温变化及伴随症状等耐心解答,给予精神安慰和支持,以缓解其紧张情绪。

(2)降低体温:可根据病情采用物理降温或药物降温方法。物理降温有局部冷疗和全身冷疗两种方法。若体温超过39 ℃,可选用局部冷疗,用冰袋冷敷头部,通过传导方式散热;若体温超过39.5 ℃,则选用全身冷疗,可用温水或乙醇拭浴,以达到降温目的。也可遵医嘱给予药物降温,但应注意药物剂量,防止退热时大量出汗引起虚脱或休克。采取降温措施30 min后应测量体温,并做好记录和交接班。

(3)保暖:患者出现寒战时可采用调节室温、增加盖被的方法进行保暖。

(4)病情观察:定时测量体温,一般每日测量4次,高热患者每4 h测量体温1次,待体温恢复正常3天后,改为每日测量2次。同时注意观察呼吸、脉搏、血压、热型、发热程度及出汗情况。此外还应注意观察是否有淋巴结肿大、出血、肝肿大、脾肿大、结膜充血、关节肿痛等伴随症状。

(5)补充水分和营养:高热患者因呼吸加快,皮肤蒸发水分及出汗,体液大量丧失。应鼓励患者多饮水,每日摄入量不能低于2500 mL,必要时按医嘱给予静脉输液以补充水分,促进毒素和代谢产物的排出。高热患者迷走神经兴奋性降低,胃肠蠕动减弱,消化液分泌减少,影响食物的消化和吸收;同时机体分解代谢加强,能量消耗增多,导致机体消瘦、衰弱,甚至营养不良,应及时给予高热量、高蛋白、高维生素、易消化的流质或半流质饮食。同时注意食物的色、香、味,嘱患者少量多餐。不能进食者遵医嘱给予静脉输液或鼻饲,以补充营养物质及电解质。

(6)口腔护理:发热患者机体抵抗力降低,加之唾液分泌减少,口腔黏膜干燥,病原体容易生长、繁殖,易发生口腔溃疡和炎症。护士应协助患者在晨起、餐后及睡前漱口,保持口腔清洁,如口唇干裂者可涂液体石蜡或唇膏。

(7)皮肤护理:对出汗较多的高热患者应及时擦干汗液,更换衣服和床单,保持皮肤清洁、干燥,防止着凉;对长期高热卧床的患者,应预防压疮和坠积性肺炎等并发症发生。

(8)休息:发热患者由于消耗多,进食少,可酌情减少活动,适当休息。高热者应绝对卧床休息,并提供安静、空气流通、温湿度适宜的休养环境。

(二)体温过低

体温低于正常范围称为体温过低。若体温低于 35 ℃以下称为体温不升。常见于早产儿、重度营养不良及极度衰竭的患者。此外,长时间暴露在低温环境中易使机体散热过多过快,导致体温过低;颅脑外伤、脊髓受损、药物中毒等导致的体温调节中枢功能受损也是造成体温过低的常见原因。体温过低是一种危险信号,常提示疾病的严重程度和不良预后。

1.临床分级(以口腔温度为例) 轻度,体温在 32～35 ℃;中度,体温在 30～32 ℃;重度,体温低于 30 ℃,瞳孔散大,对光反射消失;致死温度,体温在 23～25 ℃。

2.临床表现 体温过低时患者常有体温不升、皮肤苍白、四肢冰冷、呼吸减慢、脉搏细弱、血压下降、感觉和反应迟钝、嗜睡,甚至昏迷等。

3.护理措施

(1)观察病情:密切观察患者的生命体征,加强体温监测,至少每小时测量体温一次,直至体温恢复正常并稳定,同时注意呼吸、脉搏、血压的变化。

(2)保暖措施:采取适当的保暖措施,首先应使室温保持在 24～26 ℃,其次可采取局部保暖措施,如给患者加盖被、给予热饮料、足部放置热水袋等方法,以提高机体温度。

(3)病因治疗:采取积极的治疗措施,去除引起体温过低的因素,使体温逐渐恢复正常。

(4)抢救:随时做好抢救准备工作。

(5)健康教育:教会患者避免导致体温过低的因素,如营养不良、衣服穿着过少、供暖设施不足等。

三、体温的测量

(一)体温计的种类

1.玻璃汞柱式体温计 玻璃汞柱式体温计又称水银体温计,是国内临床最常用的体温计。它是一种外标刻度的真空毛细玻璃管,毛细玻璃管末端为储汞槽,当储汞槽受热后,汞膨胀,沿毛细玻璃管上行,其上行高度与受热程度成正比,毛细玻璃管和储汞槽之间有一凹陷处,可防止汞遇冷时下降,以便检视温度,从而保证体温测试值的准确性。摄氏体温计温度范围为 35.0～42.0 ℃,每一度之间分成 10 个小格,每小格为 0.1 ℃,在 0.5 ℃和 1 ℃处用较粗的线标记,在 37.0 ℃处以红线标记以示醒目。

玻璃汞柱式体温计分腋表、口表和肛表三种(图 1-4-1-2)。腋表的玻璃管呈扁平状,口表和肛表的玻璃管则呈三棱镜状,腋表和口表的储汞槽细而长,肛表的储汞槽较粗短,可防止插入肛门时折断或损伤直肠黏膜。

2.电子体温计 此种体温计由电子感温器及显示器等部件组成,用电子感温探头测量体温,温度值由数字显示器显示(图 1-4-1-3(a)),具有读数直观、使用方便等特点。测温时,开启电源键,体温计自动校准,显示屏上出现"L℃"符号,然后将探头置于测温部位,可酌情选择口腔、腋下和直肠部位。为适应不同的需要,有笔式(图 1-4-1-3(b))、奶嘴式(图 1-4-1-3(c))。当电子蜂鸣器发出蜂鸣音后,再持续 3 s,即可读取所显示的体温值。测温后,用消毒剂擦拭体温计。

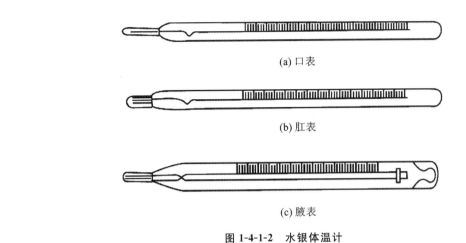

(a) 口表

(b) 肛表

(c) 腋表

图 1-4-1-2　水银体温计

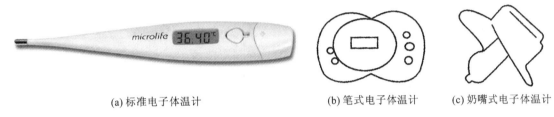

(a) 标准电子体温计　　　　　(b) 笔式电子体温计　　　　(c) 奶嘴式电子体温计

图 1-4-1-3　电子体温计

3. 可弃式体温计　可弃式体温计又称化学点式体温计(图 1-4-1-4)，为一次性使用体温计，其构造是对热敏感的化学指示点薄片，每个指示点上都有相对应的化学感温试剂，受热时指示点的颜色会改变，当指示点颜色由白色变成墨绿色或蓝色时，即为所测的温度。

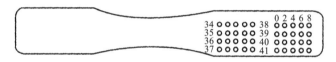

图 1-4-1-4　可弃式体温计

4. 红外体温计　红外测温的原理是用红外透镜组成光学系统，具有非接触、测温快、可减少交叉感染概率等优点，但受体表血液循环及周围环境导热状况的影响极大。红外测温计有耳式红外测温计(图 1-4-1-5(a))和额式红外测温计(图 1-4-1-5(b))两种，其中，耳式红外测温计准确率比额式红外测温计高，因为耳道深部的温度接近人体深部的温度且受影响因素少，故测温准确率高。

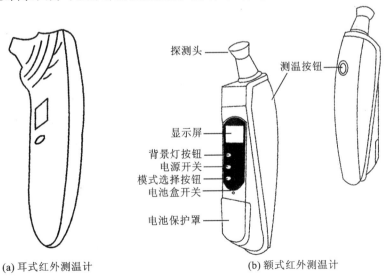

(a) 耳式红外测温计　　　　　　　　　(b) 额式红外测温计

图 1-4-1-5　红外测温计

（二）体温计的消毒与检测

1.体温计消毒法　为了防止交叉感染,用后的体温计应进行消毒处理,常用的消毒液有70%乙醇、0.1%过氧乙酸或其他含氯消毒剂等。采用有盖容器浸泡的方式进行消毒。消毒液每天更换一次,容器、离心机等每周消毒一次。

（1）口表、腋表消毒法:体温计使用后立即浸泡于消毒液中,30 min 后取出,放入另一消毒液容器中浸泡 30 min 后取出,用冷开水冲洗干净,再用消毒纱布拭干后将汞柱甩至 35 ℃以下,存放于清洁盒内备用。切忌用 40 ℃以上的热水浸泡、冲洗体温计,防止汞过度膨胀,引起爆裂。

（2）肛表消毒法:体温计使用后先用消毒纱布擦净,再按上述方法单独进行消毒。

2.体温计检测法　为保证测量准确,使用中的体温计(包括新使用的体温计)应定期进行准确性的检测。检测时,先将所有体温计的汞柱甩至 35 ℃以下,再同时放入 40 ℃的温水中,3 min后取出检视。如误差在 0.2 ℃以上、玻璃柱出现裂隙或汞柱自行下降,则不能再使用。合格体温计用纱布擦干后,放入清洁容器内备用。

（三）体温的测量技术

实训 1-4-1-1　体温的测量技术

【目的】

1.观察体温有无异常。

2.监测体温变化,分析热型,观察伴随症状。

3.为疾病的诊断、治疗、护理和预防提供依据。

【计划】

1.护士准备　衣帽整洁,修剪指甲,洗手、戴口罩。

2.用物准备　测量盘内备清洁干燥的容器,容器内放置清洁体温计、消毒液纱布、弯盘、记录本、笔及有秒针的表,如测肛温可另备润滑油、棉签、卫生纸。

3.患者准备　了解体温测量的目的、方法、注意事项及配合要点。测量前 20～30 min 无剧烈运动、进食、洗澡、灌肠等影响体温的因素。

4.环境准备　病室安静、整洁,光线充足。必要时拉上床帘或用屏风遮挡。

【实施】

操作步骤见表 1-4-1-2。

表 1-4-1-2　体温测量技术的操作步骤

操 作 步 骤	要 点 说 明
1.护士着装整齐,洗手、戴口罩,备齐用物,携至患者床旁	
2.核对患者床号、姓名,解释操作目的和配合方法	·确认患者,取得配合
3.根据病情,选择合适的测量部位 口腔测温法 (1)将体温计水银端放入患者舌下,指导患者闭合嘴唇含住口表,用鼻呼吸 (2)测量 3 min 腋下测温法 (1)协助患者取舒适体位,擦干腋下汗液 (2)将体温计水银端放入腋窝深处并贴紧皮肤,指导患者屈臂过胸,夹紧体温计(图1-4-1-7) (3)测量 10 min 直肠测温法 (1)协助患者取侧卧位、俯卧位或屈膝仰卧位,露出臀部(图1-4-1-8) (2)用润滑油润滑肛表水银端,将水银端轻轻插入肛门3～4 cm (3)测量 3 min	·最方便但容易引起交叉感染 ·放于舌系带两侧的舌下热窝处(图 1-4-1-6),勿用牙咬体温计 ·可利用此时测量脉搏、呼吸 ·安全易接受,但准确性不高 ·腋下有汗液容易影响体温的准确性 ·小儿及不合作者由护士协助夹紧上臂 ·准确但不方便,适用于婴幼儿、昏迷者、精神异常者 ·插入肛表勿用力过猛,以免损伤直肠黏膜

续表

操 作 步 骤	要 点 说 明
4.取出体温计,用消毒纱布擦净,检视读数,将体温计的汞柱甩至35 ℃以下	
5.记录体温值	
6.整理床单位,清理用物,协助患者取舒适卧位	• 合理解释测温结果,感谢患者的合作
7.将体温计浸泡于消毒液容器中	
8.洗手,将体温值绘制在体温单上	

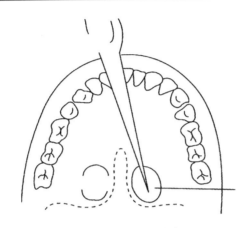

图 1-4-1-6　舌下热窝

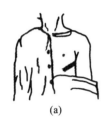
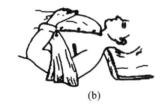

(a)　　　　　　　　　(b)

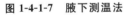

图 1-4-1-7　腋下测温法

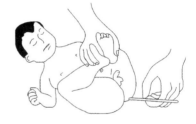

图 1-4-1-8　直肠测温法

【评价】

1.操作方法正确,测量结果准确。

2.护患沟通有效,患者能主动配合。

【注意事项】

1.测量体温前,应认真清点体温计的数量,并检查体温计是否完好,汞柱是否在35 ℃以下。

2.婴幼儿、精神异常、昏迷、口腔疾病、口鼻手术或呼吸困难及不能合作者,不宜测口温。进食或面颊部冷、热敷后,应间隔30 min后测量。

3.腋下出汗较多,腋下有创伤、手术、炎症者,肩关节受伤或极度消瘦夹不紧体温计者不宜测腋温。

4.腹泻、直肠或肛门手术者禁忌测肛温;心肌梗死患者不宜测肛温,以免刺激肛门,引起迷走神经反射,导致心动过缓;坐浴或灌肠者须待30 min后方可测直肠温度。

5.如患者不慎咬破体温计,应立即清除玻璃碎屑,以免损伤唇、舌、口腔、食管和胃肠道黏膜,再口服蛋清或牛奶以延缓汞的吸收。若病情允许,可服用粗纤维食物,以促进汞的排出。

6.发现体温与病情不相符合时,应在床边监测,必要时测口温和肛温作对照。

7.严格做好体温计的清洁消毒工作,防止交叉感染。传染病患者的体温计应固定使用。

知识链接

婴幼儿体温测量的部位

婴幼儿除了肛门、腋窝可以作为体温测量的部位外,还可以在以下部位进行测量。

(1)颌下:测颌下颈温。将体温计置于颌下颈部皮肤皱褶处,10 min后取出。这种方法尤其适用于1岁以内较胖的患儿。

(2)背部肩胛间:测背部肩胛间温度。患儿取去枕仰卧位,将体温计水银端经一侧颈下插入脊柱与肩胛骨之间斜方肌部位,插入长度为4.5~6.5 cm,测量时间为10 min。这种方法常用于暖箱中新生儿常规测温。

(3)腹股沟:测腹股沟温度。患儿侧卧,小腿弯曲约135°,大腿与腹壁间角度不大于90°,将体温计水银端放于腹股沟中点处,紧贴皮肤,测量时间为10 min。

此外,臀部、腹部、鼓膜及耳背均可作为婴幼儿体温测量的部位。

任务二　脉搏的评估及护理技术

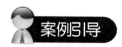 案例引导

患者李某,女,60岁,以心房纤颤为诊断入院。如果你是责任护士,请完成以下任务:

(1)患者可能出现何种脉搏异常?为什么?

(2)此脉搏的特点是什么?

(3)如何正确测量?

在每一个心动周期中,随着心脏的节律性收缩和舒张,动脉内的压力发生周期性变化,导致动脉管壁产生有节律的搏动,称为动脉脉搏,简称脉搏(pulse)。

一、正常脉搏与生理性变化

(一)脉搏的形成

心脏窦房结的自律细胞发出兴奋冲动,传至心脏各部,致使心脏收缩。当心脏收缩时,动脉管壁内压力增加,管壁扩展;当心脏舒张时,动脉管壁弹性回缩。大动脉管壁随着心脏的节律性舒缩,向外周血管传布,就形成了脉搏。因此,在正常情况下,脉率和心率是一致的,脉率是心率的指示,当脉搏微弱到难以测定时,应测心率。

(二)正常脉搏

1.脉率　脉率即每分钟脉搏搏动的次数,正常成人在安静状态下,脉率为60~100次/分,正常情况下脉率与心率一致,脉率与呼吸频率之比为(4:1)~(5:1)。它可随多种生理性因素变化而发生一定范围的波动。

2.脉律　脉律即脉搏的节律性。它在一定程度上反映了心脏的功能,正常脉搏搏动均匀规则,间隔时间相等。但在正常小儿、青年和部分成年人中可出现吸气时脉律增快,呼气时脉律减慢的现象,表现为脉搏跳动的间隔时间不等,称为窦性心律不齐,一般无临床意义。

3.脉搏的强弱　脉搏的强弱即血液冲击血管壁的力量强度的大小。正常情况下每搏强弱相同,脉搏的强弱取决于动脉的充盈程度、脉压大小及动脉管壁的弹性。

4.动脉管壁的情况　动脉管壁的情况即触诊时可感觉到的动脉管壁性质。正常动脉管壁光滑、柔软、富有弹性。

（三）生理性变化

1.年龄　一般新生儿、幼儿的脉率较快,成人逐渐减慢,老年人稍增快。各年龄组的平均脉率见表 1-4-2-1。

表 1-4-2-1　各年龄组的平均脉率

年　龄　组	平均脉率/(次/分)
1～11 月	120
1～2 岁	116
4～6 岁	100
8～10 岁	90
14 岁	80
20～40 岁	70
80 岁以上	75

2.性别　女性的脉率比男性稍快,通常每分钟差 5 次左右。

3.体型　体表面积越大,脉率越慢,因此身材细高者常比矮壮者的慢。

4.药物、饮食　使用兴奋剂、饮浓茶或咖啡及进食可使脉率增快,使用镇静剂、洋地黄类药物和禁食可使脉率减慢。

5.其他　运动、情绪激动时可使脉率增快,休息、睡眠时则脉率减慢。

二、异常脉搏的评估与护理

（一）异常脉搏

1.脉率异常

(1)速脉:又称心动过速,是指在安静状态下成人脉率超过 100 次/分。常见于发热、甲状腺功能亢进、大出血、疼痛等患者。一般体温每升高 1 ℃,成人脉率每分钟约增加 10 次,儿童则增加 15 次。

(2)缓脉:又称心动过缓,是指在安静状态下成人脉率少于 60 次/分。常见于颅内压增高、甲状腺功能减退、房室传导阻滞或服用某些药物如地高辛等。

2.节律异常

(1)间歇脉:在一系列正常均匀的脉搏中,出现一次提前而较弱的脉搏,其后有一较正常延长的间歇(代偿性间歇),称间歇脉,亦称过早搏动。如每隔一个或两个正常搏动后出现一次过早搏动,前者称二联律,后者称三联律。常见于各种器质性心脏病或洋地黄中毒等患者。正常人在过度疲劳、精神兴奋时偶尔也出现间歇脉。

(2)脉搏短绌:在同一单位时间内脉率少于心率,称绌脉或脉搏短绌。听诊时心律完全不规则,心率快慢不一,心音强弱不等。常见于心房纤颤的患者。

3.强弱异常

(1)洪脉:当心输出量增加,周围动脉阻力较小,动脉充盈度和脉压较大时,脉搏搏动强大有力,称洪脉。常见于高热、甲状腺功能亢进、主动脉瓣关闭不全等患者。

(2)丝脉:当心输出量减少,周围动脉阻力较大,动脉充盈度降低时,脉搏搏动细弱无力,扪之如细丝,称丝脉。常见于心功能不全、大出血、休克等患者。

(3)交替脉:节律正常而强弱交替出现的脉搏。交替脉主要由于心室收缩强弱交替出现而引起,是左心室衰竭的重要体征。常见于高血压性心脏病、冠心病、主动脉瓣关闭不全等患者。

(4)奇脉:当平静吸气时脉搏明显减弱或消失称为奇脉,由于左心室排血量减少所致。常见于心包积液、缩窄性心包炎等患者。

(5)水冲脉:脉搏骤起骤落,急促而有力,如潮水涨落样,称水冲脉,由于脉压增大所致。常见于甲状腺功能亢进、先天性动脉导管未闭、主动脉瓣关闭不全、严重贫血等患者。

4.动脉壁异常 正常动脉用手指压迫时,其远端动脉管不能触及,若仍能触及者,提示动脉硬化。早期动脉硬化表现为动脉壁变硬,失去弹性,触诊呈条索状如按琴弦上,严重者出现动脉迂曲或结节。

（二）异常脉搏的护理措施

1.心理护理 进行有针对性的心理护理,以缓解患者的紧张、恐惧情绪。

2.观察病情 密切观察脉搏有无频率、节律和强弱的异常,动脉管壁的弹性;观察药物疗效及不良反应。

3.做好急救准备 备齐各种急救物品,确保抢救仪器处于良好的备用状态。

4.休息与活动 根据病情指导患者适量活动,必要时增加卧床时间,以减少心肌耗氧量。

5.健康教育 指导患者及家属合理饮食,戒烟戒酒;认识脉搏监测的重要性,掌握正确的监测方法,学会自我护理。

三、脉搏的测量技术

临床上测量脉搏多选择浅表、靠近骨骼的大动脉,如桡动脉、颞动脉、颈动脉、肱动脉、腘动脉、足背动脉、胫骨后动脉和股动脉等(图1-4-2-1)。

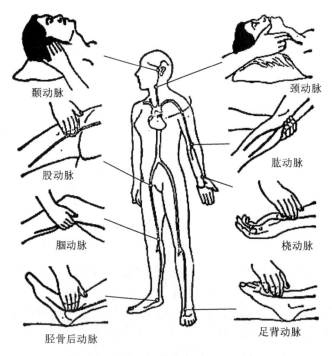

图 1-4-2-1 测量脉搏的常用部位

实训1-4-2-1 脉搏的测量技术

【目的】

1.判断脉搏有无异常。

2.监测脉搏变化,间接了解心脏的功能状态。

3.为疾病的诊断、治疗、护理和预防提供依据。

【计划】

1.护士准备 衣帽整洁,修剪指甲,洗手、戴口罩。

2.用物准备 有秒针的表、记录本和笔,必要时备听诊器。

3.患者准备 患者了解测量脉搏的目的、方法、注意事项及配合要点。测量前20～30 min无剧烈运动、情绪激动等影响脉搏的因素。

4.环境准备 病室安静、整洁,光线充足。

【实施】

操作步骤见表 1-4-2-2。

表 1-4-2-2 脉搏测量的操作步骤

操 作 步 骤	要 点 说 明
1.护士着装整齐,洗手、戴口罩,备齐用物,携至患者床旁	
2.核对患者床号、姓名,解释操作目的	·确认患者
3.选择合适的测量部位,协助患者取坐位或卧位,手臂自然置于躯体两侧舒适位置	·嘱患者放松
4.测量脉搏 (1)护士的示指、中指、无名指的指端放在桡动脉搏动处(图 1-4-2-2) (2)一般测量 30 s,将所测得的数值乘以 2 即为脉率,异常脉率、危重患者应测量 1 min (3)脉搏短绌的测量:如发现患者有脉搏短绌,应由两名护士同时测量,一人听心率,另一人测脉率。由听心率者发出"始"与"停"的口令,计数 1 min(图 1-4-2-3)	·按压轻重以能触及脉搏搏动为宜 ·两人同时在单位时间内测心率与脉率
5.记录测量值(次/分),脉搏短绌记录方法为:心率/脉率	·需测量呼吸,应将手仍放于患者桡动脉处,观察患者的呼吸运动
6.整理床单位,协助患者取舒适卧位	·合理解释测量结果,感谢患者的配合
7.洗手,将测量结果绘制在体温单上	

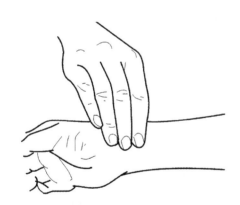

图 1-4-2-2 桡动脉测量法　　　　图 1-4-2-3 脉搏短绌测量法

【评价】

1.操作方法正确,测量结果准确。

2.护患沟通有效,患者能主动配合。

【注意事项】

1.不可用拇指诊脉,因拇指小动脉搏动较强,易与患者的脉搏相混淆。

2.为偏瘫或肢体有损伤的患者测脉率应选择健侧肢体,以免患侧肢体血液循环不良,影响测量结果的准确性。

3.测量脉率的同时,还应注意脉搏的节律、强弱,动脉管壁的弹性、紧张度等,发现异常及时报告医生并详细记录。

NOTE

任务三 呼吸的评估及护理技术

案例引导

患者许某,男,49 岁,入院诊断为脑膜炎。患者入院后,检查发现患者口唇发绀,呼吸呈周期性变化,呼吸由浅慢逐渐变为深快,然后由深快转为浅慢,经过一段时间的呼吸暂停后,又开始上述变化,其形态如潮水起伏。如果你是责任护士,请完成以下任务:

(1)请判断该患者属于哪种呼吸?

(2)为什么会出现这种呼吸?

机体在新陈代谢过程中,不断地从外界环境中摄取氧气,并把自身产生的二氧化碳排出体外,这种机体与环境之间进行气体交换的过程,称为呼吸(respiration)。呼吸是维持机体新陈代谢和生命活动所必需的基本生理过程之一,一旦呼吸停止,生命也就会终结。呼吸系统是由呼吸道(鼻腔、咽、喉、气管、支气管)和肺两部分组成。

一、正常呼吸与生理性变化

(一)呼吸过程

呼吸全过程是由外呼吸、气体运输和内呼吸三个相互关联的环节组成(图 1-4-3-1)。

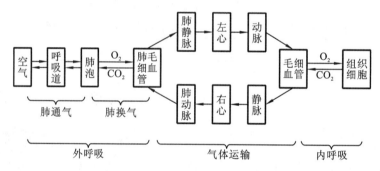

图 1-4-3-1 呼吸的全过程

1.**外呼吸** 外呼吸也称肺呼吸,是指外界环境与血液之间在肺部进行的气体交换,包括肺通气和肺换气。肺通气是指呼吸运动使肺与外界环境之间进行的气体交换;肺换气是指肺泡与肺毛细血管血液之间的气体交换过程。

2.**气体运输** 气体运输是指通过血液循环将氧气由肺运送到组织细胞,同时将二氧化碳由组织细胞运送到肺的过程。

3.**内呼吸** 内呼吸也称组织换气,是指血液与组织细胞之间的气体交换。

(二)正常呼吸及生理性变化

1.**正常呼吸** 正常成人安静状态下呼吸频率为 16~20 次/分,节律规则,呼吸运动均匀平稳,无声且不费力。呼吸频率与脉率的比例为 1:(4~5)。一般情况下,男性及儿童以腹式呼吸为主,女性以胸式呼吸为主。

2.**生理性变化**

(1)年龄:年龄越小,呼吸频率越快,如新生儿呼吸频率约为 44 次/分。

(2)性别:女性较同龄男性呼吸稍快。

(3)运动:由于剧烈的运动使得机体代谢增加可引起呼吸加快,而休息、睡眠时呼吸则减慢。

(4)情绪:强烈的情绪变化,如恐惧、愤怒、害怕、悲伤或兴奋等可引起呼吸加快。

(5)其他:环境温度升高可使呼吸加深加快;气压的变化也会影响呼吸,如在高山或飞机上的高空低氧环境时,吸入的氧气不足以维持机体的耗氧量,呼吸会代偿性地加深加快。

二、异常呼吸的评估与护理

(一)异常呼吸

正常和异常呼吸的呼吸型态和特点见表1-4-3-1。

表1-4-3-1　正常和异常呼吸

呼 吸 名 称	呼 吸 型 态	特　　点
正常呼吸	吸气　呼气	规则、平稳
呼吸增快		规则、快速
呼吸减慢		规则、缓慢
深度呼吸		深而大
潮式呼吸		潮水般起伏
间断呼吸		呼吸和呼吸暂停交替出现

1.频率异常

(1)呼吸过速:成人在安静状态下呼吸频率超过24次/分,称为呼吸过速。常见于发热、疼痛、甲状腺功能亢进、贫血等患者。一般体温每升高1℃,呼吸频率每分钟增加3～4次。

(2)呼吸过缓:成人在安静状态下呼吸频率低于10次/分,称为呼吸过缓。常见于颅内压增高、巴比妥类药物中毒等。

2.节律异常

(1)潮式呼吸:又称陈-施氏呼吸,是一种周期性的呼吸异常,其表现为呼吸由浅慢逐渐变为深快,再由深快转为浅慢,经一段时间(5～30 s)的呼吸暂停后,又开始重复以上的周期性变化。潮式呼吸是呼吸中枢兴奋性减弱或高度缺氧的表现。多见于中枢神经系统疾病,如脑膜炎、颅内压增高、巴比妥类药物中毒等。

(2)间断呼吸:又称毕奥氏呼吸,表现为有规律地呼吸几次后,突然停止,间隔一段时间后又开始呼吸,如此反复交替。间断呼吸是呼吸中枢兴奋性显著降低的表现。多见于颅内病变或呼吸中枢衰竭的患者,预后严重,常在呼吸完全停止前发生。

3.深浅度异常

(1)深度呼吸:又称库斯莫尔呼吸,是一种深而规则的大呼吸,可伴有鼾音。常见于糖尿病、尿毒症等引起的代谢性酸中毒患者。

(2)浅快呼吸:一种浅表而不规则的呼吸,有时呈叹息样。多见于呼吸肌麻痹、肺与胸膜疾病、肋骨骨折、严重腹胀、腹腔积液者,也可见于濒死的患者。

4.声音异常

(1)蝉鸣样呼吸:吸气时产生一种极高的音响,似蝉鸣样。多因声带附近受压、空气吸入困难所致。常见于喉头水肿、痉挛、喉头异物等。

(2)鼾声呼吸:呼吸时发出一种粗大的鼾声。由于气管或支气管内有较多的分泌物积蓄所致,多见于昏迷患者,也可见于睡眠呼吸暂停综合征患者。

5.呼吸困难 呼吸困难是指呼吸频率、节律和深浅度的异常。患者主观上感到空气不足、胸闷,客观上表现为呼吸费力,可出现鼻翼扇动、端坐呼吸、辅助呼吸肌参与呼吸活动及末梢发绀等。主要由于气体交换不足、机体缺氧所致。临床上可分为以下几种。

(1)吸气性呼吸困难:患者表现为吸气困难,吸气时间延长,伴有明显的三凹征(胸骨上窝、锁骨上窝、肋间隙凹陷)。由于上呼吸道部分梗阻,气体进入肺部不畅,呼吸肌收缩,肺内负压增高所致。多见于喉头水肿、喉头异物等。

(2)呼气性呼吸困难:患者表现为呼气费力、呼气时间延长。由于下呼吸道部分梗阻,气体呼出不畅所致。多见于支气管哮喘、阻塞性肺气肿等。

(3)混合性呼吸困难:患者表现为吸气、呼气均感费力、呼吸表浅、频率增加。由于广泛性肺部病变使呼吸面积减少,影响换气功能所致。常见于重症肺炎、广泛性肺纤维化、大量胸腔积液、大面积肺不张等。

(二)异常呼吸的护理措施

1.心理护理 紧张、恐惧的情绪因素可加重缺氧,应细心安慰和呵护患者,使患者情绪稳定。

2.保持呼吸道通畅 及时清除呼吸道分泌物,指导患者有效咳嗽,进行体位引流,对痰液黏稠者给予雾化吸入以稀释痰液,必要时采取机械吸痰等措施,保持呼吸道通畅。

3.遵医嘱给药 给予氧气吸入或使用呼吸机,提高动脉血中的氧含量,促进气体交换,以改善呼吸困难。

4.改善环境,调节室内温度和湿度 保持空气清新、湿润,以减少呼吸道不适感;提供安静的环境,以利于患者休息,减少耗氧量。

5.监测呼吸 观察呼吸频率、节律的变化,有无呼吸困难及其他伴随症状。

6.健康教育 指导患者及其家属认识呼吸监测的重要性,并能正确测量呼吸及自我护理。

三、呼吸的测量技术

实训 1-4-3-1 呼吸的测量技术

【目的】

1.判断呼吸有无异常。

2.监测呼吸变化,间接了解呼吸系统功能状态。

3.为疾病的诊断、治疗、护理和预防提供依据。

【计划】

1.护士准备 衣帽整洁,修剪指甲,洗手、戴口罩。

2.用物准备 有秒针的表、记录本和笔,必要时备棉花。

3.患者准备 测量前 20～30 min 无剧烈运动、情绪激动等影响呼吸的因素。

4.环境准备 病室安静、整洁,光线充足。

项目四 | 生命体征的观察及护理

NOTE

【实施】

操作步骤见表1-4-3-2。

表1-4-3-2 呼吸测量技术的操作步骤

操 作 步 骤	要 点 说 明
1.护士着装整齐,洗手、戴口罩	
2.备齐用物,携至患者床旁,核对并解释	·确认患者,解释操作目的
3.取合适体位,测量脉搏后,护士仍保持诊脉手势	·分散患者注意力
4.测量呼吸 (1)观察患者胸部或腹部的起伏,一起一伏为一次呼吸,一般情况测30 s,将所测得的数值乘以2即为呼吸频率,如呼吸不规则或婴儿应测量1 min(图1-4-3-2) (2)患者呼吸微弱不易观察时,可用少许棉花置于患者鼻孔前(图1-4-3-3),观察棉花纤维被吹动的次数,计数1 min	·男性和儿童多为腹式呼吸,女性多为胸式呼吸,同时应观察呼吸的节律、深浅度、音响及呼吸困难的症状
5.记录呼吸值(次/分)	·合理解释测量结果,感谢患者的配合
6.洗手,将呼吸值绘制在体温单上	

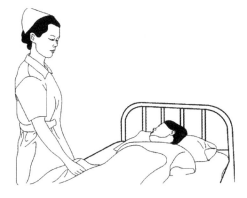

图1-4-3-2 测量呼吸

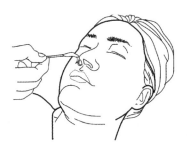

图1-4-3-3 危重患者测量呼吸

【评价】

1.操作方法正确,测量结果准确。

2.护患沟通有效,患者能主动配合。

【注意事项】

1.测量呼吸时应转移患者的注意力,使其处于自然呼吸状态,以保持测量的准确性。

2.幼儿宜先测量呼吸再测量体温,因测量体温时幼儿易哭闹不配合而影响呼吸测量。

3.呼吸不规则者及婴儿应测1 min。

4.测量呼吸的同时应观察呼吸的深浅度、节律,有无异常声音等,以准确评估患者的整体呼吸状况。

任务四 血压的评估及护理技术

案例引导

患者张某,男,68岁,因急性心力衰竭入院,呼吸极度困难。按医嘱给予硝普钠静脉滴注,严密监测血压。如果你是责任护士,请完成以下任务:

(1)如何保证血压测量的准确性?

(2)测血压时应该注意些什么?

血压是血液在血管内流动时对血管壁的侧压力,在不同血管内,血压分别被称为动脉血压、静脉血压和毛细血管压,一般所说的血压指动脉血压。血压随着心脏的收缩和舒张而发生规律性的变化,当心脏收缩时,血液射入主动脉,此时动脉管壁所受到的压力的最高值称为收缩压。当心脏舒张时,动脉管壁弹性回缩,此时动脉管壁所受到的压力的最低值称为舒张压。收缩压与舒张压之差称为脉压。

一、正常血压与生理性变化

(一)血压的形成

心血管系统是一个封闭的管道系统,在这个系统中正常的血容量是形成血压的首要因素。其次心脏泵血和外周阻力是形成血压的基本因素,心脏泵血时所产生的能量一部分以动能的形式克服阻力推动血液流动,一部分以势能的形式使主动脉弹性扩张而储存起来,当心室舒张时,主动脉壁弹性回缩再将势能转变为动能来推动心室舒张期血液流动;外周阻力可以使血液滞留于血管内而构成压力。

(二)影响血压的因素

从血压的形成因素可以看出,凡能影响心输出量和血管外周阻力的因素都能影响动脉血压。

1.每搏输出量　每搏输出量的多少直接影响动脉血压,输出量的多少取决于每搏输出量和每分钟的心搏频率,如心搏频率不变,只是每搏输出量增加,则收缩压明显升高,舒张压稍有增加,因而脉压增大。反之,如每搏输出量减少,则收缩压降低,脉压减小。因此,收缩压主要反映每搏输出量的多少。

2.心率　在每搏输出量不变的情况下,如心率增加,则动脉血压明显上升,一般对舒张压影响较大,心输出量增加使舒张期缩短,舒张压也上升,脉压减小。反之,如心率减少,主要表现为舒张压降低,脉压增大。因此,心率主要影响舒张压。

3.血管外周阻力　血管外周阻力的改变对收缩压和舒张压都有影响,但对舒张压的影响更为明显。血管外周阻力减小使舒张压降低,脉压加大。血管外周阻力加大,动脉血液流速减慢,舒张期末动脉存血增多,使舒张压升高,脉压减小。可见舒张压的高低可以反映血管外周阻力的大小。如高血压患者由于动脉硬化会使血管外周阻力过高,从而导致动脉血压特别是舒张压的显著升高。

4.大动脉管壁的弹性　大动脉管壁的弹性有缓冲血压升高的作用,当血管弹性降低时,收缩压升高,舒张压降低,脉压增大。如老年人很多血管弹性纤维和平滑肌逐渐被胶原纤维所取代,血管壁的弹性降低,缓冲血压升高的作用相应减弱从而导致血压上升。

5.循环血容量和血管容积的比例　正常情况下,循环血容量与血管容积相适应,能使之充盈,可维持约 7 mmHg 的循环平均充盈压。这一数值在正常生理情况下变动不大,不是动脉血压显著升降的重要因素。但在循环血容量减少时,如失血量超过 30%,循环血容量不能维持心血管系统的充盈状态,循环平均充盈压将下降到不能推动足够量的血回心。由于回心血量不足,会使心输出量减少,严重时可减少到 0 mmHg。可见循环血容量是决定血压的重要因素。

(三)正常血压

正常成人安静状态下的血压范围为收缩压 90～139 mmHg(12.0～18.6 kPa),舒张压 60～89 mmHg(8.0～12.0 kPa),脉压 30～40 mmHg(4.0～5.3 kPa),平均动脉压 100 mmHg(13.3 kPa)左右。血压的计量单位有 kPa 和 mmHg 两种,kPa 和 mmHg 之间的换算关系:1 mmHg=0.133 kPa;1 kPa=7.5 mmHg。

(四)生理性变化

正常人的血压可因各种因素的影响而有所改变,影响因素有以下几个。

1.年龄与性别　血压随年龄增长而逐渐增高,并以收缩压升高更为显著。青春期前男女之间血压差异较小,更年期以前女性血压略低于男性,更年期后无明显差别。

2.昼夜和睡眠 血压呈明显的昼夜波动,表现为夜间血压最低,清晨起床活动后血压迅速升高。大多数人的血压在凌晨 2—3 时最低,在上午 6—10 时及下午 4—8 时各有一个高峰,晚上 8 时后血压呈缓慢下降趋势,表现为"双峰双谷",这一现象称为动脉血压的日节律。对于老年人,动脉血压的日高夜低现象更为显著,有明显的低谷与高峰。睡眠不佳,血压也会略有升高。

3.环境 在寒冷环境中由于末梢血管收缩血压可上升,高温环境下由于皮肤血管扩张血压可略下降。

4.体位 立位血压高于坐位,坐位血压高于卧位,此种情况与重力引起的代偿机制有关。但长期卧床、贫血或使用降压药物的患者,若由卧位变成立位可出现头晕、心慌等直立性低血压表现。

5.部位 一般右上肢血压高于左上肢 10~20 mmHg,下肢收缩压比上肢高 20~40 mmHg(如用上肢袖带测量),其原因与股动脉的管径较肱动脉粗,血流量大有关。

6.其他 情绪激动、剧烈运动、疼痛、吸烟等均可导致收缩压升高,舒张压一般无变化。此外,饮酒、摄盐过多、应用药物等对血压也有影响。

正常人血压波动的范围较小,保持相对恒定状态。当血压超过正常范围即为异常血压。

二、异常血压的评估与护理

(一)异常血压

1.高血压 高血压是指未使用降压药的情况下,成人收缩压不低于 140 mmHg 和(或)舒张压不低于 90 mmHg。

关于高血压的分类标准,2010 年修订版《中国高血压防治指南》中把血压分为正常血压、正常高值及高血压。按血压水平将高血压分为 1、2、3 级(表 1-4-4-1)。

表 1-4-4-1 血压水平的定义和分类

类 别	收缩压/mmHg	舒张压/mmHg
正常血压	<120	<80
正常高值	120~139	80~89
高血压	≥140	≥90
1 级高血压(轻度)	140~159	90~99
2 级高血压(中度)	160~179	100~109
3 级高血压(重度)	≥180	≥110
单纯收缩期高血压	≥140	<90

注:若收缩压、舒张压分属于不同等级,则以较高的分级为准。

2.低血压 正常状态下,成人收缩压低于 90 mmHg,舒张压低于 60 mmHg,称为低血压。常见于大量失血、休克、急性心力衰竭等患者。

3.脉压变化

(1)脉压增大:脉压超过 40 mmHg,称为脉压增大。常见于主动脉硬化、主动脉瓣关闭不全、甲状腺功能亢进等。

(2)脉压减小:脉压低于 30 mmHg,称为脉压减小。常见于心包积液、缩窄性心包炎、心力衰竭等。

2010 年修订版《中国高血压防治指南》中将血压(120~139)/(80~89) mmHg 列为正常高值是根据我国流行病学数据分析的结果,血压处在此范围内者,应改变生活方式,及早预防,以免发展为高血压。

（二）异常血压的护理措施

1.心理护理　可通过了解患者性格及有关心理-社会因素进行疏导，说明疾病过程，训练患者自我控制力，消除紧张和压抑情绪，保持最佳心理状态，主动配合治疗与护理。

2.监测血压　如发现血压有异常，应加强血压监测，及时了解血压变化，同时密切观察其伴随症状。

3.劳逸结合　根据血压情况合理安排休息与活动，高血压初期不限制一般的体力活动，但应避免重体力活动，可进行散步、打太极拳等运动，颐养身心。患者血压较高时应嘱其卧床休息，如血压过低，应迅速安置患者于平卧位，并针对病因给予应急处理。

4.良好环境　提供适宜温湿度、通风良好、合理照明的整洁、安静、舒适的环境。

5.生活规律　良好的生活习惯是保持健康、维持正常血压的重要条件，如保证足够的睡眠、养成定时排便的习惯，注意保养，避免冷热刺激等。

6.健康教育　让患者了解高血压患者科学的生活方式、饮食与治疗要求，学会自我监控血压与紧急情况的处理方法，帮助患者改变影响血压变化的不良生活方式，如戒烟、戒酒等。低血压患者应注意适度运动，增强体力，避免受凉，提供营养丰富的食物，必要时应用中药调治。

三、血压的测量技术

（一）血压计的种类

血压计是根据血液通过狭窄的动脉管道而形成涡流时发出响声的原理而设计的，用于简便测量动脉压。

常用的血压计主要有汞柱式血压计（图 1-4-4-1）、表式血压计（图 1-4-4-2）和电子血压计（图1-4-4-3）三种。

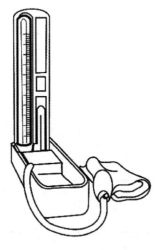

图 1-4-4-1　汞柱式血压计

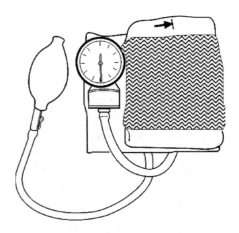

图 1-4-4-2　表式血压计

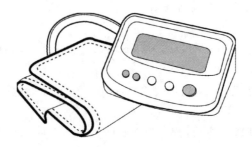

图 1-4-4-3　电子血压计

（二）血压计的构造

血压计主要由三个部分组成。

1.输气球及调节空气压力的阀门。

2.袖带为长方形扁平橡胶袋,袖带的长度和宽度应符合标准。一般常用的袖带长 24 cm,宽 12 cm,外层布套长 48 cm。下肢袖带长约 135 cm,比上肢袖带宽 2 cm。小儿袖带要求:新生儿袖带长 5～10 cm,宽 2.5～4 cm;婴儿袖带长 12～13.5 cm,宽 6～8 cm;儿童袖带长 17～22.5 cm,宽 9～10 cm。橡胶袋上有两根橡胶管,一根连输气球,另一根与压力表相接。

3.测压计

（1）汞柱式血压计:由玻璃管、标尺、水银槽三部分组成。血压计盒盖内壁上固定有一根玻璃管,管上面标有双刻度为 0～300 mmHg,每小格相当于 2 mmHg,玻璃管上端和大气相通,其下端和水银槽相通。水银槽内装有水银,输气球进入空气后,水银从玻璃管底部上升,汞柱上缘所指即为压力刻度。汞柱式血压计的优点是测得数值较准确可靠,但较重且玻璃管易碎。

（2）表式血压计:外形似表,呈圆盘状,正面盘上标有刻度及读数,盘中央有一指针,以指示血压数值。其优点是体积小,便于携带,但应定期和汞柱式血压计校验。

（3）电子血压计:袖带内有一换能器,有自动采样微电脑控制数字运算、自动放气程序,数秒内可得到血压数值。其优点是清晰直观,使用方便,也可排除测量者听觉不灵敏、噪声干扰等造成的误差,但需定期校验。

（三）血压的测量技术

实训 1-4-4-1　血压的测量技术

【目的】

1.判断血压有无异常。

2.监测血压变化,间接了解循环系统的功能状况。

3.为诊断、治疗、护理和预防提供依据。

【计划】

1.护士准备　衣帽整洁,修剪指甲,洗手、戴口罩。

2.用物准备　血压计、听诊器、记录本及笔。如用汞柱式血压计应检查玻璃管有无裂损,水银有无漏出,输气球与橡胶管有无漏气。

3.患者准备　患者了解血压测量的目的、方法、注意事项及配合要点。测量前 15～30 min 无剧烈运动、吸烟、情绪变化等影响血压的因素。

4.环境准备　病室安静、整洁,光线充足。

【实施】

操作步骤见表 1-4-4-2。

表 1-4-4-2　血压测量技术的操作步骤

操 作 步 骤	要 点 说 明
1.护士着装整齐,洗手、戴口罩	
2.备齐用物,携至患者床旁,核对并解释	·解释测血压的目的及方法
3.选择测量部位,取合适体位	

续表

操作步骤	要点说明
上肢血压测量法 (1)患者取坐位或仰卧位,被测肢体的肱动脉和心脏处于同一水平,坐位时平第4肋软骨,仰卧位时平腋中线 (2)卷袖、露臂,手掌向上,肘部伸直,放妥血压计。开启储汞槽开关,驱尽袖带内空气,平整地缠于上臂中部,袖带下缘距肘窝2～3 cm,松紧度以能放一指为宜(图1-4-4-4) (3)测量:戴上听诊器,将胸件贴于肱动脉搏动处;关闭阀门,充气至肱动脉搏动音消失再升高20～30 mmHg;以4 mmHg/s的速度放气,使汞柱缓慢下降,同时注意肱动脉搏动时汞柱所指刻度;闻及第一声搏动音时汞柱所指刻度即为收缩压,随后搏动逐渐增强,直到声音突然减弱或消失,此时汞柱所指刻度即为舒张压(WHO规定以搏动音消失作为舒张压) 下肢血压测量法(图1-4-4-5) (1)患者取仰卧位、俯卧位或侧卧位,协助患者卷裤腿或脱去一侧裤子,露出大腿部 (2)将袖带缠于大腿下部,其下缘距离腘窝3～5 cm,将听诊器胸件贴于腘动脉搏动处,同"上肢血压测量法"测量。记录时应注明下肢血压	·如肱动脉位置高于心脏水平,测得血压值偏低,反之,测得血压值偏高 ·袖口不宜过紧,以免阻断血流,影响血压测量的准确性 ·袖带过松,则橡胶带呈气球状,有效测量面积变窄,致使血压测量值偏高;袖带过紧,使血管在未注气时已受压,血压测量值偏低 ·搏动音消失即袖袋内压力大于心脏收缩压,使血流阻断 ·视线与汞柱所指刻度保持平齐 ·第一声搏动音出现表示袖带内压力降至与心脏收缩压相等,血液能通过被压迫的肱动脉;搏动音有改变时,袖袋内压力降至与心脏舒张压相等 ·如用上肢袖带测下肢血压,因袖带相对过窄,可导致收缩压偏高,而舒张压无多大差异
4.测量后排尽袖带内余气,整理袖带,放入盒内,将血压计盒盖右倾45°,使水银回流入槽内,关闭储汞槽开关,协助患者穿衣,恢复体位	·妥善整理,防止盒盖上玻璃管碎裂,以防储汞槽内水银溢出
5.记录血压值:收缩压/舒张压(mmHg)	·合理解释测量结果,感谢患者的配合

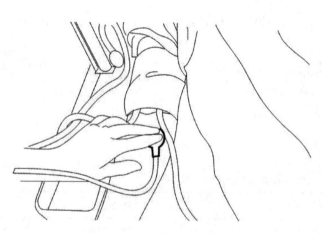

图 1-4-4-4　上肢血压测量法

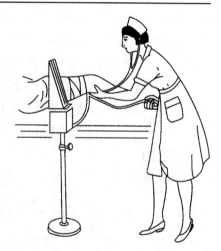

图 1-4-4-5　下肢血压测量法

【评价】

1.操作方法正确,测量结果准确。

2.护患沟通有效,患者能主动配合。

【注意事项】

1.定期检测、校对血压计　测量前,检查血压计:玻璃管无裂缝,刻度清晰,输气球和橡胶管无老化、不漏气,袖带宽窄合适,水银充足,无断裂。检查听诊器:橡胶管无老化、衔接紧密,听诊传导正常。

2.需长期观察血压的患者应做到"四定""四定"即定时间、定部位、定体位、定血压计。

3.为偏瘫、肢体外伤或手术患者测血压时应选择健侧肢体测量。

4.排除影响血压的因素:①袖带过宽使大段血管受压,致搏动音在到达袖带下缘之前已消失,故测得血压值偏低;袖带过窄则测得的血压值偏高。②袖带过紧使血管在未充气前已受压,测得的血压值偏低;袖带过松使橡胶袋呈气球状,以致有效测量面积变窄,导致测得的血压值偏高。③肱动脉高于心脏水平,测得的血压值偏低;肱动脉低于心脏水平,测得的血压值偏高。④视线低于汞柱,使血压读数偏高;视线高于汞柱,使血压读数偏低。

5.发现血压异常或听不清时,应重新测量。重测时,应先将袖带内空气驱尽,汞柱降至零点,稍待片刻后再测量,一般连测 2~3 次,取其最低值,必要时可行双侧肢体血压测量对照。

6.2010 年修订版《中国高血压防治指南》对血压测量的要求:应间隔 1~2 min 重复测量,取 2 次读数的平均值记录。如果收缩压或舒张压的 2 次读数相差 5 mmHg 以上,应再次测量,取 3 次读数的平均值记录。首诊时要测量两上臂血压,以后通常测量较高读数一侧的上臂血压。

知识链接

动态血压监测技术的临床应用

用动态血压监测仪进行 24 h 血压动态监测,是一种连续、间接、无创性的,按设定的时间间隔,跟踪测量和记录血压的便携式血压监测技术,能够反映患者昼夜血压变化的总体状况和变化趋势,具有以下优点:①可提供 24 h 或更长时间的多个血压测量值,可发现偶测血压不易发现的血压升高患者,尤其是对于夜间血压升高者,能够帮助明确高血压的诊断;②动态血压监测较少受到心理行为和安慰剂的影响,有利于排除"白大衣高血压";③可用于评价抗高血压药物的降压效果,指导临床治疗等。

动态血压监测技术的适用范围:①有头昏、头痛等症状需诊断有无高血压者;②偶测血压高,疑有高血压者;③未经治疗、治疗中或治疗效果不好的高血压患者;④血压不稳定者;⑤顽固性高血压及初发性高血压患者;⑥"诊室高血压"白大衣效应患者。监测前护士应全面了解患者的情况,是否服用过降压药物及停服降压药物的时间,是否患有血液凝固障碍和接受抗凝治疗等,监测仪中的电池必须达到 2.8 V 以上,清除监测仪中原有的数据。根据患者的病情设定好测量血压的时间。为患者佩戴监测仪时,袖带固定松紧要适宜,袖带下缘应位于肘窝上 2.5 cm 处,直接缠绕在裸露的上臂上。压力管在上臂外缘向上伸出,确保位置不限制上臂运动,将压力管连接到监测仪上,监测仪挂在腰间,按照预先设置好的时间间隔,进行血压测量并存储血压值,患者可以在日常生活中照常活动。

能力检测

1.体温过高分为几期?各期的表现是什么?

2.为什么测量脉搏不能用大拇指?

3.怎样为脉搏短绌的患者测量脉搏?

4.怎样为危重患者测量呼吸?

5.为保证血压测量的准确性,测量时应注意些什么?

6.患者张某,男,40 岁,因发热一周,且体温持续在 39.0~40.2 ℃之间,于上午 10 时入院。入院时测得 T 40.0 ℃,P 110 次/分,R 28 次/分,BP 120/80 mmHg。患者面色潮红、口唇干裂、

食欲不振。入院后立即给予降温处理,体温降至 38.9 ℃,下午 4 时体温又升至 39.8 ℃。请问:

(1)张某发热呈何种热型?

(2)入院时的发热程度是什么?

(3)应该怎样护理?

A₁/A₂ 型题

7.患者孙某,男,55 岁,因风湿性心脏病、心房颤动入院。护士为其测量脉率、心率的正确方法是(　　)。

A.先测脉率,再测心率　　　　　　　　B.护士测脉率,医生测心率

C.一人同时测脉率和心率　　　　　　　D.一人测脉率,一人计时

E.一人测心率,一人测脉率,同时测 1 min

8.患者张某,男,60 岁。主诉头晕,测得血压为 155/93 mmHg。此患者处于(　　)。

A.高血压　　　　　　　B.临界高血压　　　　　　　C.低血压

D.收缩压正常,舒张压高　　　　E.收缩压、舒张压均在正常范围内

A₃/A₄ 型题

(9~11 题共用题干)

患者李某,女,75 岁,发热 2 天。测得体温为 39.7 ℃,皮肤潮红,脉搏加快,已用药物退热。

9.应鼓励患者多喝(　　)。

A.白开水　　　B.茶水　　　C.果汁水　　　D.糖盐水　　　E.矿泉水

10.患者大量出汗时应给予的护理措施是(　　)。

A.评估出入液量　　　　　　B.擦干汗液,更换衣服　　　　　　C.测体温

D.填写护理记录单　　　　　E.降低室温

11.退热时,为防止发生虚脱应重点观察有无(　　)。

A.皮肤苍白、寒战　　　　　　　　　　B.头晕、出汗、疲倦

C.脉搏、呼吸渐慢,出汗　　　　　　　D.脉搏细速、四肢湿冷、出汗

E.脉速、面色潮红、头晕

(李雨昕)

项目五　医疗与护理文件记录

学习目标

1. 能阐述医疗与护理文件记录的意义。
2. 能叙述医疗与护理文件记录的原则。
3. 能阐述医疗与护理文件的管理要求及病历的排列顺序。
4. 能准确阐释长期医嘱、临时医嘱和备用医嘱，并能正确处理各类医嘱。
5. 能根据案例资料，正确书写体温单、特别护理记录单，并掌握出入液量记录单、病室交班报告的书写。

重点：医疗与护理文件记录的原则与管理要求；病历的排列顺序；体温单的绘制；医嘱的种类及处理；特别护理记录单的记录方法；病室交班报告的书写顺序及要求。

难点：体温单的绘制；医嘱的种类及处理；特别护理记录单的记录方法；病室交班报告的书写顺序及要求。

任务一　医疗与护理文件的记录和管理

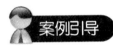

患者李某，男，45岁，出院后，护士小张整理其病历，发现里面有1张病危（重）通知书，1张病理报告单、2张体温单、3张医嘱单、2张病重（病危）患者护理记录单、1张住院病案首页、1张入院记录、3张病程记录和1张出院记录。请问：

(1)护士小张应按什么顺序整理该患者的病历？

(2)患者病历记录的意义是什么？

医疗与护理文件是医院和患者重要的档案资料，也是教学、科研、管理以及法律上的重要资料，记录了患者疾病发生、诊断、治疗、发展及转归的全过程，其中一部分由负责护士书写。医疗与护理文件必须书写规范并妥善保管，以保证其正确性、完整性和原始性。护士必须明确医疗与护理文件的记录和管理的重要意义，做到认真负责，并遵守职业技术规范。

一、记录的意义

（一）提供信息

医疗与护理文件是关于患者病情变化、诊疗护理以及疾病转归全过程的客观全面、及时动态的记录，是医护人员进行正确诊疗、护理的依据，同时也是加强各级医护人员交流与合作的纽带。如护理记录内容常是医生了解患者病情进展、进行明确诊断和制订治疗方案的重要参考依据。

（二）提供教学和科研资料

医疗与护理文件体现出理论在实际中的具体应用，是最好的教学资料，一些特殊病例还可以作为进行个案教学分析与讨论的良好教材。

标准、完整的医疗与护理文件也是科研的重要资料，对回顾性研究具有重要的参考价值。同时，它也为流行病学研究、传染病管理、预防调查等提供了统计学方面的资料。

（三）提供评价依据

各项医疗与护理文件记录，在一定程度上可以反映出一个医院的医疗服务质量，医院管理、学术及技术水平。如护理记录单、危重患者护理记录等，是医院管理的重要信息资料，也是医院进行等级评定及对护理人员考核的参考资料。

（四）提供法律依据

医疗与护理文件内容反映了患者在住院期间接受治疗与护理的具体情形，是具有法律效应的文件，在法律上可作为医疗纠纷、人身伤害、保险索赔、犯罪刑事案件及遗嘱查验的证明。如涉及医疗纠纷，调查处理时都要将病案、护理文件等作为依据加以判断，以明确医院及医务人员有无法律责任。

二、记录的原则

及时、准确、完整、简要、清晰是书写各项医疗与护理文件的基本原则。

（一）及时

医疗与护理文件的记录必须及时，不得拖延或提早，以保证记录的时效性，维持最新资料。因抢救急危重症患者未能及时记录，相关医务人员应当在抢救结束后 6 h 内据实补记，并注明抢救完成时间及补记时间。

（二）准确

准确是指文件记录的各项内容必须真实、无误，尤其对患者的主诉和行为应进行客观、真实、详细的描述，不应是医务人员主观解释或有偏见的资料。医疗与护理文件的记录是临床患者病情进展的科学记录，必要时可成为重要的法律依据，记录者必须是执行者。记录的时间应为实际给药、治疗、护理的时间，而不是事先安排的时间。有书写错误时应用所书写的钢笔在错误字词上划线删除或修改，并在上面签名。

（三）完整

眉栏、页码须首先填写。各项记录，尤其是护理表格应按要求逐项填写，避免遗漏。记录应连续，不留空白，每项记录后签全名。如患者出现病情恶化、拒绝接受治疗和护理、自杀倾向、意外、并发症先兆等特殊情况，应详细记录并及时汇报，做好交接班等。

（四）简要

记录内容应尽量简洁、流畅、重点突出。使用医学术语和公认的缩写，避免笼统、含糊不清或过多修辞，以方便医护人员快速获取所需信息。

（五）清晰

按要求分别使用红色、蓝黑色钢笔书写。一般白班用蓝黑色钢笔，夜班用红色钢笔记录。记录应字迹清楚，字体端正，保持表格整洁，不得涂改、剪贴和滥用简化字。

三、医疗与护理文件的管理

医疗与护理文件是医护人员临床实践的原始文件，对医疗、护理、教学、科研、法律等方面都至关重要，故无论是在患者住院期间还是出院后均应妥善管理。

（一）管理要求

1.各种医疗与护理文件按规定放置，记录和使用后必须放回原处。

2.必须保持医疗与护理文件的清洁、整齐、完整，防止污染、破损、拆散、丢失。

3.患者及家属不得随意翻阅医疗和护理文件，不得擅自将医疗与护理文件带出病区；因医疗活动或者工作需要，须将住院病历带离病区时，应当由病区指定的专门人员负责携带和保管。

4.医疗与护理文件应妥善保存。各种记录保存期限如下。

(1)由医疗机构保管的门(急)诊病历,保存时间自患者最后一次就诊之日起不少于 15 年。

(2)住院病历保存时间自患者最后一次住院出院之日起不少于 30 年。

(3)病区交班报告本由病室保存 1 年,以备需要时查阅。

5.患者本人或其代理人,死亡患者法定继承人在提供相关证明材料后可复制门(急)诊病历和住院病历中的体温单、医嘱单、住院志(入院记录)、手术同意书、麻醉同意书、麻醉记录、手术记录、病重(病危)患者护理记录单、出院记录、输血治疗知情同意书、特殊检查(特殊治疗)同意书、病理报告、检验报告等辅助检查报告单、医学影像检查资料等病历资料。

6.公安、司法、人力资源社会保障、保险以及负责医疗事故技术鉴定的部门,因办理案件、依法实施专业技术鉴定、医疗保险审核或仲裁、商业保险审核等需要,提出审核、查阅或者复制病历资料要求的,经办人员提供相关证明材料后,医疗机构可以根据需要提供患者部分或全部病历。

7.依法需要封存病历时,如发生医疗纠纷时,应当在医疗机构或者其委托代理人、患者或者其代理人在场的情况下,对病历共同进行确认,签封病历或其复制文件。

(二)病历排列顺序

病历由门诊病历和住院病历两部分组成。门诊病历包括首页、副页和各种检查报告单,一般由患者自行保管。根据国家卫生计生委、国家中医药管理局印发的《医疗机构病历管理规定(2013 年版)》,护理记录中的体温单、医嘱单、手术安全核查记录、手术清点记录、病重(病危)患者护理记录单作为住院病历的一部分随病历放置。

1.住院病历应当按照以下顺序排序(按时间先后倒序排列):

(1)体温单;

(2)医嘱单;

(3)入院记录;

(4)手术患者(术前讨论记录、手术同意书、麻醉同意书、麻醉术前访视记录、术后安全检查记录、手术清点记录、麻醉记录、手术记录、麻醉术后访视记录、术后病程记录);

(5)病重(病危)患者护理记录单;

(6)输血治疗知情同意书;

(7)特殊检查(特殊治疗)同意书;

(8)会诊记录;

(9)病危(重)通知书;

(10)辅助检查(病理资料、辅助检查报告单、医学影像检查资料);

(11)住院病案首页、门(急)诊病历。

2.病案应当按照以下顺序装订保存(按时间先后顺序排列):

(1)住院病案首页;

(2)入院记录;

(3)病程记录;

(4)手术患者(术前讨论记录、手术同意书、麻醉同意书、麻醉术前访视记录、术后安全检查记录、手术清点记录、麻醉记录、手术记录、麻醉术后访视记录、术后病程记录);

(5)出院记录或死亡记录(死亡病例讨论记录);

(6)输血治疗知情同意书;

(7)特殊检查(特殊治疗)同意书;

(8)会诊记录;

(9)病危(重)通知书;

(10)辅助检查(病理资料、辅助检查报告单、医学影像检查资料);

(11)体温单;

(12)医嘱单;

(13)病重(病危)患者护理记录单。

任务二　医疗与护理文件的书写

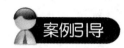

患者王某,女,23岁,因畏寒、发热1天于下午3:10入院。查体:T39.5 ℃,P98次/分,R22次/分,BP118/68 mmHg。入院诊断:急性扁桃体化脓。医嘱:二级护理,流质饮食,血常规测定st,青霉素皮试st,青霉素40万U im tid,物理降温q6h prn等。如果你是责任护士:

(1)请根据案例资料绘制体温单。

(2)说出所开医嘱包含哪几种类型,并正确处理上述医嘱。

医疗与护理文件的书写,包括填写体温单、医嘱单、出入液量记录单、特别护理记录单和病室交班报告等。随着整体护理的开展,填写各类医疗与护理文件成为护理人员必须掌握的基本技能。

一、体温单

体温单用于记录患者的体温、脉搏、呼吸及其他情况,如出入院、手术、分娩、转科或死亡时间,大小便,出入液量,血压,体重等,住院期间排在病历最前面,以便于查阅(附表1-5-2-1)。

(一)眉栏

1.用蓝黑色钢笔填写姓名、科室、病室、床号、住院号及日期、住院日数等项目。

2.填写“日期”栏时,每页第一日应填写年、月、日,其余6天只写日。如在6天中遇到新的年度或月份开始,则应填写年、月、日或月、日。

3.“住院日数”从入院后第1天开始写,直至出院。

4.用红色钢笔填写“手术(分娩)后日数”,以手术(分娩)次日为第1天,依次填写至14天为止。若在14天内进行第二次手术,则将第一次手术日作为分母,第二次手术日作为分子填写。

(二)40~42 ℃横线之间

1.用红色钢笔在40~42 ℃横线之间相应时间格内纵行填写入院、转入、手术、分娩、出院、死亡,除手术不写时间外,其余项目后写“于”或划一竖线,其下用中文书写时间。

2.顶格竖写,一格一字,竖线为两格。用中文书写时间,采用24 h制,精确到分,如“入院于十四时三十分”。

3.转入时间由转入病室填写。

(三)体温、脉搏、呼吸曲线

1.体温曲线的绘制

(1)体温符号:口温以蓝点“●”表示,腋温以蓝叉“×”表示,肛温以蓝圈“○”表示。

(2)将实际测量的温度数值,用蓝黑色钢笔绘制于体温单35~42 ℃之间的相应时间格内,相邻体温用蓝线相连,若相邻两次体温相同可不连线。

(3)物理或药物降温30 min后,应复测体温,测量的体温用红圈“○”表示,画在物理降温前温度的同一纵格内,并用红色虚线与降温前的体温相连,下次体温用蓝线仍与降温前的体温相连。

(4)体温低于35 ℃时,为体温不升。可在35 ℃横线相应时间纵格内画一蓝点,于蓝点处向下画箭头“↓”,长度不超过两小格,相邻体温与标识点连接;或靠35 ℃横线以下用蓝黑色钢笔纵向填写“不升”字样。

(5)患者体温与上次体温差异较大或与疾病不符时,应重新测量。重测相符者在原体温符号

NOTE

上方用蓝黑色钢笔写上一小写英文字母"V"(verified,核实)。

(6)若患者因拒测、外出进行诊疗活动或请假等原因未能测量体温,则在体温单 40～42 ℃横线之间用红色钢笔在相应时间纵格内填写"拒测""外出""请假"等,并且前后两次体温断开不相连。"外出""请假"须经医师批准,履行相应手续后护士方可在体温单相应时间上注明。

2.脉搏、心率曲线的绘制

(1)脉搏、心率符号:脉搏用红点"●"表示,心率用红圈"○"表示。

(2)将实际测量的脉搏或心率,用红色钢笔绘制于体温单相应时间格内,相邻脉搏或心率以红线相连,相同两次脉搏或心率间可不连线。

(3)脉搏与体温重叠时,先划体温符号,再在体温符号外划红圈;如为肛温,则先以蓝圈表示体温,其内以红点标识脉搏。

(4)脉搏短绌时,须同时绘制脉率和心率,相邻脉率或心率间用红线相连,两曲线之间用红色钢笔画线填满。

(5)安装起搏器的患者,心率用红色"Ⓗ"表示。

3.呼吸曲线的绘制

(1)呼吸符号:以蓝圈"○"表示。

(2)将实际测量的呼吸次数,用蓝线绘制于体温单相应时间格内,相邻的呼吸次数用蓝线相连,相同两次呼吸次数间可不连线。

(3)使用呼吸机患者的呼吸以"Ⓡ"表示,在体温单相应时间内呼吸 30 次横线下顶格用黑色钢笔画"Ⓡ"。

另外,也有的呼吸次数是以阿拉伯数字表示,免写计量单位,用蓝黑色钢笔填写在呼吸栏内,相邻的两次呼吸上下错开记录,每页首记呼吸从下开始写。

(四)底栏

底栏的内容包括血压、体重、尿量、大便次数、出入液量等,数据以阿拉伯数字记录,免写计量单位,用蓝黑色钢笔填写在相应栏内。

1.大便次数

(1)每 24 h 记录一次,记录前一天的大便次数,从入院第 2 天开始填写,每天记录一次。

(2)大便符号:未解大便用"0"表示;大便失禁用"＊"表示;人工肛门用"☆"表示;灌肠用"E"表示,灌肠后排便以 E 作分母、排便次数作分子表示,例如:"1/E"表示灌肠后排便一次;1 2/E 表示自行排便一次,灌肠后又排便 2 次;"4/2E"表示灌肠 2 次后排便 4 次;患者做肠道准备口服泻药后大便次数记录为"N/C",其中 N 为大便次数,C 为英文单词 cathartic(泻药)的首写字母。

2.尿量

(1)以"mL"为单位填入,记录前一天 24 h 的尿液总量,从入院第 2 天开始填写,每天记录一次。

(2)小便符号:导尿以"C"表示;小便失禁以"＊"表示。例如,"1500/C"表示导尿患者排尿1500 mL。

3.出入液量   以"mL"为单位填入,记录前一天 24 h 的出入液量,分子为出液量、分母为入液量。也有的体温单中将入液量和出液量分栏记录。

4.体重   以"kg"为单位填入。一般新入住患者应记录体重,住院患者每周测量体重一次,并记录;病情危重或卧床不能测量的患者,应在体重栏内注明"卧床"。

5.血压   以"mmHg"为单位填入。新入住患者应记录血压,住院患者每周至少记录血压一次。一天内连续测量血压时,则上午血压写在前半格,下午血压写在后半格内;术前血压写在前面,术后血压写在后面。

6."其他"栏作为机动,根据病情需要填写,如特殊药物、腹围、药物过敏试验等。

7.页码   用蓝黑色钢笔以阿拉伯数字逐页填写。

二、医嘱单

医嘱是医生根据患者病情的需要,为达到诊疗的目的而拟定的书面嘱咐,由医护人员共同执行。医嘱的内容包括:日期、时间、床号、姓名、护理常规、护理级别、饮食、体位、药物(注明计量、用法、时间等)、各种检查及治疗、术前准备,以及医生、护士的签名。医嘱应由执业医师书写,护士须及时、正确地执行。

(一)医嘱的种类

1.长期医嘱　有效时间在 24 h 以上,当医师注明停止时间后方失效。

2.临时医嘱　有效时间在 24 h 以内,应在短时间内执行或立即执行(st),除注明外仅执行一次。有的需在限定时间内执行,如会诊、手术、各项检查等,另外,出院、转科、死亡等也属于临时医嘱。

3.备用医嘱

(1)长期备用医嘱(prn):有效时间在 24 h 以上,必要时用,两次执行之间要有时间间隔,医师注明停止时间后失效。如哌替啶 50 mg im q6h prn。

(2)临时备用医嘱(sos):在 12 h 内有效,必要时用,只执行一次,过期未执行则失效。

(二)医嘱的处理

1.长期医嘱的处理　护士将医嘱内容分别记录在相应的执行单上(如服药单、治疗单、输液单、饮食单等),并在长期医嘱单上签全名。定期执行的长期医嘱应在执行卡上注明具体的执行时间,如硝苯地平 10 mg bid,在服药单上则应注明硝苯地平 10 mg 8:00—16:00。护士在执行长期医嘱后,应在长期医嘱执行单上注明执行时间,并签全名(附表1-5-2-2)。

2.临时医嘱的处理　临时医嘱先执行,然后注明执行时间并签全名。会诊、检查等各种申请单及时送到相应科室(附表1-5-2-3)。

3.备用医嘱处理

(1)长期备用医嘱:护士每次执行后,在临时医嘱单上记录执行时间并签名。

(2)临时备用医嘱:护士执行后,在临时医嘱单上记录执行时间并签名;若过期未执行,用红色钢笔在该项医嘱栏内写"未用"二字。

4.停止医嘱的处理　医生在相应医嘱的停止栏内注明停止时间并签名,护士将执行单上的有关项目注销,同时注明停止时间,并在医嘱单原医嘱后,填写停止时间并签全名。

5.重整医嘱的处理　凡长期医嘱单超过 3 张,或医嘱调整项目过多时需重整医嘱。重整医嘱由医生进行,在原医嘱最后一行下面画一红线,在红线下用红色钢笔写"重整医嘱",再把红线上有效的长期医嘱按原排列顺序抄于红线下,核对无误后签名。当患者手术、分娩或转科后,也需重整医嘱,即在原医嘱最后一行下面画一红线,并在其下用红色钢笔写"术后医嘱""分娩医嘱""转科医嘱",然后重新开始写医嘱,红线以上的医嘱自动停止。医嘱重整以后,由护士核对无误后签名。

(三)注意事项

1.医嘱必须经执业医师签名后方为有效,一般情况下,护士不得执行口头医嘱。因抢救患者或手术过程中需要执行口头医嘱时,执行护士应当复诵一遍,双方确认无误后方可先执行,事后应及时据实补记医嘱。

2.处理医嘱时,应先急后缓,一般先执行临时医嘱,再执行长期医嘱。

3.对有疑问的医嘱,必须核对清楚后再执行。

4.医嘱需每班、每日核对,每周总查对,查对后签全名。

5.凡需下一班执行的临时医嘱要交班,并在护士交班记录上注明。

三、特别护理记录单

凡危重、抢救、大手术后、特殊治疗或需严密观察病情者,须做好特别护理记录(附表1-5-2-4),以便了解和全面掌握患者情况,观察治疗或抢救后的效果。

记录内容包括患者的生命体征、神志、瞳孔、出入液量、病情动态、护理措施、药物治疗效果反应等。

记录方法如下:

1.用蓝黑色钢笔填写眉栏各项,包括患者的姓名、科室、病室、床号、住院号、页数等。

2.日间7—19时用蓝黑色钢笔记录,夜间19时至次晨7时用红色钢笔记录。

3.出入液量应每12 h和24 h做一次总结,并记录于体温单上。

4.应详细记录患者的病情变化、症状表现、治疗、护理措施及其效果,并签全名。

四、病室交班报告

病室交班报告是由值班护士针对值班期间病室情况及患者病情动态变化书写的书面交班报告,也是向接班护士交代工作的重点。通过阅读病室交班报告,接班者可了解病室全天工作动态,患者的身心状况,需要继续观察的问题和实施的护理措施,有助于护理工作的衔接(附表1-5-2-5)。

(一)交班报告书写顺序

1.用蓝黑色钢笔填写眉栏各项,如病室、日期、患者总数和入院、出院、转出、转入、手术、分娩、病危及死亡人数。

2.先写离开病区的患者(出院、转出、死亡),再写进入病区的患者(入院、转入),最后写本班重点患者(手术、分娩、危重及有异常情况的患者)。同一栏内容,按床号先后书写报告。

(二)交班内容

1.出院、转出、死亡患者 出院患者写明离开时间;转出患者注明转往的医院、科室及转出时间;死亡患者简要记录抢救经过和死亡时间。

2.新患者 写明患者入院或转入的原因、时间、主诉、既往病史(尤其是过敏史)、入院时病情和主要治疗护理措施与效果、患者的心理状态等。

3.手术患者 准备手术的患者写明术前准备和术前用药情况等;当天手术患者需写明麻醉方式、手术名称及过程、全身麻醉清醒时间、回病房时间、生命体征、伤口、引流、排尿、镇痛剂的使用情况。

4.产妇 应写明胎次、产式、产程、分娩时间、会阴或腹部切口及恶露情况等;新生儿性别及评分。

5.危重患者 报告患者意识、生命体征、体位、皮肤完整性、引流情况、特殊主诉、异常检验、病情变化、采取措施等。

6.其他特殊病情变化患者 记录需相应交班的内容,如臀红、输血、蓝光照射等,记录需下班注意的事项。

此外,还应书写患者的心理状况,夜间记录还应注明患者睡眠情况。

五、书写要求

1.应在了解患者病情的基础上认真书写,内容真实。

2.使用医学术语确切,阐述简明,重点突出。

3.字迹清楚,不得随意涂改、粘贴,除特殊标识外,无论白班用蓝黑色钢笔、夜班用红色钢笔记录。

4.填写时,先写床号、姓名、住院号和诊断,再简要记录病情、治疗和护理。

5.对新入院、转入、手术、分娩患者,在诊断的右下角用红色钢笔分别注明"新""转入""手术""分娩",危重患者用红色钢笔注明"危"。

6.写完后,再注明页数并签全名。

知识链接

PDA的使用

目前很多医院采用个人数字助理(personal digital assistant,PDA)、医院信息系统及医嘱处理系统等,建立临床护理信息化平台,实现了治疗护理的标识、核对、记录的自动化。

患者腕带印有条形码,提供确切的患者身份标识,从患者住院或接受治疗的开始,患者标识的使用范围涵盖医院的各个相关部门。各种口服及静脉治疗用药都有专用的标识,具有二维条码的专用标签贴在口服治疗袋及静脉输液袋上,标签上有患者的姓名、性别、住院号、药物名称、计量、方法等相关信息。

护士用自己的工号和密码登录PDA,将光标定位在标签条形码的正中,距离控制在6~10 cm,应用PDA上的扫描按钮进行扫描。如果扫描成功,PDA屏幕上会出现所扫描患者的床号、姓名、住院号、药物名称、计量、用法、时间等相关信息。同样方法扫描正确患者的腕带后,PDA界面会出现"执行成功"字样,如果药物与患者不匹配,那么界面上会出现提示"患者与药物不匹配,请核对",并发出报警声。这样大大提高了护士执行各项操作的准确性和效率。

通过网络的实时传输功能,将PDA上执行的医嘱进行处理,系统会记录执行的时间,并进行自动签名,同时生成执行单。系统默认"谁登录谁签名"的原则,从而免去了手工书写执行单和签名的过程。

能力检测

1.患者李某,女,55岁,入院诊断为"不稳定性心绞痛"。查体:T36.5 ℃,P92 次/分,R20 次/分,BP160/94 mmHg。医嘱:消心痛 5 mg 舌下含服 st,心肌酶谱测定,心电图检查,阿司匹林肠溶片 100 mg po qd 等。请问:

(1)医生所开医嘱中分别有哪些类型?

(2)执行上述医嘱应遵循哪些原则?

A₁/A₂型题

2.关于医疗与护理文件的重要性的说法,错误的是( )。

A.为医生确定治疗方案提供信息　　　　B.提供教学与科研资料

C.提供法律依据　　　　　　　　　　　D.反映医院医疗护理质量

E.反映患者流动情况

3.执行口头医嘱不妥的是( )。

A.一般情况下不执行口头医嘱　　　　　B.抢救或手术过程中可以执行

C.执行后护士必须向医生复述一遍　　　D.确认无误后方可执行

E.事后及时补写医嘱

A₃/A₄型题

(4~5题共用题干)

患者胡某,60岁,手术前一日 10 时医生开出医嘱:安定 5 mg po sos。

4.此项医嘱的失效时间是( )。

A. 次日 00:00   B. 当日 22 时   C. 次日 8 时

D. 次日 10 时   E. 至医生停止医嘱为止

5.若当日患者睡眠良好,该医嘱未执行,则护士应在该医嘱栏后( )。

A. 用红色钢笔填写"失效"   B. 用蓝黑色钢笔填写"失效"

C. 用红色钢笔填写"未用"   D. 用蓝黑色钢笔填写"未用"

E. 用红色钢笔填写"作废"

(丁 超)

学习目标 ┃......

重点:标本采集
的原则;血标
本、痰标本、咽
拭子标本、尿液
标本、粪便标本
的采集方法及
注意事项。

难点:血标本、
痰标本、咽拭子
标本、尿液标
本、粪便标本的
采集方法及注
意事项。

1.能正确叙述标本采集的意义、原则和目的。
2.能正确实施血标本、痰标本、咽拭子标本、尿液标本、粪便标本的采集。
3.能正确阐述血标本采集的注意事项。
4.能正确选择尿液标本防腐剂。

任务一 标本采集的管理

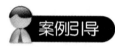

患者丁某,男性,40岁,近三个月来,出现发热,体温38 ℃左右,厌食、消瘦,体重下降8 kg,出现刺激性咳嗽,持续痰中带血。既往有吸烟史25余年。根据医嘱护士要给患者采集血、尿液、大便等标本。如果你是责任护士,请完成以下任务:

(1)护士在采集标本时应遵循哪些原则?

(2)采集各种标本时应注意些什么?

随着现代医学的发展,检验的项目日益增多,检验的方法更加科学,仪器的灵敏度越来越高,对标本采集方法的要求也越来越严格,因此,护士应掌握正确的标本采集方法,将标本及时送检和保管,以保证检验质量和结果的准确。

一、标本采集的意义

标本是指用来化验或研究的血液、呕吐物、分泌物(痰、鼻分泌物)、排泄物(尿液、粪便)、体液(胸腔积液、腹腔积液)和脱落细胞(食管、阴道处)等样品。将采集的标本经物理、化学和生物学实验技术和方法进行检验,作为判断患者有无异常的依据,从而获得反映正常生理现象和病理改变的资料。标本采集的意义:①协助明确疾病诊断;②推测病程进展;③制订治疗措施;④观察病情。标本检验结果的正确与否直接影响到对患者疾病的诊断、治疗和抢救,同时与临床其他检查相配合,对观察病情、确定诊断、制订防治措施起着重要作用。所以,掌握正确的标本采集方法是极为重要的,它是护理人员应该掌握的基本知识和基本技能之一。

二、标本采集的原则

在充分准备的前提下,遵医嘱采集各种标本,经严格查对,运用正确的采集方法并及时送检,以确保标本的质量。在采集各种检验标本时,应遵循以下基本原则。

(一)遵医嘱采集标本

采集各种标本均应按医嘱执行,医生填写检验申请单,目的要明确,字迹要清楚,申请人应签

NOTE

全名。凡对检验申请单有疑问者,护士应核实清楚后再执行。

（二）采集前做好充分准备

采集前应评估患者的病情、检验项目和目的、心理反应及合作程度。根据检验项目选择合适容器,外贴标签,注明姓名、性别、床号、科室、检验目的和送检日期,并向患者及家属说明检验项目的有关事宜,以取得配合。

（三）认真做好查对工作

查对是保证标本采集无误的重要环节之一。采集前应认真核对申请项目、患者姓名、床号等,以防发生差错事故。

（四）正确采集各种标本

检验标本的正确采集是保证检验结果准确的前提。为了保证送检标本的质量,必须掌握正确的采集方法,及时采集,按时送检,不可放置时间过久,以免影响检验结果。如尿细菌培养留取清洁中段尿培养标本时,应先用肥皂水冲洗外阴部,并用 1∶1000 新洁尔灭溶液消毒尿道口,然后排尿,将前一段尿弃去,再用无菌培养瓶留取中段尿一部分后,立即送检。凡能直接干扰检验效果的药物和食物,在标本采集前应停止使用,以免影响检验结果的判定。

任务二　常用标本采集技术

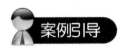
案例引导

患者王某,男,58 岁,车祸伤,由救护车接入院。入院时查体：T36.5 ℃,P120 次/分,R28 次/分,BP60/50 mmHg。患者面色苍白,神志淡漠,四肢冰冷。医嘱：平衡盐溶液 500 mL 静脉滴注,交叉配血。医生开出了检查申请单,包括：血常规、尿常规、血液气体分析等。如果你是责任护士,请完成以下工作任务：

（1）护士为患者采集标本要做好哪些准备工作？

（2）如何正确给患者采集各项检验标本？

一、血标本采集技术

人体内的血液总量占体重的 7%～8%,是存在于心血管系统内的流动组织,由血浆和血细胞两部分组成,对维持机体的新陈代谢、功能调节和内外环境的平衡起着至关重要的作用。而生物体的生理变化和病理变化往往引起血液成分的改变,故血液检验对各系统疾病的诊断和鉴别可提供许多信息,具有重要的临床意义,而通过收集血标本有助于我们更好地了解生化检验在疾病诊断、治疗方面的应用。临床收集的血标本分三类：静脉血标本、毛细血管血标本、动脉血标本。

知识链接

其他采血法

毛细血管采血法通常用于血常规检查。采血器材有三棱针或专用"采血针"、微量定量吸管、标本容器等,以左手中指或无名指指尖内侧为宜,婴幼儿手指太小可用拇指或足底部内外侧缘,目前均由专业检验人员采集。

动脉血标本主要是采集桡动脉、肱动脉和股动脉等血液,进行血气分析,判断患者氧合情况,为治疗提供依据。常用于呼吸衰竭、酸碱平衡失调的监护以及机械通气参数

NOTE

调节、疗效分析和预后判断,可为临床确定治疗方案、调整药物、观察疗效等提供准确的依据。

实训 1-6-2-1　静脉血标本采集法

【目的】

协助临床诊断疾病,为临床治疗提供依据。

【评估】

1.患者的病情、意识状态、肢体活动能力、局部皮肤及血管情况。

2.明确患者需做的检查项目,决定采血量及是否需要特殊准备,如使用抗凝剂等。

3.患者的心理状态及理解、合作能力。

【计划】

1.护士准备　衣帽整洁,修剪指甲,洗手、戴口罩。

2.用物准备　检验单、2%碘酊、70%乙醇、棉签、止血带、小枕垫、无菌瓶、镊子、5 mL 或 10 mL 一次性注射器(按采血量选用)、真空采血针(图 1-6-2-1)、真空采血管(图 1-6-2-2)、血培养瓶,按需要备乙醇、火柴、手消毒液。

3.患者准备　采血局部清洁,患者明确采血目的及合作要点。

4.环境准备　病室安静、宽敞、整洁、通风。

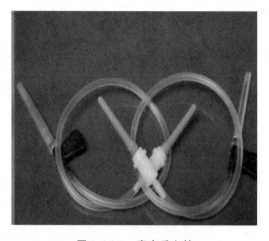

图 1-6-2-1　真空采血针

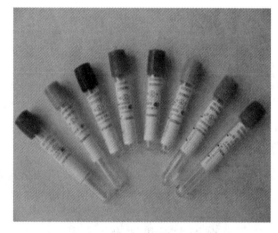

图 1-6-2-2　真空采血管

【实施】

操作步骤见表 1-6-2-1。

表 1-6-2-1　静脉血标本采集技术的操作步骤

操作步骤	要点说明
1.按规定着装,核对医嘱,洗手、戴口罩。用物准备齐全,检查物品质量及有效期,贴化验单附联于标本容器上	· 防止发生差错事故
2.携用物至患者床旁,核对患者信息并解释抽血目的和配合方法	· 取得患者配合
3.协助患者取合适体位,选择合适静脉,在穿刺点上方约 6 cm 处系止血带,嘱患者握拳,常规消毒皮肤	· 止血带尾端向上,避免穿刺点被污染
4.手持真空采血针,按静脉穿刺法穿刺血管,见回血后将采血针另一端针头插入真空采血管,抽取所需血量,松开止血带,嘱患者松拳,用干棉签按压穿刺点,迅速拔出针头,嘱患者屈肘,按压穿刺点 3～5 min。同时抽取几个项目的标本时,注入血液顺序为血培养标本、全血标本和血清标本	· 严格执行无菌操作原则,注意按压部位和时间,避免出现皮下血肿。一般采血量为 5 mL,而亚急性细菌性心内膜炎患者采血量为 10～15 mL

续表

操作步骤	要点说明
5.协助患者取舒适卧位,检查穿刺部位,感谢患者的配合	·使患者感觉舒适,无皮下血肿
6.用物按规定消毒处理,标本及时送检,洗手,记录	·避免医院内交叉感染,防止标本变质或延误送检

【评价】

1.严格执行无菌操作原则,采集血标本方法正确、剂量准确。

2.局部皮肤无淤血及皮下血肿。

3.患者准备充分,操作中配合得当。

【注意事项】

1.根据不同的检验目的,计算所需的采血量,选择试管。

2.需空腹抽血时,应事先通知患者,避免因进食而影响检验结果(因清晨空腹时血液中的各种化学成分处于相对恒定状态)。

3.采集血标本应严格执行无菌操作原则,严禁在输液、输血的针头内抽取血标本,应在对侧肢体采血。

4.如同时抽取几个项目的血标本,一般应先注入血培养瓶,其次注入抗凝试管,最后注入干燥试管,动作要准确迅速。

5.取血后,应将注射器的活塞略向后抽,以免血液凝固而使注射器粘连并阻塞针头。

二、尿标本采集技术

尿液是机体代谢的终末产物,它的组成和性状可反映机体的代谢状况,受机体各系统功能状态的影响,其理化性质和有形成分会发生改变。临床上收集尿标本做各种检查,以了解病情,协助诊断和治疗。尿标本分三种:尿常规标本、尿培养标本、12 h或24 h尿标本。

【目的】

1.尿常规标本　检查尿液的颜色、透明度、相对密度、蛋白、糖定性、细胞及管型等。

2.尿培养标本　取未被污染的尿液做病原学检查,以协助诊断。

3.12 h或24 h尿标本　检查一日尿量及做尿的各种定量检查、尿浓缩查结核杆菌等。

【评估】

1.患者的病情、临床诊断和治疗情况。

2.检验名称、项目和目的。

3.患者的排尿情况、心理状态、理解及合作能力等。

【计划】

1.护士准备　衣帽整洁,修剪指甲,洗手、戴口罩。了解标本采集的目的、方法和注意事项。

2.用物准备　根据标本种类不同准备。

(1)尿常规标本:容积为100 mL以上的一次性尿杯。

(2)尿培养标本:消毒外阴用物、有盖培养试管、长柄试管夹、无菌手套、酒精灯、火柴、无菌棉签、纱布、消毒液(PVP-碘、1：5000高锰酸钾溶液)、便器、屏风等。必要时备无菌导尿用物。

(3)12 h或24 h尿标本:容量在3000 mL以上的清洁带盖大口容器,根据检验项目准备防腐剂(表1-6-2-2)。

3.患者准备　患者了解留取尿标本的意义及方法,做好留取标本的准备。

4.环境准备　病室安静、整洁、舒适,光线充足,必要时备屏风或床帘遮挡。

表 1-6-2-2　常用防腐剂的作用及用法

名　称	作　用	用　法	临 床 应 用
40%甲醛	固定尿中有机成分,防腐	每 30 mL 尿液中加 1 滴	尿爱迪计数(尿细胞计数)
浓盐酸	防止尿中激素被氧化,防腐	24 h 尿液中加 5~10 mL	用于内分泌系统的检验:如 17-酮类固醇、17-羟类固醇
甲苯	防污染,延缓尿中化学成分的分离	尿液内加 10 mL,尿液表面加数滴,形成一薄膜	用于做尿蛋白定量、尿糖定量,测定尿中钠、钾、肌酐、肌酸等

【实施】

操作步骤见表 1-6-2-3。

表 1-6-2-3　尿标本采集技术的操作步骤

操 作 步 骤	要 点 说 明
1.核对医嘱,选择适当容器,贴好标签,洗手,携用物至患者床旁	·防止差错的发生
2.核对并解释、指导,尊重患者,取得配合	·消除患者的紧张情绪及顾虑
3.采集尿标本 (1)常规标本:嘱患者将晨起第一次尿 50 mL 留于标本容器内,测定尿比重需留尿 100 mL,不能自理的患者协助其留尿或导尿,及时送检	·做早孕诊断试验应留晨尿 ·晨尿浓度高,检验结果较准确,不可将粪便混入尿中 ·昏迷或尿潴留患者可通过导尿术留取尿标本
(2)尿培养标本 ①中段尿留取法:清洁、消毒外阴,嘱患者排尿,用试管夹夹住试管于酒精灯上消毒试管口后,接取中段尿 5~10 mL,再用酒精灯消毒试管口和盖子,盖紧试管后放于试管架上,熄灭酒精灯 ②导尿术留取法:按无菌技术插入导尿管,引出尿液,留取尿标本 (3)12 h 或 24 h 尿标本:取有盖容器,贴上检验单附联,注明科室、床号、姓名、检验目的和送检日期	·应在患者膀胱充盈时留 ·防止外阴部细菌污染尿培养标本 ·前段尿能冲洗尿道,以防污染标本 ·防止标本倾倒造成污染 ·适用于昏迷、尿潴留患者 ·严格执行无菌操作原则 ·12 h 尿标本:自晚 7 时至次晨 7 时 ·24 h 尿标本:自早晨 7 时至次晨 7 时留取全部尿液,保证检验结果的准确性
(4)将 12 h 或 24 h 的全部尿液保存在加入防腐剂的容器中	·不得将粪便混入尿液中 ·根据检验目的在容器中加入防腐剂,保护尿液、防腐、防氧化 ·防止标本久放变质
4.协助患者穿裤子,整理床单位,清理用物,标本及时送检	·保证检验结果的准确性
5.洗手,记录	·记录尿液总量、颜色、气味等

【注意事项】

1.进行尿标本采集时应取晨尿,因晨尿浓度高,未受饮食、药物、运动等因素的影响,可保证检验结果的准确性。

2.注意观察会阴部分泌物情况,若分泌物过多,应先清洁或冲洗,再收集尿液。

3.不可将粪便混入尿液中;尿内勿混入消毒液,以免产生抑菌作用而影响检验结果。女性患者月经期不宜留取尿标本;儿童或尿失禁患者可用尿套或尿袋协助收集;昏迷或尿潴留患者可用导尿术留取尿标本。

4.严格执行无菌操作原则,以免污染尿液。采集中段尿时,必须在膀胱充盈情况下进行。

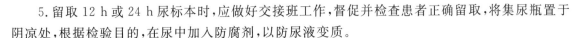

5.留取 12 h 或 24 h 尿标本时,应做好交接班工作,督促并检查患者正确留取,将集尿瓶置于阴凉处,根据检验目的,在尿中加入防腐剂,以防尿液变质。

【评价】

1.尿标本的采集方法正确。

2.与患者之间沟通良好。

三、粪便标本采集技术

正常粪便由已消化和未消化的食物残渣、消化道分泌物、大量细菌和水分组成。临床上通过粪便标本的检验,评估患者的排泄功能及疾病。根据检验目的不同,粪便标本分为常规标本、培养标本、隐血标本和寄生虫及虫卵标本等。

【目的】

1.常规标本　检查粪便的性状、颜色、混合物,有无脓血、寄生虫及虫卵等。

2.培养标本　检查粪便标本中的致病菌。

3.隐血标本　检查粪便中是否存在肉眼不能察觉的微量血液。

4.寄生虫及虫卵标本　检查寄生虫成虫、幼虫及虫卵等。

【评估】

1.患者的病情、排便情况、自理能力。

2.检验项目,留取粪便的目的。

3.患者的认知、心理反应及合作程度。

【计划】

1.护士准备　衣帽整洁,修剪指甲,洗手、戴口罩。

2.用物准备　检验单(标明病室、床号、姓名)、清洁便盆、标本容器(无菌培养试管、蜡纸盒、竹签或无菌长棉签)、卫生纸、屏风等。

3.患者准备　患者了解留取粪便标本的意义及方法,做好留取标本的准备。

4.环境准备　病室安静、整洁、舒适,光线充足,必要时备屏风或床帘遮挡患者。

【实施】

操作步骤见表 1-6-2-4。

表 1-6-2-4　粪便标本采集技术的操作步骤

操 作 步 骤	要 点 说 明
1.核对医嘱,选择适当容器,贴好标签,洗手,携用物至患者床旁	· 防止差错的发生
2.核对并解释、指导,尊重患者,取得配合	· 消除患者的顾虑,指导收集的方法 · 水样便盛于容器中送检
3.屏风遮挡,嘱患者排空膀胱	· 避免尿液混入
4.收集标本 常规标本 嘱患者排便于清洁便盆中,用检便匙或清洁竹签取中央或带黏液脓血部分约 5 g,置于蜡纸盒内 培养标本 嘱患者排便于消毒便盆中,用无菌棉签取中央或带黏液脓血部分 2～5 g,置于无菌培养试管或蜡纸盒中。患者无便意时,用无菌棉签蘸无菌生理盐水,插入肛门 6～7 cm,朝同一方向旋转后退出,将棉签置于培养管内 隐血标本 按常规标本留取	· 提高检验的阳性率 · 保证检验结果不受细菌污染 · 防止标本污染 · 嘱患者检查前 3 天禁食肉类、肝脏、动物血、绿色蔬菜、含铁的药物及食物等

NOTE

续表

操 作 步 骤	要 点 说 明
寄生虫及虫卵标本 ①检查寄生虫及虫卵:嘱患者排便于清洁便盆中,取不同部位带黏液脓血部分5~10 g于蜡纸盒内 ②检查蛲虫:嘱患者睡前或清晨未起床前,将透明胶带粘在肛周。取下粘有虫卵的胶带贴于玻片上或将胶带对合后送检 ③检查阿米巴原虫:将便盆加温至接近患者体温。标本在30 min内连同便盆送检	·患者服驱虫药或做血吸虫孵化检查应留取全部粪便 ·蛲虫常年在午夜或清晨时到肛门处产卵,有时需连续数天采集 ·保持阿米巴原虫的活动状态,及时送检,防止阿米巴原虫死亡
5.清洁、消毒便盆,放回原处	·避免交叉感染
6.洗手,记录	·记录粪便的性状、颜色、气味等

【评价】

1.标本的采集方法、时间是否准确。

2.患者对检验的理解、合作程度。

3.护士操作规范,护患沟通有效。

【注意事项】

1.将采集粪便标本的方法、注意事项、取量的多少等详细告知患者,以取得良好的配合。

2.粪便标本容易干结,应及时送检,以提高检验的准确率。

3.留取培养标本,应严格执行无菌操作原则。

4.如患者患有消化系统传染性疾病,应严格按消毒、隔离原则执行。

四、痰标本采集技术

临床上痰标本分为常规标本、培养标本和24 h痰标本三种。

【目的】

1.常规标本　用于检查痰的一般性状,涂片检查细菌、虫卵、癌细胞等。

2.培养标本　用于检查痰液中的致病菌及其类型。

3.24 h痰标本　用于检查24 h痰液的量、性状、颜色,以协助诊断。

【评估】

1.患者的病情及治疗情况。

2.标本的种类、要求及检验目的。

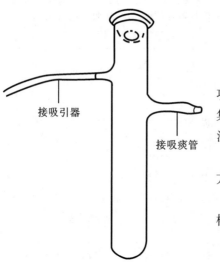
图 1-6-2-3　无菌集痰器

3.患者的理解、合作能力。

【计划】

1.护士准备　衣帽整洁,修剪指甲,洗手、戴口罩。

2.用物准备　检验单(标明患者科室、床号、姓名、检查项目等)、标本容器(常规标本准备痰盒;培养标本准备无菌集痰器(图1-6-2-3)及漱口溶液;24 h痰标本准备500 mL清洁广口集痰器),无法自行排痰者另备吸痰用物。

3.患者准备　核对并向患者及家属解释采集痰标本的方法及注意事项。

4.环境准备　整洁、通风、安静,光线充足,需吸痰者严格执行无菌操作原则。

【实施】

操作步骤见表1-6-2-5。

（图中标注：接吸引器、接吸痰管）

表 1-6-2-5 痰标本采集技术的操作步骤

操 作 步 骤	要 点 说 明
1.核对医嘱,贴检验单附联于标本容器或集痰器上,携用物至患者床旁	·防止差错的发生
2.再次核对并解释,取得患者及家属的理解与配合	·消除患者的紧张情绪,保证正确采集痰液
3.收集痰标本 (1)能自行排痰者 常规标本 嘱患者晨起后漱口,深呼吸数次后用力咳出气管深处的痰液于痰盒内并加盖 培养标本 嘱患者晨起后先用漱口溶液漱口,再用清水漱口,深呼吸数次后用力咳出气管深处的痰液于无菌集痰器内并加盖 24 h 痰标本 在集痰器内加少量清水并在化验单附联上注明留痰起止时间。嘱患者早晨 7 时未进食前漱口后第一口痰留取,至次晨 7 时未进食前漱口后第一口痰作为 24 h 全部痰液,收集至广口集痰器内并加盖 (2)不能自行留痰者(无法咳痰或不合作者) 常规标本 协助患者取舒适卧位,叩背,使痰液易于咳出,或按吸痰法将痰吸入集痰器内,加盖 培养标本 协助患者取舒适卧位,叩背,按吸痰法将痰液吸至无菌集痰器内,加盖	·去除口腔中杂质,深呼吸有助于患者排痰 ·如有伤口者,用软枕或手掌轻压伤口,减小肌张力,减轻咳嗽时伤口疼痛 ·严格执行无菌操作原则,避免因操作不当污染标本,影响检验结果 ·避免痰液黏附在容器壁上 ·嘱患者不可将唾液、漱口水、鼻涕混入痰标本中 ·正常痰液量少,每日约 25 mL 或无痰液需帮助患者排痰 ·集痰器开口高的一端接吸引器,低的一端接吸痰管,严格执行无菌操作原则
4.根据患者需要给予漱口或口腔护理,整理用物,洗手	
5.记录痰的外观、性状,24 h 痰标本要记录总量,并及时送检	

【注意事项】

1.采集各类痰标本前,护士应明确目的,正确收集痰标本,切忌将唾液、漱口水、鼻涕等混入痰液。

2.根据检验目的不同,准备不同的容器。向患者解释痰标本收集的要求,以取得患者的配合。采集痰标本时,若痰液不易咳出,可使用雾化吸入稀释痰液,刺激排痰。

3.标本采集后要及时送检,若需在痰内找癌细胞,应立即送检,也可用 95% 乙醇或 10% 甲醛固定后送检。

4.采集痰培养标本时,应严格执行无菌操作原则,及时送检,防止痰液污染。

【评价】

1.痰标本留置方法准确。

2.患者能理解、配合。

3.护患沟通有效,护士操作规范。

4.严格执行无菌操作原则,防止污染。

五、咽拭子标本采集技术

【目的】

从咽部和扁桃体留取分泌物做细菌培养或病毒分离,以协助诊断、治疗及护理。

【评估】

1.患者的病情及治疗情况,理解与合作能力。

2.患者取咽拭子培养的目的。

3.了解患者的进食时间,避免在进食后2 h内取标本,以防呕吐。

【计划】

1.护士准备　衣帽整洁,剪指甲,洗手、戴口罩。

2.用物准备　检验单(标明患者科室、床号、姓名、检查项目等)、无菌咽拭子培养管、酒精灯、火柴或打火机、压舌板、手电筒、无菌生理盐水等。

3.患者准备　核对并向患者及家属解释采集咽拭子标本的方法及注意事项。

4.环境准备　整洁、通风,符合无菌技术操作要求。

【实施】

操作步骤见表1-6-2-6。

表1-6-2-6　咽拭子标本采集技术的操作步骤

操 作 步 骤	要 点 说 明
1.核对医嘱,贴检验单附联于咽拭子培养管外,携用物至患者床旁	·防止差错的发生
2.洗手、戴口罩,核对并向患者解释咽拭子培养的目的和方法	·防止交叉感染 ·取得患者的配合,顺利完成操作
3.点燃酒精灯,嘱患者发"啊"音	·暴露咽喉部,必要时用压舌板
4.用培养管内的消毒长棉签蘸无菌生理盐水擦拭两侧咽部、扁桃体的分泌物	·动作轻柔、敏捷。注意棉签不要触及其他部位,以保证标本的准确性
5.将试管口在酒精灯火焰上消毒,棉签插入试管,盖紧	·防止污染标本,影响检验结果
6.标本及时送检,洗手,记录	

【注意事项】

1.避免在进食后2 h内取标本,以防呕吐。

2.操作中动作轻柔、敏捷。

3.若做病毒分离,应将标本保存于冰箱内。

4.做真菌培养时,须在口腔溃疡面取分泌物。

【评价】

1.标本采集方法正确。

2.护患沟通有效,患者能理解、配合。

3.护士操作规范,患者无不适反应。

六、呕吐物标本采集技术

留取呕吐物标本,观察呕吐物的性质、颜色、气味、次数及数量,以协助诊断,也可用于明确中毒患者毒物的性质、种类等。在患者呕吐时,用弯盘或痰杯接取呕吐物,容器上贴上检验单附联后,立即连同检验单一起送检。

能力检测

1.患者李某,女,35岁,入院诊断为甲型病毒性肝炎。医嘱:明日查肝功能。护士应如何采集血标本?

2.简述标本采集的原则。

A₁/A₂型题

3.关于采集各种标本的原则叙述错误的是(　　　)。

A.根据检验目的选择容器　　　　　　B.培养标本必须放在无菌容器中
C.立即送检,必要时注明时间　　　　　D.停用干扰化验结果的药物
E.均应空腹进行

4.下列哪项不属于标本采集原则?(　　　)
A.遵照医嘱　　B.充分准备　　C.严格查对　　D.定时送检　　E.正确采集

5.不属于尿常规检查的目的是(　　　)。
A.尿的颜色、透明度　　　　　　B.比重　　　　　　C.细胞和管型
D.尿糖定量　　　　　　E.尿蛋白和尿糖定性

6.尿常规检查应在何时留取标本最合适?(　　　)
A.饭前半小时　　　　　　B.全天尿液　　　　　　C.早晨第一次尿液
D.随时收集尿液　　　　　　E.饭后半小时

7.留取24 h尿标本做内分泌系统检查,应选用哪种防腐剂?(　　　)
A.甲苯　　B.甲醛　　C.浓盐酸　　D.福尔马林　　E.麝香草酚

8.留取中段尿主要检查(　　　)。
A.糖　　B.红细胞　　C.蛋白　　D.肌酐、肌酸　　E.细菌

9.做尿爱迪计数时,尿标本中加甲醛的作用是(　　　)。
A.固定尿中的有机成分　　　　　　B.防止尿液颜色改变
C.保持尿液化学成分不变　　　　　　D.防止尿中激素被氧化
E.避免尿液被污染

10.检查粪便中的寄生虫体应(　　　)。
A.取不同部位的粪便　　　　　　B.留取全部粪便　　　　　　C.取少许粪便
D.取脓血及黏液部分粪便　　　　　　E.粪便置于加温容器中立即送检

11.查阿米巴原虫时,留取粪便标本的正确方法是(　　　)。
A.清晨留取少许　　　　　　B.留取新鲜粪便,注意保暖,立即送检
C.取粪便表面的部分　　　　　　D.留取粪便的不同部位
E.留取粪便异常部位

12.下列哪项不是留取24 h尿标本的目的?(　　　)
A.检查尿中的钾、钠、氯　　B.做尿糖定量或尿浓缩试验　　C.做细菌学检查
D.做尿17-羟类固醇、17-酮类固醇检查　　　　　　E.检查结核杆菌

13.血清标本除下列哪项外都可测定?(　　　)
A.血清酶　　B.脂类　　C.电解质　　D.血气分析　　E.肝功能

14.一般采集血培养标本取血量为(　　　)。
A.2 mL　　B.3 mL　　C.5 mL　　D.8 mL　　E.10 mL

15.患者陈某,女,50岁,因尿路感染,医嘱尿培养加药物过敏试验,患者神志清楚,一般情况尚好,护士留取尿标本的方法是(　　　)。
A.导尿术　　　　　　B.留取中段尿　　　　　　C.嘱患者留晨尿
D.收集24 h尿　　　　　　E.随机留尿100 mL

16.李某,近日觉乏力、食欲不振,伴恶心,前来就诊,医嘱查谷丙转氨酶,最佳的采血时间是(　　　)。
A.早餐后　　B.即刻　　C.睡前　　D.晨空腹时　　E.晚餐前

17.患者王某,持续高热一周,疑患败血症,医嘱做血培养,其目的是(　　　)。
A.查血糖　　B.测转氨酶　　C.测尿素氮　　D.测血钾　　E.查血中致病菌

A₃/A₄型题

(18~22题共用题干)

郭女士,36岁,患慢性肾小球肾炎10年,经治疗病情好转,现需做检查确定恢复情况,判断是

否能出院。

18.采集血尿素氮,适合的标本及试管是（　　）。

A.全血标本、干燥试管　　　　　　　　　　　　B.血清标本、抗凝试管

C.全血标本、抗凝试管　　　　　　　　　　　　D.血清标本、干燥试管

E.血培养标本、血培养瓶

19.做尿蛋白定性检查,可加入的防腐剂是（　　）。

A.甲苯　　　　　B.1%过氧乙酸　C.浓盐酸　　　　D.10%甲醛　　　E.50%乙醇

20.做尿蛋白定性检查,正确采集标本的方法是（　　）。

A.留取清晨第一次尿100 mL　　　B.留取24 h尿　　　　　　　　　C.留取中段尿5 mL

D.随时留取尿100 mL　　　　　　E.睡前留取尿100 mL

21.留取大便隐血标本应注意的是（　　）。

A.尽量留取带脓血及有黏液的粪便　　　　B.取不同部位的粪便5～10 g

C.容器应清洁　　　　　　　　　　　　　D.检查前3天禁食肉类、肝脏、动物血类食物

E.盛标本的容器要加温

22.关于血液标本采集以下错误的一项是（　　）。

A.做生化检查宜在清晨饭前采集　　　　　B.严禁在输血、输液的针头处抽取血液标本

C.同时取几项标本时先注入血培养瓶　　　D.一般检查取血量为5 mL

E.血培养标本取2 mL

（冯　灵）

项目七　出院护理

 学习目标 ┃······

> 1.能正确叙述患者出院前的护理工作。
> 2.能完成患者出院后的护理工作。

重点:出院护理
工作的内容。
难点:出院患者
医疗与护理文
件的处理。

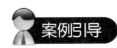 | **任务一　出院护理技术** |

案例引导

患者王某,女,45岁,因急性胆囊炎急诊入院,入院后即行剖腹探查、胆囊切除术。患者手术后顺利送回病房,经过一段时间的补液、抗感染治疗后,伤口愈合,患者出院回家休养。如果你是责任护士,请完成以下任务:

(1)请按要求排列该患者的出院病案。

(2)患者出院后,如何处理患者用过的床单位?

出院护理(discharge nursing)是指患者经过住院期间的治疗和护理,病情好转、稳定、痊愈需出院或需转院(科),或不愿接受医生的建议而自动离院时,护士对其进行的一系列护理工作。

出院护理的目的:①对患者进行健康指导,协助其尽快适应原工作和生活,并能遵医嘱继续治疗或定期复诊;②指导患者及家属办理出院手续;③整理床单位,准备迎接新患者。

一、患者出院前的护理

当医生根据患者康复情况决定出院日期,写出院医嘱后,护士应做好下列工作。

(一)通知患者及家属

根据出院医嘱,通知患者及家属出院日期,并协助其做好出院准备。

(二)评估患者的身心需要

出院前,护士应对患者的身心状况进行评估,以便针对患者的康复情况给予适当的健康教育。护士应认真观察患者的生理需要和情绪变化,对病情无明显好转、转院、自动出院的患者,应给予针对性的安慰与鼓励,以减轻患者因离开医院所产生的不安与焦虑。自动出院的患者应在出院医嘱上注明"自动出院",并要求患者或家属签名认可。

(三)出院指导

护士应根据患者康复的情况,进行适时恰当的健康教育,指导患者出院后在休息、饮食、用药、功能锻炼和定期复查等方面的注意事项。必要时可为患者或家属提供相关书面资料,协助患者维护和增进自我健康的意识,便于掌握有关的护理知识和技能,以提高患者的自我护理能力。

(四)征求意见

征求患者及家属对医院医疗、护理等各项工作的意见和建议,以便不断地改进和提升护理质量。

二、患者出院当日的护理

护士在患者出院当日应根据出院医嘱停止相关治疗和护理,并处理各种医疗护理文件,协助患者或家属办理出院相关手续,整理病室及床单位。

(一)处理医疗护理文件

1.停止医嘱　用红色钢笔在各种卡片如服药卡、治疗卡、饮食卡、护理卡或有关表格上填写"出院"字样,注明时间并签名。

2.登记出院　填写出院患者登记本,通知患者或家属到住院处结账,办理出院手续。

3.填写出院护理记录单。

4.完善体温单　在体温单 40~42 ℃横线之间相应出院日期和时间栏内,用红色钢笔纵向填写出院时间。

(二)撤去卡片

撤去"患者一览表"上的诊断卡及床头(尾)卡。

(三)领取药品

遵医嘱到药房领取患者出院后需继续服用的药物,交与患者或家属并指导正确用药方法。

(四)清理物品

协助患者解除腕带标识,协助其整理用物,收回患者住院期间所借物品,并消毒处理,归还患者寄存的物品。

(五)护送患者

护士协助患者或家属办完出院手续后,根据患者病情采取不同方法护送患者出院。

三、患者出院后的处理

(一)床单位的处理

护士应在患者离开病室后整理床单位,以免给患者带来心理上的不适。

1.撤去病床上的污被服,放入污物袋。根据疾病种类决定清洗、消毒方法。

2.用消毒液擦拭床旁桌、椅及床。非一次性使用的痰杯、脸盆,需用消毒液浸泡。

3.用紫外线灯照射或使用臭氧机消毒床垫、床褥、棉胎、枕芯等,也可置于日光下暴晒。传染性疾病患者用过的物品需按传染病终末消毒法处理。

4.铺好备用床,准备迎接新患者。

(二)病室的处理

病室开窗通风,进行空气消毒。传染性疾病患者病室及床单位,均按传染病终末消毒法处理。

(三)病历的处理

患者办好出院手续后,护士按要求整理病历,交病案室保存。出院病案排列顺序:住院病历首页、入院证、出院或死亡记录、入院记录、病史及体格检查、病程记录、会诊记录、各种检验和检查报告单、知情同意书、特别护理记录单、医嘱单、体温单。

能力检测

1.王某,女,46 岁,医生诊断为胃溃疡,住院 2 周后,患者病情稳定。医生同意出院。请问:

(1)在王女士出院前,护士需要做哪些出院相关性护理工作?

(2)护士应对王女士做哪些出院指导?

2.肝炎患者入院时自己的衣服应如何处理?(　　)

A.包好后存放　　　　　　　　　　B.交给家属带回

C.含氯消毒剂消毒后存放　　　　　　D.日光暴晒后存放

E.消毒后交患者保管

3.患者胡某,男,34岁,医生诊断为胆囊炎,住院10天后痊愈刚出院,护士对床单位的处理下列哪项不妥?(　　)

A.撤去被服,放入污物袋　　　　　　B.床垫、棉胎置于日光下暴晒6 h

C.痰杯、便盆浸泡于消毒液中　　　　D.床单位用消毒液擦拭

E.立即铺好暂空床

(陈　丽)

模块二

生活护理

 SHENGHUO HULI

项目一　患者清洁卫生

学习目标

重点:漱口液的选择;口腔护理技术;头发护理技术;皮肤护理技术;压疮的预防及护理;卧床患者更换床单技术;晨晚间护理技术。

难点:漱口液的选择;压疮发生的力学因素;压疮的分期及表现。

1.能叙述口腔护理、头发护理、皮肤护理的目的。
2.能够根据患者口腔情况,正确选择常用漱口液。
3.能够为患者实施口腔护理,操作规范,动作轻柔,关心患者。
4.能阐述口腔护理操作注意事项。
5.能够为患者实施床上梳发、床上洗发、床上擦浴。
6.能够正确指导患者进行淋浴和盆浴。
7.能够为患者进行压疮护理。
8.能够叙述压疮的概念、形成原因、好发部位、预防、治疗与护理措施。
9.能够为患者进行晨晚间护理。
10.能够叙述晨间护理、晚间护理的目的。

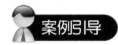

任务一　口腔护理技术

案例引导

患者刘某,男,33岁。主诉"发热两天,伴发作性肢体抽搐3 h"。入院查头颅CT未见异常,脑电图示"轻度异常脑电图+痫样放电,异常脑电图",拟诊为"病毒性脑炎"收住入院。查体:T 39.8 ℃,P 110次/分,R 22次/分,BP 120/80 mmHg。如果你是责任护士,请完成以下任务:

(1)怎样为患者进行口腔护理?
(2)怎样对患者及其家属进行口腔卫生指导?

良好的口腔卫生可促进机体的健康和舒适。患口腔疾病时,会导致局部疼痛、食欲下降以及全身性疾病。牙齿破损、缺失或不洁还会影响个人形象,给社会交往带来消极影响。

口腔护理是保持口腔清洁、预防疾病的手段之一。护理人员应认真评估并判断患者的口腔卫生状况,向患者及家属宣传正确的口腔清洁技术的重要性,指导患者每日进行常规口腔清洁,做到饭后漱口,早晚刷牙,以保持良好的口腔卫生状况。对于机体衰弱和存在功能障碍的患者,应协助其完成口腔护理。如出现口腔黏膜的完整性改变,应采取彻底有效的护理措施。

一、口腔护理评估

从以下三方面对口腔进行评估,以达到有针对性地对患者实施口腔卫生指导及口腔护理。

1.口腔情况　口唇的色泽、湿润度;口腔黏膜的颜色、完整性,有无溃疡、疱疹、出血、脓液等;牙的数量,有无义齿、龋齿、牙结石、牙垢等;牙龈的颜色,有无出血、牙龈萎缩及牙周病等;舌的颜色、湿润度,有无溃疡、肿胀及舌面积垢,舌苔颜色及厚薄等;腭部、悬雍垂、扁桃体的颜色,有无肿胀、分泌物等;口腔气味,有无氨臭味、烂苹果味等。

2.口腔卫生习惯及自理能力　刷牙的次数、方法、口腔清洁的程度以及患者的自理能力,接受健康教育的能力。

3.口腔卫生知识　患者对口腔卫生重要性的认识程度及对预防口腔疾病知识的了解程度。

二、口腔健康指导

与患者讨论口腔卫生的重要性,定时检查患者口腔卫生情况。指导患者为减少龋齿的发生,应养成早、晚及餐后刷牙的习惯。通过刷牙活动可去除有利于细菌藏匿和繁殖的食物碎屑。同时还能促进牙龈部位的血液循环,从而保持牙龈的健康、稳固。睡前不应食入对牙齿有刺激性或腐蚀性的食物,减少食用含精制糖类或糖类较高的食物。当口腔出现过度干燥时,鼓励患者多饮水。对患者每日的口腔清洁应给予以下指导。

1.清洁用具的使用　选择牙刷时应尽量选用外形较小、表面平滑、质地柔软的尼龙牙刷,柔软的牙刷不会损伤牙龈。已磨损或硬毛的牙刷不仅清洁效果欠佳,而且容易导致牙齿磨损及牙龈损伤,因此应弃用。牙刷在使用间隔时应保持清洁、干燥。牙刷应每隔三个月更换一次。选用的牙膏不应具有腐蚀性,以防损伤牙齿。含氟牙膏具有抗菌和保护牙齿的作用,可向患者推荐使用。药物牙膏可以抑制细菌的生长,起到预防龋齿和治疗牙齿过敏的作用,可根据需要选择使用。

2.刷牙方法　刷牙(brushing)通常在晨起和就寝前进行,每次餐后也应刷牙。刷牙可清除牙齿表面以及牙龈边缘下面的牙菌斑。为了全面清洁牙齿的外面和内面,刷牙时应将牙刷的毛面与牙齿成45°角(图2-1-1-1(a)),将牙刷顶端轻轻放于牙沟部位,快速地以环形方式来回刷动。每次只刷2或3颗牙齿,刷完一个部位后再刷相邻部位,刷完外侧面(图2-1-1-1(b)),再刷内侧面(图2-1-1-1(c))。对于前排牙齿的内面,可用牙刷毛面的顶部以环形方式刷洗(图2-1-1-1(d),图2-1-1-1(e)),然后反复刷洗牙齿的咬合面(图2-1-1-1(f))。刷完牙齿后,再刷洗舌面,由里向外刷,以减少致病菌的数量并清除食物碎屑。当协助他人刷牙时,可嘱其将舌头伸出,握紧牙刷并与舌面成直角,用较小的力量,将牙刷刷向舌面尖端,再刷舌的两个侧面。之后嘱患者彻底漱口,彻底漱口对清洁口腔内的食物碎屑和残余牙膏十分重要。必要时重复刷洗和漱口,直到口腔完全清洁为止。用水洗净牙刷,清除碎屑,甩去多余的水分后晾干。

牙医专家提出了刷牙"三三制",即每日坚持三餐后刷牙,每次刷牙应刷洗牙齿的唇颊面、舌面、咬合面三个牙面,每次刷牙必须坚持3 min。

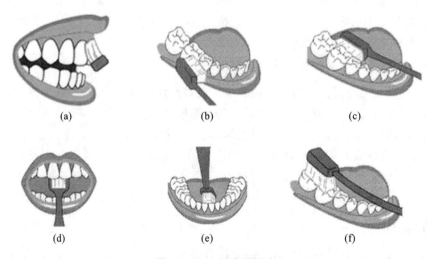

(a)　　　(b)　　　(c)
(d)　　　(e)　　　(f)
图2-1-1-1　正确刷牙法

3.牙线使用方法　只刷牙不能彻底清除牙齿周围的牙菌斑和碎屑。使用牙线(dental floss)可清除牙齿间的牙菌斑,预防牙周病,并协助清除口腔内的碎屑。牙线每日使用一次即可。推荐使用无蜡牙线,因为此种牙线较细,在牙齿间容易滑动,比含蜡牙线更具清除能力。

可以使用牙线棒(图 2-1-1-2(a),图 2-1-1-2(b)),也可取一段长约 25 cm 长的牙线,将线头两端略松地缠于两手的示指或中指上 2 圈(图 2-1-1-3(a)),用大拇指或中指支撑将牙线拉直(图 2-1-1-3(b)),引导牙线沿牙齿侧面缓和地滑进牙缝内(图 2-1-1-3(c)),同时带出食物残渣;将牙线贴紧牙齿的邻接牙面使其略呈"C"形,以增加接触面积,然后上下左右缓和地刮动,清洁牙齿的表面、侧面以及牙龈深处的牙缝;刮完牙齿的一边邻面后,再刮同一牙缝的另一边邻面,直至牙缝中的食物碎屑、牙菌斑及软牙垢随牙线的移动而被带出;用同样的方法,逐个将全口牙齿的邻面刮净,使用牙线后,彻底漱口以清除口腔内的碎屑。尽管在操作中需对牙齿的侧面稍微施加压力,但切忌损伤牙龈部位。操作时,在患者前面放一面镜子,可以帮助护士正确地握住牙线和清洁牙齿。

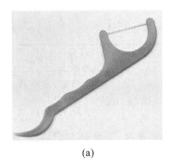

(a)

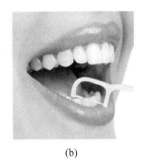

(b)

图 2-1-1-2　牙线棒

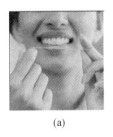

(a)

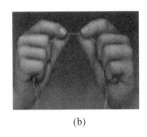

(b)

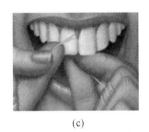

(c)

图 2-1-1-3　牙线剔牙法

4.义齿的清洁护理　与真牙一样,义齿(denture)也会积聚一些食物碎屑、牙菌斑和牙石等,同样需要清洁护理。其清洁方法与真牙相同。每日至少应清洁 2 次,用牙刷、牙膏彻底清洁义齿内、外两面,再以冷水冲净。当患者不能自行清洁口腔时,护士或家庭护理提供者应协助患者完成义齿的清洁。在患者戴上义齿前,应对口腔进行冲洗。晚上临睡前应将义齿取下并清洁口腔,使牙龈得到充分休息。为防止义齿丢失或损坏,应将取下的义齿浸没于贴有标签的冷开水杯中,每日换水一次。不可浸于热水中,也不可使用乙醇等消毒液,以免变色、变形和老化。

三、口腔护理技术

对于高热、昏迷、危重、禁食、鼻饲、口腔疾病、术后、生活不能自理的患者,护士应给予特殊口腔护理(special oral care),一般每日 2 或 3 次。如病情需要,应酌情增加次数。

实训 2-1-1-1　口腔护理技术

【目的】

1.保持口腔清洁、湿润,预防口腔感染等并发症。

2.预防或减轻口腔异味,增进食欲,促进患者舒适。

3.观察口腔黏膜、舌苔和特殊口腔气味,提供病情变化的动态信息。

【评估】

1.患者的病情、口腔状况(口腔 pH 值,有无口臭、溃疡、出血、活动义齿等)。

2.患者的自理能力、心理状况及合作程度。

【计划】

1.护士准备　衣帽整洁,修剪指甲,洗手、戴口罩。

2.用物准备

(1)治疗盘内备治疗碗(内盛若干个浸湿漱口液的无菌棉球)、弯血管钳、镊子、弯盘、压舌板、治疗巾、杯子(内盛漱口液)、吸水管、手电筒,必要时备开口器。

(2)治疗盘外备口腔外用药,常用的有液体石蜡、锡类散、冰硼散、西瓜霜、维生素 B_2 粉末、新霉素等。

(3)常用漱口液见表 2-1-1-1。

3.患者准备　了解口腔护理的目的、方法、注意事项及配合要点。

4.环境准备　宽敞,光线充足或有足够的照明。

表 2-1-1-1　口腔护理常用漱口液

名　称	作　用
生理盐水	清洁口腔,预防感染
复方硼砂溶液(朵贝尔溶液)	除臭、抑菌
1%～3%过氧化氢溶液	防腐、防臭,适用于口腔感染有溃烂、坏死组织者
2%～3%硼酸溶液	酸性防腐溶液,有防腐、抑菌作用
1%～4%碳酸氢钠溶液	属碱性溶液,适用于真菌感染
0.02%呋喃西林溶液	清洁口腔,广谱抗菌
0.1%乙酸溶液	适用于铜绿假单胞菌感染
0.08%甲硝唑溶液	适用于厌氧菌感染

【实施】

操作步骤见表 2-1-1-2。

表 2-1-1-2　口腔护理技术的操作步骤

操作步骤	要点说明
1.备齐用物,携至患者床旁,核对并解释	·确认患者,取得配合
2.协助患者侧卧,面向护士	·防止患者误吸
3.取治疗巾,围于颌下及枕上,置弯盘于口角旁,湿润口唇	·铺治疗巾,防止弄湿、沾污枕头和衣服等 ·防止患者张口时因口唇干裂引起不适和出血
4.协助患者用吸水管吸取漱口液漱口	·清洁口腔,去除口腔内过多的分泌物和食物残渣,便于观察 ·昏迷患者禁用漱口液漱口
5.嘱患者张口,一手持手电筒,一手用压舌板轻轻撑开颊部,观察口腔情况	·昏迷、牙关紧闭者可用开口器协助张口 ·观察口腔有无出血、溃疡、真菌感染等 ·有活动义齿者,协助患者取下
6.嘱患者咬合上下齿,用压舌板轻轻撑开对侧颊部,以弯血管钳夹取含漱口液的无菌棉球,纵向擦洗磨牙至门齿处。同法擦洗近侧	·含漱口液的无菌棉球以拧到不滴水为度,以防患者将溶液吸入呼吸道 ·擦洗顺序一般为先上后下 ·擦洗时夹紧无菌棉球,每次一个,防止无菌棉球遗留于口腔内,一个无菌棉球只擦洗一个部位

续表

操 作 步 骤	要 点 说 明
7.嘱患者张口,依次擦洗对侧牙齿的上内侧面、上咬合面、下内侧面、下咬合面,弧形擦洗颊部。同法擦洗近侧	• 擦洗动作轻柔,防止损伤黏膜与牙龈
8.由内向外擦洗舌面,弧形擦洗硬腭	• 勿触及咽部,以免引起恶心
9.擦洗完毕,帮助患者漱口,用治疗巾拭去口角处水渍	
10.再次观察口腔,清点棉球	• 确定口腔清洁
11.酌情使用外用药	• 如有溃疡,涂药于溃疡处 • 口唇干裂者,涂液体石蜡
12.撤去弯盘及治疗巾,协助患者取舒适卧位,整理床单位	• 必要时协助患者清洁及佩戴义齿
13.清理用物	• 按有关规定处理用物,防止院内交叉感染的发生
14.洗手,记录	

【评价】

1.未损伤牙龈、黏膜,未引起恶心,棉球湿度适宜。

2.患者口腔清洁、湿润、无异味,感觉舒适。

3.掌握患者目前口腔病情。

4.患者和家属获得口腔卫生知识和技能,患者理解、配合操作。

【注意事项】

1.根据口腔情况选择合适的漱口液。

2.义齿用冷开水刷净,佩戴或放在清水中备用,每日更换清水一次。

3.口唇干裂者,先用温水湿润,再张口检查,防止出血;擦洗后,涂上液体石蜡。

4.擦洗动作轻柔,勿损伤黏膜及牙龈;擦洗牙齿内、外面时,应纵向擦洗,由内而外;弧形擦洗颊部;擦洗硬腭及舌面时勿伸入过深,以免引起恶心;每次擦洗只用一个无菌棉球,且无菌棉球不宜过湿。

5.长期应用抗生素者应注意观察有无真菌感染;昏迷患者禁忌漱口,开口器应从臼齿处放入;如痰液过多应及时吸出。

6.护士操作前后应清点无菌棉球数量。

任务二 头发护理技术

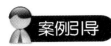

患者张某,女,73岁,主诉突发右侧肢体活动不便5 h。3周前收入院神经内科治疗。头颅CT检查示"双侧基底节区多发性腔隙性脑梗死",临床诊断:脑梗死。如果你是责任护士,请完成以下任务:

(1)帮助患者进行床上梳发,每日1~2次。

(2)为患者进行床上洗发,每周1~2次。

良好的头发外观对维护个人形象、保持良好的心态及增强自信十分重要。对于病情较重、自我完成头发护理受限的患者,护士应至少每日1次提供或协助患者进行头发护理。头发护理可在晨间护理时进行,以使患者每日感觉清新、整洁。

一、床上梳发

实训 2-1-2-1 床上梳发技术

【目的】

1.协助不能自理的患者保持头发整洁美观,促进身心健康。

2.刺激局部血液循环,促进头皮代谢。

3.维护患者的自尊,增进患者舒适,建立良好的护患关系。

【评估】

1.头发情况 注意头发有无光泽、发质是否粗糙、尾端有无分叉、头发有无虱蚤,头皮有无瘙痒、抓痕、擦伤等情况。

2.患者的病情、自理能力、梳头习惯、心理状况及合作程度。

【计划】

1.护士准备 衣帽整洁,修剪指甲,洗手、戴口罩。

2.用物准备 梳子(患者自备)、治疗巾、纸袋、30％乙醇、发夹(必要时用)。

3.患者准备 了解床上梳发的目的、方法、注意事项及配合要点。

4.环境准备 宽敞,光线充足或有足够的照明。

【实施】

操作步骤见表 2-1-2-1。

表 2-1-2-1 床上梳发技术的操作步骤

操 作 步 骤	要 点 说 明
1.备齐用物,携至患者床旁,核对并解释	·取得患者配合
2.对于卧床患者,铺治疗巾于枕头上,协助患者将头转向一侧;对于可坐起患者,协助患者坐起,铺治疗巾于肩上	·避免碎发和头皮屑掉落在枕头上
3.梳发 (1)将头发从中间梳向两边,一手握住一股头发,一手持梳子,从上至下,由发根梳至发梢。 (2)若长发或头发打结,可将头发缠绕于指上,由发梢开始梳理,逐渐向上梳至发根;或用 30％乙醇润湿打结处,再小心梳顺。同法梳另一侧	·尽量使用圆钝齿的梳子,防止损伤头皮 ·不可强行梳理,防止引起患者疼痛 ·梳发过程中,可按摩头皮,促进头部的血液循环 ·发辫不可扎得过紧,以免患者疼痛
4.根据患者喜好,将长发编辫或扎成束	·发型尽量符合患者的喜好
5.协助患者取舒适卧位,整理床单位	
6.清理用物	·将脱落的头发置于纸袋中
7.洗手,记录	

【评价】

1.操作动作轻柔,患者感觉舒适。

2.患者头发美观。

【注意事项】

1.尽量使用圆钝齿的梳子,烫发者或头发较多者,可选用齿间较宽的梳子,防止损伤头皮。

2.梳发时,应每次梳一小束,先梳散发梢,再逐渐由发梢向发根轻轻梳理。

3.发辫不可扎得过紧,以免患者疼痛。

二、床上洗发

卧床患者洗发的次数依患者情况、个人习惯及头发污垢的程度而定,一般 1～2 次/周。对能下床活动且身体状况许可的患者,可协助到盥洗室取坐姿洗发。活动不便或体质虚弱的患者,如昏迷患者、大手术后体弱者、骨牵引患者等则采用床上洗发。卧床患者洗发的方法最常用的是马蹄形垫法和洗头车法。

实训 2-1-2-2 床上洗发技术

【目的】

1.保持头发清洁,使患者感觉舒适,促进患者身心健康。

2.按摩头皮,促进头部血液循环,促进头发的生长和代谢。

3.维护患者的自尊,增加患者的自信,建立良好的护患关系。

【评估】

1.患者的病情、生命体征及意识情况。

2.患者的自理能力和头发情况,个人的卫生习惯。

3.患者的合作程度。

【计划】

1.护士准备　衣帽整洁,修剪指甲,洗手、戴口罩。

2.用物准备

(1)治疗盘内备:小橡胶单、大毛巾、毛巾、洗发液、冲洗壶或水杯、眼罩或纱布、别针、棉球(以不吸水棉球为宜)、纸袋、电吹风。

(2)治疗盘外备:橡胶马蹄形垫、水壶(内盛 40～45 ℃温水或按患者习惯调制)、污水桶或脸盆。洗头车洗发需备洗头车。

3.患者准备　了解床上洗发的目的、方法、注意事项及合作要点。床上洗发前,按需要给予患者便器,协助患者排便。

4.环境准备　宽敞,光线充足或有足够的照明;关好门窗,调节好室温(22～26 ℃)。

【实施】

操作步骤见表 2-1-2-2。

表 2-1-2-2　床上洗发技术的操作步骤

操 作 步 骤	要 点 说 明
1.备齐用物,携至患者床旁,核对并解释,酌情关好门窗,移开床旁桌、椅	· 必要时使用屏风,避免患者受凉 · 取得患者配合
2.垫小橡胶单及大毛巾于枕上,松开患者衣领,向内反折,将毛巾围于颈部,用别针固定	· 防止床单、枕头、衣服被沾湿
3.协助患者取舒适体位 ①马蹄形垫法:协助患者斜角仰卧,移枕于肩下,将头置于马蹄形垫内(图 2-1-2-1)。如无马蹄形垫,可自制马蹄形卷替代(图 2-1-2-2)。患者屈膝,可垫枕于膝下。马蹄形垫的开口处下方接污水桶 ②扣杯法:移枕于肩下,铺橡胶单和治疗巾于患者头部床单上,放脸盆一只,盆底放毛巾一条,其上倒扣搪瓷杯,杯上垫四折的毛巾(图 2-1-2-3(a)),外裹隔水薄膜。将患者头部枕于毛巾上(图 2-1-2-3(b))。脸盆内置一橡胶管,下接污水桶 ③洗头车法:将洗头车(图 2-1-2-4(a))推至床旁,患者斜角仰卧,双腿屈膝,头部枕于洗头车的头托上(图 2-1-2-4(b)),或将接水盘置于患者头下	· 保证患者体位安全、舒适 · 用物需增加脸盆、搪瓷杯、毛巾(2条)、薄膜 · 橡胶管内充满水,用血管钳夹紧 · 利用虹吸原理,将污水引入污水桶内
4.塞耳,遮眼:用棉球塞两耳,眼罩或纱布遮盖双眼,梳顺头发	· 操作中防止水流入耳及眼内
5.试水温,患者确定水温合适后,用水壶倒温水,充分湿润头发。倒洗发液于手掌,涂遍头发。用指腹揉搓头发和按摩头皮,方向由发际至头顶部。梳去脱落的头发,置于纸袋中。用温水冲洗头发,至洗净为止	· 揉搓力量适中,不可用指甲抓,防止抓伤头皮 · 操作过程中,观察患者一般情况,注意保暖

续表

操 作 步 骤	要 点 说 明
6.洗发毕,解下颈部毛巾包住头发,一手托住头部,一手撤去马蹄形垫(或脸盆、接水盘,或移去洗头车)	
7.除去耳内棉球及眼罩,用患者毛巾擦干脸部,酌情使用护肤霜	
8.协助患者卧于床正中,将枕头、橡胶单、大毛巾一并从肩下移至头部。用包头的毛巾揉搓头发,再用大毛巾擦干或电吹风吹干,梳理成患者喜好的发型	• 及时擦干头发,防止患者受凉
9.撤去用物,协助患者取舒适卧位,整理床单位	
10.清理用物,记录	

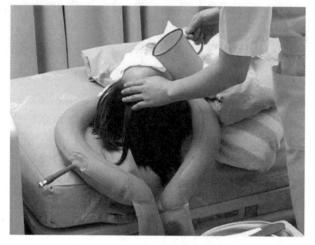

图 2-1-2-1　马蹄形垫法

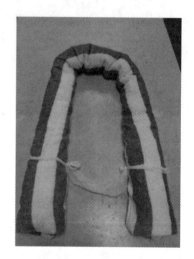

图 2-1-2-2　马蹄形卷法

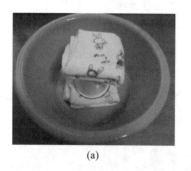

(a)

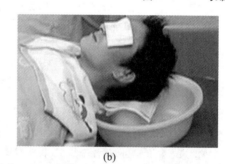

(b)

图 2-1-2-3　扣杯法

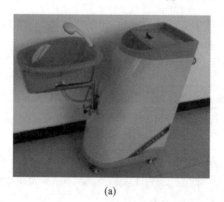

(a)

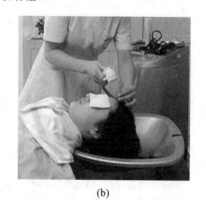

(b)

图 2-1-2-4　洗头车法

【评价】

1.患者安全,感觉舒适,个人形象良好。

2.未沾湿衣服和床铺。

3.运用节力原则。

【注意事项】

1.随时观察患者的病情变化,面色、呼吸、脉搏等有异常情况时应立即停止操作,并给予正确处理。

2.注意室温和水温适宜,操作中注意保暖,及时擦干头发,防止受凉。

3.洗发时,用指腹按摩头皮,避免指甲接触头皮。

4.洗头时间不宜过长,以免患者疲劳。

知识链接

头虱蚴的除灭

虱蚴的产生与卫生不良、环境拥挤或与有虱子的人接触有关。虱子可传播疾病,并能导致局部皮肤瘙痒,抓伤皮肤可导致感染。虱子可通过衣服、床单、梳子、刷子等进行传播,同时还可能传播疾病,如流行性斑疹伤寒、回归热等。为患者进行头发护理时,发现患者有虱子应立即采取消灭虱蚴的措施。

常用灭虱蚴药液:①30%含酸百部酊剂:取百部30 g放入瓶中,加50%乙醇100 mL(或65°白酒100 mL),再加入纯乙酸1 mL,盖严,48 h后可使用。②30%百部含酸煎剂:取百部30 g,加水500 mL,煎煮30 min,以双层纱布过滤,将药液挤出。将药渣再加水500 mL,煎煮30 min,再以双层纱布过滤,挤出药液。将两次的药液合并浓缩至100 mL,冷却后加入纯乙酸1 mL,即制得30%百部含酸煎剂。如无纯乙酸,可用食醋代替,纯乙酸1 mL相当于市售食醋30 mL。③市售灭虱香波:将灭虱香波涂遍头发,反复揉搓10 min,再用清水洗净即可。3天后再按上法灭一次,直到头虱蚴被彻底消灭为止。

灭头虱蚴方法:按洗头法做好准备,将头发分成若干小股,用纱布蘸灭虱药液,按顺序擦遍头发,并反复揉搓10 min,使之浸透全部头发。戴帽,包住所有头发。24 h后取下帽子,用篦子去除死虱和蚴卵,并清洗头发。灭虱毕,更换患者的衣裤和被服,将污衣裤和被服放入布口袋内,扎好袋口,送压力蒸汽灭菌处理。除去篦子上的棉花,用火焚烧,将梳子和篦子消毒后用刷子刷净。

任务三　皮肤护理技术

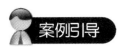 案例引导

患者王某,男,34岁,因车祸致头部外伤,昏迷。2周前入院做头部CT检查示"左侧颞枕硬膜下血肿,蛛网膜下腔出血",收住院治疗。如果你是责任护士,请完成以下任务:

(1)为患者进行床上擦浴。

(2)预防压疮发生。

皮肤与其附属物构成皮肤系统。皮肤分为表皮、真皮和皮下组织三层。皮肤还包括由表皮衍生而来的附属器,如毛发、皮脂腺、汗腺和指(趾)甲等。皮肤具有保护机体、调节体温、吸收、分泌及排泄功能。完整的皮肤具有天然的屏障作用,可避免微生物入侵。

皮肤的新陈代谢迅速,其代谢产物如皮脂、汗液及表皮碎屑等,能与外界细菌及尘埃结合形成污垢,黏附于皮肤表面,如不及时清除,可刺激皮肤,降低皮肤的抵抗力,以致破坏其屏障作用,成为细菌入侵的门户,造成各种感染。

皮肤的清洁与护理有助于维持身体的完整性,给人体带来舒适,预防感染,防止压疮及其他并发症的发生。同时还可维护患者的自身形象,促进康复。

一、淋浴与盆浴

实训 2-1-3-1 淋浴与盆浴护理技术

【目的】

1.去除皮肤污垢,保持皮肤清洁,使患者感觉舒适。

2.促进皮肤的血液循环,增强皮肤的排泄功能和对外界刺激的敏感性,预防皮肤感染和压疮等并发症的发生。

3.观察患者一般情况,满足其身心需要。

4.增进患者活动。

【评估】

1.患者皮肤情况　如皮肤清洁度,皮肤颜色、温湿度、柔软度、厚度、弹性、感觉功能;有无水肿、破损,有无斑点、丘疹、水疱和硬结等改变。

2.患者病情、意识状况、肢体活动能力、自理能力。

3.患者的清洁习惯,患者及家属对皮肤清洁卫生知识的了解程度和要求。

【计划】

1.护士准备　衣帽整洁,修剪指甲,洗手、戴口罩。

2.用物准备　毛巾 2 条、浴巾、浴皂、清洁衣裤、拖鞋。

3.患者准备　了解沐浴的目的、方法、注意事项及配合要点;根据需要协助患者排便。

4.环境准备　调节室温至 22~26 ℃,水温至 40~45 ℃,也可按患者习惯调节。

【实施】

操作步骤见表 2-1-3-1。

表 2-1-3-1　淋浴与盆浴护理技术的操作步骤

操作步骤	要点说明
1.备齐用物,携至患者床旁,核对并解释,确定沐浴方式,向患者交代有关事项	· 确认患者,取得配合 · 交代呼叫铃的使用方法,贵重物品如手表、钱包等妥善存放
2.携带用物,送患者入浴室,浴室不闩门,在门外挂牌示意;盆浴时,应扶持患者进出浴盆,防止滑倒	· 注意患者入浴时间,时间过久应予以询问 · 如患者需帮助,护士应进入浴室,协助患者沐浴 · 患者若发生晕厥、滑跌等意外,应迅速到位救治、护理
3.患者沐浴后,应再次观察患者的一般情况,协助患者上床休息,询问患者感受,整理用物,必要时做记录	

【评价】

1.患者了解沐浴有关事项。

2.患者安全,感觉舒适。

【注意事项】

1.妊娠 7 个月以上的孕妇禁用盆浴。

2.传染病患者应根据病情、病种按隔离原则进行淋浴。

3.饭后1 h方可进行沐浴,以免影响消化。

4.调节好室温、水温,防止患者受凉或烫伤。

二、床上擦浴

实训 2-1-3-2　床上擦浴护理技术

【目的】

1.去除皮肤污垢,保持皮肤清洁,使患者感觉舒适。

2.促进血液循环,增强皮肤排泄功能,预防皮肤感染和压疮发生。

3.观察和了解患者的一般情况,满足身心需要。

【评估】

1.患者皮肤情况　如皮肤清洁度、健康状况。

2.患者病情、意识状况、肢体活动能力、自理能力。

3.患者的清洁习惯,患者及家属对皮肤清洁卫生知识的了解程度和要求。

【计划】

1.护士准备　衣帽整洁,修剪指甲,洗手、戴口罩。

2.用物准备

(1)治疗盘内备:毛巾2条、浴巾、浴皂、小剪刀、50%乙醇、护肤品(润肤剂、爽身粉)。

(2)治疗车上备:脸盆2只、水桶2只(一桶盛50~52 ℃的热水,并按年龄、季节和个人习惯增减水温;另一桶接污水)、清洁衣裤和被服。必要时备便盆、便盆巾、屏风。

3.患者准备　了解床上擦浴的目的、方法、注意事项及配合要点;根据需要协助患者排便。

4.环境准备　调节室温至22~26 ℃,水温至50~52 ℃,也可按患者习惯调节。

【实施】

操作步骤见表2-1-3-2。

表 2-1-3-2　床上擦浴护理技术的操作步骤

操 作 步 骤	要 点 说 明
1.洗手,备齐用物,携至患者床旁,核对并解释	· 取得患者的理解与配合
2.擦浴前关好门窗,围好屏风,调节室温,按需要给予便盆	· 防止患者受凉,并注意保护患者隐私
3.根据病情放平床头及床尾支架,将浴毯盖于患者身上	· 方便操作
4.将脸盆放于床旁桌上,倒入热水至2/3满,测试水温	· 水温以患者感觉舒适为宜,过冷、过热均会引起患者不适
5.将微湿小毛巾包在手上成手套状(图2-1-3-1),一手扶托患者头顶部,擦洗脸及颈部。脸部擦洗顺序:先擦眼,由内眦向外眦擦拭,然后擦洗一侧额部、颊部、鼻翼、耳后、下颌,直至颈部。同法擦洗另一侧,用较干毛巾依次再擦洗一遍	· 避免指甲戳伤患者 · 注意洗净耳廓、耳后及颈部皮肤皱褶处
6.协助患者脱下上衣,在擦洗部位下铺大毛巾	· 为患者脱衣服时,先脱近侧,后脱对侧;如有伤口,先脱健侧,后脱患侧 · 每擦洗一处,应在其下面垫浴巾,避免弄湿床铺
7.擦洗两上肢、胸、腹部:按顺序擦洗,先用涂浴皂的湿毛巾以离心方向擦洗,再用湿毛巾擦去皂液,清洗毛巾接着擦洗,最后用浴巾边按摩边擦干	· 注意洗净腋窝、乳房下皱褶处和脐部 · 擦洗动作要敏捷,为取得按摩效果,可适当用力,但不宜过重 · 擦洗过程中注意观察病情,若患者出现寒战、面色苍白等情况,应立即停止擦洗,给予适当处理;擦洗时还应观察皮肤有无异常

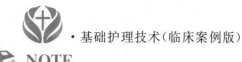

续表

操 作 步 骤	要 点 说 明
8.协助患者侧卧,背向护士,依次擦洗后颈部、背部、臀部,擦洗后用50%乙醇按摩受压部位,根据季节扑爽身粉	• 尽量减少翻身和暴露,以免患者受凉
9.穿清洁上衣	• 为患者穿衣服时,先穿对侧,后穿近侧;如有伤口,先穿患侧,后穿健侧
10.患者平卧,协助脱裤,将大毛巾铺在近侧腿下依次擦洗髋部、大腿、小腿,并拭干,用同样的方法擦洗另一侧下肢。将盆移于足下,盆下垫大毛巾,或将盆放于床旁椅上;患者屈膝,将双脚同时或先后浸泡片刻,洗净双足,擦干	• 擦洗过程中应根据情况更换热水、脸盆和毛巾 • 注意洗净腹股沟、趾间
11.换水、盆及毛巾后清洁会阴	
12.协助患者穿清洁裤子。根据需要为患者修剪指(趾)甲,梳发	
13.整理床单位,按需更换床单,安置患者于舒适卧位,开窗通风	
14.清理用物,做好记录	

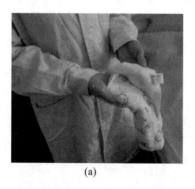　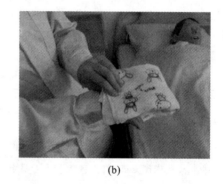

(a) 　　　　　　　　　　　　　(b)

图 2-1-3-1　包小毛巾法

【评价】

1.擦洗干净,注意患者保暖,少翻动和暴露患者。

2.注意观察患者病情变化及皮肤情况,患者感觉舒适。

3.未沾湿床铺。

4.运用节力原则。

【注意事项】

1.遵循节力原则,操作时两腿稍分开,重心在身体中央或稍低处,手持面盆时,尽量靠近身体以减少体力消耗。

2.为患者脱衣,先脱近侧,后脱对侧,如有伤口,先脱健侧,后脱患侧;为患者穿衣,先穿对侧,后穿近侧,如有伤口,先穿患侧,后穿健侧。

3.掌握毛巾使用的步骤(湿毛巾→涂浴皂的湿毛巾→湿毛巾→拧干毛巾→浴巾)和手法。

4.注意保暖,擦洗时随时为患者盖好被子,避免不必要的暴露,防止患者着凉。

5.动作应轻稳、敏捷,均匀而有力,注意皮肤皱褶处要擦洗干净。

6.注意观察病情,寒战、脉速时立即停止并处理。

三、压疮的预防与护理

压疮(pressure ulcer)是指身体局部组织长期受压,血液循环障碍,局部组织持续缺血、缺氧、营养缺乏,而引起的组织破损和坏死。

由于发生压疮的患者长期卧于床上,身体与垫褥接触而发生皮肤破溃,因而也有褥疮之称。然而后来发现压疮不仅发生于长期卧床的患者,长久处于坐位的患者也易发生压疮,即压疮的发生与压力的关系密切,所以压疮又称为"压力性溃疡"。

压疮本身不是原发疾病,大多是由于其他原发疾病未能很好地护理而造成的皮肤损伤。一旦发生压疮,不仅给患者带来痛苦,加重病情,延长疾病康复的时间,严重时还会因继发感染引起败血症而危及生命。因此,必须加强对患者的皮肤护理,预防和减少压疮的发生。

(一)压疮发生的原因

1.力学因素　造成压疮的三个主要物理力是压力、摩擦力和剪切力,通常是2～3种力联合作用所致。

(1)垂直压力:对局部组织的持续性垂直压力是引起压疮的最主要原因。实验证明,当持续性的垂直压力超过毛细血管压(正常为16～32 mmHg)时,组织会发生缺血、溃烂坏死。当毛细血管压超出16 mmHg时,即可阻断毛细血管对组织的灌流。当毛细血管压超过35 mmHg,持续2～4 h时,即可引起压疮。压疮的形成与压力的大小和持续的时间有密切关系。单位面积承受的压力越大,压力持续时间越长,产生组织坏死所需的时间就越短,发生压疮的概率就越高。卧床患者,或坐轮椅者,长时间不改变体位,局部组织承受超过正常毛细血管压的压迫过久,组织缺血坏死而形成压疮。

(2)摩擦力:患者在床上活动或坐轮椅时,皮肤随时都可受到床单和轮椅表面的逆行阻力的摩擦,摩擦力作用于皮肤时,易损害皮肤的角质层,增加对压疮的易感性。如果床面不平整、有渣屑或搬动患者时拖、拉、推、拽患者,均可产生较大的摩擦力。

(3)剪切力:由两层组织相邻表面间的滑行而产生进行性的相对移动所引起,是由压力和摩擦力共同作用而形成的,与体位有密切关系。两层组织间发生剪切力时,血管被拉长、扭曲、撕裂而发生深层组织坏死。如患者平卧抬高床头时,因为骨骼及深层组织由于重力作用会向下滑行,而皮肤及表层组织由于与床铺之间的摩擦力仍停留在原位,使两层组织产生相对性移位,加上身体垂直方向的重力,从而导致剪切力的发生,引起局部皮肤血液循环障碍而发生压疮。由于剪切力作用于深层,引起组织的相对性移位,能切断较大区域的血液供应,因此它比垂直压力更具有危害性。

2.局部皮肤经常受潮湿或排泄物刺激　出汗、大小便失禁等使皮肤潮湿,加上尿液和粪便的刺激作用,酸碱度改变,使皮肤表皮保护能力下降,细菌繁殖,皮肤组织极易发生破损和感染。

3.营养状况　营养状况是影响压疮形成的一个重要因素,也是直接影响压疮愈合的因素。长期营养不良,肌肉萎缩,皮下脂肪变薄,皮肤与骨骼间的充填组织减少,使得压疮发生的危险性增加。一旦受压,骨隆突处皮肤要承受外界的压力和骨隆突处对皮肤的挤压力,受压处缺乏肌肉和脂肪组织的保护,容易引起血液循环障碍,出现压疮。过度肥胖者卧床时体重对皮肤的压力较大,也容易发生压疮。机体脱水时皮肤弹性变差,在压力或摩擦力的作用下容易变形。而水肿的皮肤由于弹性、顺应性下降,更容易受损伤,同时组织水肿使毛细血管与细胞间距离增加,氧和代谢产物在组织细胞的溶解和运送速度减慢,皮肤出现营养不良,容易导致压疮发生。

4.矫形器械使用不当　石膏固定和牵引限制了患者身体或肢体的活动,特别是夹板内衬垫放置不当、石膏内不平整或有渣屑、矫形器械固定过紧或肢体有水肿时,容易使肢体血液循环受阻,而导致压疮发生。

NOTE

知识链接

易发生压疮的高危人群

易发生压疮的高危人群有昏迷者、瘫痪者、老年人、肥胖者、身体瘦弱者、营养不良者、水肿患者、疼痛患者、石膏固定患者、大小便失禁患者、发热患者和使用镇静剂患者。

(二)压疮的好发部位

压疮多发生于受压和缺乏脂肪组织保护、无肌肉包裹或肌层较薄的骨隆突处,并与卧位有密切的关系(图 2-1-3-2)。

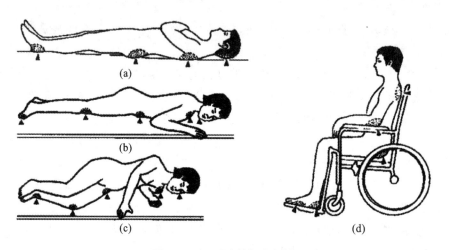

图 2-1-3-2　压疮的好发部位

仰卧位时:好发于枕骨粗隆、肩胛骨、肘部、骶尾部及足跟处,尤其好发于骶尾部。

侧卧位时:好发于耳廓、肩峰、肋骨、髋骨、股骨粗隆、膝关节的内外侧及内外踝处。

俯卧位时:好发于面颊、耳廓、肩峰、女性乳房、肋缘突出部、男性生殖器、髂前上棘、膝部和足趾等处。

坐位时:好发于坐骨结节、肩胛骨、足跟等处。

知识链接

压疮危险因素评分

护士可通过评分方式对患者发生压疮的危险性进行评估。目前常用的评分法有Braden 评分法和 Norton 评分法。

(1)Braden 评分法:目前国内外用来预测压疮发生的最常用的方法之一,其分值越少,发生压疮的危险性越高。评分≤12 分,属于高危患者,应积极采取相应的护理措施,实施重点预防(表 2-1-3-3)。

(2)Norton 评分法:公认的预测压疮发生的有效的评分方法,特别适用于评估老年患者,其分值越少,发生压疮的危险性越高。量表满分 24 分,评分<16 分,有发生压疮的危险;评分≤14 分,提示易发生压疮(表 2-1-3-4)。

表 2-1-3-3 Braden 压疮危险因素评分法

项目/分值	4	3	2	1
活动:身体活动程度	经常步行	偶尔步行	局限于床上	卧床不起
活动能力:改变和控制体位能力	不受限	轻度限制	严重限制	完全不能
摩擦力和剪切力	无	无明显问题	有潜在危险	有
感觉:对压迫有关的不适感受能力	未受损害	轻度丧失	严重丧失	完全丧失
潮湿:皮肤保留于潮湿的程度	很少发生	偶尔发生	非常潮湿	持久潮湿
营养:通常摄食情况	良好	适当	不足	恶劣

表 2-1-3-4 Norton 压疮危险因素评分法

项目/分值	4	3	2	1
意识状态	清醒	淡漠	模糊	昏迷
营养状况	好	一般	差	极差
运动	运动自如	轻度受限	重度受限	运动障碍
活动	活动自如	扶助行走	依赖轮椅	卧床不起
排泄控制	能控制	尿失禁	大便失禁	大小便失禁
循环	毛细血管再灌注迅速	毛细血管再灌注减慢	轻度水肿	中度至重度水肿
体温	36.6~37.2 ℃	37.2~37.7 ℃	37.7~38.3 ℃	>38.3 ℃
药物使用	未使用镇静药和类固醇类药物	使用镇静药	使用类固醇类药物	使用镇静药和类固醇类药物

(三)压疮的分期

依其严重程度和侵害深度,压疮分为四期。可根据压疮的临床表现进行评估。

1. Ⅰ期:淤血红润期,为压疮初期。身体局部组织受压,血液循环障碍,皮肤出现红、肿、热、痛或麻木,解除压力 30 min 后,皮肤颜色不能恢复正常。此期皮肤的完整性未破坏,为可逆性改变,如及时去除致病因素,则可防止压疮的进一步发展。

2. Ⅱ期:炎性浸润期,如红肿部位继续受压,血液循环得不到改善,静脉回流受阻,局部静脉淤血。表现为受压部位呈紫红色,压之不退色,皮下产生硬结;表皮常有水疱形成,极易破溃。患者有疼痛感。

3. Ⅲ期:浅度溃疡期,全层皮肤破坏,可深及皮下组织和深层组织。表皮水疱逐渐扩大、破溃,真皮层疮面有黄色渗出液,感染后表面有脓液覆盖,致使浅层组织坏死,形成溃疡。患者疼痛加剧。

4. Ⅳ期:坏死溃疡期,坏死组织侵入真皮下层和肌肉层,感染可向周边及深部扩展,可深达骨面。脓液较多,坏死组织发黑,脓性分泌物增多,有臭味,严重者细菌入血易引起脓毒血症,造成全身感染,危及生命。

知识链接

2007 年 NPUAP(美国国家压疮咨询委员会)压疮新分期

1. 可疑深部组织损伤 由于压力或剪切力造成皮下软组织损伤引起的局部皮肤颜色的改变(如变紫、变红),但皮肤完整。

2. Ⅰ期 皮肤完整、发红,与周围皮肤界限清楚,压之不退色,常局限于骨隆突处。

3. Ⅱ期 部分表皮缺损,皮肤表浅溃疡,基底红,无结痂,也可为完整或破溃的血疱。

4. Ⅲ期 全层皮肤缺失,但肌、肌腱和骨骼尚未暴露,可有结痂和皮下隧道。

5. Ⅳ期 全层皮肤缺失伴有肌、肌腱和骨骼的暴露,常有结痂和皮下隧道。

6.不能分期　全层皮肤缺失但溃疡基底部覆有腐痂和(或)痂皮。

(四)压疮的预防与护理

【目的】

1.预防压疮的发生。

2.减轻压疮症状,促进患者康复。

【评估】

1.压疮发生的原因　局部组织长期受压、理化因素、机体营养不良等。

2.压疮易发部位的皮肤情况。

3.如已发生压疮,评估压疮轻重程度。

【计划】

1.护士准备　衣帽整洁,修剪指甲,洗手、戴口罩。熟悉压疮的预防和护理方法。

2.用物准备　床头翻身卡、小毛巾、面盆内盛温水、50％乙醇(电动按摩器)、床刷及床刷套、枕头,必要时准备清洁大单、被套等。

3.患者准备　病情平稳,机体状况良好,能配合操作。

4.环境准备　适当调节室温。

【实施】

操作步骤见表 2-1-3-5。

表 2-1-3-5　压疮的预防与护理操作步骤

操作步骤	要点说明
压疮的预防	·预防压疮的关键在于消除诱发因素,应做到"七勤":勤观察、勤翻身、勤按摩、勤擦洗、勤整理、勤更换、勤交班
1.背部护理 (1)洗手,备齐用物,携至患者床旁,核对并解释	
(2)关闭门窗,屏风遮挡,调节室温	·避免患者受凉
(3)将盛有温水的面盆(温度 40～45 ℃)置于床旁桌或椅上;协助患者侧卧或俯卧,背部靠近床沿并朝向护士,将大毛巾一半铺于患者身下,一半盖于患者上半身	·以患者感觉舒适为宜 ·注意安全 ·避免浸湿床单和防止患者受凉 ·注意观察患者皮肤状况
(4)清洁背部:将小毛巾包裹于手上成手套状,依次擦洗颈部、肩部、背部及臀部	·防止指甲戳伤患者 ·每天用温水为患者擦洗皮肤 1～2 次,保持皮肤清洁干燥
(5)按摩背部 ①全背按摩:两手掌蘸少许 50％乙醇,从患者骶尾部开始,沿脊柱两侧向上按摩;至肩部时,以环形动作向下按摩至腰部,手再轻轻滑至臀部及尾骨处,如此有节奏地按摩数次;再用拇指指腹蘸 50％乙醇,由骶尾部沿脊柱按摩至第 7 颈椎处;也可用电动按摩器按摩,根据不同部位,选择合适的按摩头,紧贴皮肤进行按摩 ②受压处局部按摩:蘸少许 50％乙醇或润滑剂,用手掌大、小鱼际部分紧贴皮肤,做压力均匀的环形按摩,力度由轻到重,再由重到轻	·促进局部皮肤血液循环 ·遵循节力原则 ·力量要足够刺激肌肉组织,但要避免过大,防止损伤皮肤 ·注意保护患者安全 ·每次按摩 3～5 min

操 作 步 骤	要 点 说 明
(6)按摩毕,用大毛巾擦干皮肤,撤去大毛巾,协助患者穿衣并取舒适卧位	
(7)整理床单位及用物,洗手,记录	·保持床铺清洁、平整
2.按照翻身法定时为患者变换卧位	·至少每2 h翻身一次,视病情及局部受压情况及时予以调整,必要时每1 h翻身一次 ·翻身时切忌推、拉、拖等动作,避免擦破皮肤
3.当患者侧卧时,在患者的背部、两膝之间、胸腹部垫上软枕支撑患者,需要时可垫海绵垫褥、气垫褥(图2-1-3-3),水褥等,也可使用支被架,减轻被褥对足部的压力	·增大受力面积且受力均匀,减轻骨隆突部位皮肤的压力,保持患者的体位,使患者感觉舒适
4.建立床头翻身卡(表2-1-3-6)	·记录翻身时间、患者的体位以及皮肤受压情况
5.保持局部清洁、干燥,及时更换污染、浸湿的床单、被褥,保持清洁、干燥、平整。及时清洁局部皮肤并保持干燥	·避免排泄物、分泌物刺激皮肤,导致皮肤抵抗力下降
6.改善机体营养状况,供给合理的营养和水分	
7.鼓励并协助患者增加活动量	·鼓励患者及早离床活动,促进静脉回流,起到预防压疮的作用
压疮的护理	·积极采取局部治疗为主、全身治疗为辅的综合护理措施进行分期护理
1.Ⅰ期(淤血红润期) 去除危险因素,避免压疮持续发展。增加翻身次数,避免局部组织长期受压,改善局部血液循环。保持床铺平整、干燥、无碎屑,避免摩擦、潮湿和排泄物对皮肤的刺激。加强营养的摄入,以增强机体的抵抗力	·避免压疮的进一步发展,促进压疮愈合
2.Ⅱ期(炎性浸润期) 保护皮肤,预防感染。除继续加强上述措施外,应注意对出现水疱的皮肤进行护理。未破的小水疱应尽量减少摩擦,防止水疱破裂、感染,使其自行吸收;大水疱可在无菌操作下用注射器抽出疱内液体,不必剪去表皮,局部消毒后,再用无菌敷料包扎。根据情况还可以选择红外线烤灯照射治疗	·严格执行无菌操作原则,避免感染 ·使创面干燥,减少渗出,同时可促进血液循环,增强细胞的代谢功能
3.Ⅲ期(浅度溃疡期) 清洁创面,促进愈合,预防和控制感染。仍需解除压迫,保持局部清洁、干燥。可采用物理疗法,使用0.02%呋喃西林溶液清洁创面后用鹅颈灯照射创面,还可采用新鲜鸡蛋内膜、纤维蛋白膜、骨胶原膜等贴于创面。感染的创面应进行清创、药物治疗	
4.Ⅳ期(坏死溃疡期) 清洁创面,去除坏死组织,保持引流通畅,促进肉芽组织生长。创面有感染时,可用1:5000呋喃西林溶液清洗创面,对于溃疡较深、引流不畅者,应用3%过氧化氢溶液冲洗。还可采用空气隔绝后局部持续吹氧法,提高创面组织供氧,改善局部组织有氧代谢,以利于愈合。对大面积深达骨骼的压疮,应配合医生清除坏死组织,植皮修补缺损组织,以缩短压疮病程,减轻患者痛苦	

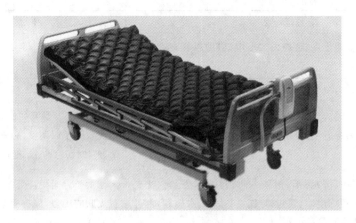

图 2-1-3-3　气垫褥

表 2-1-3-6　翻身记录卡

姓名：　　　　　　　床号：

日期/时间	卧位	皮肤情况及备注	执行者

【评价】

1.预防措施得力,患者皮肤保持完好。

2.压疮部位逐渐愈合。

3.患者营养及活动状况改善。

【注意事项】

1.为患者按摩时,施力大小适中,且应由轻到重,再由重到轻进行按摩,每次按摩 3～5 min,50%乙醇可以促进血液循环,预防压疮发生。

2.一般情况应每 2 h 翻身一次,如果患者皮肤受压较重应缩短翻身时间。

3.若局部出现压疮早期症状,按摩时不可在此处加压力,以免加重局部缺血缺氧,而加重压疮症状。可用拇指指腹以环形动作在压疮边缘正常皮肤处向外按摩。

4.做好健康指导,教会患者及家属预防和护理压疮的操作及相关知识,加强营养,尽早进行功能锻炼。

(五)为卧有患者的床更换床单

实训 2-1-3-3　为卧有患者的床更换床单

【目的】

1.为卧床患者更换清洁床单,使病床整洁,患者睡卧舒适。

2.防止压疮及其他并发症的发生。

3.保持病室整洁、美观。

【评估】

1.患者病情与躯体活动能力,是否需要便器及更换衣裤。

2.患者病损部位与合作程度。

3.病室环境,是否会影响周围患者的治疗或进餐。

【计划】

1.护士准备　衣帽整洁,修剪指甲,洗手、戴口罩。

2.用物准备 清洁大单、中单、被套、枕套、床刷或微湿的扫床巾、污衣袋,需要时备清洁衣裤。

3.患者准备 了解更换床单的目的、方法、注意事项和配合要点。

4.环境准备 同病室内无患者进行治疗或进餐等。酌情关闭门窗,按季节调节室内温度。必要时用屏风遮挡患者。

【实施】

操作步骤见表 2-1-3-7。

表 2-1-3-7 为卧有患者的床更换床单的操作步骤

操 作 步 骤	要 点 说 明
1.备齐用物,携至患者床旁,核对并解释	• 取得患者配合
2.移开床旁桌,距床约 20 cm,将床旁椅放于床尾,清洁床单按更换顺序放于床旁椅上	• 留有空间,便于操作
3.松开被尾,将患者枕头移向对侧,患者侧卧、背向护士	• 意识不清者,设床挡,防坠床 • 骨折、牵引或有引流管的患者,应加以保护,防止损伤或扭曲引流管,或脱管
4.松近侧污单 将污中单卷入患者身下,扫净橡胶单、中单上的碎屑后,将橡胶单搭在患者身上,将污大单也向上卷入患者身下,从床头至床尾扫净床褥上的碎屑	• 扫净渣屑,避免影响患者舒适 • 中单、大单向内翻卷,方便从对侧取出
5.铺近侧清洁大单、近侧橡胶单和清洁中单 (1)将大单横、纵线对齐床面横、纵中线放于床褥上,将近侧大单向近侧下拉散开,将对侧大单内折至床中线处,塞于患者身下 (2)铺近侧床头角、床尾角,大单中部边缘塞于床垫下 (3)铺平橡胶单,铺清洁中单于橡胶单上,近侧部分下拉至床沿,对侧部分内折后卷至床中线处,塞于患者身下,将近侧橡胶单和中单边缘塞于床垫下	包紧床角,使之整齐、美观
6.移患者至近侧 协助患者平卧,将患者枕头移向近侧,并协助患者移向近侧,患者侧卧,面向护士,躺卧于已经铺好床单的一侧	• 观察患者面色、呼吸,询问患者有无不适
7.松对侧污单 护士转至床对侧,上卷中单至床中线处,取出污中单,放于床尾污大单上;清扫橡胶单,将橡胶单搭于患者身上;将污大单自床头内卷至床尾处,取出污大单、中单,放于护理车污衣袋内	• 大单污染面向内折叠,污单不可丢弃在地上
8.铺对侧清洁大单、近侧橡胶单和清洁中单 (1)展开对侧清洁大单,铺此侧床头角、床尾角,大单中部边缘塞于床垫下 (2)放平橡胶单,铺清洁中单于橡胶单上,将对侧橡胶单和中单边缘塞于床垫下	• 各单铺平拉紧
9.协助患者平卧,将患者枕头移向床中间	
10.更换被套 (1)将污被套、棉胎三折盖于患者身上,将被套平铺于盖被上 (2)自污被套内"S"形取出棉胎,装入清洁被套内 (3)撤出污被套 (4)将棉胎展平,系好被套尾端开口处系带 (5)折被筒,床尾余下部分内折放于床垫上	• 棉胎不可接触污被套外面,并注意为患者保暖
11.更换枕套 取出枕头,更换枕套,拍松枕头,置于患者头下	
12.移回床旁桌、椅,安置患者	
13.开门窗通风换气,整理用物,将污单送洗	

【评价】

1.注意患者保暖、安全、舒适,操作过程中观察患者病情变化。

2.患者理解操作目的,配合操作。

3.大单铺平拉紧,棉胎与被套贴合好,被头充实,盖被平整,两边内折对称,枕头平整充实。

4.注意运用节力原则。

【注意事项】

1.协助患者翻身时,不得有拖、拉、推等动作,应注意力学原理的运用。

2.操作中注意节力原则,动作轻柔、幅度小,避免灰尘飞扬。

3.中单要遮盖橡胶单,避免橡胶单与患者皮肤直接接触。

4.操作中保证患者安全、舒适,必要时使用床挡,防止患者在变换体位时坠床。操作中注意观察患者病情、保暖以及保护患者隐私。

任务四 晨晚间护理技术

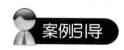案例引导

患者钱某,男,68岁。肺癌行左肺全切术后6年,近2周来出现不明原因的午后发热,当地医院使用抗生素、激素等治疗效果不佳。拟诊为发热待查,收住入院。入院后经B超、CT检查发现肝部多发性占位,诊断为"肺癌肝转移"。如果你是责任护士,请完成以下任务:

(1)清晨治疗工作开始前怎样为患者进行晨间护理?

(2)患者晚上睡觉前怎样为其进行晚间护理?

当患者需要协助完成个人清洁护理时,每日常规的清洁护理是十分必要的。晨晚间护理是基础护理的重要内容,晨间护理应于清晨治疗工作开始前完成,晚间护理应于患者每晚睡觉前完成。

一、晨间护理技术

【目的】

1.使患者清洁舒适,预防并发症的发生。

2.观察和了解患者病情,为诊断、治疗和护理提供依据。

3.保持病床和病室整洁。

【计划】

1.护士准备 衣帽整洁,修剪指甲,洗手、戴口罩。

2.用物准备 护理车上层放口腔护理盘、护理篮(内盛50%乙醇、润滑油、棉签、指甲剪、梳子、手电筒、床刷、手纸)、大毛巾1条、小毛巾2条、治疗巾1张、面盆。护理车下层放盛热水的水壶。

3.患者准备 了解晨间护理的目的及过程,并主动配合。

4.环境准备 光线充足,温度适宜,关闭门窗,屏风遮挡。

【实施】

操作步骤见表2-1-4-1。

表 2-1-4-1　晨间护理的操作步骤

操 作 步 骤	要 点 说 明
1.备齐用物,携至患者床旁,关闭门窗,向患者解释	·用物放置有序,便于取用 ·取得患者理解和配合
2.协助患者口腔护理(同口腔护理)	·病情较轻者可自己刷牙,病情较重者可进行口腔护理
3.移开床旁桌至距床约 20 cm,移床旁椅至床尾正中距床 15 cm,松开床尾盖被	·方便操作
4.将面盆放于床旁桌上,倒入 2/3 满的热水	
5.将大毛巾铺于患者颈下,协助患者洗脸,顺序:眼→额→鼻翼→面颊→耳后→颌下→颈部	·注意洗净耳廓、耳后皮肤皱褶处
6.协助患者面向护士侧卧,大毛巾铺于近侧床沿,洗手时先擦洗前臂,再把双手浸泡在水中洗净、擦干	
7.协助患者背向护士侧卧	·注意保护患者安全
8.换一条毛巾,加热水,擦洗背部及骶尾部	·注意遮盖,防止患者受凉
9.用 50％乙醇按摩背部及骶尾部,取下大毛巾	
10.松开近侧各层床单,用床刷从上至下、由内向外扫净渣屑	·使患者睡卧舒适,避免损伤患者皮肤
11.同铺床法铺好床单后转至对侧,同法扫净渣屑,整理好对侧床单。整理盖被	·大单平整、紧扎;被头充实,患者睡卧舒适
12.抬起患者颈肩部,取出枕头并拍松枕头,治疗巾铺于枕上,同时将枕头和治疗巾放在患者头下,协助患者梳理头发,取下治疗巾,碎发用纸包好	
13.整理床单位,移回床旁桌、椅,安置患者。收拾用物,打开窗户	·保持病室清洁整齐和空气流通

【评价】

1.患者清洁舒适。

2.操作熟练、动作轻巧。

3.关心患者,注意保护患者并与患者交流。

【注意事项】

1.为患者擦洗背部时,第一次分段擦洗,第二次边擦洗边按摩。

2.注意随时观察患者的病情变化。

3.注意保护患者并与患者沟通,及时了解患者病情变化及心理反应。

二、晚间护理技术

【目的】

1.保持病室、病床整洁、空气流通,使患者清洁舒适,易于入睡。

2.观察和了解患者病情,预防并发症的发生。

【评估】

1.患者的病情、自理能力、心理反应及合作程度。

2.患者平时睡眠情况。

3.患者口腔的清洁情况,床单位的清洁程度及皮肤受压情况。

4.患者是否需要便器。

【计划】

1.护士准备 衣帽整洁,修剪指甲,洗手、戴口罩。

2.用物准备 护理车上层放口腔护理盘、护理篮(内盛50%乙醇、润滑油、棉签、指甲剪、梳子、手电筒、床刷、手纸)、大毛巾1条、小毛巾3条、治疗巾、面盆、洗脚盆。护理车下层放水桶和盛热水的水壶。

3.患者准备 了解晚间护理的目的及过程,并主动配合。

4.环境准备 光线充足,温度适宜,关闭门窗,屏风遮挡。

【实施】

操作步骤见表2-1-4-2。

表2-1-4-2 晚间护理的操作步骤

操作步骤	要点说明
1.备齐用物,携至患者床旁,关闭门窗,向患者解释	· 用物放置有序,便于取用 · 取得患者理解和配合
2.协助患者进行口腔护理(同口腔护理)	· 病情较轻者可自己刷牙,病情较重者可进行口腔护理
3.移开床旁桌至距床约20 cm,移床旁椅至床尾正中距床15 cm,松开床尾盖被	· 方便操作
4.将面盆放于床旁桌上,倒入2/3满的热水	
5.协助患者洗脸,顺序:眼→额→鼻翼→面颊→耳后→颌下→颈部	· 注意洗净耳廓、耳后皮肤皱褶处
6.协助患者面向护士侧卧,洗手,先擦洗前臂,再把双手浸泡在水中洗净、擦干	
7.协助患者背向护士侧卧	· 注意保护患者安全
8.换一条毛巾,加热水,擦洗背部及骶尾部	· 注意遮盖,防止患者受凉
9.用50%乙醇按摩背部及骶尾部	
10.换一条毛巾后,协助患者清洁会阴部	· 保持会阴部清洁
11.换洗脚盆和毛巾,加热水,帮助患者浸泡双脚并洗净擦干	· 有利于促进患者入睡
12.松开近侧各层床单,用床刷从上至下、由内向外扫净渣屑	· 使患者睡卧舒适,避免损伤患者皮肤
13.同铺床法铺好床单后转至对侧,同法扫净渣屑,整理好对侧床单。整理盖被	· 大单平整、紧扎;被头充实,患者睡卧舒适
14.抬起患者颈肩部,取出枕头并拍松枕头,治疗巾铺于枕上,同时将枕头和治疗巾放在患者头下,协助患者梳理头发,取下治疗巾,碎发用纸包好	
15.整理床单位,移回床旁桌、椅,安置患者。收拾用物,酌情关闭门窗。关大灯,开地灯	· 保持病室清洁整齐 · 保持安静 · 使病室光线暗淡,创造良好的睡眠环境

【评价】

1.患者感觉清洁舒适,能尽快入睡。

2.关心患者,注意保护患者并与患者交流。

【注意事项】

1.为患者擦洗背部时,注意观察皮肤状况,动作敏捷,避免患者受凉。

2.注意随时观察患者病情变化。

3.注意保护患者并与患者交流,了解患者睡眠情况,对睡眠不佳的患者应给予相应的护理。

4.保持病室安静,执行各项护理操作时,动作轻柔,减少噪音,调节光亮及室温。根据情况增减盖被,创造良好的睡眠环境。

能力检测

1.患者丁女士,70岁,81 kg,因脑血管意外出现右侧偏瘫,大小便失禁,卧床在家1年余,因并发肺部感染入院。查体:神志清楚,问答切题,T38 ℃,P88次/分,R19次/分,BP 140/95 mmHg。沿脊柱骨隆突处皮肤发红,有触痛。骶尾部红肿有硬结,有2 cm×3 cm大小的水疱2个。左足跟部皮肤菲薄,右足跟部皮肤破溃,露出潮湿红润的创面,有黄色渗出物。请问:丁女士的皮肤怎么了? 作为护士,你该如何对她进行护理?

2.患者杨先生,68岁,2个月前诊断为慢性重症肝炎入院。因反复发作细菌感染,2个月中先后应用了4种广谱抗生素。治疗中为提高机体清蛋白水平,医嘱予以血浆或清蛋白加氢化可的松10～20 mg静脉滴注,隔日1次,达50余日。杨先生因身体虚弱一直卧床休息,日常生活需在护士的帮助下完成,每天至少进行2次口腔护理。近日来发现杨先生下唇内侧及右下齿牙龈外侧有2个白色片状病灶,擦去上层膜状分泌物,创面呈红色。问:杨先生的病情信息说明了什么? 护士应该做哪些处理?

A₁/A₂型题

3.为去除口臭,应选用的漱口液是(　　)。

　　A.0.1%乙酸溶液 　　　　　　B.2%～3%硼酸溶液 　　　　　　C.朵贝尔溶液

　　D.1%～4%碳酸氢钠溶液 　　　E.生理盐水

4.关于义齿的护理,下列哪个说法不正确?(　　)

　　A.义齿的清洁方法与真牙相同 　　　　B.患者晚间休息时应将义齿取下

　　C.义齿取下后,应按摩牙龈部位 　　　　D.患者戴上义齿前,应对患者口腔进行清洁

　　E.取下的义齿应浸没于贴有标签的热水中

5.患者王某,女,82岁,因车祸致颅脑外伤而长期卧床,近日发现其骶尾部皮肤变为紫红色,有硬结、水疱产生,该患者的皮肤状况是(　　)。

　　A.皮肤感染 　　　　　　　　　B.压疮淤血红润期 　　　　　　C.压疮炎性浸润期

　　D.压疮浅度溃疡期 　　　　　　E.压疮破溃坏死期

6.沐浴的目的不包括下列哪一项?(　　)

　　A.消除皮炎 　　　　　　　　　B.预防压疮 　　　　　　　　　C.保持皮肤清洁

　　D.去除皮肤污垢 　　　　　　　E.促进血液循环

7.为长发患者梳理头发时,当头发打结成团,可以用下列哪种溶液湿润、梳顺头发?(　　)

　　A.生理盐水 　　　　　　　　　B.30%乙醇 　　　　　　　　　C.液体石蜡

　　D.50%乙醇 　　　　　　　　　E.朵贝尔溶液

8.为卧有患者的床更换床单时,操作正确的是(　　)。

　　A.松开床尾盖被,协助患者翻身侧卧,面向护士 　　B.将枕头和患者一起移向近侧

　　C.从床头至床尾扫净床褥上的渣屑 　　　　　　　D.将污大单向下卷入患者身下

　　E.套好枕头后,枕头开口向门,置于患者头下

9.以下哪种患者不宜盆浴?(　　)

　　A.老年患者 　　　　　　　　　B.心力衰竭患者 　　　　　　　C.感染患者

　　D.妊娠7个月以上的孕妇 　　　E.传染病患者

10.患者孙某,男,67岁,右上肢骨折。护士为患者更换上衣的正确顺序是(　　)。

　　A.先脱左上肢,先穿左上肢 　　　　　　　　B.先脱右上肢,先穿右上肢

　　C.先脱左上肢,先穿右上肢 　　　　　　　　D.先脱右上肢,先穿左上肢

　　E.无所谓先后

11.导致压疮发生的最主要原因是（　　）。

A.皮肤破损　　　　　　　　B.局部组织受压过久　　　　　　　C.皮肤受潮湿刺激

D.患者营养不良　　　　　　E.全身水肿

12.患者李某,女,65岁,因心肌梗死卧床4周。护士为其床上洗发的过程中,患者突然感到胸痛、心悸、出冷汗,护士应（　　）。

A.劝说患者再坚持几分钟　　B.加快动作完成操作　　　　　　　C.边洗发边通知医生

D.请家属协助完成　　　　　E.立即停止操作,给予相应处理

A₃/A₄型题

（13～15题共用题干）

患者,男,57岁,脑血管意外,经过抢救治疗,生命体征趋于平稳,但仍处于昏迷状态,护士交接班时发现患者骶尾部皮肤有2 cm×3 cm区域呈紫红色,并有小水疱形成。

13.此时患者压疮的临床分期是（　　）。

A.淤血红润期　　B.炎性红润期　　C.炎性浸润期　　D.淤血浸润期　　E.溃疡期

14.为防止压疮进一步发展,下列护理措施正确的是（　　）。

A.保持皮肤清洁干燥,避免潮湿等刺激　　　　　B.为患者骶尾部垫气圈

C.给患者每3 h翻身一次　　　　　　　　　　　D.局部按摩时护士手掌紧贴患者患处

E.定期用50％乙醇按摩骶尾部

15.若骶尾部的小水疱融合成大水疱,护士应采取的正确措施是（　　）。

A.保持局部皮肤湿润,防止水疱破裂

B.剪破水疱表皮后,涂以消毒液

C.用乙醇按摩水疱局部,使其吸收

D.以无菌操作方法抽出水疱内液体后,用无菌敷料包扎

E.减少局部摩擦,防止破裂,让其自然吸收

（16～17题共用答案）

A.22～25 ℃　　B.25～28 ℃　　C.32～35 ℃　　D.40～45 ℃　　E.50～52 ℃

16.床上擦浴时水温应为（　　）。

17.床上洗头时水温应为（　　）。

（陈　鲁）

项目二 休息与活动

 学习目标

> 1. 能叙述休息的意义与条件。
> 2. 能叙述活动受限的原因及对机体的影响。
> 3. 能正确对活动受限的患者进行指导和护理。
> 4. 能运用所学知识,正确选择并实施促进患者休息与睡眠的护理措施,操作规范、有效,关心患者。

重点:休息的条件;常见异常睡眠类型及表现;促进睡眠的措施;患者活动的指导。

难点:睡眠的生理;患者活动的指导。

|任务一 休息护理技术|

案例引导

患者张某,女,37岁,女儿10岁,因脑部肿瘤入院。已行颅内肿瘤切除术,并行组织切片检查,结果未知。患者主诉头痛,夜间难以入睡,平均每晚睡眠不足3 h,并且常常被病区声响吵醒。如果你是责任护士,请完成以下任务:

(1)请分析此患者睡眠不佳的原因是什么。

(2)能够为该患者提供促进睡眠的方法有哪些?

休息(rest)是指在一定时间内相对地减少活动,使人从生理上和心理上得到松弛,消除或减轻疲劳,恢复精力的过程。它代表了一种宁静、安详、无焦虑、无拘无束的状态,是维护健康的重要条件。休息的方式很多,获得休息的方法依个人喜好不同而异。对从事脑力劳动的人而言,休息方式可以是散步、游泳、打球等;而对于运动员来讲,他的休息反而是读书、看报、听音乐。协助患者得到有益康复的休息是护理工作的重要职责之一,护理人员必须运用相关知识,在保证治疗计划有效落实的同时合理安排患者的活动与休息,制订有益身心健康的个性化护理计划,以促进患者早日康复。

一、休息的意义

1. 缓解身体的疲劳 工作过度紧张和劳累,容易造成生理上和精神上的疲劳,从而产生一系列的症状,如全身乏力、体力下降、注意力不集中、记忆力差、工作效率低等。只有经过适当的休息,才可以缓解身体的疲劳,恢复体力和精力。

2. 减轻精神的压力 精神过度紧张,容易导致许多疾病的发生,如冠心病、高血压、消化性溃疡、癌症等。因此,紧张之余适当地休息,有利于放松身心,减轻精神压力,预防疾病。

3. 利于疾病的康复 疾病本身就是一种压力,治疗的方法之一就是休息。患病时,为了维护生理和心理的正常状态,机体消耗大大增加。适当的休息有利于减少机体精力的消耗,对疾病的痊愈十分重要;同时,休息时新陈代谢减慢,全身血液的需求量下降,心脏负荷减轻,特别对心脏疾病的恢复非常有利。因此,患者如能得到良好的休息,则会减少机体能量消耗,加快受损组织的修复,使体力和精力尽快得到恢复,缩短病程,早日康复。

二、休息的条件

1.充足的睡眠　睡眠是休息的最基本方式。每个人对睡眠所需要的时间有很大差异,但都有最低限度的睡眠时数,只有满足了一定的睡眠时数,才能得到真正的休息。如果不能满足最低限度的睡眠时数,则使人易怒、焦虑、全身疲乏、注意力难以集中。在这种情况下,很难达到休息的目的。

2.生理的舒适　生理的舒适对促进患者的休息非常重要。因此,在休息之前,必须先将患者身体的不舒适降到最低程度,如提供舒适的休息环境、协助做好个人卫生、调整舒适的卧位、减轻或控制疼痛等,以达到休息的目的。

3.心理上的放松　有效地减少和控制焦虑、紧张的情绪,机体心理上才能得到放松。患者由于生病,无法满足家庭、职业、社会对其个人角色的需要,加之对自身疾病的担忧,以及住院时对医院环境和医务人员感到陌生等,常会出现焦虑和紧张的情绪。因此,护理人员在对患者的护理中,应与患者进行良好的沟通,帮助患者减轻心理压力,使其精神上得到放松,以达到休息的目的。

三、睡眠

睡眠(sleep)是一种周期现象,是人类生存的必要条件,是休息的一种重要形式。任何人都需要睡眠,只有通过睡眠,人的精力和体力才能得到恢复,保持良好的觉醒状态。研究表明,睡眠是知觉的一种特殊状态,虽然睡眠时对周围环境的反应能力降低,但是并未完全消失,由此,可将睡眠定义为一种周期发生的知觉的特殊状态,由不同的时相构成,对周围的环境可相应不作出反应。睡眠是机体重要的基本生理需要之一,人的一生中有1/3的时间是在睡眠中度过的。

(一)睡眠的生理

1.睡眠原理　睡眠由睡眠中枢控制。目前认为,睡眠中枢位于脑干尾端,它发出的冲动向上传导并作用于大脑皮层(上行抑制系统),与控制觉醒状态的脑干网状结构上行激动系统的作用相拮抗,引起睡眠和脑电波同步化,从而调节睡眠与觉醒的相互转化。

2.睡眠的生理特点　睡眠是一种周期现象,一般一天为一个周期。睡眠时视、触、嗅、听等感觉功能减退,骨骼肌反射和肌紧张减弱,自主神经功能出现一系列改变,如代谢率降低、心率减慢、血压下降、瞳孔缩小、呼吸变慢、胃液分泌增多、唾液分泌减少、尿量减少、发汗增强等。

3.睡眠的时相　通过脑电图、眼图、肌电图监测,发现睡眠周期可分为两个相互交替的不同时相状态,即慢波睡眠和快波睡眠。

(1)慢波睡眠:亦称为安静睡眠或非快速动眼睡眠(NREM),此期脑电波呈现同步化慢波时相,伴有慢眼球运动,肌肉松弛但仍有一定张力。NREM又可分为以下四期。

第Ⅰ期:过渡期,是睡眠时相中睡得最浅的一期,为清醒到入睡的过渡阶段,仅维持几分钟,很容易唤醒。此期生理活动开始减慢,但是脑电图显示的一些特点与清醒时相同。

第Ⅱ期:浅睡期,睡眠逐渐加深,但仍容易被唤醒,持续10~20 min。此期生理活动继续变慢,肌肉逐渐放松,脑电图显示为宽大梭形波。

第Ⅲ期:熟睡期,持续15~30 min。此期肌肉完全放松,心跳缓慢,血压下降,难以唤醒,脑电图显示梭形波与δ波(大而低频的慢波)交替出现。

第Ⅳ期:深睡期,持续约10 min。全身松弛,机体无任何活动,体内激素大量分泌,组织愈合加快,遗尿和梦游可能发生,极难唤醒,脑电图显示为慢而高的δ波。

(2)快波睡眠:亦称为快速动眼睡眠(REM)或异相睡眠,其基本表现是各种感觉功能进一步减退,唤醒阈值提高,骨骼肌反射运动和肌张力进一步减弱,肌肉几乎完全松弛,脑电波呈现去同步化快波时相。此外,这一阶段还会出现间断性的阵发性表现,如眼球快速运动、部分躯体抽动,同时会有心输出量增加、心率加快、血压上升、呼吸加快而不规则等交感神经兴奋的表现。

睡眠中的一些时相对人体具有特殊的意义,如在 NREM 第Ⅳ期(有时也包括第Ⅲ期),人体内分泌大量的生长激素,其功能是促进合成作用,减少蛋白质的分解,加速受损组织的愈合。REM 与幼儿神经系统的成熟有关,有利于精力的恢复,对保持精神和情绪上的平衡十分重要。这一时期的梦境都是生动的、充满感情色彩的,此梦境可缓解和减轻精神压力,使人将忧虑的事情从记忆中消除。非快速动眼睡眠与快速动眼睡眠的比较见表 2-2-1-1。

表 2-2-1-1　非快速动眼睡眠与快速动眼睡眠的比较

睡眠分期		特　　点	生 理 表 现	脑 电 图
NREM	第Ⅰ期	可被外界的声响、说话声惊醒	呼吸均匀,脉搏减慢,全身肌肉松弛	低电压 α 节律,频率 8～12 次/秒
	第Ⅱ期	进入睡眠状态,易被惊醒	呼吸均匀,脉搏减慢,血压、体温下降,全身肌肉松弛	出现快速、宽大的梭形波,频率 14～16 次/秒
	第Ⅲ期	睡眠逐渐加深,需要巨大的声响才能使之觉醒	呼吸均匀,心跳缓慢,血压、体温继续下降,肌肉十分松弛	梭形波与 δ 波交替出现
	第Ⅳ期	为沉睡期,很难被唤醒,可出现梦游和遗尿	无任何活动,脉搏、体温继续下降,呼吸缓慢均匀,体内分泌大量生长激素,全身松弛	缓慢而高的 δ 波,频率 1～2 次/秒
REM		眼肌活跃,眼球迅速转动,梦境往往在此时期出现	心率、血压、呼吸大幅度波动,肾上腺素大量分泌。除眼肌外,全身肌肉松弛,很难唤醒	呈不规则的低电压波形,与第Ⅰ期相似

4.睡眠周期　对大多数的成人而言,睡眠周期是 NREM 与 REM 不断重复的形态。每个睡眠周期(sleep cycle)持续 60～120 min(平均为 90 min),成人在每晚 6～8 h 的睡眠中平均包含 4～6 个睡眠周期。睡眠周期由不同的睡眠时相构成,各时相按一定的顺序重复出现。正常睡眠时,在入睡后最初 20～30 min,从 NREM 第Ⅰ期开始,依次经过第Ⅱ期、第Ⅲ期、第Ⅳ期之后,返回 NREM 的第Ⅲ期然后到第Ⅱ期,再进入 REM,大约持续 10 min,REM 完成后,再回到 NREM 的第Ⅱ期,如此周而复始。在睡眠周期的任一阶段醒而复睡时,都须从头开始依次经过各期(图 2-2-1-1)。

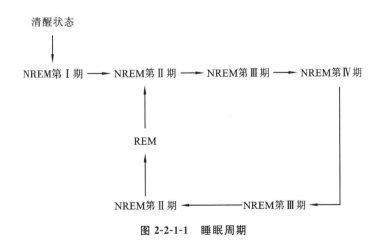

图 2-2-1-1　睡眠周期

NOTE

在睡眠周期中,每一时相所占的时间比例随睡眠的进行而有所改变。一般刚入睡时,NREM第Ⅲ、Ⅳ期时相约占 90 min,REM 持续不超过 30 min。进入深夜,REM 会延长到 60 min,而NREM 第Ⅲ、Ⅳ期时相则会相应缩短。因此,大部分 NREM 发生在上半夜,REM 则多在下半夜。

在睡眠周期的交替进行中,如果在任何一期将个体唤醒,再继续睡眠时,不会回到将其唤醒的那个睡眠时相中,而是从睡眠最初状态开始。在夜间,若患者的睡眠经常被中断,患者将整夜都无法获得深度睡眠和快波睡眠,睡眠质量大大下降,此时,患者不得不通过增加睡眠总时数来补充缺乏的深度睡眠和快波睡眠,造成睡眠型态发生紊乱。因此,为了帮助患者获得最佳的睡眠,护理人员应在了解睡眠的规律和特点的基础上,全面评估患者睡眠的需要以及影响睡眠的因素,从而保证患者睡眠的质量和连续性。

(二)睡眠的评估

1.影响因素的评估

1)生理因素

(1)年龄:影响个体睡眠需要量的重要因素,随着年龄的增长,睡眠时间呈减少趋势。一般而言,婴儿期每天睡眠时间为 16～20 h,幼儿期为 10～14 h,学龄前期儿童为 11～12 h,青少年期为9～10 h,成年期为 7～8 h,到老年期往往仅需 6～7 h 即可。

(2)疲劳:适度的疲劳有助于入睡,但是过度的精力耗竭反而会引起无法入睡。

(3)昼夜节律性:时差的影响、昼夜节律性的扰乱等均会影响入睡及睡眠质量。

(4)内分泌变化:女性月经前期和月经期常出现嗜睡现象,与内分泌变化有关。

(5)寝前习惯:一些人在睡前常有特别的行为习惯,如听音乐、看报纸杂志、喝牛奶、洗热水澡或泡脚等,当这些习惯突然改变或者被阻碍进行时,则可能发生睡眠障碍。

知识链接

昼夜性节律

昼夜性节律是指人体根据内在的生物性规律,在 24 h 内规律地运行它的活动,相当于一个人的生物时钟,每天 24 h 周期规律运转,形成一个人的日常生活节奏,反映出人体在生理与心理方面的起伏变化,如体温的变化、代谢的变化、激素分泌的变化等,并随个体疾病和情绪的不同而发生改变。

2)病理因素

(1)疾病影响:许多疾病都可干扰正常的睡眠型态,影响睡眠的正常节律。如各种原因引起的疼痛未能及时缓解时严重影响睡眠,强迫症、精神分裂症患者常处于过度觉醒状态等。患者需要更多的睡眠来促进机体康复,却往往受到多种症状的困扰或者特殊治疗的限制而无法获得正常的睡眠。

(2)身体不适:身体的舒适是获得休息与安睡的先决条件,体位不适、呼吸困难、憋闷、饥饿、腹胀、皮肤瘙痒等是常见的影响睡眠的因素。

3)环境因素 睡眠环境可以影响睡眠状况,舒适、安静、整洁、温湿度适宜、空气清新、色彩柔和的环境可促进睡眠,反之则会对睡眠产生干扰。研究还发现,在新环境中,NREM 和 REM 的比例会有所改变,主要为 REM 减少、入睡时间延长、觉醒的次数增多等。

4)心理-社会因素 强烈的情绪反应(如激动、喜悦、恐惧、悲哀、焦虑)、家庭或人际关系紧张等心理和社会因素,常常影响患者的睡眠。

5)其他 睡前饮水过多、饮刺激性饮料、饱食、体育锻炼、某些药物等也会影响睡眠型态。

2.睡眠型态的评估

(1)每天需要的睡眠时间。

（2）是否需要午睡及午睡的时间。

（3）就寝的时间。

（4）睡眠习惯，包括对食物、饮料、个人卫生、放松形式（阅读、听音乐等）、药物、陪伴、卧具、光线、声音及温度等的需要。

（5）入睡持续的时间。

（6）睡眠深度。

（7）是否打鼾。

（8）夜间醒来的时间、次数和原因。

（9）睡眠中是否有异常情况（失眠、呼吸暂停、梦游等），其严重程度、原因以及对机体的影响。

（10）睡眠效果。

（11）睡前是否需要服用睡眠药物及药物的种类和剂量。

3.常见的异常睡眠

（1）失眠：睡眠型态紊乱中最常见的一种，不仅睡眠时相减少，而且有质的变化。原发性失眠是一种慢性综合征，主要表现为难以入睡、睡眠中易醒以及早醒，患者常主诉没有休息好，清醒时或白天感到疲乏、昏昏欲睡、激动不安，经常打呵欠，有黑眼圈，轻度的一过性眼球震颤，轻微手颤。继发性失眠常由环境不适、身体障碍、精神紧张、药物依赖等引起，其产生的原因是短暂的，治疗要根据产生的原因而定。用脑电图记录发现在上半夜占优势的 NREM 第Ⅲ、Ⅳ期，在失眠时减少了。

（2）睡眠过多：睡眠时间过长或长期处于想睡的状态，在临床上比较少见。如因各种脑病、过度进食、病态的肥胖等引起的嗜睡状态或昏睡，也可见于心理失调如忧郁症患者。脑电图研究表明睡眠过多者其睡眠周期仍是正常的，主要改变是睡眠总时数过多。

（3）发作性睡眠：以控制不住的短时间嗜睡为特点，常在饭后或者单调无趣的情况下及一天快结束时发作，是一种特殊的睡眠失调。约有 70％的患者在发作性睡眠时会有猝倒现象，其表现为肌张力部分或全部丧失，导致严重的跌伤；约有 25％的患者在发作性睡眠时会有生动的、充满色彩的幻觉和幻听。猝倒发作常因为情绪急剧变化，太过高兴或太过悲伤而引起。发作过后，患者感到精力得到恢复。目前认为发作性睡眠是 REM 失调。

（4）睡眠型呼吸暂停：一种在睡眠期间发生自我抑制、没有呼吸的现象，可分为中枢性和阻塞性呼吸暂停两种类型。前者是由于中枢神经系统功能不良而造成，见于颅脑损伤、药物中毒等；后者则出现在严重的、频繁的、用力的打鼾或喘息之后，常由于上呼吸道阻塞病变引起。两种类型的睡眠型呼吸暂停都可导致动脉血氧饱和度降低、低氧血症、高血压及肺动脉高压等。

（5）其他

①梦游：常发生于 NREM 的第Ⅲ、Ⅳ期，多见于男孩，病因尚不明确，可能与遗传、性格和神经失调有关系。梦游发生时，患者可下床走动，甚至完成一些复杂的动作，然后继续上床睡觉，醒后对梦游过程不能回忆。

②遗尿：多见于儿童，常常发生于 NREM 第Ⅳ期，与大脑未发育完全有关，睡前饮水过多或者过度兴奋也可诱发。

（三）促进休息和睡眠的护理措施

患者入院后，由于疾病带来的身心压力以及环境和生活习惯的改变，会引起睡眠型态的紊乱，出现睡眠时间和睡眠质量的改变，严重影响休息，不利于疾病的康复。护理人员应认真收集患者有关睡眠的资料，了解患者的睡眠习惯和睡眠型态，仔细分析存在以及可能影响患者睡眠的因素，制订切实可行的护理计划，以增进患者休息与睡眠的质量。

1.创造良好的休息环境　保持病区的安静、整洁，控制噪声和不良刺激；根据患者的需要，睡前开窗通风，清除病室内异味，使空气清新；调节病室内的温度和湿度，一般冬季室温 18～22 ℃、夏季 25 ℃左右，湿度以 50％～60％为宜；提供清洁、干燥的卧具和舒适的枕头、被服，必要时为患者更换床单;有计划地安排夜间工作,做到"四轻",尽量避免打扰患者。

2.增进身体舒适　满足患者基本的卫生、排泄等生理需要,有效止痛,及时解除患者身体的不适,帮助患者采取正确的睡眠姿势,妥善安置导管、引流管,以及牵引、固定等特殊治疗措施,就寝前做好晚间护理,以增进舒适,利于患者自然入睡。

3.重视心理护理　多与患者沟通交流,及时发现影响患者休息与睡眠的心理和社会因素,通过鼓励倾诉、正确指导,消除患者紧张、焦虑、恐惧等心理压力,恢复平静、稳定的情绪状态,避免情绪大起大落以及过度兴奋,帮助患者建立对治疗的信心。这些心理措施对提高休息与睡眠的质量亦具有重要作用。

4.尊重患者的睡眠习惯　在病情允许的情况下,护理人员应尽可能满足患者就寝前的一些常规习惯,如允许阅读、收听广播(使用耳机)、提供温热饮料、协助沐浴或泡脚等,维持患者的原有生活规律以促进睡眠,提高睡眠质量。

5.做好睡眠失调患者的相应护理

(1)失眠者:轻症失眠患者通过加强以上护理措施,常能收到较好的效果。严重失眠的患者往往需要使用特殊技术(如安慰剂、心理暗示、催眠术),必要时辅以安眠药治疗。使用镇静催眠类药物时,应避免长时间连续用药,防止产生药物依赖性和抗药性而使情况更糟。安眠药治疗的同时可结合其他促进睡眠的技术,帮助患者重建良好的睡眠型态。

(2)睡眠过多者:指导其控制饮食,减轻体重,并限制其睡眠的时间,增加有益身心健康的趣味活动。

(3)发作性睡眠者:通常选用药物治疗,如安非他明和苯哌啶醋酸甲酯都可抑制REM睡眠,从而起到治疗效果。

(4)睡眠型呼吸暂停者:指导患者采取正确的卧位,避免压迫,保持呼吸道通畅,并在夜间加强观察,随时消除呼吸道梗阻。

(5)梦游症者:注意安全防护,防止发生意外及损伤。

(6)遗尿者:晚间限制饮水,并在入睡前督促患者排尿。

任务二　活动护理技术

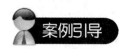 案例引导

患者李某,男,47岁,误服有机磷农药,经洗胃及药物治疗3周后,急性中毒症状消失,出现肢体无力、抬腿困难、跛行、垂足、垂腕、肢体疼痛、肢体感觉异常如痛觉减退等运动障碍及感觉障碍。查体:神清语明,脑神经检查正常,四肢远端肌力2级,下肢肌肉轻度萎缩,双侧膝腱反射减弱,病理征阳性。如果你是责任护士,请完成以下任务:

(1)请分析该患者肌肉萎缩的原因是什么。

(2)如何为患者提供正确的活动指导?

一、活动的意义

凡是具有生命的生物体均需要活动(mobility),并且都有着与生俱来的活动能力。活动能维持机体良好的生理功能和身体状态,也能使心理处于最佳水平。活动、运动和锻炼具有正相效应,可促进身心健康,具有全面、整体的效果,其重要意义是多方面的。

1.增进心肺功能　活动和锻炼可使心肌更加强壮,提高心肌泵血能力,并可加速循环和增加肺活量,促进血氧交换,由此增强心肺功能。

2.加强肌肉强度和耐力　运动使肌肉更加结实和强健,不但增加了肌肉的耐力,还有利于保

持健美的体形。

3.保持关节灵活性　活动可增加关节和韧带的弹性以及韧性,使关节更加灵活。

4.增加骨密度　活动可以促进成骨细胞的成骨过程,使机体增加对钙离子的储存和保留,从而有助于增加骨密度,减少和预防发生骨质疏松。

5.预防便秘　活动可以促进胃肠蠕动,帮助大便排出,有助于预防腹胀和便秘。

6.改善睡眠　适时、适度的运动,有益于身心放松,可以促进入睡,改善睡眠质量。

7.降低紧张度　活动可以使人摆脱学习、生活以及工作上的压力,有助于调节身心健康。研究还表明,活动还有助于机体加速清除体内有害的或不利于健康的化学物质。

活动是个体维持身心健康的最基本条件。由于疾病的影响,患者常出现活动能力下降甚至丧失,引发很多身心健康的问题,例如,被迫长期卧床可能产生关节僵硬、便秘、压疮,活动能力丧失或肢体残缺时会导致患者自我形象紊乱、与社会隔离、生理功能丧失、敏感、自卑、抑郁等。护理人员应该从患者身心需要出发,合理安排患者的休息与活动,指导和协助患者有计划地活动,预防各种并发症,促进早日康复。

二、活动受限的原因

活动受限是指身体的活动力或者任何一部分的活动由于某些原因而受到限制,其常见原因有以下几方面。

1.疼痛　疾病引起的疼痛会限制患者的活动,最常见的是手术后,患者为减轻伤口疼痛而主动或被动地限制活动。还有类风湿性关节炎患者,为避免关节活动时疼痛而被动地减少活动,维持某一种最舒适的体位或姿势。

2.神经系统受损　某些原因造成暂时的或永久的运动功能障碍,如脑血栓所致的偏瘫、骨髓损伤造成的中枢性神经功能损伤使受损神经支配部分的身体出现运动障碍。另外,重症肌无力、肌肉萎缩的患者,腰椎间盘突出较严重的患者同样会出现明显的活动受限,甚至不能活动。

3.损伤　肌肉、骨骼或者关节的器质性损伤,如挫伤、扭伤、骨折等导致机体活动受限。

4.运动系统结构改变　肢体先天畸形或残障等,直接或间接地限制了患者的正常活动。另外,由于疾病造成的关节增生、肿胀、变形等均会影响人体的活动。

5.营养状况改变　由疾病造成的严重营养不良、虚弱无力、缺氧等患者,因不能提供身体活动所需的能量而限制其活动。反之,过度肥胖的患者同样也会出现身体活动受限。

6.精神心理因素　极度忧郁和某些精神病患者,在思维异常的同时伴有活动能力下降,正常活动明显减少,如忧郁性精神分裂症患者、木僵患者等。

7.医疗和护理措施的执行　因治疗某些疾病而采取的医护措施也会限制患者的活动。为防止处于昏迷状态的患者因躁动而出现意外,须对其加以约束;某些骨科患者在牵引或使用石膏绷带过程中,会限制其活动范围,甚至需要制动。另外,某些疾病的急性期,如心肌梗死的患者,要求绝对卧床休息以减少心脏负荷,从而大大地减少了患者的活动量。

三、活动受限对机体的影响

活动受限对机体各系统的生理功能产生广泛影响,并且可以引发患者心理、社会方面的问题。

1.对皮肤的影响　长期卧床或者躯体移动障碍可以使局部皮肤持续受压,循环障碍以及抵抗力下降,皮肤易于受损甚至发生压疮。

2.对肌肉骨骼系统的影响　在某些疾病情况下,适当减少或者限制活动是有益于康复的护理措施。但是,如果机体骨骼、肌肉组织长期不活动,会引起肌无力、肌肉萎缩、关节僵硬或挛缩、肩背疼痛、骨质疏松等并发症;卧床患者如果没有维持关节的功能位置,可引起肩内收畸形、髋外展畸形、垂足或垂腕畸形等严重后果。

3.对心血管系统的影响　主要为体位性低血压与深静脉血栓形成。护理上应加强防范,特别是久卧后第一次起床的患者,护理人员应给予扶持,先助其缓慢坐起,适应片刻后再逐渐下床,循序渐进,注意安全,防止意外。

4.对呼吸系统的影响　患者长期卧床,一方面,胸部扩张受限,使有效通气减少;另一方面,呼吸道内分泌物排出困难而不断积聚,干扰了气道内纤毛排除异物的功能。再加上患者体质虚弱,无力咳嗽、排痰,局部和全身抵抗力低下,因此,妨碍肺部有效通气且易并发坠积性肺炎。

5.对消化系统的影响　由于活动量的减少和疾病的消耗,患者往往会出现厌食。膳食纤维和水分摄入减少以及胃肠蠕动减慢,可导致腹胀、便秘等问题。有的患者不习惯床上排便,或是严重便秘,均可引起排便困难。

6.对泌尿系统的影响　平卧时,排尿困难长期存在,膀胱膨胀造成逼尿肌过度伸展,机体对膀胱胀满的感觉性变差,形成尿潴留;机体活动减少时,尿液中的钙、磷浓度增加,泌尿系统容易形成结石。另外,由于尿潴留及结石形成,正常排尿对尿道的冲洗功能减少,大量细菌繁殖,致病菌可由尿道口进入,上行到膀胱、输尿管和肾,造成泌尿道的感染。

7.对心理、社会方面的影响　主要表现为失眠、焦虑、恐惧、愤怒、自尊的改变、挫折感等。此外,一些制动患者容易出现情绪上的波动,甚至会在行为上处于敌对好斗的状态,另一些患者则变得胆怯畏缩;有的患者还会出现定向力障碍,不能辨别时间和地点。

四、患者活动能力的评估

患者活动能力的评估重点是关节功能状况、肌力程度和机体活动能力,此外,还需注意患者的活动形态以及影响活动的因素。

1.评估关节功能状况　通过患者的主动运动或者被动运动,观察关节的活动范围有无受限,是否有关节变形、僵硬,活动时关节有无声响或疼痛不适。

2.评估肌肉的坚实度与力量　在正常肌张力的情况下,触摸肌肉有坚实感。当肌张力减弱时,触诊肌肉松软。可以通过机体收缩特定肌肉群的能力来评定肌力,肌力程度一般分为 0～5 级。

0 级　完全瘫痪、肌力完全丧失。

1 级　可见肌肉轻微收缩但无肢体运动。

2 级　可移动位置但不能抬起。

3 级　肢体能抬离床面但不能对抗阻力。

4 级　能做对抗阻力的运动,但肌力减弱。

5 级　肌力正常。

3.评估躯体活动能力　观察患者穿衣、梳头、洗漱、行走等日常活动情况,然后进行综合评价。一般可将机体的活动功能分为 0～4 度。

0 度　完全能独立,可自由活动。

1 度　需要使用设备或器械,如拐杖、轮椅。

2 度　需要他人的帮助、监护和教育。

3 度　既需要有人帮助,也需要设备和器械。

4 度　完全不能独立,不能参加活动。

4.评估活动形态　了解患者活动类型、活动量及活动后机体的反应,如下床行走的时间和距离、活动后是否有呼吸困难或心率加快,活动停止 3 min 后心率改变是否恢复,血压有无异常改变等,判断活动程度与整个机体的状况是否相适应。

5.评估活动受限的因素　包括年龄、性别、生理、心理、环境、社会等方面对患者活动状况现存的和可能的影响。

五、患者活动的指导

根据患者的具体情况,遵循循序渐进的原则,采取主动或被动活动的方式,使关节和肌肉得

NOTE

到最大范围的锻炼。

1.协助患者进行室外活动　室外活动有助于使患者心胸开阔,改善情绪。在良好的天气情况下进行,协助活动不便的患者借助拐杖、轮椅等进行适当的室外活动,还可配合其他的集体活动,以增进患者与他人的沟通交流,减少各种心理问题的产生。室外活动时,应注意保暖,防止受凉,避免患者过于疲劳。

2.协助患者完成日常生活活动　协助患者翻身、改变体位、床上移动以及坐起,并给予清洁、饮食、排泄等生活方面的照料。对于康复阶段能够下床的患者,应尽量鼓励并支持患者下床活动;对于意识清醒、四肢和躯干运动功能正常的卧床患者,护士应采取床边指导、适当扶助的方式帮助其在床上进行活动,并最大限度地发挥患者的主观能动性;若患者昏迷或四肢完全不能活动,护士应为患者进行按摩或被动活动,以预防并发症。

3.保持脊柱的正常生理弯曲和各关节的功能位置　长期卧床的患者,应注意在其颈部和腰部垫以软枕支托,以维持脊柱的正常生理弯曲。如果病情许可,还应经常变换体位,同时保持各关节处于最佳功能位置,防止患者的关节变形、挛缩,保护患者肌肉和关节的功能。

4.指导患者进行肌肉的等长运动和等张运动　等长运动又称静力运动,是指肌肉收缩时不发生肌纤维的缩短,即在不改变肌肉长度的情况下增加肌肉的张力,常用于有肌肉损伤的患者加强其肌肉力量。等张运动又称动力运动,是指肌肉收缩时肌纤维缩短,即肌肉长度改变而张力没有明显变化,既增加肌肉力量,又可促进关节功能。指导患者进行肌肉锻炼时应注意以下几点:①掌握运动量及频度,每次运动使肌肉达到适度疲劳,每次运动后有适当间歇时间让肌肉充分复原;②运动的效果与运动者的主观努力密切相关,应使患者充分理解、配合并使其掌握运动的要领;③运动不应引起明显的疼痛,疼痛常为损伤的信号,且反射地引起前角细胞的损伤,妨碍肌肉收缩,无法取得运动效果;④运动前后应做好准备以及放松运动;⑤注意肌肉等长收缩引起升压反应及心血管负荷增加,患者有轻度高血压、冠心病或其他心血管病变时慎做肌肉运动,有较严重心血管疾病的患者忌做肌肉运动。

5.进行全范围关节运动　全范围关节运动(range of motion,ROM)是指根据每一特定关节可活动的范围来对此关节进行屈曲和伸展的运动,是维持关节可动性的有效锻炼方法,可分为主动性 ROM 和被动性 ROM,前者是指个体可以独立开始并完成的 ROM,后者则是个体依靠护理人员才能开始并完成的 ROM。当患者无法自己主动活动关节时,可在他人、机械或者健侧肢体的帮助下进行被动性 ROM。

1)目的

(1)维持关节的活动性。

(2)预防关节僵硬、粘连和挛缩。

(3)促进血液循环,增加关节及肌肉的营养供给。

(4)修复丧失的关节功能。

(5)维持肌张力。

2)操作方法

(1)操作者运用人体力学原理,帮助患者采取自然放松的姿势,面向操作者,并尽量靠近操作者。

(2)根据各关节的活动形式和范围,依次对患者的肩部、肘关节、前臂、腕关节、踝关节等做屈曲、伸展、过伸、外展、内收、内旋及外旋等关节活动练习(图 2-2-2-1,图 2-2-2-2):①屈曲,关节弯曲或头向前弯;②伸展,关节伸直或头向后仰;③过伸,超过一般的活动范围;④外展,远离身体中心;⑤内收,移向身体中心;⑥内旋,旋向中心;⑦外旋,自中心向外旋转。活动时注意观察患者的身心反应。各关节的活动形式和范围参见表 2-2-2-1。

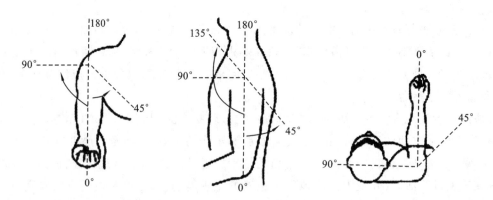

图 2-2-2-1　肩关节活动范围

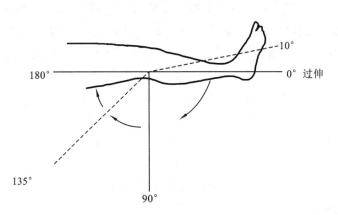

图 2-2-2-2　膝关节活动范围

表 2-2-2-1　各关节的活动形式和范围

部位	屈曲	伸展	过伸	外展	内收	内旋	外旋
脊柱	颈段前曲35° 腰段前曲45°	后伸35° 后伸20°			左右侧屈30°		
肩部	前屈135°	后伸45°		90°	左右侧屈30°	135°	45°
肘关节	150°	0°	5°～10°		45°		
前臂						旋前80°	旋后100°
腕关节	掌屈80°	背伸70°		桡侧偏屈50°		尺侧偏屈35°	
手	掌指关节90° 近侧指间关节120° 远侧指间关节60°～80°			拇指屈曲50°		过伸45° 屈曲80° 外展70°	
髋	150°	0°	15°	45°		40°	60°
膝	135°	0°	10°		30°		
踝关节	背屈25°	跖屈45°					

　　(3)每次练习时,每个关节应缓慢、有节律地做5～10次完整的ROM,当患者出现疲劳、痉挛、疼痛或抵抗反应时,应停止操作。

　　(4)运动结束后,测量生命体征,协助患者采取舒适卧位,整理床单位。

　　(5)记录每日运动的项目、时间、次数以及关节活动度的变化。

　　3)注意事项

　　(1)运动前要全面了解患者的机体活动能力、心肺功能状态、关节的现存功能,根据患者的具体情况制订运动计划。

　　(2)运动前帮助患者更换宽松、舒适的衣服,以便于活动,保持病室安静、空气清新、温湿度适

NOTE

宜。

（3）运动过程中，注意观察患者有无关节僵硬、痉挛、疼痛等其他不良反应，注意观察患者对活动的反应及耐受性，出现异常情况及时报告医生并给予处理。

（4）对心脏病患者，在做ROM时应特别注意观察患者心律、心率、血压、胸痛等方面的变化，避免因剧烈活动而诱发心脏病的发作。

（5）运动后，应及时、准确地记录运动的时间、内容、次数、关节的活动变化及患者的反应，以便制订下一步的活动计划。

能力检测

1.患者张某，女，66岁，因心力衰竭入院。患者平时睡眠尚可，入院两天后主诉睡眠不好，每天睡眠3～4 h，入睡困难，多梦，经护士询问后，患者主诉病室温度低，觉得冷。晚间护理操作多，病室内有时不熄灯，开门声太大。患病后精神紧张，焦虑，担心病治不好，浪费钱，对护士不敢提要求，请根据上述病例回答下列问题：

（1）做出护理诊断（PSE公式）。

（2）提出护理目标。

（3）制订护理措施。

2.护理人员可以采取哪些措施帮助患者减轻活动受限对机体的影响？

3.如何教患者做ROM？

4.与同学相互扮演护理人员与卧床患者角色，做ROM，并谈谈自己的体会。

5.活动减少对运动系统的影响是（　　）。

A.废用性肌肉萎缩　　　　　　　B.骨折　　　　　　　　　　C.肌张力增加

D.骨关节炎　　　　　　　　　　E.骨坏死

6.肢体能抬离床面但不能对抗阻力，为肌力6级中的（　　）。

A.1级　　　　　B.2级　　　　　C.3级　　　　　D.4级　　　　　E.5级

（张少羽）

项目三 冷、热疗护理

学习目标

重点：冷、热疗法的作用；冷、热疗法的禁忌证；常用冷、热疗法的操作要点及注意事项。

难点：冷、热疗法的作用；冷、热疗法的禁忌证；冷、热疗法效果的影响因素。

1. 能叙述冷、热疗的作用。
2. 能叙述影响冷、热疗的因素。
3. 能阐述冷、热疗的禁忌证。
4. 能运用所学知识，正确选择并实施冷、热疗，操作规范，态度认真，关心患者。

任务一 冷疗护理技术

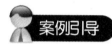

患者李某，男，38岁，发热、咳嗽2周，伴胸痛、气短、极度乏力。查体：一般情况好，T38 ℃，两肺听诊可闻及湿啰音。实验室检查：白细胞 6.0×10^9/L，X线提示双肺间质性肺炎。如果你是责任护士，请完成以下任务：

(1)应采用哪些方式为该患者降温？

(2)为该患者降温时应注意什么？

(3)身体的哪些部位不能应用冷疗技术？

冷疗(cold therapy)和热疗(heat therapy)是通过采用低于或高于人体温度的物质作用于体表皮肤，通过神经传导引起皮肤和内脏器官血管收缩或舒张，从而改变机体各系统体液循环和新陈代谢，达到治疗目的的方法。是临床常用的物理治疗方法之一，具有止血、镇痛、消炎、降温、增进舒适的效果。护理人员应该了解冷、热疗的效应，熟悉冷、热疗的治疗目的，掌握冷、热疗的禁忌证，常用冷、热疗法，观察冷、热疗后的效果及患者的反应。

一、冷疗的作用

(一)冷疗的效应

1. 生理效应　用冷时，皮肤血管收缩，血液流速减慢、淋巴细胞的活动性减小、血液黏稠度增高；局部组织的新陈代谢减少，炎症过程减慢与局限；神经末梢敏感性降低，疼痛减轻。

2. 继发效应　用冷或用热超过一定时间，将产生与生理效应相反的作用，这种现象称为继发效应(secondary effect)。继发效应是机体避免长时间用冷或用热造成组织的损伤而出现的一种防御反应。

(二)冷疗的作用

1. 控制炎症扩散　冷疗可使局部血流减少，降低细菌的活动力和细胞代谢率，抑制化脓及炎症的扩散。适用于炎症早期。

2. 减轻疼痛　冷疗可抑制组织细胞的活动，减慢神经冲动的传导，降低神经末梢敏感性，从而减轻疼痛。同时，冷疗可使血管收缩，减少渗出，减轻局部组织内的张力，从而减轻疼痛。适用于牙痛、踝关节扭伤(48 h 内)、烫伤等。

3.减轻局部充血或止血　冷疗可使血管收缩,降低毛细血管通透性,减轻局部组织充血;还可使血流速度减慢,血液黏稠度增加,促进血液凝固而控制出血。适用于鼻出血、局部软组织损伤、扁桃体摘除术后等。

4.降低体温　冷直接与皮肤接触,通过传导与蒸发散热,降低体温。适用于高热、中暑。

二、影响冷疗效果的因素

1.方式　冷、热疗应用的方式不同,效果也不同。其方式包括干冷(干热)、湿冷(湿热)。因为水的导热性能和渗透力比空气大,在应用干冷、干热疗法时,其内存空气空隙使冷、热的传导能力降低。因此,在同样的温度条件下,湿冷、湿热的效果优于干冷、干热。在临床应用中,使用湿热疗法时,水温需比干热疗法低;应用湿冷疗法时,温度应高于干冷疗法。同时,还应该根据患者病变部位和病情特点进行选择,防止出现冻伤、烫伤。

2.部位　冷、热疗应用的部位不同,效果也不同。其效果受到人体皮肤的厚薄、暴露程度、血液循环的影响。皮肤较薄的部位,如前臂内侧、颈部对温度的敏感性强,冷、热疗的效果好;皮肤较厚的部位,如手、足对温度的耐受性大,冷、热疗的效果较差。血液循环良好的部位,可增强冷、热疗的效果。因此,在临床上为高热患者降温时,应将冰囊置于皮肤较薄且有大血管分布处,如颈部、腋窝、腹股沟、腘窝,以增加散热。

3.时间　冷、热疗应用的持续时间不同,效果也不同。在一定时间内,冷、热疗的效应随时间的增加而增强,以达到最佳的治疗效果。但是如果时间过长,会产生继发效应而将抵消治疗效果,甚至可能引起不良反应的发生,如寒战、面色苍白、冻伤或烫伤等。

4.面积　冷、热疗应用的面积不同,效果也不同。应用冷、热疗的面积越大,机体的反应越强;反之,则机体的反应越弱。但冷、热疗面积越大,患者的耐受性越差,且会引起全身性反应,如大面积热疗,使得广泛性的血管扩张,血压下降,患者可能出现晕厥;而大面积冷疗,使得血管收缩,周围皮肤的血液流至内脏血管,患者血压升高。因此,应该慎重地选择局部或全身疗法。

5.温度　冷、热疗应用的温度与机体体表温度差不同,效果不同。其温度差越大,机体对冷、热刺激的反应越强;反之,则越小。另外,其效应还受到环境温度的影响,若环境温度高于或等于机体温度,则传导散热受到抑制,热效应增强;而在干燥的冷环境中用冷,散热增加,冷效应会增强。

6.个体差异　冷、热疗的效果受到年龄、性别、身体状况、居住习惯、肤色、个体对温度的耐受程度等的影响。婴幼儿的神经系统发育未成熟,对冷、热的刺激耐受性较低;老年人的感觉功能减退,对冷、热刺激的敏感性降低。婴幼儿皮肤较薄,很容易发生烫伤或冻伤。女性对冷、热刺激较男性敏感。昏迷、血液循环障碍、血管硬化、感觉功能障碍等患者,对冷、热刺激的敏感性降低,临床使用中应防止冻伤、烫伤。

三、冷疗的禁忌证

1.血液循环障碍　冷使微循环障碍加重,导致组织变性、坏死,故局部组织血液循环不良、感染性休克、周围血管病变、糖尿病、神经病变、微循环明显障碍、皮肤颜色青紫者不宜用冷。

2.组织损伤、破裂　冷不仅使微循环障碍加重,导致组织坏死,且影响伤口愈合,故特别是大面积组织损伤者应禁止用冷。

3.慢性炎症或深部化脓病灶　冷使局部血流减少,妨碍炎症吸收。

4.水肿部位　冷使血管收缩,血流减少,影响细胞间液吸收,故水肿部位禁忌用冷。

5.冷过敏者　对冷过敏者应用冷疗可出现过敏症状,如荨麻疹、关节疼痛。

6.禁忌部位

(1)枕后、耳廓、阴囊等处禁忌用冷,以防冻伤。

(2)心前区禁忌用冷,以防反射性心率减慢、心房纤颤、心室纤颤、房室传导阻滞。

(3)腹部禁忌用冷以防腹痛、腹泻。

(4)足底禁忌用冷,以防反射性末梢血管收缩而影响散热,或一过性冠状动脉收缩。因此,对高热降温者及心脏病患者应避免足底用冷。

四、冷疗技术

实训 2-3-1-1　冰袋、冰囊的使用

【目的】

降温、镇痛、消肿、止血、消炎。

【评估】

1.患者的基本状态　意识状况、年龄、病情、活动能力、体温、对温度的耐受性、治疗情况。

2.患者局部皮肤状况　皮肤颜色、温度、有无硬结、淤血、感觉障碍及对冷过敏。

3.患者的心理反应及合作程度。

【计划】

1.护士准备　衣帽整洁,修剪指甲,洗手、戴口罩。

2.用物准备　冰袋或冰囊(图 2-3-1-1)、布套、冰块、木槌、脸盆、毛巾。

3.患者准备　了解冰袋或冰囊使用的目的、方法、注意事项、配合要点;体位舒适、愿意配合。

4.环境准备　室温适宜,无对流风或关闭门窗,酌情备屏风。

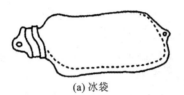 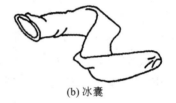

(a)冰袋　　　　(b)冰囊

图 2-3-1-1　冰袋和冰囊

【实施】

操作步骤见表 2-3-1-1。

表 2-3-1-1　冰袋使用的操作步骤

操 作 步 骤	要 点 说 明
1.准备冰袋 (1)将冰块放入盆内,用冷水冲去棱角 (2)用勺将冰块装入冰袋至 1/2～2/3 满 (3)排出冰袋内空气后夹紧袋口,用毛巾擦干冰袋,倒提,检查无漏水后装入布套内	·避免冰块棱角引起患者的不适和损坏冰袋 ·便于冰袋与冷疗部位皮肤的接触 ·检查冰袋无漏气、漏水,布套可避免冰袋与皮肤直接接触,引起冻伤,也可吸收冷凝水汽
2.携用物至患者床旁,核对床号、姓名,向患者解释操作目的、过程,并取得配合	·确认患者
3.根据目的放置冰袋:高热患者降温,冰袋应置于患者前额、头顶部和体表大血管分布处(腋窝、腹股沟、腘窝等);扁桃体摘除术冰袋置于颈前颌下(图 2-3-1-2);局部冷敷将冰袋吊起,底部接触鼻根(图 2-3-1-3)	·冰袋置于前额时,为减轻冰袋对局部的压力,应将冰袋悬吊在支架上,并且与皮肤密切接触
4.每 10 min 查看一次局部皮肤颜色,询问患者的感觉及检查冰袋情况,连续使用不超过 30 min	·局部皮肤出现发绀、麻木,立即停止使用 ·防止产生继发效应

续表

操 作 步 骤	要 点 说 明
5.操作后处理 (1)撤去治疗用物,协助患者取舒适体位,整理床单位 (2)将冰袋倒空,倒挂、晾干,吹入少量空气,夹紧袋口备用;冰袋布套清洁后晾干备用 (3)整理其他用物	
6.洗手并记录用冷部位、时间、效果及患者的反应	

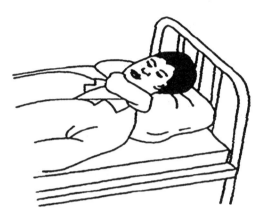

图 2-3-1-2 颈部冷敷

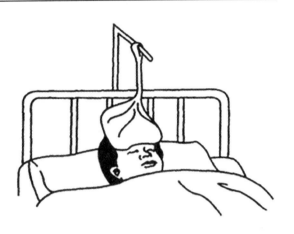

图 2-3-1-3 冰袋使用法

【评价】

1.用冷的时间、方法正确。

2.患者感觉舒适,无不良反应。

3.护患沟通有效,患者理解治疗目的,能积极配合。

【注意事项】

1.用冷的时间正确,持续用冷最长不得超过 30 min,以防产生继发效应。长时间使用者,须隔 60 min 后再重复使用。

2.注意观察用冷部位血液循环状况,防止冻伤,如局部出现皮肤苍白、青紫或麻木感等,应立即停止用冷。

3.随时检查冰袋有无漏水、冰块是否融化,如有应及时更换,以保持布袋的干燥。

4.如为降温,用冷后 30 min 须测体温,在体温降至 39 ℃ 以下时,应撤去冰袋,并在体温单上做好记录。

实训 2-3-1-2 冰帽、冰槽的使用

【目的】

头部降温,防治脑水肿;降低脑组织代谢,减少耗氧量,提高脑细胞对缺氧的耐受性,减轻脑细胞损害。

【评估】

1.患者的基本状态 意识状况、年龄、病情、活动能力、体温、对温度的耐受性及治疗情况。

2.患者头部皮肤状况。

3.患者的心理反应及合作程度。

【计划】

1.护士准备 衣帽整洁,修剪指甲,洗手、戴口罩。

2.用物准备 冰帽或冰槽(图 2-3-1-4)、帆布袋、冰块、水桶、肛表、盆及冷水,若使用冰槽降温

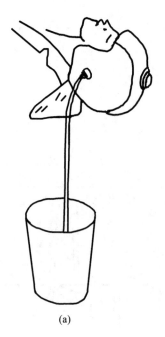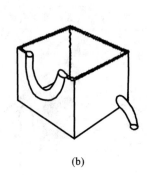

(a)   (b)

图 2-3-1-4　冰帽和冰槽

另备不脱脂棉球、治疗碗、凡士林纱布。

3.患者准备　了解冰帽或冰槽使用的目的、方法、注意事项、配合要点;体位舒适、愿意配合。

4.环境准备　室温适宜,无对流风或关闭门窗,酌情备屏风。

【实施】

操作步骤见表 2-3-1-2。

表 2-3-1-2　冰帽、冰槽使用的操作步骤

操 作 步 骤	要 点 说 明
1.准备冰帽或冰槽 (1)将冰块放入盆内,用冷水冲去棱角 (2)将冰块装入冰帽或冰槽中,擦干水迹	• 避免冰块棱角引起患者的不适
2.携用物至患者床旁,核对床号、姓名,向患者解释操作目的、过程,并取得配合	• 确认患者
3.放置冰帽或冰槽:在患者后颈部和双耳外面垫海绵垫后戴上冰帽;使用冰槽者,将患者头部置于冰槽中,患者外耳道塞不脱脂棉球,双眼覆盖凡士林纱布	• 防止枕后和耳廓冻伤 • 防止冰水流入耳内,保护角膜 • 为了防止心室纤颤等并发症出现,须维持肛温在 33 ℃左右,不可低于 30 ℃
4.注意头部皮肤颜色、生命体征,询问患者的感觉,检查冰帽或冰槽的情况。连续使用冰袋不超过 30 min	• 防止产生继发效应
5.操作后处理 (1)撤去治疗用物,协助患者取舒适体位,整理床单位 (2)冰帽:处理方法同冰袋。冰槽:将冰水倒空后备用。整理其他用物,清洁后放于原处备用	
6.洗手并记录用冷部位、时间、效果及患者的反应	

【评价】

1.用冷时间、方法正确。

2.患者感觉舒适、安全,无冻伤发生。

3.护患沟通有效,满足患者的身心需要。

【注意事项】

1.注意观察患者头部皮肤变化,若出现青紫、麻木感及冻伤等立即停止冷疗,并注意监测肛温,维持肛温在 33 ℃左右,不可低于 30 ℃,以防心室纤颤等并发症出现。

2.注意观察冰帽有无破损、漏水,冰帽或冰槽内的冰块融化后,应及时更换及添加。

3.用冷时间不超过 30 min,以防产生继发效应。

实训 2-3-1-3 冷 湿 敷 法

【目的】

止血、消炎、消肿、止痛。

【评估】

1.患者的基本状态　意识状况、年龄、病情、活动能力、体温及治疗情况。

2.患者局部皮肤状况　皮肤颜色、温度、有无硬结、淤血、感觉障碍及对冷过敏。特别注意观察冷敷部位有无开放性伤口。

3.患者的心理反应及合作程度。

【计划】

1.护士准备　衣帽整洁,修剪指甲,洗手、戴口罩。

2.用物准备　盆内盛冰水、敷布 2 块(大小视冷敷的面积而定)、卵圆钳 2 把、小橡胶单(或一次性治疗巾)、弯盘,必要时备无菌棉垫、凡士林、胶布、无菌换药盘。

3.患者准备　了解冷湿敷法的目的、方法、注意事项、配合要点;体位舒适、愿意配合。

4.环境准备　室温适宜,无对流风或关闭门窗,酌情备屏风。

【实施】

操作步骤见表 2-3-1-3。

表 2-3-1-3　冷湿敷法的操作步骤

操 作 步 骤	要 点 说 明
1.携用物至患者床旁,核对床号、姓名,解释并取得配合	·确认患者
2.患者取舒适卧位,暴露患处,在冷敷部位下垫小橡胶单或一次性治疗巾,冷敷部位涂凡士林(范围略大于患处)后盖一层纱布	·保护皮肤及床单位
3.冷湿敷法 (1)用卵圆钳将浸在冰水中的敷布拧至半干,抖开,敷在患处(图 2-3-1-5),高热患者降温敷于前额 (2)每 3～5 min 更换一次敷布,持续 15～20 min	·敷布必须浸透,拧至不滴水 ·若冷湿敷部位为开放性伤口,必须按照无菌操作原则处理伤口 ·防止产生继发效应
4.注意局部皮肤颜色,询问患者的感觉及反应	
5.操作后处理 (1)擦干冷敷部位,擦掉凡士林,协助患者取舒适体位,整理床单位 (2)整理其他用物,清洁、消毒后放于原处备用	
6.洗手并记录冷敷部位、时间、效果及患者反应	

【评价】

1.操作方法正确,患者无不良反应。

2.患者局部皮肤无发绀、麻木感及冻伤发生。

3.护患沟通有效,满足患者的身心需要。

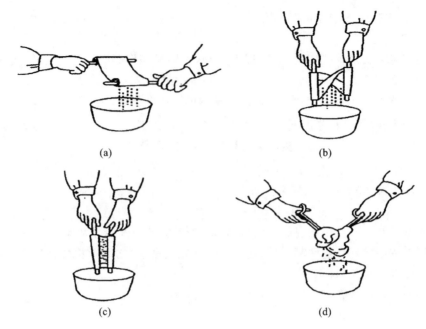

图 2-3-1-5　冷湿敷拧敷布法

【注意事项】

1.使用过程中,注意检查冷湿敷情况,及时更换敷布。敷布湿度得当,以不滴水为宜。

2.注意观察局部皮肤变化及患者的全身反应。

3.如冷湿敷部位为开放性伤口,须严格执行无菌操作原则以防感染,冷湿敷后处理伤口。

4.如为降温,冷湿敷 30 min 后需测体温,并在体温单上做好记录。

实训 2-3-1-4　温水拭浴或乙醇拭浴

【目的】

高热患者降温。

【评估】

1.患者的基本状态　年龄、病情、意识、活动能力、体温、治疗及局部皮肤状况。

2.有无影响冷疗的因素及乙醇过敏史。

3.患者心理反应及合作程度。

【计划】

1.护士准备　衣帽整洁,修剪指甲,洗手、戴口罩。

2.用物准备　盆内盛 32~34 ℃温水 2/3 满或盛放 25%~35%乙醇 200~300 mL、小毛巾 2条、大浴巾、热水袋及布套、冰袋及布套,酌情备清洁衣物、大单、便器及屏风。

3.患者准备　了解温水拭浴或乙醇拭浴的目的、方法、注意事项、配合要点;体位舒适、愿意配合。

4.环境准备　室温适宜,关闭门窗,酌情备屏风。

【实施】

操作步骤见表 2-3-1-4。

表 2-3-1-4　温水拭浴或乙醇拭浴的操作步骤

操 作 步 骤	要 点 说 明
1.携用物至患者床旁,核对床号、姓名,解释并取得配合	·确认患者
2.安置患者 (1)松开床尾盖被,协助患者取舒适卧位,脱去上衣,松解裤带	·便于擦拭 ·先脱近侧,后脱远侧,如肢体有外伤或活动障碍,先脱健侧,后脱患侧

续表

操 作 步 骤	要 点 说 明
(2)置冰袋于患者头部,热水袋于足底	·头部放置冰袋可帮助患者降温并防止头部充血而致头痛;足底放置热水袋可使患者感觉舒服,并减轻头部充血
3.垫巾拭浴 (1)将大浴巾垫于拭浴部位,以浸湿的小毛巾包裹手成手套状、拧至半干,以离心方向拍拭,每侧拍拭 3 min,再用大毛巾擦干,拭浴全过程在 20 min 内 (2)顺序 ①双上肢:颈外侧→肩→上臂外侧→前臂外侧→手背;侧胸→腋窝→上臂内侧→前臂内侧→手心 ②腰背部:颈下肩部→臀部 ③双下肢:髂骨→下肢外侧→足背;腹股沟→下肢内侧→内踝;臀下→大腿后侧→腘窝→足跟	·敷布必须浸透,拧至不滴水 ·保护床单位 ·在腋窝、肘窝手心处稍用力并延长时间以促进散热 ·在腹股沟、腘窝处稍用力并延长时间,以促进散热
4.操作后处理 (1)拭浴完毕,撤掉热水袋,更换衣裤 (2)协助患者躺卧舒适,整理床单位,清理用物 (3)拭浴 30 min 后测体温,体温降至 39 ℃以下取下冰袋	
5.洗手并记录拭浴时间、效果、反应	

【评价】

1.安全 患者的皮肤表面无发红、苍白、出血点、感觉异常。

2.有效 30 min 后测患者体温,体温有下降。

3.舒适 患者自觉身体舒适,心情舒畅。

4.护患沟通有效,满足患者的身心需要。

【注意事项】

1.拭浴过程中,注意观察局部皮肤情况及患者反应,如出现面色苍白、寒战、呼吸异常,应立即停止拭浴并通知医生。

2.腋窝、肘窝、手心、腹股沟、腘窝等处稍用力擦拭,并延长擦拭时间,以促进散热。

3.胸前区、腹部、后颈部、足心部位禁忌擦拭。新生儿及血液病患者禁忌乙醇拭浴。

4.拭浴整个过程不超过 20 min,以防产生继发效应。

5.拭浴以轻拍方式进行,避免用摩擦方式,因摩擦易产热。

知识链接

医用冰毯全身降温仪的应用

医用冰毯全身降温仪(简称冰毯机(ice blanket machine))是利用半导体制冷原理,将水箱内蒸馏水冷却后通过主机与冰毯内的水进行循环交换,促进与毯面接触的皮肤进行散热,以达到降温目的的,分为单纯降温法和亚低温治疗法,分别用于高热患者降温和重型颅脑损伤者。冰毯机上连有肛温传感器,可设定肛温的上下限,根据肛温的变化自动切换制冷开关,将肛温控制在设定的范围之内。以色列 MTRE 公司推出的 Allon 和 CritiCool 体温控制系统是目前最安全、最精确的体温控制系统之一,可应用于手术室、急诊室和ICU。该系统采用水作为循环液体,降温服Cure Warp采用单片式设计,材料柔软而有弹性,可三维包裹人体并紧密贴合,接触高达85%的体表面积,带来高效率的热量传递。该系统目前已经被引进国内。冰毯机使用过程中需要密切监测患者体温、水温,进行水温的调节、患者皮肤护理、探头位置护理、复温的护理以及心理护理。

任务二 热疗护理技术

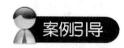 案例引导

患者王某,女,28岁,分娩时会阴部侧切,现切口处出现红、肿、热、痛。如果你是责任护士,请完成以下任务:

(1)可采用哪些热疗技术?

(2)为该患者热疗时应注意什么?

(3)热疗技术的禁忌证有哪些?

一、热疗的作用

(一)热疗的效应

用热时,机体的生理反应与用冷时大部分相反。热能使皮肤血管扩张、血液流速增快、淋巴细胞的活动性增大、血液黏滞度降低;热能增加局部组织的新陈代谢,加速炎症过程与局限;热还可使肌肉松弛,解除肌肉痉挛、解除疼痛。

(二)热疗的作用

1.促进炎症的消散和局限　热疗可使局部血管扩张,促进组织血液循环,加速新陈代谢,增强白细胞的吞噬功能。在炎症早期用热,可促进炎性渗出物的吸收和消散;在炎症后期用热,可促使白细胞释放出蛋白溶解酶,以溶解坏死组织,有利于坏死组织的清除与组织修复。适应于踝关节扭伤出血48 h后、眼睑炎、乳腺炎等的患者。

2.减轻疼痛　热疗可使痛觉神经的兴奋性降低,提高痛阈;也可改善血液循环,加速组胺等致痛物质的排出和炎性渗出物的吸收,消除水肿,解除对局部神经末梢的压力;同时热疗还可使肌肉松弛,增强肌肉组织的伸展性,增加关节活动范围,减少肌肉痉挛和关节强直。适应于腰肌劳损、肾绞痛、胃肠痉挛、乳腺炎等患者。

3.减轻深部组织充血　热疗可使体表血管扩张,有利于平时呈闭锁状态的动静脉吻合支开放,致皮肤血流量增加,而深部组织血流量减少,从而有利于减轻深部组织充血。

4.保暖　热疗可使局部血管扩张,促进血液循环,并将热带至全身,使体温升高,增加患者的舒适度。适用于年老体弱者、早产儿,以及危重、末梢循环不良的患者。

二、影响热疗效果的因素

影响热疗效果的因素参阅影响冷疗效果的因素。

三、热疗的禁忌证

1.软组织扭伤、挫伤初期　凡扭伤、挫伤后48 h内禁用热疗,因用热可促进血液循环,加重皮下出血、肿胀和疼痛。

2.急性炎症　因热疗可使局部温度升高,有利于细菌繁殖及分泌物增多,加重病情,如牙龈炎、中耳炎、结膜炎等。

3. 未明确诊断的急性腹痛　因热疗虽能减轻疼痛,但易掩盖病情真相,同时热疗会促进炎症过程,有引发腹膜炎的危险。

4. 面部危险三角区感染　因该处血管分布丰富,面部静脉无静脉瓣,且与颅内海绵窦相通,用热会使血管扩张,血流增多,导致细菌和毒素进入血液循环,促进炎症扩散,易造成颅内感染和败血症。

5. 各种脏器出血、出血性疾病　因热疗可使局部血管扩张,增加脏器的血流量和血管的通透性而加重出血。凝血功能障碍的患者用热会增加出血倾向。

6. 恶性肿瘤病变部位　因热疗会加速细胞活动、分裂及生长,从而加重病情,同时会促进血液循环而使肿瘤转移、扩散。

7. 金属移植物　因为金属是热的良好导体,用热易造成烫伤。

四、热疗技术

实训 2-3-2-1　热水袋的使用

【目的】
保暖、解痉、止痛、舒适。

【评估】
1. 患者的基本状况　意识状况、年龄、病情、活动能力及治疗情况。
2. 患者局部皮肤状况　皮肤颜色、温度,有无硬结、淤血、感觉障碍。
3. 患者的心理反应及合作程度。

【计划】
1. 护士准备　衣帽整洁,修剪指甲,洗手、戴口罩。
2. 用物准备　热水袋及布套、水温计、量杯、热水(60~70 ℃)、毛巾。
3. 患者准备　了解热水袋使用的目的、方法、注意事项、配合要点;体位舒适、愿意配合。
4. 环境准备　室温适宜,关闭门窗,酌情备屏风。

【实施】
操作步骤见表 2-3-2-1。

表 2-3-2-1　热水袋使用的操作步骤

操 作 步 骤	要 点 说 明
1. 准备热水袋 (1)调节水温,成人 60~70 ℃	· 老年人、婴幼儿,昏迷、感觉迟钝、循环不良等患者,水温应该低于 50 ℃
(2)加水至热水袋 1/2~2/3 满(图 2-3-2-1),放平驱气,擦干倒提,检查无漏水后装入布套内备用	· 便于热水袋与热疗部位皮肤的接触,而灌水过多,可使热水袋膨胀变硬,柔软舒适度下降 · 检查热水袋有无漏气、漏水,避免热水袋与皮肤直接接触,引起烫伤
2. 携用物至患者床旁,核对床号、姓名,解释并取得配合	· 确认患者
3. 放置热水袋:将热水袋放至所需部位,袋口朝向身体外侧	· 避免烫伤 · 用热时间不超过 30 min,以防产生继发效应
4. 观察:局部皮肤颜色、患者的感觉及热水袋的情况,必要时行床旁交班	· 皮肤出现潮红、疼痛,应立即停止使用,并在局部涂凡士林以保护皮肤

续表

操 作 步 骤	要 点 说 明
5.操作后处理 (1)用热 30 min 后,撤去热水袋,协助患者取舒适卧位,整理床单位 (2)将热水袋倒空,倒挂、晾干,布套清洁后晾干备用 (3)整理其他用物,清洁后放回原处备用	
6.洗手,记录:记录用热部位、时间、效果、反应	

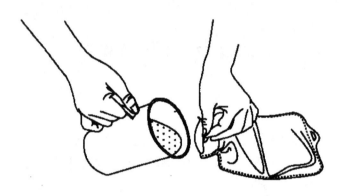

图 2-3-2-1 热水袋灌水

【评价】

1.操作方法正确,达到使用热水袋的目的。

2.患者感觉舒适、安全,患者无烫伤。

3.护患沟通有效,能满足患者的身心需要。

【注意事项】

1.使用过程中加强巡视,观察局部皮肤,如局部皮肤出现潮红、疼痛,应立即停止使用,并局部涂凡士林以保护皮肤。

2.检查热水袋有无破损,热水袋与塞子是否配套,以防漏水。

3.炎症部位热敷,热水袋灌水至1/3满,以免压力过大,引起疼痛。

4.小儿、老年人,昏迷、麻醉未清醒、末梢循环不良、感觉障碍的患者用热水袋时水温应低于50 ℃,热水袋布套外包大毛巾,避免与患者皮肤直接接触,防止烫伤。

实训 2-3-2-2 烤灯的使用

【目的】

消炎、解痉、镇痛、促进创面干燥结痂、促进肉芽组织生长。

【评估】

1.患者的基本状况 意识状况、年龄、病情、活动能力及治疗情况。'

2.患者局部皮肤、伤口状况。

3.患者的心理反应及合作程度。

【计划】

1.护士准备 衣帽整洁,修剪指甲,洗手、戴口罩。

2.用物准备 鹅颈灯或红外线灯,必要时备有色眼镜。

3.患者准备 了解烤灯使用的目的、方法、注意事项、配合要点;体位舒适、愿意配合。

4.环境准备 室温适宜,关闭门窗,酌情备屏风。

【实施】

操作步骤见表 2-3-2-2。

表 2-3-2-2 烤灯使用的操作步骤

操 作 步 骤	要 点 说 明
1.携用物至患者床旁,核对床号、姓名,解释并取得配合	• 确认患者
2.协助患者取舒适卧位,暴露治疗部位	• 必要时备屏风,以保护患者隐私
3.照射局部:调节灯距,一般为 30~50 cm,温度以患者感觉温热为宜,照射时间为 20~30 min(图 2-3-2-2)	• 以皮肤出现红斑为宜
4.每 5 min 观察局部皮肤颜色一次,询问患者的感受	• 患者若出现皮肤过热、心慌、头昏,或局部皮肤发红、疼痛,应立即停止照射,并报告医生
5.操作后处理:关闭开关,协助患者躺卧舒适,整理用物	
6.洗手并记录照射部位、时间、效果,以及患者局部和全身反应	

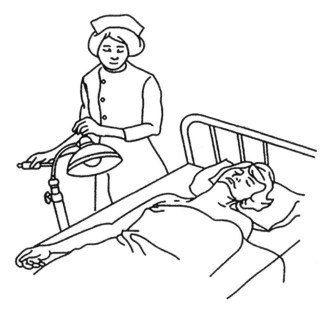

图 2-3-2-2 烤灯的使用

【评价】

1.患者体位舒适,无过热、心慌、头晕等感觉。

2.照射患者颈部和胸前时,患者双眼未受伤。

3.护患沟通有效,能满足患者的身心需要。

【注意事项】

1.照射过程中,注意观察患者局部及全身反应,若出现皮肤过热、心慌、头昏,或局部皮肤发红、疼痛,应立即停止照射,并报告医生。

2.有意识障碍、局部感觉障碍、血液循环障碍、瘢痕者,应该加大灯距,以防烫伤。

3.照射胸前或颈部时,患者应戴有色眼镜或用纱布遮盖,以保护眼睛。因为眼内有较多的液体,对红外线的吸收较强,红外线照射不当可引起白内障。

4.红外线多次治疗后,治疗部位皮肤可出现网状红斑、色素沉着,应向患者或家属解释清楚。

5.照射完毕,嘱患者休息 15 min 后离开,防止感冒。

实训 2-3-1-7　热湿敷法

【目的】

保暖、消肿、消炎、解痉、止痛。

【评估】

1.患者的基本状况　意识状况、年龄、病情、活动能力及治疗情况。

2.患者局部皮肤状况,特别是有无开放性伤口。

3.患者的心理反应及合作程度。

【计划】

1.护士准备　衣帽整洁,修剪指甲,洗手、戴口罩。

2.用物准备　卵圆钳 2 把、纱布、敷布 2 块(大于热湿敷的面积)、水温计、凡士林、棉垫、橡胶单或一次性治疗巾、热水瓶、脸盆内盛放热水,必要时备胶布、无菌换药盘。

3.患者准备　了解热湿敷法的目的、方法、注意事项;配合要点、体位舒适。

4.环境准备　室温适宜,关闭门窗,酌情备屏风。

【实施】

操作步骤见表 2-3-2-3。

表 2-3-2-3　热湿敷法的操作步骤

操 作 步 骤	要 点 说 明
1.携用物至患者床旁,核对床号、姓名,解释并取得配合	·确认患者
2.暴露患者热湿敷部位,在热湿敷部位下垫橡胶单或一次性治疗巾,在热湿敷部位上涂凡士林后盖一层纱布	·保护床单位和患者皮肤
3.热湿敷 (1)将敷布浸入热水中,双手各持 1 把卵圆钳,将敷布拧至不滴水 (2)抖开,折叠后敷于患处,敷布上可加盖毛巾以维持温度 (3)每 3～5 min 更换一次敷布,持续 15～20 min	·水温为 50～60 ℃,拧至不滴水为宜,在手内侧试温,以不烫手为宜 ·若患者感觉过热,可掀起敷布一角散热 ·若热湿敷部位有开放性伤口,须按无菌操作原则处理伤口
4.观察局部皮肤颜色及全身状况	·防止发生继发效应
5.热湿敷毕,揭开热湿敷部位纱布,轻轻擦去凡士林,协助患者躺卧舒适,整理床单位	
6.洗手并记录热湿敷部位、时间、效果、局部及全身反应	

【评价】

1.患者无不适感觉,无烫伤发生。

2.治疗局部的感染症状减轻或结痂脱落。

3.护患沟通有效,能满足患者的身心需要。

【注意事项】

1.在伤口、疮面、结痂部位进行热湿敷时须按无菌操作原则处理。

2.若热湿敷部位不禁忌压力,可将热水袋放置在敷布上,再盖以大毛巾,以保持温度。

3.面部热湿敷后 30 min 方能外出,以防感冒。

实训 2-3-2-3　热水坐浴法

【目的】

消肿、止痛、消炎,用于会阴、肛门、外生殖器疾病及手术后。

【评估】

1.患者的基本状况 意识状况、年龄、病情、活动能力及治疗情况。

2.患者局部皮肤、伤口状况。

3.患者的心理反应及合作程度。

【计划】

1.护士准备 衣帽整洁,修剪指甲,洗手、戴口罩。

2.用物准备 坐浴椅(图 2-3-2-3)、消毒坐浴盆、热水瓶、水温计、药液、毛巾、无菌纱布,必要时备换药用物。

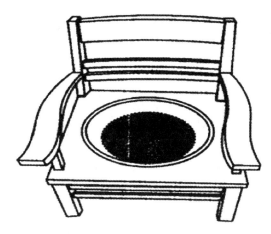

图 2-3-2-3 坐浴椅

3.患者准备

(1)了解坐浴的目的、方法、注意事项、配合要点。

(2)排空大小便。

(3)热水清洗坐浴部位皮肤。

4.环境准备 室温适宜,关闭门窗,酌情备屏风。

【实施】

操作步骤见表 2-3-2-4。

表 2-3-2-4 热水坐浴法的操作步骤

操 作 步 骤	要 点 说 明
1.遵医嘱配制药液,置于坐浴盆内至 1/2 满,调节水温	· 水温 40～45 ℃
2.携用物至患者床旁,核对床号、姓名,解释并取得配合	· 确认患者
3.协助坐浴 (1)协助患者脱裤至膝部,暴露治疗部位,取坐姿 (2)嘱患者先试水温,然后将臀部完全泡入水中,腿部用大毛巾遮盖,持续 15～20 min	· 方便操作 · 随时调节水温,尤其是冬季要注意室温与保暖,防止患者受凉,加水时要先抬高患者臀部
4.观察坐浴效果、局部及全身反应	· 若出现面色苍白、脉搏加快、眩晕、软弱无力,立即停止坐浴
5.坐浴完毕,用纱布拭干臀部,协助患者躺卧舒适,整理床单位及其他用物	· 用物消毒后备用
6.洗手,记录坐浴的时间、效果、局部及全身反应	

【评价】

1.患者感觉舒适、安全,无烫伤发生。

2.热水坐浴后,局部的炎症和疼痛有所减轻。

3.护患沟通有效,保护患者自尊,能满足患者的身心需要。

【注意事项】

1.经期、妊娠后期、产后2周内,阴道出血和急性盆腔炎症患者不宜坐浴,以防引起感染。

2.坐浴部位有伤口者,应备无菌浴盆及无菌药液,坐浴后按无菌换药法处理伤口。

3.因热水可刺激肛周、会阴部,引起排便、排尿反射,患者在坐浴前应排空大小便,并且清洁治疗部位。

4.坐浴过程中,注意观察患者面色、生命体征、局部以及全身反应,若出现面色苍白、脉搏加快、眩晕、软弱无力,立即停止坐浴。

实训 2-3-2-4　温水浸泡法

【目的】

止痛、消炎、清洁伤口,适用于手、口、前臂、小腿的感染。

【评估】

1.患者的基本状况　意识状况、年龄、病情、活动能力及治疗情况。

2.患者局部皮肤、伤口状况。

3.患者的心理反应及合作程度。

【计划】

1.护士准备　衣帽整洁,修剪指甲,洗手、戴口罩。

2.用物准备　长镊子、纱布、热水瓶、遵医嘱准备药液、浸泡盆(根据浸泡的部位及面积选择)、热水(43~46 ℃)、水温计。

3.患者准备　了解温水浸泡的目的、方法、注意事项;配合要点、体位舒适。

4.环境准备　室温适宜,关闭门窗,酌情备屏风。

【实施】

操作步骤见表2-3-2-5。

表 2-3-2-5　热水坐浴的操作步骤

操 作 步 骤	要 点 说 明
1.携用物至患者床旁,核对床号、姓名,解释并取得配合	·确认患者
2.遵医嘱配制药液,置于浸泡盆内至1/2满,调节水温	·水温 43~46 ℃
3.温水浸泡 (1)协助患者取舒适卧位,暴露治疗部位 (2)嘱患者先试水温,然后将肢体慢慢放入浸泡盆内,必要时用长镊子夹纱布轻擦创面 (3)治疗时间 15~20 min	·方便操作 ·镊子钳端切勿接触创面 ·浸泡部位有伤口的患者应使用无菌浸泡盆、浸泡液及用物 ·防止产生继发效应
4.观察温水浸泡的效果、局部及全身反应	·局部皮肤发红、疼痛,应立即停止浸泡 ·监测水温,若水温不足,要先移开浸泡肢体后添加热水,防止烫伤
5.浸泡完毕,用毛巾拭干浸泡部位,协助患者躺卧舒适,整理床单位及其他用物	·浸泡后按照无菌操作原则处理伤口

续表

操 作 步 骤	要 点 说 明
6.洗手并记录浸泡的时间、效果、局部及全身反应	

【评价】

1.患者感觉舒适、安全,无烫伤发生。

2.热水浸泡后,局部的炎症和疼痛有所减轻。

3.护患沟通有效,保护患者自尊,能满足患者的身心需要。

【注意事项】

1.浸泡部位有伤口的患者应使用无菌浸泡盆、浸泡液及用物,浸泡后按照无菌操作原则处理伤口。

2.浸泡过程中需观察温水浸泡的效果、局部及全身反应,倾听患者的主诉,若局部皮肤发红、疼痛,应立即停止浸泡;若水温不足,要先移开浸泡肢体后添加热水,防止烫伤。

能力检测

1.患者李某,男,35岁,不慎左侧踝关节扭伤。护士为其应用化学致冷袋冷敷局部。

请问:(1)早期冷敷有什么作用?

(2)冷敷过程中有哪些注意事项?

2.比较冷热疗法的禁忌证。

A_1/A_2型题

3.下列影响冷疗的因素中错误的是(   )。

A.冷疗的方法不同,效果也不同　　　　B.冷疗效果与面积成正比

C.冷疗效果与时间成正比　　　　D.不同个体对冷的反应不同

E.环境温度影响冷效应

4.下列关于热疗的作用中描述正确的是(   )。

A.控制炎症扩散　　　　B.减轻局部充血或止血

C.收缩血管,减少渗出　　　　D.促进炎症消散和局限

E.适用于急性损伤初期、牙痛等

5.患儿,男,14岁。因篮球比赛时不慎扭伤踝关节,1 h后到校医务室就诊,正确的处理方法是(   )。

A.冷敷　　　　B.热敷　　　　C.冷热疗交替使用

D.热水足浴　　　　E.局部按摩

6.患者,男,23岁,腹痛难忍,伴畏寒、发热、全身乏力、恶心、食欲减退。下列护理措施中错误的是(   )。

A.暂时禁饮禁食　　　　B.使用热水袋减轻疼痛　　　　C.病情监测

D.询问病史　　　　E.测量生命体征

A_3/A_4型题

(7~9题共用题干)

患者,男,32岁,持续高热2周,体温40 ℃左右,神志不清,精神萎靡,食欲差。护士遵医嘱为其乙醇拭浴。

7.乙醇拭浴前,先置冰袋于头部,其目的是(   )。

A.使患者感觉舒适　　　　B.增加局部血流

C.防止反射性心率减慢　　　　D.防止脑水肿

E. 帮助患者降温

8. 体温降至何值可以取下头部冰袋?(　　)

A. 37.5 ℃　　　B. 38 ℃　　　C. 38.5 ℃　　　D. 39 ℃　　　E. 39.5 ℃

9. 实施乙醇拭浴时,禁忌拭浴的部位是(　　)。

A. 足部、面部　　　　　　　B. 胸前区、腹部　　　　　　　C. 腋窝、腹股沟

D. 肘窝、手心　　　　　　　E. 足部、腹股沟

(10~12 题共用题干)

患者胡某,男,60 岁,因老年性慢性支气管炎急性发作收治入院,主诉怕冷,欲为该患者使用热水袋取暖。

10. 热水袋适宜的温度是(　　)。

A. 40 ℃　　　B. 50 ℃　　　C. 60 ℃　　　D. 70 ℃　　　E. 75 ℃

11. 使用热水袋时下列哪项不妥?(　　)

A. 灌水至约 2/3 满　　　　　　　B. 排尽空气,旋紧塞子

C. 擦干后倒提热水袋检查有无漏水　　　D. 水温在 50 ℃以内为宜

E. 套上布套放于头部

12. 下列不属于热疗法禁忌证的是(　　)。

A. 牙龈炎、中耳炎、结膜炎　　　　　　B. 软组织扭伤、挫伤初期

C. 未经确诊的急性腹痛　　　　　　　D. 面部三角区感染

E. 软组织扭伤、挫伤 48 h 后

(罗　珊)

项目四 营养与饮食的护理

 学习目标

1. 能叙述医院饮食的类别及各类饮食的种类、原则及适用范围。
2. 能叙述各种营养素的主要功能。
3. 能阐述鼻饲法的适应证、禁忌证及注意事项。
4. 能运用所学知识,正确规范地进行鼻饲法操作,操作规范、正确、认真、关心患者。

重点:医院治疗饮食和试验饮食的类别、适用范围、饮食原则及用法;患者的一般饮食护理;鼻饲法的适应证与禁忌证;鼻饲法的操作技术;出入液量的记录内容与方法。

难点:医院治疗饮食和试验饮食的适用范围;鼻饲法的适应证与禁忌证;鼻饲法的操作技术;出入液量的记录内容与方法。

任务一 医院饮食

 案例引导

患者张某,女,48岁,多饮、多尿22天,昏迷4天,拟诊断为糖尿病非酮症高渗性昏迷而入院。患者既往健康,无毒物接触史及细胞毒性药物应用史。

查体:T36.7 ℃,R20次/分,BP120/75 mmHg,中度昏迷,呼吸平稳,皮肤多处水疱样改变,无肤色异常及出血斑点,双肺(一),P100次/分、律齐、无杂音,肝脾(一),四肢无水肿及缺血性坏死改变,周围血管搏动正常,右下肢巴宾斯基征(十)。如果你是责任护士,请完成以下任务:

(1)为保证该患者食物、水、药物的供给,应该给予何种方式的饮食护理?

(2)实施饮食护理时,应注意哪些事项?

饮食与营养(diet and nutrition)和健康与疾病有非常重要的关系。合理的饮食与营养可以保证机体正常生长发育,维持机体各种生理功能,促进组织修复,提高机体免疫力。而不良的饮食与营养可以引起人体各种营养物质失衡,甚至易导致各种疾病的发生。此外,当机体患病时,通过适当的途径给予患者均衡的饮食以及充足的营养也是促进患者康复的有效手段。因此护士应掌握饮食与营养的相关知识,正确评估患者的营养需要、饮食习惯等,制订科学合理的饮食治疗计划,并采取适宜的供给途径实施饮食治疗计划,以促进患者尽快康复。医院饮食可分为三类:基本饮食、治疗饮食、试验饮食。

一、人体对营养的需求

人体为了保证正常的生长发育和活动,维持生命和健康,每天必须通过饮食摄入足够的营养物质。人体所需的营养素主要有碳水化合物、蛋白质、脂肪、水、维生素及矿物质六大类,其中水是构成人体最重要的成分。这些营养素的主要功能是供给能量、构成及修补组织、调节生理功能等。

(一)热能

热能(energy)是一切生物维持生命和生长发育及从事各种活动所必需的能量,由食物内的化学潜能转化而来。人体主要的热能来源是糖类,其次是脂肪、蛋白质,故这些物质又被称为"热能营养素"。

人体对热能的需要量视年龄、性别、劳动强度、环境等因素不同而异。根据中国营养学会的推荐标准,我国成年男子的热能供给量为 10.0~17.5 MJ/d,成年女子为 9.2~14.2 MJ/d。

(二)营养素

营养素(nutrition)是能够在生物体内利用,具有供给能量、构成机体及调节和维持生理功能的物质。分为如下几种。

蛋白质(protein)是一切生命的物质基础,由多种氨基酸组成,含有碳、氢、氧、氮及少量的硫和磷。正常成人体内蛋白质占 16%~19%,且始终处于不断分解与合成的动态平衡中,从而达到机体组织蛋白不断更新及组织不断修复的目的。

脂肪(fat)也称为脂类或脂质,在体内分解可产生大量热量,分为中性脂肪和类脂肪。中性脂肪是由甘油和脂肪酸所组成的,也称为甘油三酯。类脂肪是溶于脂肪或脂肪溶剂的物质。根据化学结构不同,脂肪中的脂肪酸又可分为饱和脂肪酸和不饱和脂肪酸。不饱和脂肪酸一般在体内不能合成,必须通过食物供给,称为必需脂肪酸。

碳水化合物(carbohydrate)又称糖类,由碳、氢、氧三种元素组成。根据分子结构不同,可将碳水化合物分为单糖(如葡萄糖、果糖)、双糖(如麦芽糖、蔗糖、乳糖)、多糖(如淀粉、糖原、不能被人体吸收的纤维素与果胶等)。

矿物质(mineral)也称无机盐,包括除碳、氢、氧、氮以外的体内各种元素。其中含量较多的有钙、镁、钾、钠、磷、氯、硫七种元素,称为常量元素。其他的元素含量甚微,如铁、铜、锌、锰、钴、钼、铬、镍、硒、锡、硅、钒等,称为微量元素。

维生素(vitamin)是维护人体健康、促进生长发育和调节生理功能所必需的有机化合物。每一种维生素的生理功能因其化学结构不同而不同。维生素既不参与组织构成也不供给热量,但缺乏其中任何一种或几种,都将对整个机体代谢产生影响,甚至导致机体发生维生素缺乏性疾病。维生素在体内不能合成或合成较少,因此食物中必须供给足量的维生素。维生素的种类很多,通常按溶解性不同分为水溶性和脂溶性两大类。

水(water)是人类生存所必需的物质,是人体组织中不可缺少的成分,有帮助血液流动、促进营养物质消化吸收等多种功能。

知识链接

国际最新饮用水健康标准

(1)不含有害人体健康的物理性、化学性及生物性污染;

(2)含有适量的有益于人体健康,并呈离子状态的矿物质(钾、镁、钙等含量为 100 mg/L);

(3)水的分子团小,溶解力和渗透力强;

(4)水中含有溶解氧(6 mg/L 左右),含有碳酸根离子;

(5)呈负电位,可以迅速、有效地清除体内的酸性代谢产物和多余的自由基及各种有害物质;

(6)水的硬度适度,介于 50~200 mg/L(以碳酸钙计)。

到目前为止,只有弱碱性且呈离子态的水能够完全符合以上标准。

二、基本饮食

基本饮食(basic diets)是对营养素的种类、摄入量不做限定性调整的一类饮食,适用范围较广,是其他饮食的基础。它包括普通饮食、软质饮食、半流质饮食和流质饮食四种(表 2-4-1-1)。

表 2-4-1-1　医院基本饮食

饮食类别	适用范围	饮食原则	用　法	可选食物
普通饮食	不需限制饮食者;消化功能正常者;体温基本正常,病情较轻或处于疾病恢复期的患者	营养平衡;美观可口;易消化、无刺激的一般食物;与健康人饮食相似	每日总热能在9.2～10.8 MJ,蛋白质70～90 g,脂肪60～70 g,每日三餐按比例分配	一般食物均可采用
软质饮食	消化吸收功能差、低热、咀嚼不便者,消化道手术恢复期的患者	营养平衡;易咀嚼、易消化;食物软、碎、烂;无刺激性	每日总热能在8.5～9.5 MJ,蛋白质60～80 g,每日 3～4 餐	软饭、面条、切碎煮烂的菜肉等
半流质饮食	口腔及消化道疾病患者,发热、体弱、术后患者	易咀嚼、易消化;纤维少,营养丰富;食物呈半流质;伤寒、腹泻等胃肠功能紊乱者禁用含纤维或产气的食物;痢疾患者禁食牛奶、豆浆及过甜食物	每日总热能在6.5～8.5 MJ,蛋白质50～70 g,每日 5～6 餐	泥、末、粥、面条、稀饭、羹等
流质饮食	口腔疾病患者;高热、病情危重、各种大手术后;急性消化道疾病患者;全身衰竭患者	食物呈液状,易吞咽、易消化;无刺激性;所含热量与营养素不足,只能短期使用	每日总热量在3.5～5.0 MJ,蛋白质40～50 g,每日 6～7 餐	乳类、豆浆、米汤、稀藕粉、菜汁、果汁等

三、治疗饮食

治疗饮食(therapeutic diets)是指在基本饮食的基础上,适当调节热能和营养素的摄入量,以达到治疗或辅助治疗的目的,从而促进患者的康复的一类饮食(表 2-4-1-2)。

表 2-4-1-2　医院治疗饮食

饮食类别	适 用 范 围	饮食原则及用法
高热量饮食	适用于热能消耗较高的患者,如甲状腺功能亢进、结核病、大面积烧伤、高热、肝炎患者及产妇等	在基础饮食的基础上加餐 2 次,可进食牛奶、豆浆、鸡蛋、藕粉、蛋糕、巧克力及甜食等。总热量为12.5 MJ/d
高蛋白饮食	适用于高代谢性疾病患者,如烧伤、结核病、贫血、恶性肿瘤、大手术后、甲状腺功能亢进等患者,以及肾病综合征、低蛋白血症患者,孕妇、乳母等	在基础饮食的基础上增加蛋白质的含量,尤其是优质蛋白。供给量为 1.5～2.0 g/(d·kg),总量不超过 120 g/d。总热量为 10.46～12.55 MJ/d
低蛋白饮食	适用于限制蛋白质摄入患者,如急性肾炎、尿毒症、肝昏迷等患者	应补充蔬菜和含糖量高的食物,以维持正常热量。成人饮食中蛋白质含量不超过 40 g/d,根据病情需要可减至 20～30 g/d。肾功能不全者应摄入动物性蛋白,忌用豆制品;肝性脑病患者应以植物性蛋白为主

续表

饮食类别	适 用 范 围	饮食原则及用法
低脂肪饮食	适用于肝胆胰疾病、高脂血症、动脉硬化、冠心病、肥胖症及腹泻等患者	饮食应清淡、少油,禁食肥肉、蛋黄、动物脑等;高脂血症及动脉硬化患者不必限制植物油(椰子油除外)的摄入量;正常成人脂肪摄入量少于 50 g/d,肝胆胰疾病患者少于 40 g/d,尤其应限制动物脂肪的摄入
低胆固醇饮食	适用于高胆固醇血症、高脂血症、动脉硬化、高血压、冠心病等患者	胆固醇摄入量少于 300 mg/d,禁用或少用含胆固醇高的食物,如动物内脏、脑、鱼子、蛋黄、肥肉、动物油等
低盐饮食	适用于心脏病、急慢性肾炎、肝硬化、腹水、重度高血压但水肿较轻患者	每日食盐摄入量少于 2 g,不包括食物内自然存在的氯化钠。禁用腌制食品,如咸菜、皮蛋、火腿、香肠、咸肉、虾米等
无盐低钠饮食	适用范围同低盐饮食,但一般用于水肿较重患者	无盐饮食除食物内自然含钠量外,不放食盐烹调,饮食中含钠量少于 0.7 g/d;低钠饮食需控制摄入食品中自然存在的含钠量,一般应低于 0.5 g/d;两者均禁食腌制食品、含钠食物和药物,如油条、挂面、汽水、碳酸氢钠药物等
高纤维素饮食	适用于便秘、肥胖症、高脂血症、糖尿病等患者	饮食中应多含食物纤维,如韭菜、芹菜、卷心菜、粗粮、豆类、竹笋等
少渣饮食	适用于伤寒、痢疾、腹泻、肠炎、食管胃底静脉曲张、咽喉部及消化道手术患者	饮食中应少含食物纤维,不用强刺激性调味品及坚硬、带碎骨的食物;肠道疾病患者少用油脂

四、试验饮食

试验饮食(test diets)是指在特定的时间内,通过对饮食内容的调整来协助诊断疾病和确保实验室检查结果正确性的一种饮食(表 2-4-1-3)。

表 2-4-1-3　医院试验饮食

饮食类别	适 用 范 围	饮食原则及用法	实 施 时 间
隐血试验饮食	适用于大便隐血试验的准备,以协助诊断有无消化道出血	禁食易造成隐血试验假阳性的食物,如肉类、肝类、动物血、含铁丰富的药物或食物、绿色蔬菜等。可进食牛奶、豆制品、白菜、米饭、面条、馒头等。第 4 天开始留取粪便做隐血试验	试验前 3 天以及试验期间
肌酐试验饮食	适用于协助检查、测定肾小球的滤过功能	禁食肉类、禽类、鱼类,忌饮茶和咖啡,全天主食在 300 g 以内,应限制蛋白质摄入量,以排除外源性肌酐影响;蔬菜、水果、植物油不限,热量不足可添加藕粉或含糖的点心等。第 3 天测尿肌酐清除率及血肌酐含量	试验期为 3 天
尿浓缩功能试验饮食(干饮食)	适用于检查肾小管的浓缩功能	控制全天饮食中的水分,总量在 500～600 mL。可进食含水分少的食物,如米饭、馒头、面包、炒鸡蛋、土豆、豆腐干等,烹调时尽量不加水或少加水;避免食用过甜、过咸或含水量高的食物。蛋白质供给量为 1 g/(kg·d)	试验期为 1 天

续表

饮食类别	适用范围	饮食原则及用法	实施时间
甲状腺^{131}I试验饮食	适用于协助测定甲状腺功能	试验期间禁用含碘食物,如海带、海蜇、紫菜、海参、虾、鱼、加碘食盐等;禁用碘做局部消毒。2周后做^{131}I功能测定	试验期为2周
胆囊B超检查饮食	适用于需行B超检查有无胆囊、胆管、肝胆管疾病的患者	禁食牛奶、豆制品、糖类等易发酵产气食物,检查前1天晚上应进食无脂肪、低蛋白、高碳水化合物的清淡饮食。检查当天早晨禁食。若还需要了解胆囊收缩功能,则在行第一次B超检查后,如胆囊显影良好,进食高脂肪餐(如油煎荷包蛋2个或高脂肪的方便餐,脂肪含量为25~50 g);30~45 min后行第二次B超检查,若效果不明显,可等待30 min后再次检查	试验期为3天

知识链接

胆囊造影饮食的饮食原则顺口溜

前日午高(高脂肪)晚无脂,饭后服药(对比剂)两禁止(禁食、禁烟),当日晨起禁食水,显影良好再吃脂。

任务二 饮食护理技术

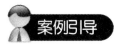
案例引导

患者李某,女,65岁,1 h前突然在家跌倒,家属发现时已经意识不清,左侧肢体活动受限,伴有恶心、呕吐2次,急诊来院就诊。经头颅CT示:左侧基底节区出血。医嘱给予脱水、健脑、止血等对症治疗,并给予吸氧、心电监护、冰帽、留置鼻胃管。如果你是责任护士,请完成以下任务:

(1)针对该患者,如何将鼻胃管顺利地插入患者的胃内?

(2)如何确认鼻胃管在胃内?

(3)给该患者鼻饲时应注意哪些问题?

饮食护理(diet nursing)是整体护理的重要组成部分,也是满足患者生理需要必不可少的护理措施。因此,护士应该全面掌握营养方面的相关知识,通过对患者营养与饮食状况的全面评估,结合患者疾病的特点,发现患者在营养方面的问题及需求,从而制订并实施相应的护理计划,以调整患者的饮食结构,改善营养状况,促进患者早日康复。

一、营养评估

(一)影响因素的评估

影响饮食与营养的因素有生理因素、病理因素、心理因素及社会因素等。

1.生理因素

(1)年龄:不同的年龄段对热能及营养素的需要量有所不同,每个人也有不同的食物喜好。婴幼儿生长速度快,需要高蛋白质、高维生素、高矿物质及高热量饮食。幼儿及学龄期儿童应确保摄入充足的脂肪酸,以满足大脑及神经系统的发育。青少年需摄入足够的蛋白质、维生素和微量元素如钙、碘、铁等。老年人新陈代谢慢,每日所需的热量减少,但对钙的需求增加。不同年龄的患者对食物质地的选择也有差异,如婴幼儿咀嚼及消化功能尚未完善、老年人咀嚼及消化功能减退,应给予软质易消化食物。

(2)活动量:各种活动是能量代谢的主要因素,活动强度、工作性质、工作条件不同,热能消耗也不同。活动量大的个体对热能及营养素的需求大于活动量小的个体。

(3)特殊生理状况:女性在妊娠期、哺乳期对营养的需求明显增加,也可能改变原来的饮食习惯。

2.病理因素

(1)疾病及药物的影响:许多疾病可影响患者对食物及营养的摄取、消化、吸收及代谢。疾病本身带来的焦虑、恐惧、悲哀等消极的情绪及疼痛等不良的感觉均会导致食欲减退。一些代谢性、消耗性疾病(如发热、伤口愈合期)使代谢增加,所需营养素会高于平时。

药疗过程中,一些药物可促进或抑制食欲,影响消化吸收功能。有的药物可影响营养素的吸收,如长期服用苯妥英钠可干扰叶酸和维生素 C 的吸收;有的药物可降低食欲,如非肠溶性红霉素;有的药物可杀灭肠道内正常菌群,使一些维生素的来源减少,如磺胺类药物可使 B 族维生素及维生素 K 在肠道内的合成发生障碍。

(2)食物过敏和不耐受:有些人对某些食物(如海产品等)过敏,食入后易发生腹泻、哮喘等过敏反应,可影响营养素的摄入和吸收。而有些人空肠乳糖酶缺乏,食入乳制品后可发生腹泻或酸性便秘等症状。

3.心理因素 一般情况下,焦虑、恐惧、悲哀、忧郁等不良情绪可引起交感神经兴奋,抑制胃肠道蠕动及消化液的分泌,使人食欲降低,引起进食过少、偏食、厌食等。愉快、轻松的心理状态则会促进食欲。有些患者在不正常心理状态(如紧张、焦虑)下有进食的欲望。

4.社会因素

(1)经济状况:经济条件直接影响人对食物的购买力,从而影响人的营养状况。经济条件好,能满足人对饮食和营养的要求,但可能发生营养过剩;经济状况差,只能解决温饱问题,会影响饮食质量和营养的质量,重者会发生营养不良等问题。

(2)饮食习惯:不同的文化背景、地理位置、宗教信仰、经济条件、家庭饮食习惯等均会影响一个人的饮食习惯,可影响饮食和营养素的摄入与吸收。饮食习惯不佳,如偏食、吃零食等,可造成某些营养素的摄入量过多或过少,导致营养不平衡;长期大量饮酒可使食欲减退,导致营养不良。

(3)营养知识:对营养知识的理解和掌握可以帮助人们摄入均衡的饮食和营养。

(4)饮食环境:进食时周围环境,餐具的洁净,食物的色、香、味等都可以影响人们对食物的选择及摄入。

(二)饮食状况的评估

1.用餐时间长短 用餐时间过短可使咀嚼不充分,从而影响营养素的消化与吸收。

2.摄入食物种类及摄入量 食物种类繁多,不同食物中营养素的含量不同。应注意评估患者摄入食物的种类、数量及相互比例是否适宜,是否易被人体消化吸收。

3.其他因素 应注意评估患者的饮食规律,是否服用药物、补品并注意其种类、剂量、服入时间,患者有无咀嚼不便、吞咽困难、口腔疾病等。

(三)身体状况的评估

1.体格检查 通过测量身高、体重、皮褶厚度等数值并与标准值作比较,进行营养状况评估。

(1)身高、体重:综合反映生长发育及营养状况的最重要指标。常用的方法:计算实测体重与标准体重的差值占标准体重的百分数。

我国常用的标准体重的计算公式为 Broca 公式的改良公式:

男性:标准体重(kg)=身高(cm)−105

女性:标准体重(kg)=身高(cm)−105−2.5

实测体重占标准体重的百分数计算公式：

$$(实测体重-标准体重)/标准体重\times100\%$$

标准体重±10%之内为正常；增加 10%～20% 为过重，超过 20% 为肥胖；减少 10%～20% 为消瘦，低于 20% 为明显消瘦。

(2)皮褶厚度：又称皮下脂肪厚度，可反映身体脂肪含量，对判断消瘦或肥胖有重要意义。常用的测量部位是肱三头肌，其标准值为男性 12.5 mm，女性 16.5 mm。所测数据可与同龄的正常值相比较，较正常值少 35%～40% 为重度消耗，少 25%～34% 为中度消耗，少 24% 以下为轻度消耗。

(3)上臂围：测量时取上臂中点位置的周长，可反映肌蛋白储存和消耗程度，是快速而简便的评价指标，也可反映热能代谢的情况。我国男性上臂围平均为 27.5 cm。测量值高于标准值的 90% 为营养正常，测量值为标准值的 80%～90% 为轻度营养不良，测量值为标准值的 60%～80% 为中度营养不良，测量值低于标准值的 60% 为严重营养不良。

(4)营养状况的评估：通过对患者的外貌、皮肤、毛发、指甲、骨骼和肌肉等方面的评估可初步确定患者的营养状况(表 2-4-2-1)。

表 2-4-2-1　不同营养状况的身体征象

项　　目	营 养 良 好	营 养 不 良
外貌	发育良好、精神、有活力	消瘦、发育不良、缺乏兴趣、倦怠、疲劳
皮肤	皮肤有光泽、弹性良好	无光泽、干燥、弹性差、肤色过淡或过深
毛发	浓密、有光泽	缺乏自然光泽、干燥稀疏
指甲	粉色、坚实	粗糙、无光泽、易断裂
肌肉和骨骼	肌肉结实、皮下脂肪丰满、有弹性、骨骼无畸形	肌肉松弛无力、皮下脂肪菲薄、肋间隙及锁骨上窝凹陷、肩胛骨和髂骨突出
口唇	柔润、无裂口	肿胀、口角开裂、口角炎症

2.生化评估　人体内各种营养素水平，是评价人体营养状况的较客观指标，借此可以早期发现亚临床营养不足。常用方法有测量血、尿中某些营养素或排泄物中代谢产物的含量，如血、尿、粪常规检查，血清蛋白、血清转铁蛋白、血脂、血清钙的测定，电解质、pH 值等的测定，亦可进行营养素耐量试验或负荷试验，或根据体内其他生化物质的检查间接推测营养素水平等。

二、患者一般饮食护理

根据对患者营养状况的评估，结合疾病的特点，护士可以为患者制订有针对性的营养计划，并根据计划对患者进行相应的饮食护理，帮助患者摄入足量、合理的营养素，促进患者康复。

(一)病区的饮食管理

患者入院后，由病区主管医生在长期医嘱上开出饮食种类，护士填写饮食通知单，送交营养膳食科，并填写在病区饮食单上。同时应将饮食种类填写在患者床位卡上，作为分发饮食的依据。

因病情需要更换饮食种类时，由医生开出医嘱，护士根据医嘱填写饮食更改通知单或饮食停止通知单，送交营养科作相应处理。

(二)患者进食前的护理

1.做好患者的饮食教育　由于饮食习惯不同、缺乏营养知识，患者可能对于医院的某些饮食不理解，难以接受。护士应根据患者所需的饮食种类对患者进行解释和指导，说明意义，明确可选用和不宜选用的食物及进餐次数等，取得患者的配合。饮食指导时应尽量符合患者的饮食习惯,根据具体情况指导和帮助患者摄取合理的饮食,尽量使用一些患者容易接受的食物代替限制的食物,使用替代的调味品或佐料(表2-4-2-2),以使患者适应饮食习惯的改变。良好的饮食教育能使患者理解并愿意遵循饮食计划。

表2-4-2-2 替代食物表

拒吃食物	缺乏的主要营养	替代食物
肉、鱼、家禽	蛋白质、必需氨基酸、铁、锌、$VitB_1$、$VitB_{12}$、叶酸,热能	牛奶、乳制品、谷类、豆荚类、坚果、营养豆奶
牛奶、乳制品	蛋白质、钙、$VitB_2$、$VitB_{12}$、VitA、VitD	深绿色蔬菜、豆荚类、坚果、营养豆奶
谷类	蛋白质、$VitB_2$,热能	豆荚类、乳制品
豆荚类	蛋白质、铁、锌、钙	乳制品、谷类
水果、蔬菜	纤维素、VitA、VitC	水果、蔬菜、谷类

2.进食环境准备 为患者创造一个清洁、整齐、空气清新、轻松愉快的进食环境。

(1)整理床单位,收拾床旁桌椅及床上不需要的用物,去除一切不良气味及视觉印象,如饭前半小时开窗通风、移去便器等。

(2)进食前暂停非紧急的治疗、检查及护理工作。

(3)病区内如有危重或呻吟的患者,应用床帘或屏风遮挡。

(4)多人共同进餐可促进患者食欲,如果条件允许,应鼓励患者在病区餐厅集体进餐,或鼓励同病室患者共同进餐。

3.患者的准备 进食前患者感觉舒适会有利于患者进食。因此,在进食前,护士应协助患者做好相应的准备工作。

(1)进食前按需要给予便器,使用后及时撤除。

(2)协助患者洗手、漱口,为重症患者做好口腔护理,以促进食欲。

(3)减少或去除各种引起不舒适的因素:疼痛患者给予适当的镇痛措施;高热者给予降温;敷料包扎固定过紧、过松者给予适当调节;因特定卧位引起疲劳时,应帮助患者更换卧位或相应部位给予按摩。

(4)协助患者采取舒适的进食体位,病情许可时采取半坐卧位,放好跨床小桌。卧床患者取侧卧位或仰卧头偏向一侧,将头部垫高并给予适当的支托。

(5)经患者同意将餐巾围于胸前,保护衣服、被单,做好进餐准备。

(6)对家属送来的饭菜需经护士检查,符合饮食要求的方可食用。

(三)患者进食时的护理

1.核对患者及饮食单,督促和协助配餐员及时将热饭菜分发给每位患者。

2.鼓励并协助患者进食 患者进食期间应加强巡视,同时鼓励或协助患者进食。

(1)检查治疗饮食、试验饮食的实施情况,并适时给予督促,随时征求患者对饮食计划的意见,并及时向营养室反映。

(2)进食期间,护士可及时、有针对性地解答患者在饮食方面的问题,逐渐纠正其不良饮食习惯。

(3)鼓励卧床患者自行进食,并将食物、餐具等放在患者易于取放的位置,必要时护士应给予帮助。

(4)对不能自行进食者,应根据患者的进食习惯如进食的次序与方法等耐心喂食,每次喂食的量及速度可按患者的情况和要求而定,不要催促患者,以免影响其咀嚼和吞咽。进食的温度要适宜,防止烫伤。饭和菜、固体和液体食物应轮流喂食。进流质饮食者,可用吸管吸吮。

(5)对双目失明或眼睛被遮盖的患者,除遵守上述喂食要求外,应告知患者喂食内容以增加其进食的兴趣。若患者要求自己进食,可按时钟平面图放置食物,如6点钟放饭,12点钟放汤,3

点钟及 9 点钟放菜等,并告知方向、食物名称,以利于患者按顺序摄取(图 2-4-2-1)。

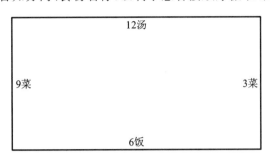

12汤		
9菜		3菜
	6饭	

图 2-4-2-1 食物放置平面图

(6)对禁食或限量饮食者,应告知患者原因,以取得配合,同时在床尾挂上标记,做好交接班。

(7)对于需要增加饮水量者,应向患者解释大量饮水的目的及重要性。督促患者在白天饮入一天总饮水量的 3/4,以免夜间饮水增多,增加排尿次数而影响睡眠。患者无法一次大量饮水时,可少量多次饮水,并注意改变液体种类,以保证液体的摄入。

3.特殊问题的处理 在巡视患者时应及时处理进食过程中的特殊问题。

(1)恶心:若患者在进食过程中出现恶心,可鼓励其做深呼吸并暂时停止进食。

(2)呕吐:若患者发生呕吐,应及时给予帮助。将患者头偏向一侧,防止呕吐物进入气管;给患者提供盛装呕吐物的容器;尽快清除呕吐物并及时更换被污染的被服等;开窗通风,去除室内不良气味;帮助患者漱口或给予口腔护理,以去除口腔异味;观察呕吐物的性质、颜色、气味和量等并做好记录。

(3)呛咳:告知患者在进食过程中应细嚼慢咽,不要边进食边说话,以免发生呛咳。若患者发生呛咳,应帮助患者拍背;若异物进入喉部,应及时在腹部剑突下、肚脐上用手向上、向下推脐数次,使异物排出,防止发生窒息。

(四)患者进食后的护理

1.尽快撤去餐具,清理食物残渣,整理好床单位。协助患者饭后洗手、漱口,为重症患者做好口腔护理,以保证餐后清洁和舒适。

2.进餐后根据需要做好记录,如进食的种类、量,患者进食后的反应等,以评价患者的饮食是否达到营养需求。

3.对暂需禁食、延缓进食的患者应做好交接班。

三、特殊饮食护理

针对病情危重、消化吸收功能障碍、不能经口进食或不愿正常进食的患者,如恶性肿瘤晚期、食管狭窄、颅脑外伤等患者,为维持患者营养状况,改善患者对营养素的摄取、消化、吸收,促进康复,根据病情,临床上多采用特殊饮食护理,包括胃肠内营养和胃肠外营养。

(一)胃肠内营养

胃肠内营养(enteral nutrition,EN)是采用口服或管饲等方式经胃肠道提供能量及营养素的支持方式。根据所提供营养食品的不同,可以分为要素饮食、非要素饮食等。管饲(tube feeding)是将导管插入胃肠道,给患者提供必需的食物、营养液、水及药物的方法,是临床中提供或补充营养的极为重要的方法之一。根据导管插入的途径不同可分为:①口胃管,导管由口插入胃内;②鼻胃管,导管由鼻腔插入胃内;③鼻肠管,导管由鼻腔插入小肠内;④胃造瘘管,导管经胃造瘘口插入胃内;⑤空肠造瘘管,导管经空肠造瘘口插至空肠内。本节主要以鼻胃管为例,介绍鼻饲饮食的操作方法。

1.要素饮食(elemental diet) 要素饮食是一类化学组成明确的精制食品,含有人体所必需的易于消化吸收的营养成分,与水混合后可以形成溶液或较为稳定的悬浮液。它的主要特点是无需经过消化过程即可直接被肠道吸收和利用,为人体提供热能及营养。适用于严重烧伤及创伤等超高代谢、消化道瘘、手术前后需营养支持、非感染性严重腹泻、消化吸收不良、营养不良等患者。

1)目的　用于临床营养治疗,可以提高危重患者的能量及氨基酸等营养素的摄入,促进伤口愈合,改善患者的营养状况,达到辅助治疗的目的。

2)分类　要素饮食根据治疗用途可分为营养治疗用和特殊治疗用两大类。营养治疗用要素饮食主要包含游离氨基酸、单糖、重要脂肪酸、维生素、无机盐类和微量元素等。特殊治疗用要素饮食为主要针对不同疾病患者,增减相应营养素以达到治疗目的一些特殊种类要素饮食。本部分主要介绍营养治疗用要素饮食。

3)用法　可经口服、鼻饲、经胃或空肠造瘘口滴入等方式摄入。

(1)口服法:要素饮食口感欠佳,患者较难耐受,故临床较少采用。应用时可添加橘子汁、菜汤等调味料以改善口感。口服剂量由每次 50 mL 逐渐增至每次 100 mL,依病情一般采取 6~8 次/天。

(2)鼻饲、经胃或空肠造瘘口滴入法。

①分次注入法:将调配好的要素饮食或现成制品用注射器通过鼻胃管或造瘘口注入胃肠内,4~6 次/天,每次 250~400 mL。常用于非危重患者、经鼻胃管或胃造瘘管喂食的患者。此法操作方便,费用较低,但容易引起消化道症状,如恶心、呕吐、腹胀、腹泻等。

②间歇滴入法:将调配好的要素饮食或现成制品,倒入有盖吊瓶内经输注管缓缓注入,4~6 次/天,每次 400~500 mL,每次输注时间 30~60 min。此操作反应少,大多数患者都可耐受。

③连续滴入法:装置和间歇滴入法相同,在 12~24 h 内持续滴入,也可用微量输液泵保持恒定的滴速。浓度开始以 5% 为宜,逐渐调到 20%~25%。速度开始以 40~60 mL/h 为宜,逐渐调到 120 mL/h,最大可到 150 mL/h。多用于经空肠造瘘喂食的危重患者。

4)并发症　在患者应用过程中,可因营养制剂选择不当、配制不合理、营养液污染或护理不当等因素引起各种并发症。

(1)机械性并发症:与营养管的硬度、插入位置等有关,主要有鼻咽部和食管黏膜损伤、管道阻塞。

(2)感染性并发症:若营养液误吸可导致吸入性肺炎,若肠道造瘘患者的营养管滑入腹腔可导致急性腹膜炎。

(3)胃肠道并发症:患者可发生恶心、呕吐、腹胀、腹痛、便秘、腹泻等并发症。

(4)代谢性并发症:患者可出现高血糖或水、电解质及酸碱平衡代谢紊乱。

5)注意事项

(1)配制要素饮食时,应严格遵守无菌操作原则。所有配制用具均需消毒灭菌后使用。

(2)每一种要素饮食的营养成分、浓度、用量、滴入的速度等,应根据患者的病情,由医生、责任护士及营养师达成共识而定。原则上应由低、少、慢开始,逐渐增加,待患者耐受后再稳定配餐标准、用量及速度。

(3)尽量新鲜配制,如需存放要在 4 ℃以下冰箱内冷藏,并保证在 24 h 内用完,防止食物污染或变质。

(4)要素饮食适合口服的温度一般为 37 ℃,经鼻饲及空肠造瘘口注入的温度为 41~42 ℃。

(5)要素饮食滴注前后都应用温开水冲净管腔,防止食物滞留于管腔内发生腐败变质。

(6)应用过程中应加强巡视观察,如出现恶心、呕吐、腹痛、腹泻等消化道症状,应查明原因,根据情况调整浓度、温度或滴速,反应严重者应暂停滴入。

(7)应用要素饮食期间,应定期检测血液的电解质、肝功能、出凝血时间等,观察尿量、大便次数及性状,并及时记录。

(8)要素饮食停用时应逐渐减量,以防引起低血糖。长期使用者应补充维生素和矿物质。消化道出血患者、3 个月内婴儿应禁用。糖尿病、胃切除术后患者应慎用。

2.鼻饲法　鼻饲法(nasogastric gavage)是将导管经鼻腔插入胃内,从管内灌注流质食物、水分和药物的方法。

实训 2-4-2-1　鼻　饲　法

【目的】
对下列不能自行经口进食患者以鼻胃管供给食物和药物,以维持患者营养和治疗的需要。

1.昏迷患者。

2.口腔疾病或口腔手术后患者,上消化道肿瘤引起吞咽困难患者。

3.不能张口的患者,如破伤风患者。

4.其他患者,如早产儿、病情危重者、拒绝进食者等。

【评估】

1.患者的年龄、病情、意识、营养状况及治疗情况。

2.患者的心理状态与合作程度,有无鼻饲的经历,是否愿意配合。

3.患者鼻腔黏膜有无炎症、肿胀,有无鼻中隔偏曲、鼻息肉等。

【计划】

1.护士准备　着装整洁,修剪指甲,洗手、戴口罩。

2.用物准备

(1)治疗车上层:无菌鼻饲包(内备:治疗盘、镊子、止血钳、压舌板、纱布、鼻胃管(以下简称胃管)、50 mL注射器、治疗巾,可根据鼻饲持续时间、患者的耐受程度选择橡胶胃管、硅胶胃管或新型胃管)、液体石蜡、棉签、胶布、别针、夹子或橡皮圈、手电筒、听诊器、弯盘、鼻饲流食(38~40℃)、温开水适量,按需要准备漱口或口腔护理用物及松节油、手消毒液等。

(2)治疗车下层:生活垃圾桶、医用垃圾桶、锐器盒等。

3.患者准备　了解鼻饲饮食的目的、操作过程及注意事项,愿意配合,鼻孔通畅。

4.环境准备　病室整洁、安静,无异味,光线明亮。

【实施】
操作步骤见表 2-4-2-3。

表 2-4-2-3　鼻饲法的操作步骤

操作步骤	要点说明
1.携用物至患者床旁,认真核对患者,向患者解释操作的目的、过程及配合方法	• 确认患者,减轻患者的焦虑,取得理解并能配合
2.取下活动义齿,根据病情协助患者采取半坐卧位或坐位,不能坐起者采取右侧卧位	• 取下活动义齿,防止脱落、误咽 • 半坐卧位或坐位可减轻插管时的不适 • 右侧卧位可借助解剖位置使胃管易于插入
3.将治疗巾围于患者颌下,弯盘置于口角旁	• 防止污染患者的衣服
4.观察鼻腔是否通畅,选择通畅一侧,用棉签清洁鼻腔,准备好胶布 2~3 条	• 鼻腔通畅,便于插管
5.测量胃管插入的长度,并标记	• 插入长度一般为前额发际胸骨剑突处或由鼻尖经耳垂至胸骨剑突处的距离 • 一般成人插入长度为 45~55 cm,小儿为眉间到剑突与脐中点的距离
6.将少许液体石蜡倒于纱布上,润滑胃管前端	• 润滑胃管可减少插入时的摩擦阻力
7.插入胃管 (1)一手持纱布托住胃管,一手持镊子夹住胃管前端,轻轻插入一侧鼻腔	• 插管动作应轻稳 • 吞咽动作便于胃管迅速插入食管,护士可让患者随"咽"的口令边咽边插

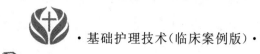

续表

操 作 步 骤	要 点 说 明
(2)插入胃管 10～15 cm(咽喉部)时,根据患者具体情况进行插管。清醒患者嘱其做吞咽动作,顺势将胃管向前推进至预定长度;对于昏迷患者,左手将患者头托起,使下颌靠近胸骨柄,缓缓插入胃管至预定长度(图 2-4-2-2)	• 下颌靠近胸骨柄可增大咽喉通道的弧度,便于胃管顺利通过会咽部 • 若插管中出现恶心、呕吐,可暂停插管,并嘱患者做深呼吸 • 如胃管误入气管,应立即拔出胃管,休息片刻后重新插管
8.确认胃管是否在胃内 (1)将注射器连接胃管回抽 (2)将听诊器置于胃部,用注射器经胃管向胃内注入 10 mL 空气 (3)将胃管末端放在水中	• 有胃液抽出 • 能听到气过水声 • 无气泡逸出
9.确定胃管在胃内后,将胃管用胶布在鼻翼及颊部固定	• 防止胃管移动或滑出
10.灌注溶液 (1)连接注射器于胃管末端,抽吸见有胃液抽出,再注入少量温开水 (2)缓慢注入鼻饲液或药液 (3)鼻饲完毕,再次注入少量温开水,弯盘置于便于取用处	• 温开水可润滑胃管,防止鼻饲液黏附于管壁 • 每次鼻饲量不超过 200 mL,间隔时间大于 2 h • 冲净胃管,避免鼻饲液黏附于管腔中变质,引起肠胃炎或堵塞管道
11.将胃管末端反折,用纱布包好,用橡皮筋扎紧或用夹子夹紧,用别针固定于大单、枕旁或患者衣领处	• 防止食物反流 • 防止胃管脱落
12.协助患者清洁面部,整理床单位,嘱患者维持原体位 20～30 min,洗净注射器,放于治疗盘内,用纱布盖好备用	• 维持原体位有助于防止呕吐 • 鼻饲用物应每天更换、消毒
13.洗手,记录	• 记录插管时间,鼻饲时间,鼻饲物的种类、量,患者的反应等
14.拔管操作 (1)携用物至患者床旁,核对、解释,置弯盘于患者颌下,夹紧胃管末端,轻轻揭去固定的胶布 (2)用纱布包裹近鼻孔处的胃管,嘱患者深呼吸,在患者呼气时拔管,边拔边用纱布擦胃管,到咽喉处时快速拔出 (3)操作后处理:将胃管放入弯盘,移出患者视线;清洁患者口鼻、面部,擦去胶布痕迹,协助患者漱口,采取舒适卧位;整理床单位,清理用物;洗手,记录	• 用于停止鼻饲或长期鼻饲需要更换胃管时 • 长期鼻饲应定期更换胃管,晚间拔管,次晨再从另一侧鼻腔插入 • 夹紧胃管,以免拔管时管内液体反流 • 到咽喉处快速拔出,以免管内残留液体滴入气管 • 避免污染床单位,减少患者的视觉刺激 • 可用松节油擦净胶布痕迹,再用乙醇擦除松节油 • 记录拔管时间和患者反应

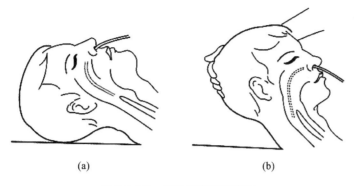

(a)   (b)

图 2-4-2-2 昏迷患者插胃管法

知识链接

胃 管 种 类

1.橡胶胃管 由橡胶制成,管壁厚,管腔小,质量重,对鼻咽黏膜刺激性强。可重复灭菌使用,价格便宜。可用于留置时间短于 7 天,经济困难的一般胃肠道手术患者。

2.硅胶胃管 由硅胶制成,质量轻,弹性好,无异味,与组织相容性好;管壁柔软,刺激性小;管壁透明,便于观察管道内情况;管前端侧孔较大。价格较低廉。可用于留置胃管时间较长的患者。

3.DRW 型胃管 由无毒医用高分子材料精制而成,前端钝化,经硅化处理,表面光滑,无异味,易顺利插入,不易损伤食管及胃黏膜;管壁显影、透明,刻度明显,易于掌握插入深度。尾端有多用接头,可与注射器、吸引器等紧密连接,置管时间可达 15 天。

【评价】

1.患者理解插管的目的,能主动配合,胃管插入顺利。

2.患者通过鼻饲获得需要的营养、水分及药物。

3.护患沟通有效,护士操作熟练、正确,无损伤及并发症出现。

【注意事项】

1.插管时动作应轻柔,避免损伤食管黏膜,尤其是通过食管 3 个狭窄部位(环状软骨水平处,平气管分叉处,食管通过膈肌处)时。

2.每次灌注食物前应先确定胃管在胃内,检查胃管是否通畅。回抽有胃液后注入少量温开水,鼻饲完毕后再次注入少量温开水,防止鼻饲液凝固。

3.插入胃管过程中如果患者出现呛咳、呼吸困难、发绀等,表明胃管误入气管,应立即拔出胃管。

4.鼻饲液温度应保持在 38～40 ℃,避免过冷或过热;每次鼻饲量不超过 200 mL,间隔时间不少于 2 h;新鲜果汁与奶液应分别注入,防止产生凝块;药片应研碎溶解后注入。

5.食管静脉曲张、食管癌、食管梗阻患者禁忌采用鼻饲法。

6.插入胃管至 10～15 cm(咽喉部)时,若为清醒患者,嘱其做吞咽动作,若为昏迷患者,则用左手将其头部托起,使下颌靠近胸骨柄,以利于插管。

7.长期鼻饲者应每天进行 2 次口腔护理,并定期更换胃管,橡胶胃管每周更换一次,硅胶胃管每月更换一次。

知识链接

肠内营养泵

肠内营养泵(enteral feeding pump)是一种肠内营养输注系统,通过鼻胃管或鼻肠管连接泵管及其附件,以微电脑精确控制输注的速度、剂量、温度、总量等的一套完整、封闭、安全、方便的系统。应用于处于昏迷状态或需要准确控制营养输入的管饲饮食患者,如严重创伤、大手术后的患者等。该系统可以按照需要定时、定量对患者进行肠道营养液输入,以达到维持患者生命、促进术后康复的目的。

(二)胃肠外营养

胃肠外营养(parenteral nutrition,PN)是按照患者的需要,通过周围静脉或中心静脉输入患者所需的全部能量及营养素,包括氨基酸、脂肪、各种维生素、电解质和微量元素的一种营养支持方法。

1.目的 适用于各种原因导致的不能从胃肠道摄取营养、胃肠道需要充分休息、消化吸收障碍以及超高代谢等的患者,以保证热能及营养素的摄入,从而维持机体新陈代谢,促进患者的康复。

2.分类 根据补充营养的量不同,胃肠外营养可分为部分胃肠外营养(PPN)和全胃肠外营养(TPN)两种。根据应用途径不同,胃肠外营养可分为周围静脉营养及中心静脉营养。短期、部分营养支持或中心静脉置管困难时,可采用周围静脉营养;长期、全量补充营养时宜采取中心静脉营养。

3.用法 胃肠外营养的输注方法主要有全营养混合液输注及单瓶输注两种。

(1)全营养混合液输注:将每天所需的营养物质在无菌条件下按次序混合输入由聚合材料制成的输液袋或玻璃容器后再输注的方法。这种方法热氮比例平衡、多种营养素同时进入身体内,从而增加节氮效果;同时简化输液过程,节省时间;另外,可减少污染并降低代谢性并发症的发生。

(2)单瓶输注:在无条件进行全营养混合液输注时,可单瓶输注。此方法由于各营养素非同步进入机体而造成营养素的浪费,另外易发生代谢性并发症。

4.并发症及护理

(1)机械性并发症:在中心静脉置管时,若操作不慎,可引起气胸、血胸、神经损伤、导管扭曲或折断等。护士应严格遵循操作规程,熟练掌握操作技术,插管时动作轻稳,滴注过程中加强观察,发现并及时处理异常情况。

(2)感染性并发症:无菌操作不严格,导管长期留置可引起局部或全身感染,严重时引起败血症。护士应严格执行无菌操作原则,注意观察穿刺局部及全身情况,如出现不明原因的发热,应做血培养,检测输注的营养液,做细菌培养,查明原因,及时控制感染。

(3)代谢性并发症:营养液输注深度、速度不当或突然停用等,可引起糖代谢紊乱、电解质失衡、肝功能损害。护士应每日记录出入液量,进行实验室监测,定期检查血常规、电解质、血糖、氧分压、血浆蛋白、尿生化、尿糖等。观察患者体内代谢的动态变化,随时调整营养配方。

5.注意事项

(1)加强配制营养液及静脉穿刺过程中的无菌操作。

(2)配制好的营养液储存于4℃冰箱内备用,若存放超过24 h,则不宜使用。

(3)输液导管及输液袋每12~24 h更换一次;导管进入静脉处的敷料每24 h应更换一次。更换时严格执行无菌操作原则,注意观察局部皮肤有无异常征象。

(4)静脉营养管严禁输入药物、血液等其他液体,严禁采集血液标本或监测中心静脉压。

(5)输注过程中保持导管通畅,避免液体中断或导管脱出,防止空气栓塞。若发现患者情况异常应及时报告医生,配合处理。

(6)心血管功能紊乱或严重水、电解质失衡者,预计应用时间少于5天者,进入临终期、不可逆昏迷患者等均应禁用胃肠外营养。

(7)停用胃肠外营养时应在2~3天内逐渐减量。

四、出入液量记录

正常人每天的液体摄入量与排出量保持动态平衡。当患者处于休克、大面积烧伤、大手术后，或患心脏病、肾脏疾病、肝硬化、腹水等疾病时，机体的体液调节功能往往发生紊乱，常需记录昼夜摄入和排出液量，通过对患者 24 h 摄入量与排出量的记录，以作为了解病情、协助诊断、决定治疗方案的重要依据。因此，护理人员应根据诊断和治疗的需要，及时、准确地记录出入液量。

（一）记录内容与要求

1.每日摄入量（daily intake）　每日摄入量是指每日的饮水量、食物中的含水量、输液量、输血量等。记录要准确，患者饮水容器应固定，并测定容量。凡固体食物应记录固体单位量及含水量（表 2-4-2-4）。

表 2-4-2-4　常用食物含水量表

食物名称	重量/g	含水量/mL	食物名称	重量/g	含水量/mL	食物名称	重量/g	含水量/mL
米饭	100	240	鸡	100	74	草莓	100	89
面条	100	250	鸭	100	80	荔枝	100	54
馒头	50	25	羊肉	100	59	苹果	100	68
花卷	50	25	牛肉	100	69	葡萄	100	65
菜包	150	80	猪肉	100	29	桃子	100	82
水饺	10	20	鲫鱼	100	79	李子	100	68
烧饼	50	20	带鱼	100	50	樱桃	100	67
豆浆	100	96	青菜	100	92	梨	100	71
油条	50	12	大白菜	100	96	鲜枣	100	66
豆沙包	50	34	冬瓜	100	97	杏子	100	80
大饼	50	22	豆腐	100	90	香蕉	100	60
蛋糕	50	25	黄瓜	100	83	柿子	100	58
饼干	7	2	西红柿	100	90	柠檬	100	58
煮鸡蛋	40	30	炸酱面	100	115	橘子	100	54
萝卜	100	73	馄饨	100	350	菠萝	100	89
面包	100	33	藕粉	100	420	西瓜	100	79
麻花	100	5	豆腐脑	100	91	广柑	100	86
蒸饺	100	70	鸭蛋	100	72	柚子	100	85
小黄鱼	100	79	青蒜	100	90	甜瓜	100	66

2.每日排出量（daily output）　每日排出量包括粪便量、尿量和其他排出液量。对尿失禁的患者应采取接尿措施或留置导尿管，以使计量准确；能自行排尿者可记录其每次尿量，24 h 后总计，也可将每次排出的尿液集中倒在一容器内，定时测量记录。此外，对其他排出液，如胃肠减压吸出液、胸腔闭式引流液、呕吐液（呕血、痰液）、伤口渗出液、引流出的胆汁等，也应作为排出量加以测量和记录。

（二）记录方法

1.用蓝黑色钢笔填写出入液量记录单的眉栏项目，如床号、姓名、日期等。

2.出入液量的记录以 mL 为单位，摄入的固体食物均以 g 计算，并将 g 换算出单位含水量，然后记录。

3.出入液量记录，晨 7 时至晚 7 时用蓝黑色钢笔，晚 7 时至次晨 7 时用红色钢笔。

4.出入液量总结，一般每日于晚 7 时做 12 h 的小结，次日晨 7 时做 24 h 的总结，并用蓝黑色

NOTE

钢笔填写在体温单的相应栏目内。

5.记录应及时、准确、真实、完整、字迹清楚。

能力检测

1.患者吴某,男,62岁,因脑血管意外受伤昏迷后入院,遵医嘱需鼻饲饮食。请问:

(1)如何给患者插胃管,插胃管时应注意什么?

(2)如何证实胃管在患者胃内? 灌注食物和药物时应注意什么?

2.简述鼻饲法的注意事项。

A₁/A₂型题

3.正常成人每日需水量是(　　)。

A.200～500 mL　　　　　　　B.500～1000 mL　　　　　　　C.1500～2000 mL

D.2000～3000 mL　　　　　　E.3000～4000 mL

4.为适应不同病情需要,医院饮食分为(　　)。

A.基本饮食、治疗饮食、试验饮食　　　　　　B.基本饮食、普通饮食、试验饮食

C.治疗饮食、普通饮食、试验饮食　　　　　　D.普通饮食、流质饮食、软质饮食

E.普通饮食、流质饮食、半流质饮食

5.患者张某,男,56岁,为心脏病患者,需要进低盐饮食。护士应该告知患者其每日食盐摄入量不可超过(　　)。

A.1 g　　　　B.2 g　　　　C.3 g　　　　D.4 g　　　　E.5 g

6.患者,男,48岁,因患肝性脑病住院。住院期间应进食(　　)。

A.高蛋白饮食　　B.低蛋白饮食　　C.低盐饮食　　D.高脂饮食　　E.低脂饮食

7.患者,女,因患肠梗阻住院。治疗5天后肠蠕动恢复,需要进流质饮食。下列不符合流质饮食原则的是(　　)。

A.无刺激性　　　　　　B.每日3～4餐　　　　　　C.易吞咽、易消化

D.只能短期受用　　　　E.可辅以胃肠外营养以补充热能和营养

8.护士为昏迷患者插胃管至15 cm处需要将患者头部托起。护士应明白这样做的目的是(　　)。

A.加大咽喉部通道的弧度　　　B.以免损伤食管黏膜　　　C.减轻患者痛苦

D.避免出现恶心　　　　　　　E.使喉部肌肉放松以便于插入

9.护士为患者提供营养,应使用胃肠外营养的患者是(　　)。

A.休克患者　　　　　　B.昏迷患者　　　　　　C.完全性肠梗阻患者

D.出凝血功能紊乱患者　　E.严重水、电解质紊乱患者

10.一位护士给鼻饲患者注入流质饮食后又注入少量温开水,她这样做的目的是(　　)。

A.防止患者呕吐　　　　　　　　　B.使患者温暖舒适

C.避免食物存积于管道　　　　　　D.便于测量,记录准确

E.便于防止液体反流,发生窒息

A₃/A₄型题

(11～15题共用题干)

患者,男,35岁,昏迷5天,需鼻饲饮食以维持其营养需要。

11.鼻饲插胃管前,应将患者体位摆放为(　　)。

A.坐位　　B.半坐位　　C.左侧卧位　　D.右侧卧位　　E.去枕平卧位

12.标记胃管时,插入长度的测量方法为(　　)。

A.前额发际至胸骨柄　　　B.前额发际至胸骨剑突　　　C.鼻尖至胸骨柄

D.鼻尖至胸骨剑突　　　　E.耳垂至胸骨柄

13.插管至 15～20 cm 时,应注意(　　)。

A.嘱患者做吞咽动作　　　　B.使患者头向后仰　　　　C.使患者头偏向一侧

D.使患者下颌靠近胸部　　　　E.嘱患者张嘴哈气

14.灌注食物时,应注意鼻饲液的温度为(　　)。

A.36～38 ℃　　　　　　　　B.37～39 ℃　　　　　　　C.38～40 ℃

D.39～41 ℃　　　　　　　　E.40～42 ℃

15.下列鼻饲时的注意事项中不妥的是(　　)。

A.间隔时间应大于 4 h　　　　B.每次鼻饲量不超过 200 mL

C.药片应研碎溶解后再注入　　D.新鲜果汁与奶液应分别注入

E.每次鼻饲前应用少量温开水冲管后再进行喂食

(吕孝臣)

项目五　排 泄 护 理

 学习目标

重点: 正常尿液与异常尿液的观察;排尿异常的护理;导尿术与留置导尿术;正常粪便与异常粪便的观察;排便异常的护理;灌肠术。

难点: 正常尿液与异常尿液的观察;尿潴留与尿失禁的原因;导尿术与留置导尿术;正常粪便与异常粪便的观察。

1.能叙述正常排便、排尿的情况。

2.能准确评估排便异常、排尿异常的情况。

3.能正确阐述排便异常及排尿异常的护理措施。

4.能够正确完成各种灌肠术操作及男、女患者导尿术操作。

5.操作中做到关爱患者、保护患者隐私,树立良好的职业素养。

任务一　排便护理技术

 案例引导

患者王某,男,60岁,近段时间来排便次数减少,粪便干硬,排便不畅,排便困难。自觉腹胀、腹痛、消化不良、食欲不振。如果你是责任护士,请完成以下任务:

(1)此患者出现了什么情况?

(2)如何护理患者?

食物进入消化道经过胃和小肠的消化吸收,残渣留存于大肠内,其中部分水分、维生素、电解质被吸收,其余经细菌发酵和腐败作用形成粪便。一般情况下,粪便的性质与性状可以反映整个消化系统的功能状况。因此,护士通过对患者排便活动及粪便情况的观察,可以及时发现和鉴别消化道疾病,有助于病情诊断、治疗及护理,帮助患者恢复健康。

一、排便的评估

(一)正常粪便及排便

1.**量与次数**　每日排便量与次数根据摄入食物的量、种类和消化器官的功能状态以及生活习惯而不同。一般成人每日排便1~3次(婴幼儿3~5次),每日排便量100~300 g。进食大量水果、蔬菜等粗纤维者,排便量大;进食高蛋白、低纤维等精细食物及以肉食为主者,排便量少。

2.**形状与颜色**　正常成人的粪便柔软成形,呈黄褐色或棕黄色,婴儿粪便呈黄色或金黄色。粪便颜色会因摄入食物或药物的种类而有不同的变化。如摄入大量绿色蔬菜,粪便会呈现暗绿色;摄入动物血、肝脏或服用铁剂,粪便呈无光样黑色等。

3.**气味与混合物**　粪便的气味是蛋白质经细菌分解发酵而产生的,因摄入食物的种类而异,一般情况下,肉食者味重,素食者味轻。粪便中含有少量黏液,肉眼不易查见,可伴有未消化的食物残渣。

(二)异常粪便及排便

1.**次数**　成人排便每日超过3次或每周少于3次,应视为排便异常,如腹泻、便秘。

2.**形状**　粪便呈糊状或为水样便,见于消化不良或急性肠炎时;粪便干结坚硬,有时呈粟子样,见于便秘时;粪便呈扁条状或带状,见于直肠、肛门狭窄或肠道部分梗阻,如直肠癌、肠息肉。

3.颜色　柏油样便提示上消化道出血;暗红色便提示下消化道出血;果酱样便见于阿米巴痢疾或肠套叠;陶土色便提示胆道梗阻;粪便表面有鲜血附着或便后有鲜血滴出,见于肛裂、直肠息肉或痔疮;霍乱或副霍乱呈白色"米泔水"样便。

4.气味　消化不良者粪便呈酸臭味;上消化道出血者粪便呈腥臭味;下消化道恶性肿瘤、溃疡者粪便呈腐臭味;严重腹泻者粪便呈恶臭味。

5.混合物　粪便中混有大量肉眼可见黏液见于肠炎;混有脓血常见于直肠癌、痢疾;肠道寄生虫患者粪便中可查见蛔虫、蛲虫等虫体或虫体碎片、虫卵。

6.便秘(constipation)　便秘是指排便次数减少,粪便过于干硬,且排便困难、不畅。常伴有腹胀、腹痛、乏力、消化不良、食欲不佳等症状,触诊腹部较硬且紧张,有时可触及包块,肛诊可触及粪块。常由于排便习惯不良,饮食结构不合理,运动不足,中枢神经系统功能障碍,肠道器质性病变,不合理使用药物,直肠、肛门手术,强烈情绪反应及排便时间、活动受限制等引起。

7.粪便嵌塞(fecal impaction)　粪便嵌塞是指粪便持久滞留堆积在直肠内,坚硬不能排出。常发生于慢性便秘的患者。因便秘未能及时解除,粪便滞留于直肠内,水分被持续吸收,使粪块变得又大又硬而不能排出。

8.腹泻(diarrhea)　腹泻是指肠蠕动增快导致排便次数增多,粪便稀薄不成形,甚至呈水样便。常伴有肠痉挛、腹痛、恶心、呕吐、疲乏、肛门疼痛、有急于排便的需要和难以控制的感觉等。常由于饮食不当,使用缓泻剂不当,消化道功能紊乱,情绪紧张、焦虑等引起。

9.排便失禁(fecal incontinence)　排便失禁是指肛门括约肌不受意识控制而不自主地排便。常见于神经肌肉系统的病变或损伤,如瘫痪、胃肠道疾病、情绪异常、精神障碍等。

10.排便改道　排便改道是指因为疾病治疗的需要,将肠道的一部分外置于腹部表面,在腹壁建立暂时性或永久性的人工肠造口,以排泄粪便(也称人造肛门)。常用于急性肠梗阻的结肠癌或晚期直肠癌。

11.肠胀气(flatulence)　肠胀气是指肠道内有过量气体积聚,不能排出。常伴有腹胀、腹痛、呃逆等,严重时可压迫膈肌和胸腔出现气急和呼吸困难。体检可见腹部膨隆,叩诊呈鼓音。常见于摄入产气食物过多,吞入大量空气,肠蠕动减弱,肠道梗阻及肠道手术后等。

(三)影响排便的因素

1.心理因素及文化　心理因素是影响排便的重要因素。精神抑郁,活动减少,肠蠕动减少,可导致便秘;情绪焦虑、紧张导致迷走神经兴奋,肠蠕动增加可引起腹泻。在隐蔽场所排便是通过文化教育形成的一种社会规范,当个体缺乏隐蔽的环境时,会产生压力,从而影响正常的排便活动,如患者病情严重需要护士帮助完成排便时。

2.排便习惯　在生活过程中,人们逐渐形成个人的排便习惯,当自己习惯的排便时间、地点、所用便器、姿势、环境等改变时会影响正常排便。

3.饮食　食物是影响排便的重要因素。富含纤维素的食物和每日摄入足量的水分使粪便柔软易于排出。而当摄入食物量过少、食物缺乏纤维素或水分不足时,均可导致排便困难或便秘。

4.活动　长期卧床、缺乏活动或神经系统功能受损的患者,肌张力减弱、肠蠕动减弱,引起排便困难或便秘。

5.年龄　老年人可因腹壁肌张力减弱、胃肠蠕动减慢,发生便秘;2~3岁或以下的婴幼儿因神经肌肉系统发育不完善,不能控制排便;儿童可以通过排便训练逐渐控制排便,养成定时排便的习惯。

6.疾病　肠道本身的疾病或身体其他系统的病变均可影响正常的排便。如肠道感染使肠蠕动增加导致腹泻;脊髓损伤、脑卒中等可导致大便失禁;腹部、肛门部位伤口疼痛可抑制便意。

7.治疗　长期服用抗生素,可抑制肠道正常菌群而导致腹泻;麻醉剂或止痛剂,可使肠蠕动减弱而导致便秘;胃肠检查时的灌肠和服用钡剂以及胃肠手术都可影响正常排便。

二、常见排便异常的护理

(一)便秘患者的护理

1.心理护理　了解患者的心理状态,针对紧张焦虑的不良情绪给予解释和指导,消除患者思想顾虑,使其放松身心,积极配合治疗护理。

2.提供适当的排便环境　为患者提供隐蔽安全的排便环境及充裕的时间,让患者安心排便。如拉上床帘或屏风,避开治疗、查房时间等。

3.采取适宜的排便姿势　如床上使用便器者,在没有禁忌的情况下,协助患者取坐位或抬高床头;病情允许时尽量下床如厕排便;手术患者应在手术前有计划地训练其在床上使用便器。

4.腹部环行按摩　患者排便时,用手沿结肠解剖位置自右向左进行环行按摩,并在左下腹乙状结肠部位适当加压,刺激肠蠕动,促进排便。

5.遵医嘱口服缓泻剂　缓泻剂可刺激肠蠕动,增加粪便中水分,如番泻叶、蓖麻油、液体石蜡等。对老人、儿童选择作用缓和的泻剂,慢性便秘者选用番泻叶、蓖麻油等接触性泻剂。使用时告知患者,缓泻剂只能暂时解除便秘,不能解除病因,长期使用易导致习惯性依赖造成慢性便秘。

6.正确使用简易通便剂　如开塞露、甘油栓、肥皂栓等,可以润滑肠壁、软化粪便、刺激肠蠕动。

7.针刺穴位　针刺大肠俞、关元、天枢、足三里等穴位,可促进肠蠕动。

8.灌肠　经上述方法无效时,遵医嘱行灌肠术。

9.健康教育

(1)向患者及家属讲解有关排便的知识,养成定时排便的习惯。

(2)建立合理的饮食习惯,多食蔬菜、粗粮、水果等富含膳食纤维的食物,多饮水,病情允许时每日摄入液体量不低于2000 mL,适当摄入油脂类食物。

(3)进行适当活动,如体操、散步、打太极拳等,根据患者的实际情况制订合理的活动计划并协助实施;卧床患者可行床上活动;指导患者进行增强腹肌和盆底肌肉的运动,增加肠蠕动和肌张力,促进排便。

(二)粪便嵌塞患者的护理

1.早期可使用栓剂或口服缓泻剂润肠通便。

2.必要时先用油剂保留灌肠,2～3 h后再行清洁灌肠。

3.人工取便　清洁灌肠无效者,遵医嘱进行人工取便。方法为手术者戴上手套,将已涂润滑剂的示指缓慢插入患者直肠内机械地破碎粪块,再一块一块地取出(图2-5-1-1)。操作时注意动作轻柔,避免损伤直肠黏膜。心脏病、脊椎受损者用人工取便易刺激迷走神经,故须特别留意,若患者出现心悸、头晕应立刻停止操作。

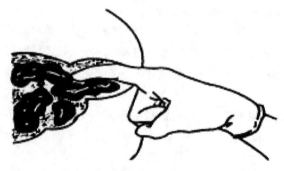

图2-5-1-1　人工取便

4.健康教育　向患者及家属讲解有关排便的知识,协助患者建立并维持正常的排便习惯,防止便秘的发生。

（三）腹泻患者的护理

1.心理护理　耐心给予患者解释和安慰,做好清洁护理,维护患者自尊,提高患者自信心。

2.去除病因　如立即停止食用可能被污染的食物、饮料等。

3.卧床休息　减少肠蠕动和体力消耗,注意腹部保暖。对不能自理的患者及时给予便器。

4.调整饮食　鼓励患者多饮水,酌情给予低脂、少渣、清淡的流质或半流质食物,忌油腻、辛辣和多纤维食物。腹泻严重时可暂禁食。

5.遵医嘱用药　遵医嘱给予止泻剂、抗感染药物、口服补液盐或静脉输液等,防止水、电解质紊乱。

6.肛周皮肤护理　便后用软纸擦净肛门,温水清洗,并在肛门周围涂油膏,以保护局部皮肤,特别是婴幼儿、老人、身体衰弱者。

7.观察病情　观察并记录排便次数和粪便性质,需要时留取标本送检。病情危重者注意生命体征的变化。疑为传染病患者则按肠道隔离原则护理。

8.健康教育　向患者及家属讲解腹泻的相关知识,指导注意饮食卫生,合理选择饮食,养成良好的饮食卫生习惯。

（四）排便失禁患者的护理

1.心理护理　排便失禁患者常感窘迫、苦闷、自卑、抑郁,希望得到理解和帮助。护士应给予理解、安慰和鼓励,帮助患者树立信心,积极配合治疗和护理。

2.环境舒适　及时开窗通风,去除异味;及时更换污染的被单、衣裤。增加患者舒适感。

3.皮肤护理　床上垫橡胶单和中单或一次性尿布,并及时更换、整理;保持肛周皮肤清洁,便后及时用温水洗净,必要时涂润滑剂保护,避免皮肤损伤感染;定时翻身、按摩受压部位,预防压疮发生。

4.帮助重建控制排便的能力

(1)观察患者排便的规律及排便前表现,及时给予便器,让患者自行排便。

(2)指导患者进行肛门括约肌及盆底肌的收缩锻炼,恢复肛门括约肌的控制能力。

5.健康教育　教会患者及家属大便失禁的护理方法,指导饮食卫生知识。

（五）排便改道患者的护理

1.心理护理　因为肠造口造成患者体形改变或有难闻的气味,可使患者自尊下降、焦虑、抑郁,护士应给予理解、安慰和鼓励,在护理中注意保护患者的隐私和维护其自尊。

2.皮肤护理　保持造口处引流彻底及周围皮肤的清洁干燥。每次更换造口袋时,先洗净排泄物,再用中性皂液和清水清洗造口周围皮肤,再涂上氧化锌软膏,防止发生皮炎和皮肤糜烂。

3.适时更换造口袋　造口袋须及时排空、洗净或更换。当造口袋内装满1/3排泄物时,使用一件式造口袋(一次性)者须及时更换。对使用一件式造口袋(一次性)者须及时排空和洗净,一般可使用 7 天,但有流出物漏至周围皮肤时,需立即更换;对使用非一次性造口袋者,可备 3～4 个造口袋交替使用,使用过的造口袋可用中性洗涤剂和清水洗净、擦干或晾干备用。

4.健康教育　指导患者选择合适型号的造口袋;指导患者学会肠造口的自我护理;指导患者注意饮食卫生,避免引起腹泻、肠胀气和便秘等。

（六）肠胀气患者的护理

1.心理护理　向患者讲解肠胀气的相关知识,减轻其紧张情绪。

2.去除原因　避免进食产气食物如豆类、糖类、碳酸饮料等;养成细嚼慢咽的进食习惯;积极治疗肠道疾病等。

3.适当活动　病情许可者鼓励或协助其下床活动;卧床患者可变换卧位或做床上运动,以促进肠蠕动,减轻腹胀。

4.促进排气　可给予腹部按摩、热敷、针刺穴位等;必要时,遵医嘱给予药物治疗或肛管排气。

5.健康教育 指导患者合理饮食,少食豆类、糖类等产气食物,养成细嚼慢咽的良好饮食习惯。

知识链接 ·····················

生物反馈训练与排便障碍性疾病

生物反馈训练利用生物反馈仪,将人们不易觉察的生理信号放大并显示出来,使受试者通过学习和反复实践,熟悉并掌握这种生理变化,形成和保持身体特定部位的自我控制能力,改善功能。可以通过采集肌电、脑电、皮肤温度、皮肤电、血压、心率,将其放大为可见的图形和可听到的声音,帮助受试者认知后调动"主观能动性",有意识地控制躯体。生物反馈训练是一个不断学习、"认识自我"和"改变自我"的过程。对于排便障碍性疾病的治疗主要通过肌电介导或压力介导生物反馈来实现,受试者可直观地感知其排便时盆底肌的功能状态,学会如何适当地放松和收缩盆底肌。

三、与排便有关的护理技术

(一)灌肠法

灌肠法是指将一定量的溶液通过肛管,由肛门经直肠灌入结肠,帮助患者排便、排气以清洁肠道,或由肠道供给药物,达到协助诊断和治疗目的的方法。根据灌肠的目的不同可分为不保留灌肠和保留灌肠。根据灌入液体的量不同又将不保留灌肠分为大量不保留灌肠和小量不保留灌肠。而反复使用大量不保留灌肠则为清洁灌肠,目的是为了清洁肠道。

实训 2-5-1-1 大量不保留灌肠

【目的】

1.解除肠胀气和便秘。

2.清洁肠道,为肠道检查、手术或分娩做准备。

3.稀释并清除肠道内的有害物质,减轻中毒。

4.灌入低温液体,为高热患者降温。

【评估】

1.患者的病情、临床诊断、意识状态、心理反应及合作程度。

2.患者的排便情况。

【计划】

1.护士准备 修剪指甲,衣帽整洁,洗手、戴口罩。

2.用物准备

(1)治疗盘内备:灌肠筒 1 套或灌肠袋(筒内盛灌肠液)、肛管 1 根(22～24 号)、弯盘 1 个、血管钳 1 把、橡胶单及治疗巾 1 套、水温计 1 支、润滑剂、棉签、卫生纸适量。

(2)灌肠液:常用 0.1%～0.2%肥皂液或生理盐水。一般成人每次用量 500～1000 mL,小儿 200～500 mL。温度为 39～41 ℃,降温用 28～32 ℃、中暑用 4 ℃的生理盐水。

(3)其他:输液架、屏风、便盆及便盆巾。

3.患者准备

(1)了解操作的目的、方法、注意事项,愿意配合操作。

(2)协助患者排尿。

4.环境准备 环境清洁、宽敞、明亮,温度适宜,关闭门窗,屏风遮挡。

【实施】

操作步骤见表 2-5-1-1。

表 2-5-1-1　大量不保留灌肠的操作步骤

操 作 步 骤	要 点 说 明
1.核对解释 (1)核对床号、姓名及医嘱 (2)向患者解释操作的目的、过程、配合方法及注意事项	·再次确认患者,确认医嘱 ·解除患者的紧张情绪,使患者有安全感,取得配合
2.准备患者 (1)协助患者取左侧卧位,双膝屈曲,臀部移至床沿(不能自行控制排便者可取仰卧位,臀下放便盆) (2)脱裤至膝部,盖好被子,显露臀部 (3)臀下垫橡胶单和治疗巾,置弯盘于臀边	·使降结肠、乙状结肠处于下方,借重力作用使灌肠液顺利流入降结肠和乙状结肠 ·保暖,保护患者隐私 ·保护床单
3.挂筒(袋)、排气 (1)挂灌肠筒或灌肠袋于输液架上,筒(袋)内液面距肛门 40～60 cm (2)戴手套,连接肛管并润滑前端,排尽管内气体,夹管	·维持一定的灌注压力和速度,利于液体保留 ·防止气体进入肠道引起腹胀
4.插管灌液 (1)左手垫卫生纸分开臀裂,显露肛门,嘱患者深呼吸,右手持肛管轻轻插入直肠 7～10 cm(小儿 4～7 cm)(图 2-5-1-2) (2)一手固定肛管,另一手开放管夹,使溶液缓缓流入 (3)密切观察筒内液面下降情况及患者反应	·患者放松,利于肛管插入 ·防止肛管脱出 ·若溶液流入受阻,可挤捏或移动肛管,使阻塞管腔的粪便脱落 ·若感觉腹胀或有便意,可嘱其深呼吸,放松腹部肌肉,减轻腹压,并降低灌肠筒的高度,降低灌注溶液的压力 ·若出现面色苍白、脉速、出冷汗、剧烈腹痛、心慌气促,提示患者可能发生肠道剧烈痉挛或出血,应立即停止灌肠,报告医生并给予处理
5.拔出肛管 (1)待溶液即将灌完时夹管,用卫生纸包裹肛管轻轻拔出,放入弯盘内,擦净肛门 (2)嘱患者尽量保留 5～10 min 后再排便(对不能下床的患者,将便器、卫生纸置于易取处)	·避免灌肠液和粪便随肛管流出 ·使粪便充分软化,易于排便 ·降温灌肠者液体保留 30 min,排便后 30 min 测量体温并记录
6.整理记录 (1)撤去橡胶单和治疗巾,协助患者穿裤,取舒适卧位,整理床单位,清理用物,开窗通风 (2)观察排便情况	·保持病室整洁,去除病室异味 ·对床上使用便器者,应排便后再撤去橡胶单和治疗巾 ·观察粪便性状,必要时留取标本送检

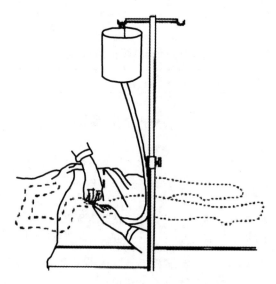

图 2-5-1-2 大量不保留灌肠

【评价】

1.护患沟通有效,患者和家属理解灌肠目的及过程,能主动配合,顺利完成操作。

2.护士操作规范、熟练,关心、体贴和保护患者。

3.患者身心痛苦减轻,感觉舒适安全,目的达到。

【注意事项】

1.准确掌握灌肠液的种类、浓度、温度、量、压力和流速。

2.妊娠、急腹症、消化道出血、严重心血管疾病等患者禁忌灌肠。

3.肝昏迷患者禁用肥皂水灌肠,以减少氨的产生和吸收;充血性心力衰竭和水钠潴留患者禁用生理盐水灌肠。

4.伤寒患者灌肠液量不得超过 500 mL,压力要低(液面距肛门不超过 30 cm)。

5.灌肠过程中密切观察患者反应。如患者出现面色苍白、脉速、出冷汗、剧烈腹痛、心慌气急,应立即停止灌肠并报告医生处理;如患者感腹胀或便意,嘱其做深呼吸,通过放松腹肌或降低灌肠筒高度来减慢流速或暂停片刻,以减轻不适。

实训 2-5-1-2 小量不保留灌肠

【目的】

1.使粪便软化,解除便秘。

2.排出肠道内的积气,减轻腹胀。

【评估】

1.患者的病情、临床诊断、灌肠目的。

2.患者的意识状态、心理反应及合作程度。

【计划】

1.护士准备 修剪指甲,衣帽整洁,洗手、戴口罩。

2.用物准备

(1)治疗盘内备:注射器 1 支、量杯 1 个或小灌肠筒 1 套、肛管 1 根(20~22 号)、温开水 5~10 mL、弯盘 1 个、血管钳 1 把、橡胶单及治疗巾 1 套、润滑剂、棉签、卫生纸适量。

(2)灌肠液:"1、2、3"溶液(50% 硫酸镁 30 mL、甘油 60 mL、温开水 90 mL)或油剂(甘油 50 mL 加等量温开水;各种植物油 120~180 mL),温度 38 ℃。

(3)其他同大量不保留灌肠。

3.患者准备 同大量不保留灌肠。

4.环境准备 同大量不保留灌肠。

NOTE

【实施】

操作步骤见表2-5-1-2。

表 2-5-1-2　小量不保留灌肠的操作步骤

操 作 步 骤	要 点 说 明
步骤1～2同大量不保留灌肠	·同大量不保留灌肠
3.抽液排气:戴手套,用注射器抽吸灌肠液,连接肛管并润滑前端,排气,夹管	·可用小灌肠筒盛装灌肠液
4.插管灌液 (1)左手垫卫生纸分开臀裂,显露肛门,嘱患者深呼吸,右手持肛管轻轻插入直肠7～10 cm(图2-5-1-3(a))	·患者放松,利于肛管插入
(2)一手固定肛管,另一手松开血管钳,并缓缓注入溶液;注毕夹管,取下注射器再抽溶液,松夹后再灌注,如此反复直至溶液注完	·注入速度不可过快,以免刺激肠道引起排便反射,使溶液难以保留 ·如用小灌肠筒,液面距肛门低于30 cm(图2-5-1-3(b))
(3)注入温开水5～10 mL,抬高肛管末端	·注意观察患者反应 ·使管内溶液全部灌入
5.拔出肛管 (1)夹管后,用卫生纸包住肛管,轻轻拔出,置于弯盘内,擦净肛门,脱下手套	·避免灌肠液和粪便随肛管流出
(2)嘱患者尽量保留溶液10～20 min后再排便,对不能下床的患者,将便器、卫生纸、呼叫器置于易取处	·使粪便充分软化,易于排便
6.整理记录 (1)撤去橡胶单和治疗巾,协助患者穿裤,取舒适卧位,整理床单位,清理用物,开窗通风	·同大量不保留灌肠
(2)洗手,观察患者反应,记录	·同大量不保留灌肠

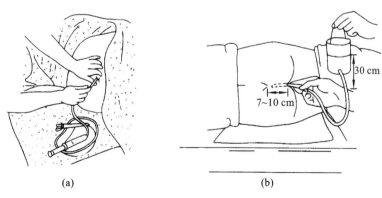

(a) (b)

图 2-5-1-3　小量不保留灌肠

【评价】

同大量不保留灌肠。

【注意事项】

1.灌肠时压力宜低,灌入液体速度宜慢,插管深度为7～10 cm。

2.每次取下注射器抽吸灌肠液时,应夹住肛管末端,防止空气进入肠道,引起腹胀。

NOTE

实训 2-5-1-3　保 留 灌 肠

【目的】

灌肠液保留在肠道内,通过肠黏膜吸收达到治疗疾病的目的,常用于镇静、催眠和治疗肠道感染。

【评估】

1.患者的病情、临床诊断、肠道病变部位、灌肠目的。

2.患者的意识状态、心理反应及合作程度。

【计划】

1.护士准备　修剪指甲,衣帽整洁,洗手、戴口罩。

2.用物准备

(1)治疗盘内备:肛管 1 根(20 号以下),其他同小量不保留灌肠。

(2)灌肠液(药物及剂量按医嘱准备,一般不超过 200 mL,温度 38 ℃);镇静催眠用 10％水合氯醛;肠道抗感染用 2％黄连素、0.5％～1％新霉素或其他抗生素溶液。

3.患者准备　了解保留灌肠的目的、过程和注意事项,并排空大小便。

4.环境准备　同大量不保留灌肠。

【实施】

操作步骤见表 2-5-1-3。

表 2-5-1-3　保留灌肠的操作步骤

操 作 步 骤	要 点 说 明
1.核对解释 (1)核对床号、姓名及医嘱 (2)向患者解释操作的目的、过程、配合方法及注意事项 (3)核对灌肠液的种类、量、温度	·再次确认患者 ·解除患者的紧张情绪,使患者有安全感,取得配合 ·确认正确执行医嘱
2.准备患者 (1)根据病情选择卧位,双膝屈曲,臀部移至床沿,脱裤至膝部,盖好被子,显露臀部 (2)垫小枕、橡胶单、治疗巾于臀下,垫高臀部约 10 cm,弯盘置于臀边	·慢性细菌性痢疾,取左侧卧位;阿米巴痢疾,取右侧卧位 ·保暖,保护患者隐私 ·保护床单 ·抬高臀部,防止药液溢出
3.抽液排气:戴手套,用注射器抽吸药液,连接肛管并润滑前端,排气,夹管	·可用小灌肠筒盛装药液
4.插管灌液 (1)左手垫卫生纸分开肛门,嘱患者深呼吸,右手持肛管轻轻插入肛门 15～20 cm (2)一手固定肛管,另一手松开血管钳,缓慢注入药液。注毕夹管,取下注射器再吸药液,松夹后再灌注,如此反复直至药液注完 (3)注入温开水 5～10 mL,抬高肛管末端	·患者放松,利于插入肛管 ·注入速度不可过快,以免引起排便反射使药液难以保留 ·如用小灌肠筒,液面距肛门不超过 30 cm ·使管内药液全部灌入
5.拔出肛管:夹管后,用卫生纸包裹肛管,轻轻拔出,放入弯盘内,擦净肛门,取下手套,嘱患者尽量忍耐,保留药液 1 h 以上	·利于药液充分吸收
6.整理记录:同大量不保留灌肠	·同大量不保留灌肠

【评价】

1.关心、体贴和保护患者。护患沟通有效,患者积极配合。

2.护士操作规范熟练,药液保留在肠道的时间超过 1 h。

【注意事项】

1.肛门、直肠、结肠等部位手术后及大便失禁的患者,不宜保留灌肠。

2.根据患者肠道病变部位选择卧位,并垫高臀部。

3.灌肠前嘱患者排空大小便,以利于药液充分吸收。

4.选用稍细的肛管,插管宜深,液量宜小,压力宜低,灌入速度宜慢,以减小刺激,使药液能保留较长时间,利于肠黏膜吸收。

5.保留灌肠以晚上睡眠前为宜。

（二）口服高渗溶液清洁肠道

通过口服高渗溶液进入肠道,在肠道内形成高渗环境,使肠腔内水分大量增加,从而软化粪便,刺激肠蠕动,促进排便,以达到清洁肠道的目的。此法简便易行,清洁效果理想,适用于直肠、结肠检查和手术前肠道准备。

【目的】

清洁肠道,为直肠、结肠检查和手术做肠道准备。

【评估】

1.患者的病情及诊断。

2.患者的意识状态、心理反应及合作程度。

【计划】

1.护士准备　修剪指甲,衣帽整洁,洗手、戴口罩。

2.用物准备　高渗溶液（甘露醇或硫酸镁）、量杯。

3.患者准备　了解操作目的、过程和注意事项,愿意配合操作。

4.环境准备　整洁、安静、舒适、安全。

【实施】

1.甘露醇法　患者术前 3 天进半流质饮食,术前一天进流质饮食,术前一天 14:00—16:00 服用甘露醇 1500 mL（20％甘露醇 500 mL 和 5％葡萄糖 1000 mL 混匀）。一般服后 15～20 min 即反复自行排便,1～3 h 内可排便 2～5 次。

2.硫酸镁法　患者术前 3 天进半流质饮食,每晚服用 50％硫酸镁 10～30 mL。术前一天进流质饮食,术前一天 14:00—16:00 服用 25％硫酸镁 200 mL（50％硫酸镁 100 mL＋5％葡萄糖盐水 100 mL）,然后服温开水 1000 mL。一般服后 15～30 min 即可反复自行排便,2～3 h 内可排便 2～5 次。

【评价】

1.护患沟通有效,患者积极配合。

2.护士操作规范,清洁肠道效果好。

【注意事项】

1.观察患者的一般情况及有无不适。

2.注意患者排便次数及粪便性质,确定是否达到清洁肠道的目的,做好记录。

（三）简易通便术

采用通便剂帮助患者解除便秘的简便易行、经济有效的方法称为简易通便术。适用于年老体弱及久病卧床的便秘患者。

【目的】

为患者解除便秘。

【评估】

1.患者的病情、诊断及排便情况。

2.患者的意识状态、心理反应及合作程度。

【计划】

1.护士准备　修剪指甲,衣帽整洁,洗手、戴口罩。

2.用物准备　按医嘱备通便剂。

(1)开塞露(由甘油或山梨醇制成,装在密闭的塑料容器内)、甘油栓(甘油和明胶制成的栓剂)。

(2)手套或纱布、卫生纸、剪刀等。

3.患者准备　了解操作的目的、过程和注意事项,愿意配合操作。

4.环境准备　酌情关闭门窗、拉屏风遮挡患者。

【实施】

1.开塞露法　使用时将塑料囊管部顶端封口处剪去(图 2-5-1-4(a)),先挤出少许液体润滑开口处及管部。患者取左侧卧位,放松肛门外括约肌。护士将塑料囊管部位轻轻地全部插入肛门,将药液全部挤入直肠内(图 2-5-1-4(b)),取出塑料囊,嘱患者保留 5～10 min 后再排便。

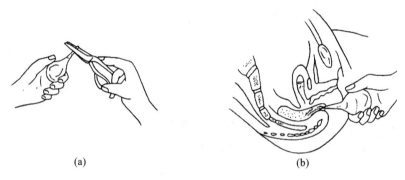

(a)　　　　　　　　　　　　　　(b)

图 2-5-1-4　开塞露法

2.甘油栓法　使用时,嘱患者张口呼吸,放松,护士用戴手套的手指捏住甘油栓底部,轻轻插入肛门至直肠内,并用纱布抵住肛门处轻轻按揉,嘱患者保留 5～10 min 后再排便。

【评价】

1.护患沟通有效,配合良好。

2.护士操作规范、熟练,达到目的。

3.关心、体贴和保护患者,患者感觉安全、舒适。

【注意事项】

1.动作宜轻柔,防止损伤肛门及直肠黏膜。

2.使用开塞露取出塑料囊时,应捏紧塑料囊膨大部位,防止药液回吸到囊内。

3.栓剂应靠在直肠黏膜上,若插入粪块内,则不起作用。

(四)肛管排气法

实训 2-5-1-4　肛管排气法

将肛管从肛门插入直肠,以排出肠腔内积气的方法称为肛管排气法。

【目的】

排出肠腔内的积气,减轻患者腹胀。

【评估】

1.患者的病情、临床诊断、腹胀情况。

2.患者的意识状态、心理反应及配合程度。

NOTE

【计划】

1.护士准备　修剪指甲,衣帽整洁,洗手、戴口罩。

2.用物准备　治疗盘内置:肛管1根(26号)、玻璃接头1个、橡胶管1根、玻璃瓶1个(内盛水 3/4 满),瓶口系带1根、胶布1条、橡皮圈及别针1套、弯盘、润滑油、棉签、卫生纸适量。

3.患者准备　了解操作的目的、过程和注意事项,愿意配合操作。

4.环境准备　酌情关闭门窗、拉屏风遮挡患者。

【实施】

操作步骤见表2-5-1-4。

表 2-5-1-4　肛管排气法的操作步骤

操 作 步 骤	要 点 说 明
1.核对解释 (1)核对床号、姓名及医嘱 (2)向患者解释操作的目的、过程及方法	• 确认患者 • 解除患者的紧张情绪,使患者有安全感,取得配合
2.系瓶连管:将玻璃瓶系于床边,橡胶管一端与肛管相连,另一端插入瓶内液面下	• 防止空气进入直肠,加重腹胀。观察气体排出情况
3.安置卧位:协助患者取左侧卧位或仰卧位,暴露肛门	• 注意遮盖,保暖并维护患者自尊
4.插管固定:戴手套,润滑肛管前端,左手分开臀裂,显露肛门,嘱患者深呼吸,右手持肛管轻轻插入直肠15~18 cm,用胶布固定肛管于臀部,用橡皮圈及别针固定橡胶管于床单上,橡胶管留出足够长度(见图2-5-1-5)	• 橡胶管要留出足够的长度,便于翻身,防止脱落 • 保留肛管时间不超过 20 min
5.观察:观察排气情况,若排气不畅,协助患者更换卧位或按摩腹部	• 变换卧位可促进排气 • 若瓶内液面下有气泡逸出,表明排气畅通
6.拔管:用卫生纸包裹肛管轻轻拔出,置于弯盘内,擦净肛门,取下手套	• 防止污染床单
7.整理记录 (1)协助患者穿好裤子,取舒适体位,询问腹胀情况有无减轻,整理床单位,清理用物 (2)洗手,记录	• 保护患者自尊,保持病室整洁 • 观察腹胀有无减轻 • 必要时,间隔2~3 h后再行肛管排气

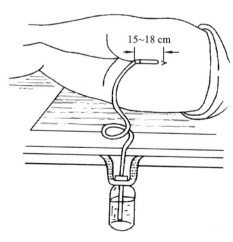

图 2-5-1-5　肛管排气

NOTE

【评价】

1.护患沟通有效,患者积极配合。

2.护士操作熟练、规范,患者腹胀减轻或消失。

【注意事项】

长时间留置肛管会降低肛门括约肌的反应,甚至导致肛门括约肌永久性松弛,所以保留肛管的时间不宜过长,必要时间隔2~3 h后重新插管排气。

任务二 排尿护理技术

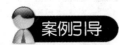案例引导

患者张某,女,32岁,公司职员,自然分娩后数小时未排尿,患者精神紧张,烦躁不安,主诉下腹胀痛,无法自行排尿。查体:耻骨联合上方膨隆,扪及一囊性包块,叩诊呈实音。如果你是责任护士,请完成以下任务:

(1)此患者出现了什么情况?

(2)如何对患者进行护理?

机体通过排尿活动将代谢产物排出体外,从而维持内环境的稳定。当排尿活动异常时,代谢产物在体内堆积,会引发一系列的症状和体征,给患者带来生理和心理上的不良反应,甚至产生严重后果,影响到患者的身心健康。

一、排尿的评估

(一)正常尿液及排尿

1.尿量及次数 尿量是反映肾脏功能的重要指标之一。正常成人一般白天排尿3~5次,夜间0~1次,每次尿量为200~400 mL。每小时尿量为25~30 mL,24 h尿量为1000~2000 mL。当膀胱内尿液充盈达到400 mL左右时,机体便会产生尿意。机体的尿量和排尿次数受多方面因素的影响。

2.颜色 正常新鲜尿液呈淡黄色或深黄色,因为尿液中含有尿胆原和尿色素。当尿液浓缩时,或人体进食某些食物或药物时,如进食大量胡萝卜或口服维生素 B_2 时,尿液呈深黄色。

3.气味 正常新鲜尿液没有明显的氨臭味,其气味来自于其中的挥发性酸。当尿液久置后,因尿素分解产生氨,故出现氨臭味。

4.透明度 正常新鲜尿液澄清透明,放置后可受温度及 pH 值变化的影响,引起核蛋白、黏蛋白、上皮细胞及盐类凝结而产生沉淀,出现混浊。

5.酸碱度 正常尿液呈弱酸性,pH 值为 4.5~7.5,平均为 6。人体进食情况可影响尿液的pH 值。如进食大量蔬菜时,尿液可呈碱性,而进食大量肉类时,尿液可呈酸性。

6.比重 尿液比重的高低主要取决于肾脏的浓缩功能。正常情况下,尿液的比重波动于1.015~1.025,一般尿液比重和尿量成反比。

(二)异常尿液及排尿

1.尿量及次数异常

(1)多尿(polyuria):24 h尿量超过 2500 mL。正常情况下,饮用大量液体、使用利尿剂及妊娠时可以出现尿量增多。病理情况下由机体内分泌代谢障碍或肾小管浓缩功能不全引起,见于尿崩症、糖尿病、急性肾功能不全多尿期的患者。

(2)少尿(oliguria):24 h尿量少于 400 mL 或每小时尿量少于 17 mL。见于摄入液体过少、发热,以及休克时机体血容量不足或心、肝、肾功能衰竭的患者。

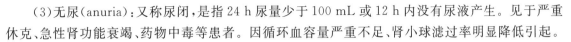

（3）无尿（anuria）：又称尿闭，是指 24 h 尿量少于 100 mL 或 12 h 内没有尿液产生。见于严重休克、急性肾功能衰竭、药物中毒等患者。因循环血容量严重不足、肾小球滤过率明显降低引起。

2. 颜色异常

（1）血尿：尿液中含有红细胞。红细胞含量的多少影响血尿颜色的深浅，当尿液中红细胞含量超过 1 mL 时，肉眼可见尿液呈淡红色，称为肉眼血尿；当红细胞含量较多时，尿液呈洗肉水色。常见于急性肾小球肾炎、泌尿系统感染、结核病、肿瘤及输尿管结石等。

（2）血红蛋白尿：尿液中含有血红蛋白。尿液呈浓茶色或酱油色，常见于溶血性贫血、血型不合引起的溶血、恶性疟疾和阵发性睡眠性血红蛋白尿。由于各种原因导致大量红细胞在血管内被破坏，使血红蛋白经肾脏排出而形成。

（3）胆红素尿：尿液中含有胆红素。尿液呈深黄色或黄褐色，振荡尿液后其泡沫也呈黄色。常见于肝细胞性黄疸或阻塞性黄疸。

（4）乳糜尿：尿液中含有淋巴液，尿液呈乳白色。见于丝虫病或其他原因引起的肾周围淋巴管阻塞。

（5）脓尿和菌尿：尿液中含有脓细胞、细菌或炎性渗出物时，排出的新鲜尿液即可出现混浊。脓尿放置后可出现白色絮状沉淀；菌尿呈云雾状，静置后也不下沉，加热或加酸，其混浊也不消失。

3. 气味异常　新鲜尿液有氨臭味提示泌尿系统感染；糖尿病酮症酸中毒时，尿液中含有丙酮，尿液呈烂苹果气味。

4. 透明度异常　泌尿系统感染时，因尿液中含有大量脓细胞、红细胞、上皮细胞、黏液、细菌或炎性渗出物等，引起新鲜尿液呈白色絮状混浊。

5. 酸碱度异常　酸中毒的患者尿液可呈强酸性，严重呕吐的患者其尿液可呈强碱性。

6. 比重异常　若尿比重经常固定于 1.010 左右水平，提示肾功能有严重障碍。

7. 膀胱刺激征　其表现为尿频、尿急、尿痛。尿频是指单位时间内排尿次数增多，由膀胱炎症或机械性刺激引起；尿急是指突然有强烈尿意，不能控制，需立即排尿，由于膀胱三角或后尿道的刺激造成排尿反射活动特别强烈引起；尿痛是指排尿时膀胱区及尿道有疼痛感，由于病损处受到刺激引起。膀胱刺激征时常伴有血尿，产生膀胱刺激征主要是因为膀胱及尿道感染和机械性刺激所致。

8. 尿潴留　尿潴留是指大量尿液存留于膀胱内而不能自主排出。尿潴留时，膀胱容积可增至 3000～4000 mL，膀胱高度膨胀，可达脐部。患者主诉排尿困难，下腹胀痛。查体可见耻骨联合上方膨隆，扪及囊样包块，叩诊呈实音，有压痛。常见原因如下。

（1）机械性梗阻：膀胱颈部或尿道有梗阻性病变，导致排尿受阻。见于前列腺肥大、膀胱或尿道结石、尿道狭窄、肿瘤压迫等情况。

（2）动力性梗阻：膀胱及尿道并没有器质性梗阻病变，而由排尿功能障碍所致。见于脑肿瘤、脊髓肿瘤、脑外伤、脊髓损伤、周围神经疾病以及使用麻醉剂或手术所致脊髓初级排尿中枢活动障碍或抑制，不能形成排尿反射。

（3）其他原因：不能用力排尿或不习惯卧床排尿，包括某些心理因素，如窘迫、焦虑等使排尿不能及时进行。由于尿液存留过多，膀胱过度充盈，导致膀胱肌肉收缩无力，造成尿潴留。

9. 尿失禁　尿失禁是指排尿失去意识控制或不受意识控制，尿液不自主地流出。2 岁以下的婴幼儿由于控制尿道外括约肌的神经元尚未发育完全，可出现尿失禁现象。成人尿失禁分为如下几种情况。

（1）真性尿失禁（完全性尿失禁）：膀胱不能储存尿液，稍有尿液便会不自主地流出，膀胱处于空虚状态，表现为持续滴尿。原因如下：脊髓初级排尿中枢与大脑皮质之间联系受损，排尿失去大脑皮质的控制，如昏迷、瘫痪患者；外伤、手术或先天原因引起膀胱或支配膀胱的神经受损；膀胱和阴道之间有瘘管。

（2）假性尿失禁（充溢性尿失禁）：膀胱内的尿液充盈达到一定的压力时出现少量尿液不自主

地排出。当膀胱内压力降低时,排尿停止,但膀胱仍呈胀满状态,尿液不能排空。原因如下:脊髓初级排尿中枢活动受抑制,膀胱内充满尿液,内压增高,迫使少量尿液排出;或由于下尿路有机械性(如前列腺增生)或功能性梗阻,当膀胱内压上升至超过尿道阻力时,少量尿液自尿道中排出。

(3)压力性尿失禁(不完全性尿失禁):当腹压增大,如咳嗽、打喷嚏、跳跃时,尿液不自主地排出。原因如下:膀胱括约肌张力减低、骨盆底部肌肉及韧带松弛,见于中老年女性、多产及产伤者。

(三)影响排尿的因素

1.心理因素及文化 心理因素对排尿活动影响较大,压力会影响会阴部肌肉和膀胱括约肌的收缩或放松,当机体处于过度焦虑和紧张的情况下,可以出现尿频、尿急或抑制排尿,出现尿潴留。排尿还受各种暗示因素的影响,听觉、视觉和其他身体感觉的刺激都可诱发排尿,如听流水声可诱发尿意。在隐蔽场所排尿是通过文化教育形成的一种社会规范,当个体缺乏隐蔽的环境时,会产生压力,从而影响正常的排尿活动。

2.个人习惯 大多数人在成长过程中会形成一些排尿的习惯,如早晨起床首先进行排尿,晚上睡前要排尿。有些人习惯下蹲姿势排尿,有些人习惯坐在马桶上排尿等。儿童时期的排尿训练会影响成年后的排尿习惯,如儿童期训练不当,会造成成年后因心理问题发生夜尿的现象。

3.液体和饮食的摄入 如果其他影响体液的因素不变,液体的摄入量与排尿次数和排尿量成正比,液体摄入量多,排尿量和排尿次数就多,反之亦然。摄入液体的种类也影响排尿,如茶、咖啡、酒类等饮料有利尿作用;含水量多的蔬菜、水果可使尿量增多。而摄入含盐较多的饮料或食物会造成机体水钠潴留,使尿量减少。

4.气候变化 夏季炎热,身体出汗使体液减少,血浆晶体渗透压升高,引起机体抗利尿激素分泌增多,促进肾脏重吸收,使尿液浓缩和尿量减少;冬季寒冷,身体外周血管收缩,使循环血容量增加,体内水分增多,反射性抑制抗利尿激素的分泌,从而使尿量增加。

5.疾病 肾脏的病变导致尿液生成障碍,出现多尿、少尿、无尿;神经系统的病变和损伤使排尿反射的意识控制和神经传导产生障碍,出现尿失禁;泌尿系统狭窄、结石或肿瘤可导致排尿障碍,出现尿潴留。循环系统的障碍如休克、心排血量减少等会影响肾血流量而出现少尿或无尿。

6.医疗因素 药物的使用会影响排尿,如利尿剂使尿量增加,而镇痛、镇静及手术中的麻醉剂可抑制排尿活动,导致尿潴留。外伤及外科手术引起体液减少、泌尿系统损伤等可导致尿潴留或尿失禁。某些检查要求禁饮、禁食使体液减少而影响尿量;某些检查对泌尿系统会造成损伤,影响排尿活动。

7.其他因素 2岁以下的婴儿大脑发育不完善,排尿不受意识控制。老年人膀胱肌张力减弱,出现尿频或尿失禁。女性妊娠早期和分娩前因子宫压迫膀胱使排尿次数增加。女性行经前因激素水平影响有体液潴留,出现尿量减少。

二、常见排尿异常的护理

(一)尿潴留患者的护理

1.心理护理 针对患者的心理状态给予安慰和解释,缓解患者的紧张和焦虑情绪,减轻其心理压力,鼓励患者积极配合治疗护理。

2.提供隐蔽的环境 为患者创造一个隐蔽的排尿环境,利用屏风、床帘等遮挡,合理安排治疗护理时间,请无关人员回避,使患者不受影响,身心放松,安心排尿。

3.调整姿势 协助患者取适当体位,如支起床头支架、扶助患者坐起,尽可能使患者以习惯、舒适的姿势排尿。对需绝对卧床休息或某些手术患者,应事先有计划地训练床上排尿,以免因不适应排尿姿势的改变而导致尿潴留的发生。

4.诱导排尿 让患者听流水声或用温水冲洗会阴部可引起排尿反射。也可针刺曲骨、中极、

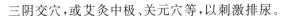

三阴交穴,或艾灸中极、关元穴等,以刺激排尿。

5.按摩、热敷 可放松肌肉,促进排尿。如患者病情允许,可按摩膀胱促进排尿。护士位于患者一侧,手放于患者下腹部,轻轻左右推揉膀胱 10～20 次,然后自膀胱向尿道方向推移按压,另一手掌按压中极和关元穴,注意操作时切忌用力过猛,以防膀胱破裂。

6.药物治疗 必要时遵医嘱使用卡巴胆碱等药物,以松弛尿道括约肌,促进排尿。

7.导尿术 经上述措施无效时,遵医嘱给予导尿术,引流出尿液,以减轻患者痛苦。

8.健康教育 指导患者养成定时排尿的习惯,教会患者正确的自我放松方法。

(二)尿失禁患者的护理

1.心理护理 尿失禁给患者生活带来很大影响,造成患者心理压力较大,表现为自卑、抑郁、丧失自尊,渴望得到他人的理解和帮助。护士应主动关心、充分理解和尊重患者,给予安慰和鼓励,消除不良情绪,并提供必要的帮助,使其树立起战胜疾病的信心,积极配合治疗护理。

2.皮肤护理 保持患者皮肤及床单位的清洁干燥。用温水擦洗会阴部皮肤,勤换床单、衣裤、尿垫。床上铺橡胶单和中单,使用尿垫及一次性纸尿裤等。根据皮肤情况,定时翻身、按摩受压部位,预防压疮发生。

3.外部引流 女性患者用女式尿壶紧贴外阴接取尿液;男性患者可用尿壶接取尿液,也可用阴茎套连接引流袋接尿。使用尿壶时注意保护接触部位,防止摩擦损伤局部。阴茎套只宜短期使用,每天需定时取下,清洗会阴部及阴茎。

4.重建正常的排尿功能

(1)如病情允许,指导患者白天摄入液体 2000～3000 mL,多饮水可促进排尿反射,并可增加尿量、冲洗尿道,预防泌尿系统感染。但入睡前应限制饮水,减少夜间尿量,以免影响患者休息。

(2)膀胱训练:观察患者排尿反应,定时使用便器,建立规律的排尿习惯。开始时白天间隔 1～2 h 使用便盆一次,以后间隔时间逐渐延长,以促进排尿功能的恢复。使用便盆时,可用手按压膀胱,协助排尿,但需注意用力要适度。向患者解释膀胱训练的原理及治疗目的,指导配合方法,取得理解与配合。

(3)盆底肌肉锻炼:指导患者取立位、坐位或卧位,试做排尿动作,先慢慢收紧肛门、阴道及尿道,同时大腿和腹部肌肉放松,每次缩紧尽量不少于 3 s,然后缓慢放松,每次 10 s 左右,连续 10 次,每日进行数次,以不感觉疲劳为宜。同时训练患者间断排尿,即在每次排尿时停顿或减缓尿流,从而达到抑制不稳定的膀胱收缩,减轻排尿紧迫感程度和频率的目的。如病情许可,应鼓励患者做抬腿运动或下床走动,增强腹部肌肉的力量。

5.留置导尿管 长期尿失禁的患者,可予导尿术留置导尿管,避免尿液浸渍皮肤引起破溃。但需定时夹闭和引流尿液,锻炼膀胱肌张力,重建膀胱功能。

三、与排尿有关的护理技术

(一)导尿术

导尿术(catheterization)是指在严格无菌条件下,将导尿管经患者的尿道插入膀胱引流出尿液的方法。导尿术是解除患者排尿困难的重要措施,同时也是协助临床诊断和治疗的必要手段。

实训 2-5-2-1 导 尿 术

【目的】

1.解除痛苦 为尿潴留患者引流出尿液,解除患者痛苦。

2.治疗疾病 为膀胱肿瘤患者进行膀胱内化疗,起治疗疾病作用。

3.协助诊断 留取尿标本做细菌培养;测量膀胱容积、压力及检查残余尿液;进行膀胱或尿道造影等。

4.术前准备 进行盆腔器官手术前排空膀胱,避免手术中误伤。

NOTE

【评估】

1.患者的一般情况　如年龄、病情、临床诊断、治疗情况、意识状态、生命体征、自理能力、合作程度、心理状况及对疾病的认知情况等。

2.患者的膀胱充盈度及会阴部皮肤黏膜的完整性等。

【计划】

1.护士准备　衣帽整洁,修剪指甲,洗手、戴口罩。

2.用物准备

(1)无菌导尿包:弯盘2个,10号、12号导尿管各1根,血管钳2把,小药杯1个(内盛棉球至少4个)、润滑油棉签或棉球瓶1个,标本瓶1个,洞巾1张,治疗巾1张,包布1张。如果使用一次性导尿包,里面为生产厂家直接准备好的已消毒灭菌的用物,包括初步消毒、再次消毒和导尿用物。

(2)外阴初步消毒用物:治疗碗1个(内盛消毒液棉球若干,血管钳或镊子1把),弯盘1个,一次性手套1支或指套2支。

(3)其他:消毒液,手消毒剂,无菌持物钳和容器1套,无菌手套1双,小橡胶单和治疗巾1套,浴巾1条,便盆及便盆巾,治疗车1辆,屏风。男性患者还需准备无菌纱布罐。

3.患者准备

(1)了解导尿的目的、意义、过程、注意事项及配合要点。

(2)根据能力清洁会阴,做好导尿准备。

4.环境准备　环境清洁、宽敞、明亮,温度适宜,关闭门窗,屏风遮挡。

【实施】

操作步骤见表2-5-2-1。

表2-5-2-1　导尿术的操作步骤

操 作 步 骤	要 点 说 明
1.核对解释	
(1)携用物至患者床旁,核对患者床号、姓名及医嘱	·确认患者
(2)向患者及家属解释导尿的目的、操作程序及配合方法	·解除患者的紧张情绪,取得配合
女患者导尿术	
2.准备患者	
(1)床旁椅移至床尾同侧,放便盆于椅上,打开便盆巾	·便于操作
(2)松开床尾盖被,脱去患者对侧裤腿,盖于近侧腿上,并盖上浴巾,对侧腿用棉被遮盖	·防止患者受凉 ·尽量减少暴露,保护患者自尊,减轻其窘迫感
(3)患者取仰卧屈膝位,双腿略外展,暴露会阴,臀下垫小橡胶单和治疗巾	·保护床单不被污染
3.初步消毒	
(1)弯盘置于近会阴处,治疗碗置于弯盘后	·血管钳要夹在棉球中间,避免损伤组织
(2)左手戴手套或指套,右手持血管钳或镊子夹消毒棉球,依次消毒阴阜、对侧大阴唇、近侧大阴唇、对侧小阴唇、近侧小阴唇、尿道口经阴道口至肛门	·消毒顺序自上而下,由外向内 ·每个棉球限用一次 ·消毒尿道口时稍作停顿,以充分发挥消毒效果
(3)污棉球置于弯盘内,消毒完毕,脱下手套或指套,置于弯盘内,将治疗碗和弯盘移至床尾远端	·护士双手勿触及污染物,如触及,应消毒双手

操 作 步 骤	要 点 说 明
4.开包倒液 (1)检查无菌导尿包灭菌日期及质量,按照无菌操作原则逐层打开导尿包,放于患者两腿之间 (2)用无菌持物钳将小药杯移至无菌区域边缘,倒消毒液,浸湿棉球	·嘱患者肢体勿动,保持安置体位,避免污染无菌区域 ·减少跨越无菌区域 ·消毒液勿溅湿无菌区域
5.铺巾润管 (1)戴无菌手套,铺洞巾,按操作顺序合理排列用物 (2)润滑导尿管前端	·洞巾与包布内层形成一连续完整的无菌区域,铺好的洞巾不能暴露患者的肛门 ·成人选择10~12号导尿管,小儿选择8~10号导尿管
6.再次消毒 (1)一弯盘置于会阴处,小药杯置于弯盘后 (2)左手分开并固定小阴唇,右手持血管钳夹消毒液棉球,依次消毒尿道口、对侧小阴唇、近侧小阴唇、尿道口 (3)污棉球、小药杯、血管钳置于弯盘内,将弯盘妥善置于无菌区域远端	·消毒顺序自上而下,由内向外 ·每个棉球限用一次 ·消毒尿道口时稍作停顿,消毒效果较好 ·左手继续固定小阴唇
7.插管导尿 (1)将另一弯盘移至会阴处,右手持血管钳夹导尿管,嘱患者张口呼吸,松弛尿道,将导尿管前端轻轻插入尿道4~6 cm,见尿后再插入1 cm(图2-5-2-1(a)) (2)左手下移固定导尿管,将尿液引流入弯盘(图2-5-2-1(b))。如需留取尿培养标本,用无菌标本瓶接取5 mL中段尿,盖好瓶盖	·插管动作轻柔,避免损伤 ·仔细观察,避免误入阴道 ·观察患者反应,询问感受 ·首次放尿量不超过1000 mL ·标本避免碰洒或污染
男患者导尿术	
2.准备患者 (1)床旁椅移至床尾同侧,放便盆于椅上,打开便盆巾 (2)松开床尾盖被,脱去患者对侧裤腿,盖于近侧腿上,并盖上浴巾,对侧腿用棉被遮盖 (3)患者取仰卧位,双腿略外展,暴露会阴,臀下垫小橡胶单和治疗巾	·便于操作 ·防止患者受凉 ·尽量减少暴露,保护患者自尊,减轻其窘迫感 ·保护床单不被污染
3.初步消毒 (1)弯盘置于近会阴处,治疗碗置于弯盘后 (2)左手戴手套,用无菌纱布裹住阴茎提起,右手持血管钳或镊子夹消毒棉球依次消毒阴阜、阴茎、阴囊。再用另一无菌纱布裹住阴茎将包皮向后推,暴露尿道口,自尿道口向外螺旋擦洗龟头至冠状沟再到尿道口 (3)污棉球置于弯盘内,消毒完毕,脱下手套,置于弯盘内,将治疗碗和弯盘移至床尾远端	·血管钳要夹在棉球中间,避免损伤组织 ·每个棉球限用一次 ·消毒尿道口时稍作停顿,以充分发挥消毒效果 ·护士双手勿触及污染物,如触及,应消毒双手
4.开包倒液 (1)检查无菌导尿包灭菌日期及质量,按照无菌操作原则逐层打开导尿包,放于患者两腿之间	·嘱患者肢体勿动,保持安置体位,避免污染无菌区域

续表

操 作 步 骤	要 点 说 明
(2)用无菌持物钳将小药杯移至无菌区域边缘,倒消毒液,浸湿棉球	·减少跨越无菌区域 ·消毒液勿溅湿无菌区域
5.铺巾润管 (1)戴无菌手套,铺洞巾,按操作顺序合理排列用物 (2)润滑导尿管前端	·洞巾与包布内层形成一连续完整的无菌区域 ·成人 10～12 号导尿管,小儿 8～10 号导尿管
6.再次消毒 (1)一弯盘置于会阴处,小药杯置于弯盘后 (2)左手用无菌纱布包裹阴茎将包皮向后推,露出尿道口。夹消毒液棉球自尿道口向外螺旋擦洗龟头至冠状沟再到尿道口 (3)污棉球、小药杯、血管钳置于弯盘内,将弯盘妥善置于无菌区域远端	·消毒顺序由内向外 ·每个棉球限用一次 ·消毒尿道口时稍作停顿,充分发挥消毒效果 ·左手继续固定阴茎
7.插管导尿 (1)将另一弯盘移至会阴处,左手将阴茎提起,与腹壁成60°角(图 2-5-2-2),使耻骨前弯消失,尿道伸直,右手持血管钳夹导尿管,嘱患者张口呼吸,松弛尿道,将导尿管前端轻轻插入尿道 20～22 cm,见尿后再插入1～2 cm (2)左手下移,固定导尿管,将尿液引流入弯盘。如需留取尿培养标本,用无菌标本瓶接取 5 mL 中段尿,盖好瓶盖	·插管动作轻柔,避免损伤 ·观察患者反应,询问感受 ·首次放尿量不超过 1000 mL ·标本避免碰洒或污染
8.拔管整理 (1)导尿完毕,嘱患者张口呼吸,放松,夹闭导尿管尾端,拔管,置于弯盘内 (2)撤洞巾,擦净外阴,脱手套,撤无菌导尿包和橡胶单、治疗巾,置于治疗车下层 (3)协助患者穿好裤子,整理床单位	·动作轻柔,避免损伤 ·保护隐私,避免不适
9.洗手记录 (1)尿标本贴标签送检 (2)洗手,记录导尿时间、引流尿量、尿液性状及患者反应	·及时送检,避免污染

【评价】

1.护士无菌观念强,严格查对,操作过程无污染,无差错。

2.护患沟通有效,患者和家属理解导尿的目的及过程,能主动配合,顺利完成操作。

3.患者身心痛苦减轻,感觉舒适安全。

【注意事项】

1.操作过程严格执行查对制度和无菌操作原则。

2.及时遮挡,保护患者隐私,防止受凉。

3.老年女性尿道口回缩,操作时应仔细观察,避免误入阴道。

4.女性患者插管时如误入阴道,应更换无菌导尿管后重新插管。

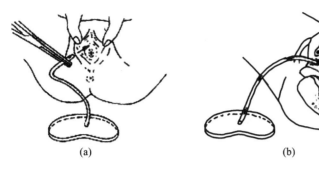

(a)　　　　　　　　　　(b)

图 2-5-2-1　女患者导尿术

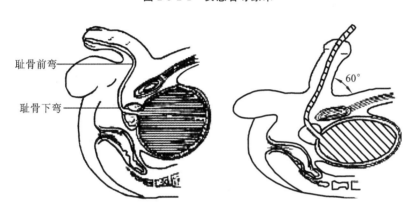

耻骨前弯

耻骨下弯

60°

图 2-5-2-2　男患者导尿插管角度

5.女性尿道短、粗、直,长 4～5 cm,富扩张性,尿道外口位于阴蒂下方,阴道口上方,与肛门距离接近。男性尿道长 18～20 cm,有 2 个弯曲(耻骨前弯和耻骨下弯),3 个狭窄(尿道内口、膜部、尿道外口)。操作时需掌握男女患者尿道的解剖特点,以避免损伤和感染,提高成功率。

6.膀胱高度膨胀且极度虚弱的患者,首次放尿量不超过 1000 mL,以免腹腔内压急剧下降,大量血液滞留在腹腔内,导致血压下降而虚脱;另外,膀胱内压突然降低,可导致膀胱黏膜急剧充血,出现血尿。

(二)留置导尿术

留置导尿术是指在导尿后,将导尿管保留在膀胱内,引流出尿液的方法。

实训 2-5-2-2　留置导尿术

【目的】

1.为尿失禁的患者进行膀胱功能训练。

2.进行膀胱冲洗或膀胱内药物治疗。

3.腹腔及盆腔手术前、中、后排空膀胱,避免膀胱损伤及减轻膨胀膀胱对伤口的牵拉。

4.抢救休克、危重患者时准确记录尿量,测量尿比重,密切观察患者的病情变化,为病情评估提供依据。

5.对尿失禁和会阴有伤口的患者,保持皮肤和床单位的清洁干燥,预防压疮发生。

【评估】

1.患者的一般情况　如年龄、病情、临床诊断、治疗情况、意识状态、生命体征、自理能力、合作程度、心理状况及对疾病的认知情况等。

2.患者的膀胱充盈度及会阴部皮肤黏膜的完整性等。

【计划】

1.护士准备　衣帽整洁,修剪指甲,洗手、戴口罩。

2.用物准备

(1)无菌导尿包:弯盘 2 个,气囊导尿管 1 根,集尿袋 1 个,抽好无菌生理盐水的注射器 1 支,血管钳 2 把,小药杯 1 个(内盛棉球至少 4 个),润滑油棉签或棉球瓶 1 个,标本瓶 1 个,洞巾 1 张,治疗巾 1 张,包布 1 张。如果使用一次性导尿包,里面为生产厂家直接准备好的已消毒灭菌的用物,一次性导尿包内包括初步消毒、再次消毒和导尿用物。

（2）外阴初步消毒用物:治疗碗 1 个(内盛消毒液棉球若干,血管钳或镊子 1 把),弯盘 1 个,一次性手套 1 支或指套 2 支。

（3）其他:消毒液,手消毒剂,无菌持物钳和容器 1 套,无菌手套 1 双,小橡胶单和治疗巾 1 套,浴巾 1 条,便盆及便盆巾,治疗车 1 辆,屏风。男性患者还需准备无菌纱布罐。

3.患者准备

（1）了解留置导尿管的目的、意义、过程、注意事项及配合要点。

（2）根据能力清洁会阴,做好导尿准备。

4.环境准备　环境清洁、宽敞、明亮,温度适宜,关闭门窗,屏风遮挡。

【实施】

操作步骤见表 2-5-2-2。

表 2-5-2-2　留置导尿术的操作步骤

操 作 步 骤	要 点 说 明
1.核对解释 （1）携用物至患者床旁,核对患者床号、姓名、医嘱 （2）向患者及家属解释留置导尿管的目的、操作程序及配合方法	·确认患者 ·解除患者的紧张情绪,取得配合
2.准备患者 （1）床旁椅移至床尾同侧,放便盆于椅上,打开便盆巾 （2）松开床尾盖被,脱去患者对侧裤腿,盖于近侧腿上,并盖上浴巾,对侧腿用棉被遮盖 （3）患者体位同男、女患者导尿术体位安置,暴露会阴,臀下垫小橡胶单和治疗巾	·便于操作 ·防止患者受凉 ·尽量减少暴露,保护患者自尊,减轻其窘迫感 ·保护床单不被污染
3.剃去阴毛:如采用普通导尿管胶布固定法,先用肥皂液清洗外阴,再剃除阴毛	·便于固定
4.消毒插管:同男、女患者导尿术操作,插管见尿液后再插入 5～7 cm,引流出尿液	
5.固定导尿管 （1）气囊导尿管:根据导尿管上注明的气囊容积向气囊内注入等量的无菌生理盐水(图 2-5-2-3) （2）普通导尿管: 女性:宽约 4 cm,长约 12 cm 的胶布 1 块,上 1/3 贴于阴阜上,下 2/3 剪成 3 条,中间 1 条螺旋贴于导尿管上,其余 2 条交叉贴于对侧大阴唇和大腿内侧(图 2-5-2-4) 男性:宽约 2 cm,长约 12 cm 的胶布 2 块,制成蝶形胶布,将蝶形胶布贴于阴茎两侧,用细长胶布做半环状固定,开口向上,距离尿道口 1 cm 处,将蝶形胶布的折叠端用胶布环状固定于导尿管上(图 2-5-2-5)	·将气囊导尿管向内伸入少许,然后向外牵拉,如有阻力,证实导尿管固定于膀胱内,再将导尿管向内推少许,避免气囊压迫 ·女性尿道短、粗、直,导尿管易滑脱,需妥善固定 ·胶布不能直接贴于龟头上,避免损伤
6.接集尿袋:导尿管末端与集尿袋的引流管接头连接(图 2-5-2-6)	·引流管有足够长度,防止翻身时牵拉导尿管导致滑脱 ·集尿袋妥善固定于低于膀胱水平的位置,防止尿液逆流引起感染

续表

操 作 步 骤	要 点 说 明
7.整理记录	
(1)患者取舒适卧位,整理床单位,询问感受,交代注意事项	
(2)清理用物,洗手,记录	·记录引流量、尿液性状及患者反应

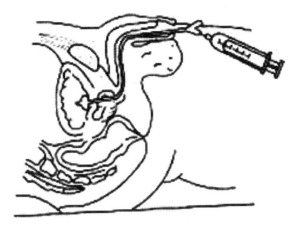

图 2-5-2-3 气囊导尿管固定法

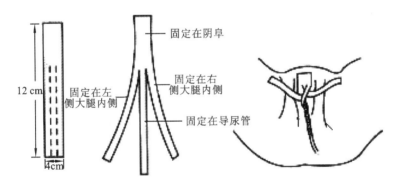

图 2-5-2-4 女患者留置导尿管胶布固定法

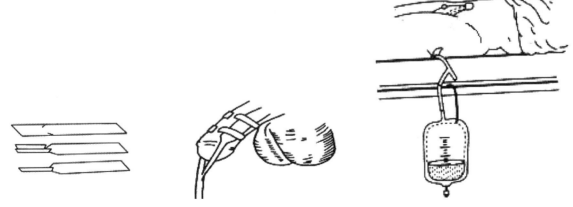

图 2-5-2-5 男患者留置导尿管胶布固定法　　　图 2-5-2-6 固定集尿袋

【评价】

1.护士无菌观念强,严格查对,操作过程无污染,无差错。

2.护患沟通有效,患者和家属理解留置导尿的目的及过程,能主动配合,顺利完成操作。

3.患者身心痛苦减轻,感觉舒适安全。

4.留置导尿后护理措施及时、有效,无并发症发生。

【注意事项】

1.女患者如用普通导尿管固定,应在操作前剔去阴毛,便于固定;男患者不能用胶布直接贴在龟头上,以免损伤,使用蝶形胶布需注意阴茎血液循环,避免循环障碍,导致组织缺血坏死。

2.使用气囊导尿管时,需注意气囊不能压在尿道内口,以免造成黏膜损伤。

3.其余同导尿术注意事项。

【留置导尿管患者的护理】

1.听取患者主诉并仔细观察尿液情况,发现尿液混浊、沉淀、结晶时及时处理,每周检查尿常规1次。如患者出现发热、畏寒、尿频、尿急、尿痛、血尿等感染情况,及时报告医生并处理。

2.防止泌尿系统逆行感染的措施

(1)鼓励患者多饮水,摄入含维生素 C 丰富的水果、饮料等,以增加尿量,达到自然冲洗尿路的目的,减少泌尿系统感染的发生。

(2)保持尿液引流通畅,避免导尿管扭曲、折叠、受压、堵塞。患者离床活动时,集尿袋不能超过膀胱高度并避免挤压,防止尿液反流。

(3)保持尿道口清洁:女患者用消毒液棉球擦拭外阴及尿道口,男患者用消毒液棉球擦拭尿道口、龟头及包皮,每日 2 次。

(4)每日更换集尿袋,及时排空集尿袋,并记录尿量。

(5)每周更换导尿管 1 次,硅胶导尿管可酌情延长更换时间。

3.训练膀胱反射功能,采用间隙夹管方式。夹闭导尿管,每 3～4 h 开放 1 次,使膀胱定时充盈和排空,促进膀胱功能的恢复。

4.健康教育

(1)向患者及家属解释留置导尿管的目的及护理方法,使其认识到预防泌尿系统感染的重要性,鼓励其主动参与护理。

(2)在病情允许的情况下,鼓励患者每天多饮水,适当活动,每天尿量维持在 2000 mL 以上。

(3)嘱患者保持引流通畅,防止导尿管折叠、扭曲、受压及堵塞,集尿袋妥善安置,其位置应低于膀胱位置,防止尿液逆流。

知识链接

硅胶导尿管在留置导尿术中的应用

硅胶导尿管与组织相容性较好,刺激性小,其前端有一个长约 3 cm 的气囊,当注入等量的空气或注射用水后,充盈的气囊使导尿管固定于膀胱内,不易滑脱。膨胀的气囊不宜卡在尿道内口处,以免气囊压迫,造成黏膜损伤和不适,插管时见尿液后应将气囊导尿管再插入 5～7 cm,使气囊全部进入膀胱。拔管时须先抽尽空气或注射用水,避免损伤尿道。美国疾病控制中心推荐的时间原则:尽量减少导尿管的更换次数,以避免尿路感染的发生;尿液 pH 值大于 6.8 的患者其导尿管发生堵塞的概率比 pH 值小于 6.7 的患者高 10 倍。因此,临床应用硅胶导尿管时应监测尿液的 pH 值。

(三)膀胱冲洗

膀胱冲洗是指使用三通导尿管,将无菌溶液或药物注入膀胱内,进行冲洗或治疗,再利用虹吸原理将注入的溶液或药物引流出来的方法。

实训 2-5-2-3 膀 胱 冲 洗

【目的】

1.防止留置导尿管的患者管路堵塞,保持引流通畅。

2.清洁膀胱,预防感染。通过冲洗可以清除膀胱内的血凝块、黏液及细菌等异物。

3.药物治疗膀胱疾病,如膀胱炎、膀胱肿瘤等。

【评估】

1.患者的一般情况　如年龄、病情、临床诊断、治疗情况、意识状态、生命体征、自理能力、合作程度、心理状况及对疾病的认知情况等。

2.病室环境是否适合膀胱冲洗。

【计划】

1.护士准备　衣帽整洁,修剪指甲,洗手、戴口罩。

2.用物准备

(1)开放式膀胱冲洗术:无菌治疗盘内置治疗碗 2 个(其中 1 个盛无菌冲洗液)、无菌膀胱冲洗器或 50 mL 注射器、纱布、手套、止血钳。另备 75% 乙醇棉球、棉签、便盆及便盆巾。

(2)密闭式膀胱冲洗术:无菌治疗盘内置无菌膀胱冲洗装置 1 套、止血钳。另备 75% 乙醇棉球、棉签、手套、开瓶器、输液调节器、输液架、输液管、便盆及便盆巾。

(3)常用冲洗液:0.9% 氯化钠溶液、0.02% 呋喃西林溶液、3% 硼酸溶液、0.1% 新霉素溶液等。溶液温度为 38～40 ℃。前列腺肥大摘除术后患者,用 4 ℃ 左右的 0.9% 氯化钠溶液冲洗。

3.患者准备　了解膀胱冲洗的目的、过程、注意事项及配合要点。

4.环境准备　环境清洁、宽敞、明亮,温度适宜,关闭门窗,屏风遮挡。

【实施】

操作步骤见表 2-5-2-3。

表 2-5-2-3　膀胱冲洗的操作步骤

操 作 步 骤	要 点 说 明
1.核对解释 (1)携用物至患者床旁,核对患者床号、姓名、医嘱 (2)向患者及家属解释膀胱冲洗的目的、操作程序及配合方法	·确认患者 ·解除患者紧张情绪,取得配合
2.导尿固定:按留置导尿术插管并固定好导尿管	·便于冲洗液顺利滴入膀胱
3.排空膀胱:打开引流管开关,引流出尿液,排空膀胱	·有利于药液与膀胱壁充分接触,并保持有效浓度,以达到冲洗目的
4.准备冲洗 开放式膀胱冲洗: 分离导尿管与集尿袋引流管连接处,消毒导尿管口和引流管接头,分别用无菌纱布包裹 密闭式膀胱冲洗: (1)去掉冲洗液瓶铝盖中心部分并常规消毒瓶塞,将膀胱冲洗装置插入瓶塞,将冲洗液瓶倒挂于输液架上,排气夹闭 (2)分离导尿管与集尿袋引流管连接处,消毒导尿管口和引流管接头,将导尿管和引流管与 Y 形管的 2 个分管分别连接	·避免污染,防止感染 ·冲洗液液面距床面约 60 cm ·Y 形管须低于耻骨联合,以便引流彻底,如使用三腔导尿管,则可不用 Y 形管
5.冲洗膀胱 开放式膀胱冲洗: 取膀胱冲洗器或注射器,吸取冲洗液,接导尿管口,缓缓注入膀胱,取下冲洗器,让冲洗液自行流出,或轻轻抽吸,如此反复冲洗,直至流出液澄清为止	·每次注入 200～300 mL 液体

续表

操作步骤	要点说明
密闭式膀胱冲洗： (1)夹闭引流管,开放冲洗管,使溶液滴入膀胱;待患者有尿意或滴入 200~300 mL 后,夹闭冲洗管,开放引流管,待冲洗液全部引流出,再夹闭引流管 (2)按需要如此反复冲洗	·调节滴速为每分钟 60~80 滴,速度过快易引起患者强烈尿意,迫使冲洗液从导尿管侧溢出 ·冲洗过程中询问患者感受,观察患者反应及引流液性状,若患者出现不适或有出血情况,立即停止冲洗,报告医生处理
6.接集尿袋 (1)冲洗完毕,取下冲洗管,消毒导尿管口和引流管接头并连接 (2)清洁外阴部,妥善固定好导尿管	·引流管有足够长度,防止翻身时牵拉导尿管导致滑脱 ·集尿袋妥善固定于低于膀胱水平的位置,防止尿液逆流引起感染
7.整理记录 (1)患者取舒适卧位,整理床单位,询问感受,交代注意事项 (2)清理用物,洗手,记录	·记录冲洗液的名称、冲洗量、引流量、引流液性状及冲洗过程中患者反应等

【评价】

1.护士无菌观念强,严格查对,操作过程无污染,无差错,动作轻柔。

2.护患沟通有效,患者和家属理解膀胱冲洗的目的及过程,能主动配合,顺利完成操作。患者感觉舒适安全。

3.患者膀胱炎等症状减轻。

【注意事项】

1.严格执行无菌操作原则,防止感染。

2.冲洗时嘱患者深呼吸,尽量放松,以减轻疼痛;避免用力回抽,导致膀胱黏膜损伤。

3.若滴入治疗性药物,需在膀胱内保留 30 min 后再引流出体外,以保证疗效。

4.冲洗过程密切观察,若引流量少于灌入液体量,应考虑是否有堵塞,可酌情增加冲洗次数或更换导尿管;若患者感到腹痛、腹胀、膀胱剧烈收缩等不适,应暂停冲洗,通知医生处理;冲洗后若出血较多或血压下降,应立即通知医生处理。

5.每日冲洗 3~4 次,每次冲洗量 500~1000 mL,若需持续冲洗,冲洗管和引流管每 24 h 更换 1 次。

6.冲洗后必须记录溶液灌入量、引流量、引流液性状、冲洗过程中患者反应及效果。

能力检测

1.患者吕某,男,50 岁,因车祸伤导致其昏迷不醒,大小便失禁,遵医嘱行留置导尿术。请问:

(1)在为患者插导尿管时有哪些注意事项?

(2)在导尿管留置期间怎样进行护理?

2.请列表比较大量不保留灌肠法、小量不保留灌肠法及保留灌肠法的区别。

3.患者张某,男,38 岁,焊工,于高温环境下连续工作 2 h 后自觉头晕、头痛、全身乏力。查体:T40.1 ℃,P115 次/分,R23 次/分。现遵医嘱给予大量不保留灌肠。请问:

(1)灌肠的目的是什么?

(2)选择什么样的灌肠液?

(3)灌肠时应遵循哪些注意事项?

A₁/A₂型题

4.患者李某,男,75岁,前列腺肥大。主诉排尿困难,腹痛,16 h未排尿。护士为患者采取的最恰当的护理措施是(   )。

    A.更换体位,协助患者排尿　　　　B.用温水冲洗会阴部　　　　C.行导尿术

    D.听流水声　　　　E.下腹部热毛巾热敷

5.患者王某,女,49岁,糖尿病酮症酸中毒,尿糖阳性。患者的尿液气味呈(   )。

    A.酸臭味　　　B.臭鸡蛋味　　　C.腐臭味　　　D.血腥味　　　E.烂苹果味

6.患者马某,男,55岁,慢性肾功能衰竭,尿毒症。护士观察:患者24 h尿量70 mL,下腹部空虚,无胀痛。判断该患者目前的排尿状况是(   )。

    A.尿频　　　B.尿失禁　　　C.少尿　　　D.尿闭　　　E.多尿

7.患者张某,男,70岁,排尿困难2年,逐渐加重3个月。近日夜间尿液不自主流出。最可能发生的情况是(   )。

    A.完全性尿失禁　　　　B.压力性尿失禁　　　　C.充盈性尿失禁

    D.急迫性尿失禁　　　　E.神经源性膀胱

8.患者陈某,女,50岁。下蹲或腹部用力时,常出现不由自主地排尿。根据患者病情应给予的护理诊断是(   )。

    A.可逆性尿失禁与膀胱过度充盈有关　　　　B.压力性尿失禁与腹压升高有关

    C.反射性尿失禁与膀胱收缩有关　　　　D.真性尿失禁与神经传导功能减退有关

    E.压迫性尿失禁与膀胱括约肌功能减退有关

9.患者陈某,女,51岁。因便秘需为其行大量不保留灌肠。护士为其准备的灌肠液的温度应该为(   )。

    A.10~15 ℃　　　　B.15~20 ℃　　　　C.25~30 ℃

    D.39~41 ℃　　　　E.45~50 ℃

A₃/A₄型题

(10~11题共用题干)

患者张某,男,38岁,慢性细菌性痢疾。拟给予药物灌肠治疗。

10.灌肠时,护士为该患者采取的卧位是(   )。

    A.仰卧位　　　B.俯卧位　　　C.左侧卧位　　　D.右侧卧位　　　E.膝胸卧位

11.给予该患者最好的灌肠方法是(   )。

    A.大量不保留灌肠法　　　　B.小量不保留灌肠法　　　　C.清洁灌肠法

    D.保留灌肠法　　　　E.大量保留灌肠法

(12~13题共用题干)

患者石某,男,70岁,肝性脑病前期。患者精神错乱、睡眠障碍、行为失常,3天未排便。

12.为其解除便秘,给予灌肠时禁用的灌肠液是(   )。

    A.甘油＋水　　　　B.1、2、3溶液　　　　C.肥皂水

    D.生理盐水　　　　E.润肠药物

13.若患者肠胀气,护士可采取的措施是(   )。

    A.肛管排气　　　　B.硫酸镁溶液灌肠　　　　C.10%水合氯醛灌肠

    D.肛门周围涂抹凡士林　　　　E.口服硫酸镁

(李文平)

模块三

用药护理

 YONGYAO HULI

项目一 药物治疗技术

学习目标

1. 能叙述给药原则及药物保管原则。
2. 列出影响药物疗效的因素。
3. 能阐述口服给药的注意事项。
4. 能叙述注射原则。
5. 能运用所学知识,正确实施药物的抽吸技术,操作规范、正确、认真,关心患者。
6. 能运用所学知识,正确选择并实施常用的注射技术,操作规范、正确、认真,关心患者。
7. 描述药物过敏反应的原理、临床表现及抢救措施。
8. 能运用所学知识,正确实施常用药物皮试液的配制,操作规范、正确、认真,关心患者。
9. 能正确判断药物过敏试验的结果。
10. 能阐述破伤风抗毒素脱敏注射的步骤。

重点:给药的原则;给药次数与时间;安全给药指导;口服给药技术;注射原则;药物抽吸技术与常用注射技术;常用雾化吸入药物及作用;常用药物皮试液的配制及试验方法;青霉素过敏反应的预防及青霉素过敏性休克的急救措施。

难点:给药的原则;给药次数与时间;影响药物疗效的因素;安全给药指导;注射原则;药物抽吸技术与常用注射技术;常用药物皮试液的配制;青霉素过敏反应发生机制;青霉素过敏性休克的急救措施。

给药(administering medication),即药物治疗,是临床工作中最常见的治疗方法之一,通过不同途径的给药,可以达到满足患者治疗疾病、减轻不适、协助诊断、维持正常生理功能的目的。护士在药物治疗中发挥着重要作用。护士既是各种治疗用药的实施者,也是用药过程的监护者。为了保证每一位患者合理、准确、安全、有效地给药,护士应了解有关药理知识,熟练掌握正确的给药方法和技术,使患者得到最佳的药物治疗效果。

任务一 给药的基本知识

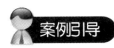**案例引导**

护士,王某,负责病区药柜管理工作,定期检查药品的质量、数量。药柜里有吗啡5支,杜冷丁2支。请问:这种药品该如何保管?

一、药物的种类、领取和保管

(一)药物的种类

常用药物的种类根据其性质和作用途径不同分为以下四类:

1.内服药 分为固体剂型和液体剂型,固体剂型包括片剂、丸剂、散剂、胶囊等,液体剂型包括口服液、酊剂和合剂等。

2.注射药 包括水溶液、粉剂、混悬液、油剂、结晶等。

3.外用药 包括软膏、酊剂、洗剂、粉剂、栓剂、擦剂、涂膜剂等。

4.其他类 包括中成药、中草药等,新颖剂型有植入慢溶药片、粘贴敷片、胰岛素泵等。

(二)药物的领取

药物的领取必须凭医生的处方进行。通常,门诊患者按医生处方在门诊药房自行领取;住院

患者因各医院管理方法不同,领取方法也不同,大致包括如下几种:

1.病区 设有药柜,备有一定数量的常用药物,由专人负责管理,根据药物的使用情况,定期到药房领取补充。

2.中心药房 医院内设有中心药房,患者日常口服药由中心药房的人员负责摆药,病区护士核对无误后取回,按时给患者服用,一些医院采用电子计算机联网管理,以提高管理效率。

3.剧毒药、麻醉药 如吗啡、哌替啶等,病区内有固定数目,使用后凭医生专用处方和空安瓿领取,补充原基数,设专人保管,应每班交接,并定期清点核对。

4.患者使用的贵重药物和特殊药物 护士凭医生处方领取。

（三）药物的保管

药物的性质通常决定药物的保管方法。

1.药柜管理 药柜应放在通风、干燥、光线充足处,避免阳光直射,保持整洁。由专人负责,定期检查药品质量,确保药品安全。

2.分类保管 药品应按内服、外用、注射、剧毒药等分类放置,每种药物按有效期的先后顺序排列,先领先用,以防失效。高危药品放置要有明显的专用标识。剧毒药和麻醉药应加锁保管,专人管理,使用专本登记,并严格实行交接班制度。个人专用的特种药物,单独存放。

3.标签明确 药瓶上贴有明显标签,不同药物选择不同的标签:内服药用蓝色边,外用药用红色边,剧毒药和麻醉药用黑色边。标签上应注明药物名称(中、英文对照)、剂量、浓度。

4.定期检查 药物要定期检查,如发现药品有沉淀、混浊、异味、变色、变性、潮解等现象,或标签脱落、模糊不清,应停止使用。

5.妥善保存 根据药物的不同性质,妥善保存。

(1)易挥发、潮解或风化的药物应装瓶、密闭盖紧。如酵母片、过氧乙酸、碘酊、糖衣片、乙醇等。

(2)易氧化和遇光变质的药物应避光放于阴凉处保存。如维生素 C、氨茶碱等口服药应装在有色密盖瓶中,盐酸肾上腺素等针剂应放置在黑纸遮光的药盒内。

(3)易被热破坏的生物制品和抗生素应置于干燥阴凉(约 20 ℃)处或 2～10 ℃冷藏处保存。如疫苗、胰岛素、抗毒血清、胎盘球蛋白、血液制品和青霉素皮试液等。

(4)易燃、易爆的药物应单独存放于阴凉处,远离明火,如乙醚、环氧乙烷、乙醇等。

(5)易过期的药物应按有效期时限的先后有计划地使用,避免因药物过期造成浪费。如各种抗生素、胰岛素等应定期检查。

(6)各类中药应置于阴凉干燥处,防止生霉,芳香性药品应密盖保存。

(7)患者个人专用药,应单独存放,并注明床号、姓名。

二、给药原则

给药原则是一切用药的总则,护士在执行药疗过程中必须严格遵守。

（一）根据医嘱准确给药

1.给药属于非独立性的护理操作,护士必须严格执行医嘱。

2.一般情况下护士不执行口头医嘱,在抢救和手术中医生下达口头医嘱时,护士应复述一遍,双方确认无误后方可执行,并保留用过的安瓿,以备复查,医生要在最短的时间内补写医嘱,并签名。

3.对有疑问的医嘱,应及时向医生提出,询问清楚,确认无误后方可给药,切不可盲目执行,也不可擅自更改医嘱。

4.发现给药错误,应及时报告、处理。

（二）严格执行查对制度

1.护士在给药过程中应做好"三查七对"。

三查:操作前、操作中、操作后查(查"七对"的内容)。

七对:对床号、姓名、药名、浓度、剂量、时间和方法。

2.严格检查药品的质量,对疑有变质或已超过有效期的药物,应立即停止使用。

（三）安全正确给药

1.护士在给药的过程中做到"五准确",即将准确的药物,按照准确的剂量,用准确的途径,在准确的时间内给予准确的患者。

2.药物备好后及时分发使用,避免久置后引起药物污染或药效降低。

3.准确掌握给药方法和技术,评估并能与患者有效沟通,正确给予用药指导,提高患者自我合理用药能力。

4.两种或两种以上药物配伍使用时,要注意有无配伍禁忌,避免发生药源性疾病。

5.对易发生过敏反应的药物,使用前应了解过敏史,按照要求做药物过敏试验,结果阴性方可使用,防止过敏反应发生。

（四）密切观察用药反应

用药过程中密切观察患者的病情变化,动态评价药物疗效和不良反应,并做好记录。

三、给药途径

依据药物的性质、剂型、机体对药物的吸收情况和治疗需要等,选择不同的给药途径。常用的给药途径有口服、舌下含服、吸入、皮肤黏膜用药、直肠给药以及注射(皮内、皮下、肌内、静脉注射)等。其中静脉、动脉注射药液可直接进入血液循环,其他药物进入机体后均有吸收过程,吸收快慢的顺序依次为:吸入＞舌下含服＞直肠＞肌内注射＞皮下注射＞口服＞皮肤。对有些药物,不同的给药途径可产生不同的药物效应,如:硫酸镁口服产生导泻、利胆作用;注射给药可产生镇静和降压作用;外敷则可消肿。

四、给药次数和时间

给药次数和时间依据药物的半衰期而定,以能维持药物在血液中的有效浓度和发挥最大药效为最佳选择,同时要考虑药物的特性(空腹服、餐后服)及人体的生理节奏。临床工作中常用外文缩写来描述给药时间、给药次数、给药部位等(表 3-1-1-1)。

表 3-1-1-1　医院常用给药方法的外文缩写与中文译意

外文缩写	中文译意	外文缩写	中文译意
qd	每日 1 次	st	即刻
bid	每日 2 次	Dc	停止
tid	每日 3 次	aa	各
qid	每日 4 次	ad	加至
qh	每小时 1 次	po	口服
q2 h	每 2 h 1 次	OD	右眼
q4 h	每 4 h 1 次	OS	左眼
q6 h	每 6 h 1 次	OU	双眼
qm	每晨 1 次	AD	右耳
qn	每晚 1 次	AS	左耳
qod	隔日 1 次	AU	双耳
biw	每周 2 次	prn	需要时(长期)

续表

外文缩写	中文译意	外文缩写	中文译意
am	上午	sos	需要时(限用 1 次,12 h 内有效)
pm	下午	ID	皮内注射
12 n	中午 12 时	H	皮下注射
12 mn	午夜 12 时	IM/im	肌内注射
ac	饭前	IV/iv	静脉注射
pc	饭后	IVgtt/ivdrip	静脉滴注
hs	临睡前	R,Rp	处方/请取

五、影响药物疗效的因素

每种药物都有其固定的药理作用特点,在质的方面表现为选择性,在量的方面表现为作用的强度及持久性。护士必须掌握各种影响药物作用的因素,以帮助采取适当的护理措施,保证每一个患者都能达到最大疗效、最小不良反应。

(一)药物方面的因素

1.药物的剂量 药物的剂量可以决定药物和机体组织相互作用的浓度,因而在一定范围内,剂量越大,药物的浓度越高,作用也越强;剂量越小,作用就越小。当剂量超过一定限度时,药物的效应不再提高,反而引起毒性反应。如洋地黄过量可引起心律失常,因此护士应特别注意监测中毒反应情况。

2.药物的剂型 同一药物的不同制剂对药物的吸收、分布、代谢、排泄有很大的影响,从而会引起不同的药物效应。一般来说,注射比口服吸收快,作用往往较为显著。在注射剂中,水溶液比油剂或混悬液吸收快;在口服制剂中,溶液剂比片剂、胶囊容易吸收。

3.给药途径和时间 不同的给药途径可影响药物吸收速度和生物利用度,合理安排给药时间对药物疗效有重要的影响,临床一般多采用连续多次给药,目的在于维持有效的血药浓度,同时避免发生毒性反应。医院常用给药时间与安排见表 3-1-1-2。

表 3-1-1-2 医院常用给药时间与安排

给药次数	给药时间安排	给药次数	给药时间安排
qm	6am	q2 h	6am,8am,10am,12n,2pm……
qd	8am	q3 h	6am,9am,12n,3pm,6pm……
bid	8am,4pm	q4 h	8am,12n,4pm,8pm,12mn……
tid	8am,12n,4pm	q6 h	8am,2pm,8pm,2am
qid	8am,12n,4pm,8pm	qn	8pm

4.联合用药 在临床上,常将两种或两种以上药物联合使用,其目的包括增强疗效或对抗不良反应。如异烟肼和乙胺丁醇合用可增强抗结核作用,乙胺丁醇还可延缓异烟肼耐药性的产生。而不合理的联合用药会降低疗效,增加毒性,如:庆大霉素与呋塞米配伍,可致永久性耳聋;庆大霉素与阿米卡星、链霉素配伍可导致肾功能损害等。因此,药物的相互作用已成为合理用药内容的组成部分,护士应根据用药情况,从药效学、药动学及机体情况等方面分析,来判断联合用药的合理性,指导患者安全用药。尤其是静脉滴注药物时,一定要遵守药物配伍禁忌的规定。

(二)机体方面的因素

1.生理状态

(1)患者的年龄和体重:一般药物用药量与体重成正比。通常老年人由于器官功能及代偿适应能力逐渐衰退,用药量应比成人少,同时,用药的依从性较差,应及时督促其按时服药。小儿处于生长发育阶段,在解剖生理、病理方面有明显的特点,许多脏器、神经系统发育尚不完全,对许多药物极为敏感。如婴幼儿皮肤角化层薄,药物很容易经皮吸收,甚至引起中毒,因此,外用药时间不宜太长。

(2)性别:男女生理机能不同,对药物反应也不同。药物对孕妇和胎儿均会产生不同程度的影响,为保证孕妇和胎儿的安全,原则上要求孕妇避免服任何药物,或尽量选择安全的药物,即使需要用药时也要注意服药时间宜短不宜长,剂量宜小不宜大。如妊娠后期使用大量苯巴比妥可导致胎儿严重出血或死胎。某些药物还可通过乳腺分泌进入婴儿体内引起中毒,因此,哺乳期用药时也要谨慎。

(3)个体差异:在年龄、性别、体重、营养、生活条件等相同的情况下,不同个体仍可出现对药物反应的量与质的差异,因此在用药时护士要充分考虑到个体差异。

2.病理状态　病理状态可以影响中枢神经系统、内分泌系统,以及其他效应器官的反应性,因而能改变药物的作用。例如,正常人服用利尿药后血压并不明显下降,高血压者则明显降低;退热药只对发热患者有降温作用;甲状腺功能亢进的患者对小量肾上腺素即起强烈的升压反应。肝功能不全时,将会加强在肝灭活药物的毒性。肾功能不全时,药物在体内蓄积,以至达到中毒浓度,引起不良反应,甚至发生严重后果。因此,肝肾功能不良者,应注意用药时适当延长间隔时间和减少剂量,避免蓄积中毒。

3.心理因素　心理因素在一定程度上影响药物的效应,其中以患者的情绪、对药物的信赖程度、对药物治疗的配合程度以及医护人员的语言及暗示作用等最为重要。患者情绪乐观,机体机能高,各系统功能稳定,则药物治疗易起到良好的效果,反之,则影响药效。如果患者认为药物治疗有效,信赖药物治疗,则可提高药物的疗效,"安慰剂"的疗效正是心理因素影响的结果。

4.其他　饮食与药物之间也存在相互作用,如高脂肪食物可促进脂溶性维生素的吸收,粗纤维食物可促进肠蠕动。菠菜中含有大量草酸,可与钙结合形成草酸钙而影响钙剂的吸收。同时,饮食也可改变尿液的 pH 值,影响药物的疗效,如氨苄西林在酸性尿液中杀菌力强,在治疗泌尿系统感染时,应多食荤菜,使尿液呈酸性,增强抗菌作用。磺胺类药物在碱性尿液中抗菌力较强,则应多食素食,增强疗效,促进代谢产物的排泄。因此在药物治疗的同时,要指导患者合理饮食,以促进药物的吸收,增强疗效。

任务二　口服给药技术

案例引导

患者王某,男,70 岁,因"慢性支气管炎急性发作合并肺部感染,右心衰竭"入院治疗。入院时 T38.9 ℃,呼吸急促。遵医嘱给予复方阿司匹林 1 片口服 qd、止咳糖浆 10 mL 口服 tid、地高辛 0.125 mg 口服 qd。如果你是责任护士,请完成以下任务:

(1)给该患者发药时需要注意什么?

(2)怎样给予患者正确的服药指导?

口服给药(oral administration)是指药物经口服后被胃肠道吸收入血,通过血液循环到达局部或全身组织,达到治疗疾病目的的最常用、最方便,又比较安全的给药方法。由于口服给药吸收慢,且不规则,易受胃内容物的影响,药物产生效应的时间较长,故不适用于急救,对意识不清、呕吐不止、禁食等的患者不宜采用此法。

一、安全给药指导

安全给药是指根据病情需要,在选择药物的品种、剂量和服用时间等方面都要恰到好处,充分发挥药物的最佳效果,尽量避免药物对人体所产生的不良反应或危害。护士在执行给药时应根据药物的性能对患者进行正确的用药指导,以提高疗效和减少不良反应的发生。

1.抗生素类药物给药的次数与间隔时间取决于药物的半衰期,因此抗生素类药物应准时给药,以保证有效的血药浓度。

2.健胃药及增进食欲的药物宜饭前服用,以刺激味觉感受器,使胃液分泌增多,增进食欲,如健胃消食片;助消化药和对胃黏膜有刺激性的药物宜在饭后服用,以减少药物对胃黏膜的刺激,减少胃肠道的不良反应,如阿司匹林。

3.服用磺胺类药物和解热药物应多饮水。因磺胺类药物经肾脏排出,尿少时易析出结晶,堵塞肾小管,损伤肾功能。服用解热镇痛药时多饮水是为了增加出汗,以利于降温。

4.止咳糖浆对呼吸道有安抚作用,服用后不宜立即饮水,以免冲淡药液,降低疗效;同时服用多种药物时,应最后服用止咳糖浆。

5.服用强心苷类药物时,应先测量患者脉率(心率)及节律,如脉率低于 60 次/分或节律异常,应停服,并报告医生。

6.对牙齿有腐蚀作用或易使牙齿染色的药物,如酸剂、铁剂,应用吸管吸入,避免与牙齿接触,服用后及时漱口。

7.缓释片、肠溶片、胶囊吞服时不可嚼碎;舌下含片应放在舌下或两颊黏膜与牙齿之间待其溶化。

8.对危重及不能自行服药者应喂服;鼻饲者应将药片研碎溶解后,从鼻胃管注入,再用温水冲净鼻胃管。

9.口服药物通常用温开水送服,一般不用茶、牛奶等代替温开水。

10.饮酒会影响药物疗效的发挥,服药前后禁忌饮酒。

二、口服给药的程序

实训 3-1-2-1　口服给药技术

【目的】

指导患者按照医嘱正确服药,以减轻症状、治疗疾病、维持正常生理功能、协助诊断和预防疾病。

【评估】

1.患者

(1)患者的病情、年龄、意识状态、口腔有无疾病、用药史与过敏史。

(2)患者的吞咽能力,有无口腔、食管疾病,有无恶心、呕吐状况。

(3)患者对药物知识的掌握程度、心理状态及合作程度。

2.药物　药物的作用、机理、副作用、注意事项。

3.环境　整洁、安静,注意药物存放的安全性。

【计划】

1.护士准备　衣帽整洁,修剪指甲,洗手、戴口罩。熟悉药物的用法及药理作用。

2.药物及用物准备

(1)药物准备:患者所需口服药物由中心药房负责准备。护士负责把发药车送至中心药房,由中心药房的药剂师负责摆药、核对后,将发药车上锁,药房工作人员将发药车送回病区。

(2)用物准备:治疗车上层备服药本、小药卡、药盘、药杯、滴管、水壶(内盛温开水)、吸水纸、10~20 mL 无菌注射器、小儿喂药用勺(小儿患者用)。治疗车下层备盛有消毒液的容器 1 个。

3.患者准备　向患者解释用药目的、注意事项,卧位舒适,能够理解、配合。

4.环境准备　环境安静、整洁、安全、光线适宜。

NOTE

【实施】

操作步骤见表3-1-2-1。

表 3-1-2-1 口服给药技术的操作步骤

操 作 步 骤	要 点 说 明
1.核对患者,解释并取得配合	·发药前须将所有患者药物与服药本进行核对 ·必要时将药物研碎
2.再次核对药物	·核对药名、剂量、浓度、服药时间及方法
3.同一患者的药物一次取离药盘	
4.协助患者取合适体位,进行服药指导	·解释服药目的及注意事项
5.根据患者病情、年龄,采取不同方法并协助其服药,并确认患者服下	·患者如有疑问,应重新核对后再发药 ·如患者不在或因故不能服药,应将药物带回保管,适时再发或做好交接班 ·不能自行服药者应喂服
6.患者服药后,再次核对患者姓名	
7.将收回的药杯放于治疗车下层盛有消毒液的容器内,询问患者服药后的感觉,交代有关注意事项	
8.协助患者取舒适卧位	
9.整理消毒	·将药杯浸泡消毒后清洁备用,清洁发药车
10.观察,记录,洗手	·观察药效,如有异常及时联系医生,酌情处理

【评价】

1.操作熟练、查对严格、发药无误、剂量准确、解释到位、关爱患者。

2.态度和蔼,告知服药方法、特殊要求、注意事项。

3.评估准确、仪态大方、沟通良好、操作熟练、思维缜密、职业气质好。

【注意事项】

1.严格查对,同一患者的药物一次取离药盘,不同患者的药物不可同时取离药盘,以免发生差错。

2.发药前应了解患者的有关情况,如遇特殊检查或手术须禁食者,暂不发药,并做好交接班。

3.患者提出疑问,护士应重新核对,确认无误后耐心解释,再给患者服下。

4.密切观察治疗效果和不良反应。

5.增加或停用某种药物时,应及时告知患者。

任务三　各种注射给药技术

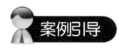案例引导

患者李某,女,53岁,畏寒、发热、全身乏力一天。查体:T39.5 ℃,面部潮红。实验室检查:白细胞 $7.4×10^9$/L。诊断:急性上呼吸道感染。护士遵医嘱为该患者肌内注射安痛定 2 mL。如果你是责任护士,请完成以下任务:

(1)臀大肌注射时应如何定位?

(2)操作中的注意事项有哪些?

一、注射原则

(一)严格遵守无菌操作原则

1.注射环境整洁安静,符合无菌操作要求。

2.注射前护士必须洗手、戴口罩,保持衣帽整洁;注射后护士应洗手。

3.按要求进行注射部位的消毒,并保持无菌。皮肤常规消毒方法:用棉签蘸取 2％碘酊,以注射点为中心向外螺旋式旋转涂擦,直径在 5 cm 以上;待干后,用 75％乙醇以同法脱碘两次,待乙醇挥发后即可注射,或用 0.5％碘伏或安尔碘以同法涂擦消毒两遍,无须脱碘。

4.注射器空筒的内壁、活塞、乳头,以及针头的针梗、针尖、针栓内壁必须保持无菌。

(二)严格执行查对制度

做好"三查七对"工作,仔细检查药物质量,如发现药物变质、变色、混浊、沉淀、过期或安瓿有裂痕等现象,不可使用;如同时注射多种药物,应检查药物有无配伍禁忌。

(三)严格执行消毒隔离制度

注射时做到一人一套物品,包括注射器、针头、止血带、棉垫。所用物品须按消毒隔离制度和一次性物品处理原则进行处理,不可随意丢弃。

(四)选择合适的注射器和针头

根据药物的剂量、黏稠度和刺激性或注射部位选择合适的注射器和针头。检查注射器包装灭菌日期、有无漏气,注射器有无缺损;确保针头锐利、无勾、无弯曲,型号适合;注射器和针头衔接紧密,一次性注射器须在有效时间内使用,且包装须密封。

(五)选择合适的注射部位

注射部位应避开神经、血管处(动、静脉注射除外),局部应无炎症、瘢痕、硬结、损伤、皮肤病。对需长期注射的患者,应经常更换注射部位。

(六)现配现用注射药液

药液在规定注射时间临时抽取,即时注射,以防药物效价降低或被污染。

(七)注射前排尽空气

注射前必须排尽注射器内空气,特别是动、静脉注射,以防气体进入血管形成栓塞。排气时,还应防止药液浪费。

(八)注射前检查回血

进针后,推注药液前,应抽动注射器活塞,检查有无回血。动、静脉注射必须见有回血后方可推注药物。皮下、肌内注射如有回血,须拔出针头重新进针,不可将药液注入血管内。

(九)掌握合适的进针角度和深度

1.各种注射法分别有不同的进针角度和深度要求(图 3-1-3-1)。

2.进针时不可将针梗全部刺入注射部位,以防不慎断针时增加处理的难度。

(十)应用减轻患者疼痛的注射技术

1.解除患者的思想顾虑,分散其注意力,协助患者取合适体位,便于进针。

2.注射时做到"两快一慢加匀速",即进针、拔针快,推药慢,推药速度要均匀。

3.注射刺激性较强的药物时,宜选用相对较长、较粗的针头,进针要深,如需同时注射多种药物,一般先注射刺激性较弱的药物,再注射刺激性强的药物。

二、注射用物

1.注射盘(也称基础治疗盘) 用来放置注射用物的治疗盘,常规放置的物品有如下几种。

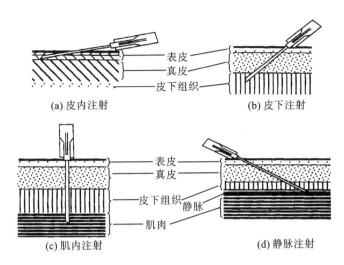

图 3-1-3-1 各种注射法的进针角度和深度

（1）无菌持物钳或镊：放置于无菌持物钳罐内，可干燥保存或消毒液保存。

（2）皮肤消毒液：0.5％碘伏或 2％碘酊、75％乙醇。

（3）其他物品：无菌棉签、砂轮、弯盘、启瓶器、手消毒剂。静脉注射时应准备止血带、垫枕、胶布等。

注射盘应放置在治疗车的上层。

2.注射器和针头　根据注射部位和注射药量选择合适的注射器及针头。

注射器及针头构造见图 3-1-3-2。注射器由乳头、空筒、活塞、活塞轴、活塞柄五部分组成。注射器分为玻璃和塑料两种制品。玻璃注射器可以用高压灭菌器进行消毒，现代医疗注射器多数是用塑料制成的，属于一次性使用注射器，这也进一步减小了血液传播疾病的风险。针头由针尖、针梗、针栓三部分组成。

常用注射器规格、针头型号及主要用途见表 3-1-3-1。

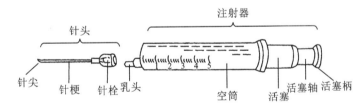

图 3-1-3-2 注射器及针头构造

表 3-1-3-1 注射器规格、针头型号及主要用途

注射器规格	针头型号	主要用途
1 mL	4.5 号	皮内试验、注射小剂量药液
1 mL、2 mL、2.5 mL	5～6 号	皮下注射
2 mL、2.5 mL、5 mL	6～7 号	肌内注射、静脉采血
10 mL、20 mL、50 mL、100 mL	6～16 号	静脉注射或做各种穿刺

一次性注射器的使用方法：使用一次性注射器时，应先检查包装的有效期及密封性，打开包装，取出注射器，调整针尖斜面，使其与注射器刻度在一平面上，加固注射器与针头连接处，抽动活塞，确定能够使用，其中针尖、针梗、针栓内壁、活塞、乳头要保持无菌状态。

目前，不少医院开始采用一种安全、可靠、简便的"双保险"回缩式一次性自毁式注射器（图 3-1-3-3），有效降低了临床护士针刺伤的发生率。

3.注射药物　根据医嘱准备药物，常用的有水溶液、油剂、混悬液、结晶、粉剂等。

4.注射本　根据医嘱准备注射本或注射卡，注射本或注射卡是注射给药的依据，使用它可以

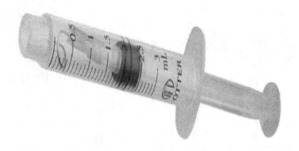

图 3-1-3-3　一次性自毁式注射器

方便进行"三查七对",避免差错事故的发生。

5.治疗车下层常放置的物品　锐器盒 1 个,用于盛放损伤性废物(用过的注射器针头);污物桶 2 个,一个放置感染性废弃物(用过的注射器、棉签等),另一个盛放生活废物(一次性注射器外包装袋等)。

三、药物抽吸技术

实训 3-1-3-1　药物抽吸技术

药物抽吸应严格按照无菌操作原则及查对制度进行。临床常用的药液抽吸技术包括自安瓿中抽吸药液术和自密封瓶内抽吸药液术。

【目的】

严格按照无菌操作原则和查对制度将药物正确抽吸出来,为患者注射做准备。

【评估】

1.操作环境是否符合无菌操作要求。

2.药液及注射器是否符合要求。

3.观察抽吸的粉剂药是否完全溶解。

4.了解所配药液的配伍要求。

【计划】

1.护士准备　衣帽整洁,修剪指甲,洗手、戴口罩。

2.用物准备　基础治疗盘、注射器、针头、注射单,按医嘱准备药物。

3.环境准备　安静、整洁、安全、光线充足。

【实施】

操作步骤见表 3-1-3-2。

表 3-1-3-2　药物抽吸技术的操作步骤

操　作　步　骤	要　点　说　明
1.核对医嘱	·仔细核对药物,防止误用药物,严格执行无菌要求,避免污染药液
2.抽吸药液 自安瓿中抽吸药液术: (1)消毒及折断安瓿:将安瓿尖端药液弹至体部,消毒安瓿颈部后用砂轮划一锯痕,再次消毒后折断安瓿(图 3-1-3-4)	 ·安瓿颈部若有蓝色的圆点标记,为易掰安瓿,消毒颈部后可直接折断安瓿
(2)抽吸药液:检查注射器,取出注射器和针头,衔接紧密,将注射器针头斜面向下,注射器刻度面朝上,将针头斜面向下伸入安瓿内的液面下,抽动活塞,吸取药液(图 3-1-3-5、图 3-1-3-6)	·针头不可触及安瓿外口,针栓不可进入安瓿内 ·注射器有刻度的一面朝上,吸药时不得用手握住活塞,只能持活塞柄

续表

操 作 步 骤	要 点 说 明
自密封瓶内抽吸药液术: (1)开启瓶盖、消毒:除去铝盖中心部分,由内到外消毒瓶塞顶部及周围,待干	· 增加瓶内压力,避免形成负压,以利于药液的抽吸
(2)抽吸药液:用注射器吸入与所需药液等量的空气,注入瓶内,倒转药瓶及注射器,使针尖在液面下,吸取所需药液,再以示指固定针栓,拔出针头(图 3-1-3-7)	· 吸取结晶或粉剂药物前应用无菌生理盐水或注射用水将药物溶化(某些药物需专用溶媒),待充分溶解后再取。如为混悬液,先摇匀后吸药,黏稠油剂注射时,可先加温(药液易被热破坏者除外),或将药瓶用双手对搓后再抽吸
3.排尽空气:将针头垂直向上,轻拉活塞,使针头中的药液流入注射器内,并使气泡聚集在乳头口,稍推活塞,驱出气体(图 3-1-3-8)	· 如注射器乳头偏向一侧,驱出气泡时,应使注射器乳头朝上倾斜,使气泡集中于乳头根部,驱出气体
4.妥善放置,保持无菌:排气毕,将空安瓿、药瓶或护针帽套在针头上,再次核对后放于无菌盘内备用	
5.整理用物,洗手	· 用物放于远处,垃圾分类处理

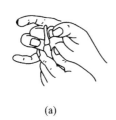   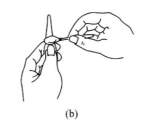   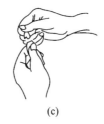

(a)   (b)   (c)

图 3-1-3-4　消毒及折断安瓿

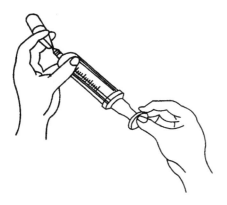
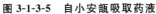

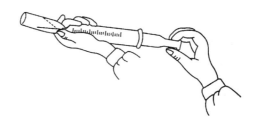

图 3-1-3-5　自小安瓿吸取药液　　　　图 3-1-3-6　自大安瓿吸取药液

【评价】

1.操作熟练、查对严格、抽吸药液无误、剂量准确。

2.评估准确、仪态大方、沟通良好、操作熟练、思维缜密、职业气质好。

【注意事项】

1.严格执行无菌操作原则和查对制度。

2.抽药时不可用手握活塞体部,避免污染药液,排气时不可浪费药液以免影响药量的准确性。

3.根据药液的性质抽取药液:结晶、粉剂药物用无菌生理盐水、注射用水或专用溶媒将其充

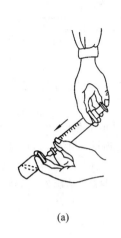
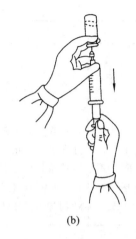
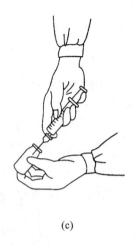

(a)   (b)   (c)

图 3-1-3-7　自密封瓶内吸取药液

分溶解后再抽吸；混悬液易堵塞针头，应摇匀后吸取；黏稠油剂可稍加温或双手对搓药瓶（药液易被热破坏者除外）后，选用稍粗针头吸取。

4.药液最好现用现抽吸，避免污染和效价降低。

5.抽尽的安瓿或空药瓶不可立即丢弃，以备查对。

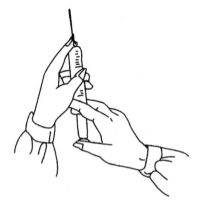

图 3-1-3-8　自注射器驱出空气

四、常用注射技术

实训 3-1-3-2　皮内注射法

皮内注射法（intradermic injection，ID）是将小量药液注射于表皮与真皮之间的方法。

【目的】

1.用于各种药物过敏试验，以观察有无过敏反应。

2.用于预防接种。

3.作为局部麻醉的先驱步骤。

【评估】

1.患者

(1)患者病情、意识状态、心理状态及合作程度。

(2)患者药物过敏史、用药史、不良反应史。

(3)患者注射部位的皮肤状况　根据皮内注射的目的选取不同的部位；药物过敏试验选择前臂掌侧下段，因该处皮肤较薄，易于注射，且此处皮肤颜色较淡，易辨认局部反应；预防接种常选择上臂三角肌下缘；局部麻醉则选择局部麻醉处皮肤。

2.用物　注射用物及药物。

3.环境　整洁、安静、安全、光线适宜。

【计划】

1.护士准备　衣帽整洁，修剪指甲，洗手、戴口罩。熟悉药物的用法及药理作用，询问患者药物过敏史并解释皮内注射的目的及注意事项。

2.用物准备　治疗车上层备基础治疗盘、1 mL 一次性注射器、药液、无菌治疗盘，按医嘱准备药物、注射单。如需做药物过敏试验，另备 0.1%盐酸肾上腺素 1 支、2 mL 注射器 1 支。治疗车下层备锐器盒、感染性废物收集桶、生活废物收集桶。

3.患者准备　向患者解释注射目的、注意事项，卧位舒适，能够理解、配合。

4.环境准备　安静、整洁、光线适宜。

【实施】

操作步骤见表 3-1-3-3(以药物过敏试验为例)。

表 3-1-3-3 皮内注射法的操作步骤

操 作 步 骤	要 点 说 明
1.洗手、戴口罩,按医嘱抽吸药液,注射器放入无菌治疗盘内(针尖斜面与注射器刻度一致)	· 严格执行查对制度和无菌操作原则
2.携用物至患者床旁,查对并解释,取得配合	· 详细询问用药史、过敏史
3.协助患者取舒适体位	
4.选择注射部位	· 药物过敏试验选择前臂掌侧下段;预防接种常选择上臂三角肌下缘;局部麻醉则选择局部麻醉处皮肤
5.用 75%乙醇消毒皮肤,待干	· 忌用碘酊消毒,避免影响结果的观察
6.再次核对患者和药物并排尽空气	· 操作中查对
7.左手绷紧注射部位皮肤,右手平持注射器,示指固定针栓,针头斜面向上,与皮肤成 5°角刺入皮肤内,待针头斜面完全进入皮内后,放平注射器,左手拇指固定针栓,右手推入药液 0.1 mL,使局部隆起,呈半球状皮丘,皮肤变白并显露毛孔(图 3-1-3-9)	· 加强与患者沟通 · 通常皮内注射注入的剂量为 0.1 mL,进针角度不能过大,否则会刺入皮下 · 若需做对照试验,用另一个注射器及针头,在另一前臂相应部位注入 0.1 mL 等渗盐水
8.注射完毕,固定针栓,快速拔针	· 切勿按揉,并嘱患者勿揉搓注射部位、不可离开病房,如有不适,立即告知护士
9.再次核对患者及药物,协助患者取舒适体位	· 操作后查对
10.整理用物,洗手并记录	· 按消毒隔离原则处理用物
11.15~20 min 后判断结果并记录	· 将药物过敏试验结果记录于病历上,阳性用红笔标记"+",阴性用蓝笔或黑笔标记"−"

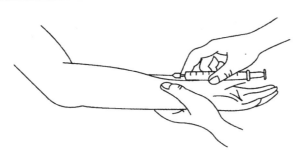

图 3-1-3-9 皮内注射法

【评价】

1.操作熟练、动作轻巧、过程规范、定位正确、剂量准确、无菌观念强、查对无误、关爱患者。

2.态度和蔼、语言通俗易懂,告知药物作用、注意事项、配合要点,勿揉搓注射部位,出现异常及时通知护士。

3.评估准确、仪态大方、沟通良好、思维缜密、应变能力强、职业气质好。

【注意事项】

1.严格执行查对制度及无菌操作原则。

2.做药物过敏试验前,护士应详细询问患者用药史、过敏史及家族史,如患者对需要注射的药物有过敏史,则不可做皮试,应及时与医生联系,更换其他药物。

3.做药物过敏试验消毒皮肤时忌用有色消毒液(碘酊、碘伏),以免影响对局部反应的观察。

4.进针角度以针尖斜面能全部刺入皮内为宜,进针角度过大易将药液注入皮下,影响结果的观察和判断。

5.在为患者做药物过敏试验前,要备好急救药品,以防发生意外。

6.药物过敏试验结果如为阳性,应告知患者或家属,不能再用该种药物,并记录在病历上。如对皮试结果不能确认,则需做对照试验,用另一注射器和针头,在另一前臂的相同部位,注入0.1 mL等渗盐水,20 min后对照观察结果。

实训 3-1-3-3　皮下注射法

皮下注射法(hypodermic injection,HD)是将少量药液或生物制剂注入皮下组织的方法。

【目的】

1.注入小剂量药物,用于不能或不宜口服给药,需要在一定时间内达到药效时。

2.用于预防接种。

3.用于局部麻醉用药。

【评估】

1.患者

(1)患者病情、意识状态、心理状态及合作程度。

(2)患者用药史与过敏史。

(3)患者注射局部皮肤状况。通常选择血管、神经分布少,组织松弛状态良好,易于注射的部位,如上臂三角肌下缘、腹壁、后背、大腿前侧和外侧等(图 3-1-3-10)。

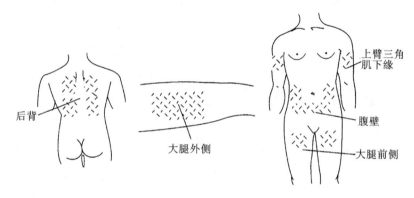

图 3-1-3-10　常用的皮下注射部位

(4)对皮下注射及相关药物知识的掌握程度。

2.用物　注射用物及药物。

3.环境　整洁、安静、安全、光线适宜。

【计划】

1.护士准备　衣帽整洁,修剪指甲,洗手、戴口罩。

2.用物准备　治疗车上层备基础治疗盘、一次性 1 mL 或 2 mL 注射器、无菌治疗盘,按医嘱准备药物、注射单。治疗车下层备锐器盒、感染性废物收集桶、生活废物收集桶。

3.患者准备　了解注射目的、注意事项、配合要点,卧位舒适,能够理解、配合。

4.环境准备　整洁、安静、安全、光线适宜,符合注射要求,必要时备屏风遮挡。

【实施】

操作步骤见表 3-1-3-4。

表 3-1-3-4　皮下注射法的操作步骤

操作步骤	要点说明
1.洗手或进行手部消毒	
2.核对注射卡,检查药物	·确认患者
3.正确抽吸药液,注射器放入无菌治疗盘内	·严格执行查对制度和无菌操作原则

续表

操作步骤	要点说明
4.携用物至患者床旁,问好,查对,解释,取得配合	
5.协助患者取舒适体位:坐位或卧位	
6.根据注射目的不同,选择合适的注射部位,常规消毒皮肤2遍,以注射点为中心螺旋式消毒,直径≥5 cm,待干	·加强与患者沟通
7.取出抽好药液的注射器,排尽空气	
8.再次核对患者及药物	·操作中查对
9.左手绷紧注射部位皮肤,右手示指固定针栓,针尖斜面向上,与皮肤成30°~40°角,快速刺入皮下(图3-1-3-11)	·进针不宜过深,一般进入针梗的1/2~2/3,勿全部刺入以免断针增加处理难度
10.右手示指固定针栓,左手抽动活塞柄,确认无回血后,左手缓慢推注药液	·压迫至不出血为止,防止药液外渗或出血
11.注射完毕,将干棉签置于穿刺点旁,迅速拔针,局部按压片刻	
12.再次核对患者及药物	·操作后查对
13.协助患者取舒适卧位,整理床单位,感谢合作,告别	
14.清理用物,洗手,记录	·按照消毒隔离原则处理用物,记录注射时间、药物,签全名

【评价】

1.操作熟练、动作轻巧、过程规范、定位正确、剂量准确、无菌观念强、查对无误、关爱患者。

2.态度和蔼、语言通俗易懂,告知药物作用、注意事项、配合要点,勿揉搓注射部位,出现异常及时通知护士。

3.评估准确、仪态大方、沟通良好、操作熟练、思维缜密、应变能力强、职业气质好。

【注意事项】

1.严格执行查对制度和无菌操作原则,严格遵守消毒隔离原则。

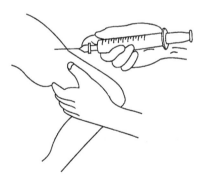

图3-1-3-11 上臂三角肌皮下注射

2.尽量避免应用对皮肤有刺激作用的药物做皮下注射。

3.针头刺入角度不宜超过45°,以免刺入肌层。消瘦者或小儿可捏起注射部位皮肤,适当减小进针角度。

4.经常注射者,应更换部位,建立轮流交替注射部位的计划,这样可达到在有限的注射部位,吸收最大药量的效果。

实训3-1-3-4 肌内注射法

肌内注射法(intramuscular injection,IM)是将一定量药液注入肌肉组织的方法。

【目的】

注入药物,用于不宜或不能口服或静脉注射,且要求迅速发挥疗效时。

【注射部位】

注射部位一般选择肌肉丰厚且距大血管及神经较远处。其中最常用的部位为臀大肌,其次为臀中肌、臀小肌、股外侧肌及上臂三角肌。

1.臀大肌注射定位法 臀大肌起自髂后上棘与尾骨尖之间,肌纤维平行向外下方止于股骨上部。坐骨神经起自骶丛神经,自梨状肌下孔出骨盆至臀部,在臀大肌深部,约在坐骨结节与大转子之间中点处下降至股部,其体表投影为自大转子尖至坐骨结节中点向下至腘窝。注射时注意避免损伤坐骨神经。臀大肌注射的定位方法有两种(图 3-1-3-12)。

(1)十字法:从臀裂顶点向左或向右侧画一水平线,然后从髂嵴最高点作一垂线,将一侧臀部分为四个象限,其外上象限(避开内角)为注射部位。

(2)连线法:从髂前上棘至尾骨作一联线,其外上 1/3 处为注射部位。

2.臀中肌、臀小肌注射定位法 臀中肌、臀小肌处大血管、神经分布较少,且脂肪组织较薄,定位方法有两种。

(1)以示指尖和中指尖分别置于髂前上棘和髂嵴下缘处,在髂嵴、示指、中指之间构成一个三角形区域,其示指与中指构成的内角为注射部位(图 3-1-3-13)。

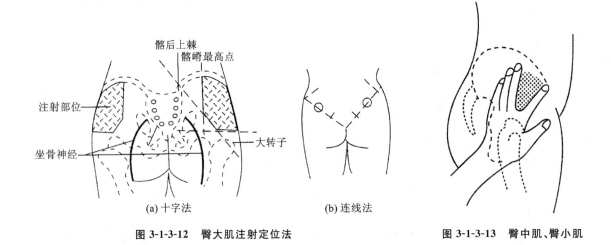

图 3-1-3-12 臀大肌注射定位法

(a)十字法 (b)连线法

图 3-1-3-13 臀中肌、臀小肌
注射定位法

(2)髂前上棘外侧三横指处为注射部位(以患者的手指宽度为准)。

3.股外侧肌注射定位法 此处大血管、神经较少通过,而且注射范围较广,适用于多次注射者,尤其适用于 2 岁以下幼儿。

定位方法:大腿中段外侧。一般成人可取髋关节下 10 cm 至膝关节上 10 cm,宽约 7.5 cm 的范围为注射部位(图 3-1-3-14)。

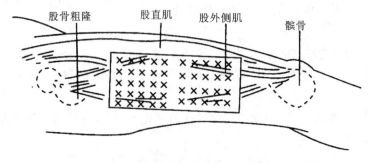

图 3-1-3-14 股外侧肌注射定位法

4.上臂三角肌注射定位法 可取上臂外侧,肩峰下 2～3 横指处为注射部位。此处肌肉较薄,只可用作小剂量注射(图 3-1-3-15)。

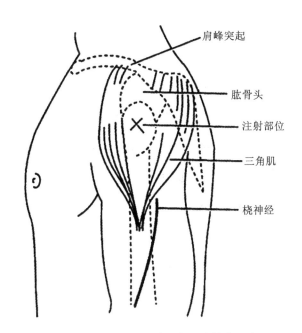

图 3-1-3-15　上臂三角肌注射定位法

【评估】

1.患者

（1）患者病情、意识状态、心理状态及合作程度。

（2）患者用药史与过敏史。

（3）患者注射部位一般选择肌肉丰厚且距大血管及神经较远处。其中最常用的部位为臀大肌,其次为臀中肌、臀小肌、股外侧肌及上臂三角肌。

（4）对肌内注射及相关药物知识的掌握程度。

2.用物　注射用物及药物。

3.环境　整洁、安静、安全、光线适宜。

【计划】

1.护士准备　衣帽整洁,修剪指甲,洗手、戴口罩。熟悉肌内注射的操作方法。

2.用物准备　治疗车上层备基础治疗盘、注射药物、一次性 2 mL 或 5 mL 注射器、无菌治疗盘,按医嘱准备药物、注射单。治疗车下层备锐器盒、感染性废物收集桶、生活废物收集桶。

3.患者准备　了解注射的目的、注意事项、配合要点,卧位舒适,能够理解、配合。

4.环境准备　整洁、安静、光线适宜,符合注射要求(必要时用屏风或床帘遮挡)。

【实施】

操作步骤见表 3-1-3-5。

表 3-1-3-5　肌内注射法的操作步骤

操 作 步 骤	要 点 说 明
1.洗手或进行手部消毒	
2.核对注射卡,检查药物	
3.正确抽吸药液,注射器放入无菌治疗盘内	·严格执行查对制度和无菌操作原则
4.携用物至患者床旁,问好,查对,解释,取得配合	·确认患者
5.协助患者取合适体位,暴露注射部位,准确定位	·按注射原则选择注射部位
6.常规消毒皮肤 2 遍,以注射点为中心螺旋式消毒,直径≥5 cm,待干	

续表

操 作 步 骤	要 点 说 明
7.取出抽好药液的注射器,排尽空气	
8.再次核对患者及药物	·操作中查对
9.左手拇指和示指绷紧注射部位皮肤,右手持注射器,中指固定针栓,如握笔姿势,用腕部力量,使针头和皮肤成 90°角迅速刺入针梗的 1/2～2/3（图 3-1-3-16）	·勿将针头全部刺入,以免断针增加处理难度,消瘦者及小儿进针深度酌减
10.右手固定针栓,左手抽回血,确认无回血后,左手缓慢推注药液	·确保未刺入血管内,推注过程中注意观察患者的反应
11.注射完毕,将干棉签置于穿刺点旁,迅速拔针,局部按压片刻	
12.再次核对患者及药物	·操作后查对
13.协助患者取舒适卧位,整理床单位,感谢合作,告别	
14.清理用物,洗手,记录	·严格按照消毒原则处理用物,记录注射时间、药物,签全名

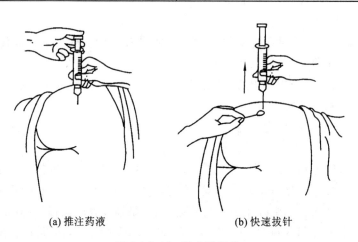

    (a) 推注药液   (b) 快速拔针

图 3-1-3-16　肌内注射法

【评价】

1.操作熟练、动作轻巧、过程规范、定位正确、剂量准确、无菌观念强、查对无误、关爱患者。

2.态度和蔼、语言通俗易懂,告知药物作用、注意事项、配合要点,勿揉搓注射部位,出现异常及时通知护士。

3.评估准确、仪态大方、沟通良好、操作熟练、思维缜密、应变能力强、职业气质好。

【注意事项】

1.严格执行查对制度和无菌操作原则。

2.肌内注射时,为使臀部肌肉放松,减轻痛苦与不适感,可采取坐位或卧位。常用的体位有:①侧卧位时上腿伸直,放松,下腿稍弯曲;②俯卧位时足尖相对,足跟分开,头偏向一侧;③仰卧位,常用于危重患者及不能自行翻身的患者,可采用臀中肌、臀小肌注射;④坐位,常用于门、急诊患者。

3.若发生针头折断,应先稳定患者情绪,嘱患者保持原位不动,固定局部组织,以防断针移位,同时尽快用无菌血管钳夹住断端并取出;如断端全部埋入肌肉,应速请外科医生处理。

4.两种药物同时注射时,注意配伍禁忌。

5.2岁以下婴幼儿因臀肌较薄,如在其臀部反复注射,可能致臀肌纤维化而发生肌肉挛缩,另外还可能损伤坐骨神经,最好选择臀中肌和臀小肌注射。

6.长期注射者应交替更换注射部位,并选用细长针头,以避免或减少硬结的发生。如因长期多次注射引起局部硬结,可采用热敷、理疗等处理。

实训 3-1-3-5 静脉注射法

静脉注射法(intravenous injection,IV)为自静脉注入药液的方法。

【目的】

1.注入药物,用于不宜口服、皮下或肌内注射,需要迅速发生药效时。

2.注入药物,做诊断性检查。

3.用于输血、输液。

4.用于静脉营养治疗。

【注射部位】

静脉注射常用的部位如下。

1.四肢浅静脉 上肢常用肘部浅静脉(贵要静脉、肘正中静脉、头静脉)、腕部及手背静脉;下肢常用大隐静脉、小隐静脉及足背静脉(图 3-1-3-17)。

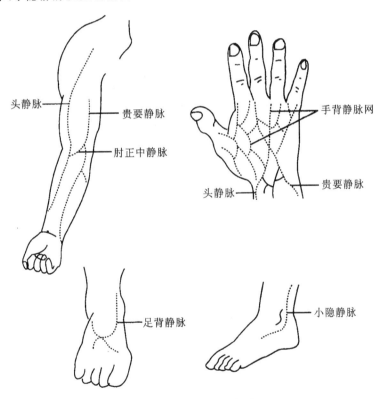

图 3-1-3-17 四肢浅静脉

2.头皮静脉 小儿头皮静脉极为丰富,分支甚多,互相沟通交错成网且静脉表浅易见,易于固定,方便小儿肢体活动,故小儿静脉注射多采用头皮静脉,如额静脉、颞浅静脉、耳后静脉及枕静脉(图 3-1-3-18)。

3.股静脉注射 股静脉位于股三角区,在股神经和股动脉的内侧(图 3-1-3-19)。

【评估】

1.患者

(1)患者病情、意识状态、自理能力、心理状态及合作程度。

(2)患者用药史、过敏史。

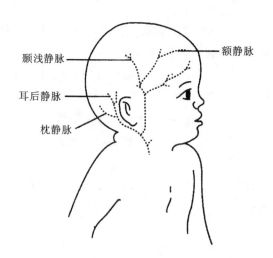

图 3-1-3-18 小儿头皮静脉

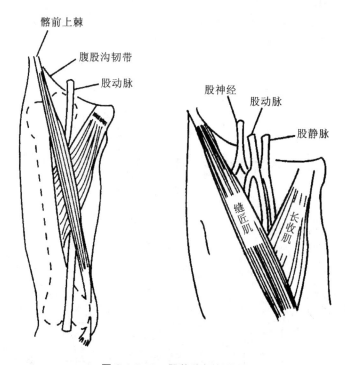

图 3-1-3-19 股静脉解剖位置

(3)穿刺部位的皮肤有无瘢痕、感染、静脉炎,静脉充盈度及管壁弹性。

2.用物 注射用物及药物。

3.环境 整洁、安静、安全、光线充足。

【计划】

1.护士准备 衣帽整洁,修剪指甲,洗手、戴口罩。熟悉静脉注射的操作方法。

2.用物准备 治疗车上层备基础治疗盘、一次性注射器(根据药量而定)、无菌 6~9 号针头或头皮针、注射用小枕、止血带、输液贴、无菌治疗盘,按医嘱准备药物、注射单。治疗车下层备锐器盒、感染性废物收集桶、生活废物收集桶。

3.患者准备 了解静脉注射的目的、方法、注意事项、配合要点,卧位舒适,能够理解、配合。

4.环境准备 整洁、安静、光线充足,符合注射要求。

【实施】

操作步骤见表 3-1-3-6、表 3-1-3-7 和表 3-1-3-8。

表 3-1-3-6 四肢浅静脉注射法的操作步骤

操 作 步 骤	要 点 说 明
1.洗手或进行手部消毒	
2.核对注射卡,检查药物	
3.正确抽吸药液,注射器放入无菌治疗盘内	• 严格执行查对制度和无菌操作原则
4.携用物至患者床旁,问好,查对,解释,取得配合	• 确认患者
5.协助患者取舒适体位:坐位或卧位	
6.以手指探明静脉走行方向、深浅及弹性,选择静脉	• 选择粗直、弹性好、易于固定的静脉,避开关节和静脉瓣,对需长期注射者,应有计划地由小到大,由远心端到近心端选择静脉
7.在穿刺部位肢体下垫小枕,备好胶布	
8.在穿刺部位上方(近心端)6 cm 处扎止血带(末端向上),常规消毒注射部位皮肤 2 遍,待干	• 止血带末端朝上,以防污染消毒皮肤区域
9.嘱患者握拳	
10.再次核对患者及药物,排尽空气	• 操作中查对
11.左手拇指绷紧静脉下端皮肤,固定静脉,右手持注射器,示指固定针栓,针头斜面向上,与皮肤成 15°～30°角,由静脉上方或侧方平稳刺入皮下,再沿静脉走向潜行刺入静脉,见回血,表示针头已进入静脉,再顺静脉进针少许(图 3-1-3-20)	• 穿刺时应沉着,一旦出现局部血肿,立即拔出针头,按压局部,另选他处静脉
12.两松一固定:松开止血带,嘱患者松拳,固定针头(如为头皮针,用输液胶贴固定)	
13.缓慢推注(图 3-1-3-21)	• 注射对组织有强烈刺激性的药物,应另备抽有无菌生理盐水的注射器和头皮针,注射成功后,先注入少量无菌生理盐水,证实针头在静脉内,再换上抽有药液的注射器进行推药,以免药液外溢致组织坏死 • 根据患者年龄、病情及药物性质,掌握推药速度,并随时听取患者主诉,观察局部情况及病情变化
14.注射完毕,用无菌干棉签顺势轻贴进针处,快速拔出针头,按压至不出血为止,或嘱患者屈肘自行按压	
15.再次核对患者及药物	• 操作后查对
16.协助患者取舒适卧位,整理床单位,感谢合作,告别	
17.整理用物,洗手,记录	• 垃圾分类处理 • 观察患者有无不适,记录注射时间、药物,签全名

表 3-1-3-7 小儿头皮静脉注射法的操作步骤

操 作 步 骤	要 点 说 明
1.洗手或进行手部消毒	

操作步骤	要点说明
2.核对注射卡,检查药物	
3.正确抽吸药液,注射器放入无菌治疗盘内	·严格执行查对制度和无菌操作原则
4.携用物至患儿床旁,查对患儿床号、姓名	·确认患儿
5.协助患儿取舒适体位:仰卧位或侧卧位	
6.选择静脉	·必要时剃去注射部位毛发
7.常规消毒皮肤,待干	
8.再次核对,排尽空气	·操作中查对
9.由助手固定患儿头部,操作者左手拇指、示指绷紧静脉两端皮肤,固定静脉,右手持头皮针小翼,沿静脉向心方向平行刺入,见回血后推药少许。如无异常,用胶布固定针头	·注射中约束患儿,防止其抓拽注射部位;见回血后不宜继续前行,否则易刺破血管
10.缓慢推药	·注药过程中要试抽回血,以检查针头是否在静脉内。如局部疼痛或肿胀隆起,回抽无回血,提示针头滑出静脉,应拔出针头,更换部位,重新穿刺
11.注射完毕,用无菌干棉签顺势轻贴进针处,快速拔出针头,按压至不出血为止	
12.再次核对患儿及药物	·操作后查对
13.协助患儿取舒适卧位,整理床单位	
14.清理用物,洗手	·垃圾分类处理
15.观察记录	·观察患儿有无不适,记录注射时间、药物,签全名

表 3-1-3-8　股静脉注射法的操作步骤

操作步骤	要点说明
1.洗手或进行手部消毒	
2.核对注射卡,检查药物	
3.正确抽吸药液,注射器放入无菌治疗盘内	·严格执行查对制度和无菌操作原则
4.携用物至患者床旁,问好,查对,解释,取得配合	·确认患者
5.患者取仰卧位,下肢伸直略外展	
6.常规消毒皮肤,待干,消毒术者左手示指和中指	
7.再次核对,排尽空气	·操作中查对
8.用左手示指于腹股沟扣及股动脉搏动最明显部位并予以固定	
9.右手持注射器,针头与皮肤成 90°或 45°角,在股动脉内侧 0.5 cm 处刺入,抽动活塞柄,见暗红色回血,提示针头已进入股静脉,固定针头,缓慢推注药液	·如抽出液为鲜红色,提示针头进入股动脉,应立即拔出针头,用无菌纱布紧压穿刺处 5～10 min,直至无出血为止,以免引起出血或形成血肿
10.注射完毕,快速拔出针头,局部用无菌纱布加压止血 3～5 min,确认无出血后用胶布固定	·以免引起出血或形成血肿
11.核对患者及药物	·操作后查对

NOTE

续表

操作步骤	要点说明
12.协助患者取舒适卧位,整理床单位	
13.清理用物,洗手	·垃圾分类处理
14.观察记录	·观察患者有无不适,记录注射时间、药物,签全名

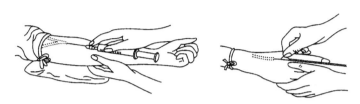

图 3-1-3-20 静脉注射进针

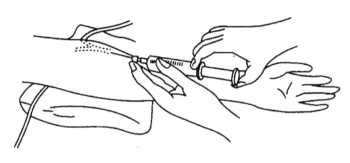

图 3-1-3-21 静脉注射推药

【评价】

1.操作熟练、动作轻巧、过程规范、剂量准确、无菌观念强、查对无误、关爱患者。

2.态度和蔼、语言通俗易懂,告知药物作用、注意事项、配合要点,勿揉搓注射部位,出现异常及时通知护士。

3.评估准确、仪态大方、沟通良好、操作熟练、思维缜密、应变能力强、职业气质好。

【注意事项】

1.严格执行查对制度和无菌操作原则,遵守消毒隔离原则。

2.选择粗直、弹性好、易于固定的静脉,避开关节和静脉瓣,对需长期注射者,应有计划地由小到大,由远心端到近心端选择静脉。

3.根据患者年龄、病情及药物性质,掌握注入药物的速度。

4.注射过程中,应密切观察局部反应及病情变化,随时听取患者的主诉,观察注射局部情况以及病情变化,如局部出现肿胀、疼痛,则提示针头滑出静脉,应拔出针头,更换部位,重新穿刺。给危重患儿行头皮静脉穿刺时应密切观察患儿反应。

5.对组织有强烈刺激的药物,应另备盛有无菌生理盐水的注射器和头皮针,注射时先做穿刺,并注入少量无菌生理盐水,证实针头确在血管内,再取下注射器(针头不动),调换抽有药液的注射器进行注射,以防止药物外溢于组织内而发生坏死。在推注的过程中,应随时抽回血,以检查针头是否在静脉内。

【静脉注射失败常见原因】

1.针头刺入静脉过少,抽吸虽有回血,但松解止血带时静脉回缩,针头滑出血管,药液注入皮下(图 3-1-3-22(a))。

2.针头斜面未完全刺入静脉,针尖部分斜面在静脉内,部分在静脉外,抽吸虽有回血,注射时部分药液溢出至皮下,局部皮肤隆起有疼痛感(图 3-1-3-22(b))。

3.刺入较深,斜面一半穿破对侧血管壁,抽吸有回血,推注少量药液时局部可无隆起,但因部分药液溢出至深层组织,患者有痛感(图 3-1-3-22(c))。

4.针头刺入过深,穿破对侧血管壁,抽吸无回血(图 3-1-3-22(d))。

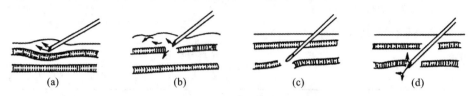

(a)   (b)   (c)   (d)

图 3-1-3-22　静脉注射失败的原因

【特殊患者静脉穿刺方法】

1.肥胖患者　皮下脂肪较厚,静脉位置较深,辨认困难,但相对固定,注射前,在摸清血管走向后由静脉上方进针,进针角度稍加大(30°～40°角)。

2.水肿患者　皮下组织积液,静脉难以辨识。注射前可沿静脉解剖位置,用手按揉局部,暂时驱散皮下水分,使静脉充分显露后再行穿刺。

3.脱水患者　血管充盈不良,穿刺困难。穿刺前可在局部从远心端向近心端方向反复推揉、按摩,或局部热敷、按摩,待血管充盈后再行穿刺。

4.老年患者　皮下脂肪较少,静脉易滑动且脆性较大,针头难以刺入或易穿破血管对侧。注射时,可用手指分别固定穿刺段静脉上下两端,再沿静脉走向穿刺,穿刺不可过猛,以防血管破裂。

实训 3-1-3-6　动脉注射法

动脉注射法是自动脉注入药液的方法。

【目的】

1.抢救重度休克　用于抢救重度休克,尤其是创伤性休克患者。

2.用于施行某些特殊检查　如脑血管造影、下肢动脉造影等。

3.注射抗癌药物做区域性化疗　如头面部疾病采用颈总动脉;上肢疾病采用锁骨下动脉;下肢疾病采用股动脉。

4.采集动脉血做血气分析。

【评估】

1.患者

(1)患者病情、意识状态、自理能力、心理状态及合作程度。

(2)患者用药史、过敏史、凝血功能。

(3)穿刺部位的皮肤及血管状况。动脉注射常用的部位有股动脉、桡动脉。

2.用物　注射用物及药物。

3.环境　整洁、安静、安全、光线充足。

【计划】

1.护士准备　衣帽整洁,修剪指甲,洗手、戴口罩。熟悉药物的用法及注意事项,熟悉动脉注射的操作方法。

2.用物准备　治疗车上层备基础治疗盘、一次性注射器(根据药量而定)、无菌 6～9 号针头或头皮针、无菌纱布、沙袋、软枕、无菌治疗巾,根据医嘱准备药物、注射单。如做血气分析另备血气分析采血器或肝素注射液、软木塞。治疗车下层备锐器盒、感染性废物收集桶、生活废物收集桶。

3.患者准备　了解动脉注射的目的、方法、注意事项、配合要点,卧位舒适,能够理解、配合,必要时遮挡患者。

4.环境准备　整洁、安静、安全、光线充足、符合注射要求。

【实施】

操作步骤见表3-1-3-9。

表 3-1-3-9 股动脉注射法的操作步骤

操 作 步 骤	要 点 说 明
1.洗手或进行手部消毒	
2.核对注射卡,检查药物	
3.正确抽吸药液,注射器放入无菌治疗盘内	• 严格执行查对制度和无菌操作原则
4.携用物至患者床旁,问好,查对,解释,取得配合	• 确认患者
5.根据注射部位协助患者取合适体位	
6.常规消毒皮肤,消毒范围直径大于 5 cm,待干	• 必要时铺无菌洞巾 • 桡动脉穿刺点为前臂掌侧腕关节上 2 cm,动脉搏动明显处;股动脉穿刺点在腹股沟股动脉搏动明显处,穿刺时,患者取仰卧位,下肢伸直略外展外旋,以充分暴露穿刺部位
7.再次核对,排尽空气	• 操作中查对
8.消毒左手示指和中指,用左手示指和中指固定所选动脉,右手持注射器垂直刺入或与动脉走向成 45°角刺入,在股动脉内侧 0.5 cm 处刺入,见有鲜红色血液涌出,提示针头已进入动脉,一手固定针头,一手推药或采集血标本	• 推注速度可略快
9.注射完毕,快速拔出针头,局部用无菌纱布加压止血 5~10 min 或以上,或用动脉止血带止血(图 3-1-3-23)	• 也可用沙袋加压止血
10.再次核对患者及药物	• 操作后查对
11.协助患者取舒适卧位,整理床单位	
12.清理用物,洗手	• 垃圾分类处理
13.观察记录	• 观察患者有无不适,记录注射时间、药物,签全名

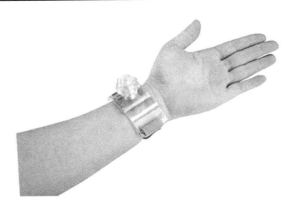

图 3-1-3-23 动脉止血带

【评价】

1.操作熟练、动作轻巧、过程规范、定位正确、剂量准确、无菌观念强、查对无误、关爱患者,注射部位无血肿、感染发生。

2. 态度和蔼、语言通俗易懂,告知注射时的配合方法、体位要求及药物作用与注意事项。

3. 评估准确、仪态大方、沟通良好、操作熟练、思维缜密、应变能力强、职业气质好。

【注意事项】

1. 严格执行查对制度和无菌操作原则,严格遵守消毒隔离原则。

2. 有出血倾向者,慎用动脉穿刺。新生儿多选择桡动脉穿刺,因采用股动脉垂直进针易伤及髋关节。

3. 推注药液过程中随时听取患者主诉,观察局部情况及病情变化。

4. 拔针后局部用无菌纱布或沙袋或动脉止血带加压止血,以免出血或形成血肿。

实训 3-1-3-7　微量注射泵

微量注射泵是将少量药液精确、均匀、持续输入人体静脉的注射装置。可使药物在体内保持有效血药浓度,以抢救危重患者。主要用于临床各科输液,造影剂、麻醉剂注入及癌症患者的化疗等(图 3-1-3-24)。

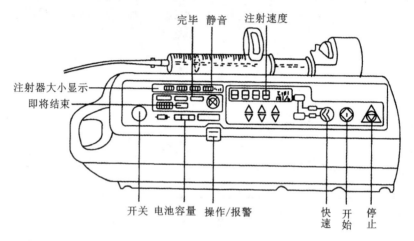

图 3-1-3-24　微量注射泵

【目的】

持续、匀速、定量注入药物,确保患者用药。

【评估】

1. 患者

(1)患者病情、意识状态、自理能力、心理状况及合作程度。

(2)患者用药史、过敏史。

(3)穿刺部位皮肤有无瘢痕、感染、静脉炎,静脉充盈度及管壁弹性。

2. 用物　注射用物及药物,微量注射泵性能。

3. 环境　整洁、安静、安全。

【计划】

1. 护士准备　衣帽整洁,修剪指甲,洗手、戴口罩。熟悉微量注射泵的操作方法。

2. 用物准备　治疗车上层备微量注射泵、泵用注射器、延长管、基础治疗盘、无菌 6~9 号针头或头皮针、注射用小枕、止血带、输液贴,将已抽取 5 mL 无菌生理盐水的一次性注射器放入无菌治疗盘内,根据医嘱准备药物、注射单。治疗车下层备锐器盒、感染性废物收集桶、生活废物收集桶。

3. 患者准备　了解使用微量注射泵的目的、方法、注意事项、配合要点,卧位舒适,能够理解、配合。

4. 环境准备　整洁、安静、安全、光线充足、符合注射要求。

【实施】

操作步骤见表 3-1-3-10。

表 3-1-3-10　微量注射泵使用的操作步骤

操 作 步 骤	要 点 说 明
1.仔细检查微量注射泵性能	
2.根据医嘱配好药液,将药液抽入注射器中,连接延长管,排尽管内空气	· 严格执行查对制度和无菌操作原则
3.将抽好药液的注射器安装在注射泵上	
4.设定注射速度、溶液量及其他参数	
5.再次确认注射器及延长管内无空气	
6.用备好的无菌生理盐水注射器按静脉注射法穿刺	
7.将静脉穿刺针与注射泵上的注射器连接,妥善固定,按"开始"键,注射开始,检查运行是否正常	· 观察注射泵运行、用药后反应,发生异常及时报告医生并配合处理
8.再次核对患者及药物,协助患者取舒适卧位,告知患者注意事项	
9.核对、问好、解释、取得配合	
10.注射完毕,按"停止"键,常规拔出静脉穿刺针头,关闭微量注射泵,切断电源,取出注射器	
11.协助患者取舒适卧位,整理床单位	
12.感谢合作、告别	
13.清理用物,洗手	· 用75%乙醇擦拭微量注射泵,保持清洁,备用;垃圾分类处理
14.观察记录	· 观察患者有无不适,记录注射时间、药物,签全名

【评价】

1.操作熟练、动作轻巧、过程规范、剂量准确、无菌观念强、查对无误、关爱患者。

2.态度和蔼、语言通俗易懂、告知注射目的、配合方法、药物作用与注意事项。

3.评估准确、仪态大方、沟通良好、操作熟练、思维缜密、应变能力强、职业气质好。

【注意事项】

1.使用微量注射泵的过程中,随时观察病情和药物输入情况。

2.发现报警及时处理,以免影响微量注射泵的正常运行。

3.使用时,应先将注射泵参数设置好,再给患者注射,防止输入过多药物,发生不良反应。

4.及时清除微量注射泵表面的污渍与尘埃,充电备用。

5.需要避光的药液,应用避光注射器抽取,并使用避光泵管。

6.连续使用时,每24 h更换连接管及注射器一次。

7.根据产品使用说明书制订微量注射泵预防性维护周期。

8.使用中,如需更改输液速度,则先按"停止"键,重新设置后再按"开始"键;更换药液时,应停止输注,更换完毕复查无误后,再按"开始"键。

知识链接

无针注射器

　　1866 年法国科学家首次提出"无针注射"的概念,经多年研制,世界上第一只无针注射器产品于 1992 年在德国上市,获批专用于注射胰岛素。无针注射作为一种新的注射技术,近些年渐渐应用于临床(图 3-1-3-25)。

　　采用无针注射器进行药物注射时不借助针头,使用高压射流原理,使药液形成较细的液体流,瞬间穿透皮肤到达皮下;消除了使用者对针头的恐惧,缩短了注射时间;避免了注射时针头划伤、折断对人体的危害;降低了细菌感染的概率,药液进入皮下均匀散开,增加药物吸收率,长时间注射不易引起皮肤硬结。适用于微量液体药品的注射,如糖尿病胰岛素注射、免疫注射、局部麻醉注射、风湿治疗注射、人类生长激素注射等。解决了传统注射由于针头刺入机体而带来的一系列问题。无针注射除了药物本身外,没有其他异物进入机体。因此,不少权威人士把无针注射技术的应用称为医用注射技术的一次革命。

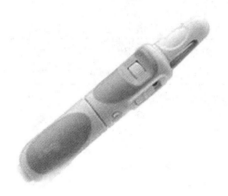

图 3-1-3-25　无针注射器

任务四　雾化吸入给药技术

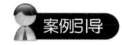案例引导

　　患者王某,女,58 岁,上呼吸道感染 3 天,患者咳嗽、咳黏液痰。医嘱:超声雾化吸入,bid。如果你是责任护士,请完成以下任务:

　　(1)如何评估患者?

　　(2)如何指导患者进行有效的雾化吸入?

　　(3)超声雾化的过程中需要注意什么?

　　雾化吸入法(inhalation)是应用雾化装置将水滴撞击的微小雾滴悬浮于气体中,形成气雾剂而输入呼吸道,进行呼吸道湿化或药物吸入,达到局部或全身治疗目的的一种方法。可作为全身治疗的辅助和补充。

　　雾化吸入法直接作用于病变部位,与口服法相比具有用药剂量小、见效快、副作用少和使用方便等优点且疗效显著,呼吸道局部药物浓度高,可避免或减少全身使用激素,患者只需被动配合,就能保证药效的发挥,已成为当今较为理想的一种给药途径。

一、常用吸入药物及作用

　　1.支气管扩张剂　主要用于重症支气管哮喘发作以及慢性阻塞性肺疾病有明显支气管痉挛的患者,如沙丁胺醇、特布他林。

　　2.糖皮质激素　可通过诸多方面的作用阻断气道慢性炎症的发生和发展。吸入糖皮质激素具有很好的局部抗炎作用,安全性也比较好。吸入型糖皮质激素是长期治疗持续性哮喘的首选药物,如氟替卡松、布地奈德、二丙酸倍氯米松等。

　　3.抗胆碱能药物　用于解除支气管痉挛。常用药物为异丙托溴铵、噻托溴铵等。其主要用

于慢性阻塞性肺疾病的治疗,可缓解喘息症状。

4.黏液溶解剂 能改变痰液中的黏性成分,降低痰液的黏稠度使其易于咳出,如盐酸氨溴索、α-糜蛋白酶等。

5.抗生素 用于控制呼吸道感染,消除炎症,如卡那霉素、庆大霉素等。

二、常用吸入技术

实训3-1-4-1 超声雾化吸入法

超声雾化吸入法是应用超声波声能,将药液变成细微的气雾,由呼吸道吸入而达到治疗目的的,其特点是雾量大小可以调节,雾滴小而均匀(直径为 $5\sim10\ \mu m$),药液可随深而慢的吸气到达终末支气管和肺泡。

1.超声雾化器的结构(图3-1-4-1)

(1)超声波发生器:通电后输出高频电能,面板上有电源和雾量调节开关、指示灯、定时器。

(2)水槽与晶体换能器:水槽内盛蒸馏水,底部有一晶体换能器,接收发生器输出的高频电能,将其转化为超声波声能。

(3)雾化罐与透声膜:雾化罐盛药液,其底部为一半透明的透声膜,声能可透过此膜与罐内药液作用,产生雾滴并喷出。

(4)螺纹管和口含嘴(或面罩):将雾状药液传送到呼吸道内。

2.超声雾化器的工作原理 超声波发生器通电后输出的高频电能通过水槽底部晶体换能器转换为超声波声能,声能振动并透过雾化罐底部的透声膜作用于罐内的药液,使药液表面张力破坏而形成细微雾滴,通过螺纹管随患者的深吸气进入呼吸道。

【目的】

1.湿化气道,稀释痰液 常用于痰液黏稠、呼吸道湿化不足、气管切开者。

2.预防、控制呼吸道感染 使用抗感染、祛痰的药物,达到消炎、减轻呼吸道黏膜水肿作用,保持呼吸道通畅。常用于咽喉炎、肺炎、肺脓肿、支气管扩张、肺结核等患者。

3.解除支气管痉挛,改善通气功能 吸入解痉药物可解除支气管痉挛,保持呼吸道通畅。常用于支气管哮喘、喘息性支气管炎等患者。

4.预防呼吸道感染 常用于胸部手术前后的患者。

【评估】

1.患者

(1)患者病情、年龄、意识状况、心理反应、合作程度。

(2)患者呼吸道通气情况、呼吸道是否感染,有无呼吸道黏膜水肿、痰液等。

(3)患者面部及口腔黏膜有无感染、溃疡。

2.用物 设备仪器性能是否完好,药物是否按医嘱准备齐全。

3.环境 整洁、安静、安全、光线适宜。

【计划】

1.护士准备 衣帽整洁,修剪指甲,洗手、戴口罩。了解治疗目的,熟练掌握超声雾化操作方法。

2.用物准备 超声雾化器一套(图3-1-4-2)、无菌生理盐水、冷蒸馏水、水温计、治疗巾、50 mL注射器、纱布、弯盘,按医嘱准备药物。

3.患者准备 卧位舒适,能够理解、配合。

4.环境准备 整洁、安静、安全、光线适宜。

【实施】

操作步骤见表3-1-4-1。

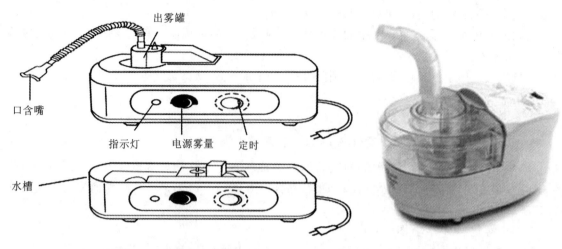

图 3-1-4-1　超声雾化器的结构　　　　　　　图 3-1-4-2　超声雾化器

表 3-1-4-1　超声雾化吸入法的操作步骤

操 作 步 骤	要 点 说 明
1.检查超声雾化器	·检查超声雾化器各部件是否完好,关电源开关、定时开关、雾量开关
2.连接各部件	·连接超声雾化器各部件并检查
3.加冷蒸馏水于水槽内	·水量要求浸没雾化罐底部透声膜,水槽和雾化罐内切忌加温水或热水,水槽内无水时,不可开机,以免损坏仪器
4.用正确的方法抽吸并稀释至 30～50 mL,注入雾化罐内,盖紧	·水槽底部的晶体换能器和雾化罐底部的透声膜薄而质脆,易破碎,操作中注意不要破坏
5.携用物至患者床旁,问好、查对、解释,取得配合	·确认患者
6.协助患者取合适体位,颌下铺治疗巾	
7.接通电源,打开开关,调节时间、雾量	·一般每次设定 15～20 min,高挡 3 mL/min、中挡 2 mL/min、低挡 1 mL/min
8.将口含嘴放入患者口中,或将面罩放于患者口鼻处,指导患者紧闭口唇、深呼吸	·水槽内水超过 50 ℃或水量不足时,应关机,更换或加入冷蒸馏水
9.治疗结束,取下口含嘴或面罩,擦净面部,关超声雾化器开关,再关电源开关,拔下插头	·连续使用超声雾化器时,中间需间隔 30 min
10.查对、协助患者取舒适卧位、整理床单位、进行指导、感谢合作、告别	
11.倒掉水槽内的水,擦干水槽备用	·将雾化罐、口含嘴、螺纹管浸泡消毒,再洗净晾干备用
12.洗手,记录	·记录雾化时间、药物,签全名

【评价】

1.操作熟练、动作轻巧、过程规范、剂量准确、查对无误、关爱患者。

2.态度和蔼、语言通俗易懂、告知明确。

3.评估准确、仪态大方、沟通良好、思维缜密、应变能力强、职业气质好。

【注意事项】

1.使用超声雾化器前检查各部件是否完好,有无松动、脱落等异常情况。

2.水槽内和雾化罐内切忌加温水或热水,水槽内无水时,不可开机,以免损坏机器。水槽内应保持足够的水量,水温不宜超过 50 ℃。

3.注意保护药杯及水槽底部晶体换能器,因药杯及晶体换能器薄、脆,易破碎,操作中动作要轻,防止损坏。

4.连续使用超声雾化器时,中间需间隔 30 min。

5.观察患者痰液排出是否困难,若因黏稠的分泌物经湿化后膨胀使痰液不易咳出,应协助患者拍背,使痰液排出,必要时给予吸痰。

实训 3-1-4-2　氧气雾化吸入法

氧气雾化吸入法是利用压缩空气、高速氧气气流,使药液形成雾状,再由呼吸道吸入,并且氧气又可解决缺氧问题,从而达到治疗目的的。

目前临床常采用的氧气雾化器为射流式雾化器(图 3-1-4-3),其工作原理是利用高速氧气气流通过毛细管时在管口附近产生的负压,将药液由邻近的小管吸出,所吸出的药液又被通过毛细管口的高速气流撞击成细小的雾滴,呈雾状喷出,随着患者呼吸直接将药物吸入呼吸道,沉降于下气道或肺泡,产生疗效。

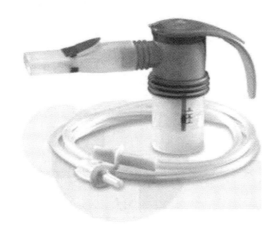

图 3-1-4-3　射流式雾化器(带口含嘴)

【目的】

1.解除支气管痉挛,改善通气功能。

2.预防、控制呼吸道感染。

3.稀释痰液,促使痰液咳出。

【评估】

1.患者

(1)患者病情、年龄、意识状况、心理反应及合作程度。

(2)呼吸道通气情况,呼吸道是否感染,有无呼吸道黏膜水肿、痰液等。

(3)面部及口腔黏膜有无感染、溃疡。

2.用物　设备仪器性能是否完好,药物是否按医嘱准备齐全。

3.环境　整洁、安静、安全、光线适宜。

【计划】

1.护士准备　衣帽整洁,修剪指甲,洗手,戴口罩。了解治疗目的,熟练掌握氧气雾化吸入操作方法。

2.用物准备　氧气雾化器 1 套、氧气装置 1 套、无菌生理盐水、治疗巾、50 mL 注射器、纱布、弯盘,按医嘱准备药物。

3.患者准备　卧位舒适,理解治疗目的。

4.环境准备　整洁、安静、安全、符合用氧要求。

【实施】

操作步骤见表3-1-4-2。

表 3-1-4-2　氧气雾化吸入法的操作步骤

操作步骤	要点说明
1.检查氧气雾化器	·使用前检查氧气雾化器连接是否完好,有无漏气
2.连接各部件	
3.用正确方法抽吸药液并稀释至 5 mL,注入雾化器药杯内	
4.携用物至患者床旁,问好,查对,解释,取得配合	·确认患者
5.协助患者取合适体位,颌下铺治疗巾	
6.连接氧气雾化器的接气口与氧气装置,调节氧流量至 6～8 L/min	·氧气湿化瓶内勿放水,以免液体进入氧气雾化吸入器内使药液稀释
7.将口含嘴放入患者口中,或将面罩放于患者口鼻处,指导患者紧闭嘴唇深吸气,用鼻呼气,反复多次,直至将药液吸完	·深、长吸气,使药液充分到达支气管和肺内,屏气 1～2 s,再轻松呼气,可提高治疗效果。严禁接触烟火和易燃品 ·一般雾化时间为 15～20 min
8.治疗结束,取下口含嘴或面罩,擦净面部,关氧气开关	
9.查对、协助患者取舒适卧位、整理床单位、进行指导、感谢合作、告别	
10.整理归位、清理备用、洗手、记录	·一次性雾化器用后按规定消毒处理备用,记录雾化时间、药物,签全名

【评价】

1.操作熟练、动作轻巧、过程规范、剂量准确、查对无误、关爱患者。

2.态度和蔼、语言通俗易懂、告知明确。

3.评估准确、仪态大方、沟通良好、思维缜密、应变能力强、职业气质好。

【注意事项】

1.使用前检查各部件是否完好,有无松动、脱落等异常情况。

2.使用氧气雾化吸入时,特别注意用氧安全,避免烟火,远离火源。

3.氧气湿化瓶内勿放水,以免液体进入氧气雾化吸入器内使药液稀释。

4.密切观察患者痰液排出情况,如排痰不顺利,可给予辅助拍背、吸痰等方法帮助排痰。

5.使用氧气雾化吸入器时,应取下氧气湿化瓶,防止氧气湿化瓶老化,并注意安全。

实训 3-1-4-3　手压式雾化器雾化吸入法

手压式雾化器雾化吸入法是利用拇指按压雾化器顶部,使药液从喷嘴喷出,形成雾滴,喷出药液的雾滴平均直径为 2.8～4.3 μm,由于喷出的速度较快,所以有大约 80% 的雾滴会作用于口腔及咽部气管、支气管黏膜组织,药物被黏膜迅速吸收,从而达到治疗目的的。

【目的】

吸入拟肾上腺素类药、氨茶碱或沙丁胺醇等支气管解痉药,改善通气功能,适用于支气管哮

NOTE

喘、喘息性支气管炎的对症治疗。

【评估】

1.患者　同超声雾化吸入法。

2.用物　设备仪器性能是否完好,药物是否按医嘱准备齐全。

3.环境　整洁、安静、安全、光线适宜。

【计划】

1.护士准备　衣帽整洁,修剪指甲,洗手、戴口罩。了解治疗目的,熟练掌握手压式雾化器雾化吸入法。

2.用物准备　按医嘱准备手压式雾化器(内含药液)(图 3-1-4-4),纱布、弯盘。

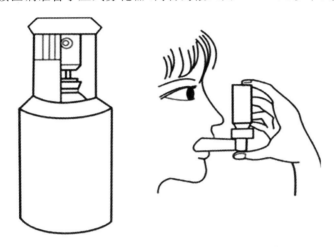

图 3-1-4-4　手压式雾化器

3.患者准备　卧位舒适,能够理解、配合。

4.环境准备　整洁、安静、安全、光线适宜。

【实施】

操作步骤见表 3-1-4-3。

表 3-1-4-3　手压式雾化器雾化吸入法的操作步骤

操 作 步 骤	要 点 说 明
1.检查手压式雾化器是否完好	
2.携用物至患者床旁,问好,查对,解释,取得配合	·确认患者
3.取下雾化器保护盖,充分摇匀药液	
4.将雾化器倒置,把喷嘴放入患者双唇间,平静呼气,在吸气开始前,用拇指按压气雾瓶顶部,使药液喷出,伴随着深吸气的同时,药液经口腔缓慢吸入,反复1～2次	·紧闭嘴唇 ·尽可能延长屏气时间(最好坚持 10 s 左右),然后呼气 ·观察雾化吸入的效果
5.治疗结束,取出手压式雾化器	
6.查对、协助患者取舒适卧位、整理床单位、进行指导、感谢合作、告别	
7.整理归位	·手压式喷雾器使用后放在阴凉处(30 ℃以下)保存,其塑料外壳应定期用温水清洁
8.洗手,记录	·记录雾化时间、药物,签全名

【评价】

1.操作熟练、动作轻巧、过程规范、查对无误、关爱患者。

2.态度和蔼、语言通俗易懂、告知明确。

3.评估准确、仪态大方、沟通良好、思维缜密、应变能力强、职业气质好。

【注意事项】

1.喷雾器使用后放置于阴凉处(30 ℃以下)保存,外壳定期清洁。

2.使用前检查雾化器各部件是否完好,有无松动、脱落等异常情况。

3.药液随着深吸气的动作经口腔吸入,尽可能延长屏气时间,然后呼气。

4.每次 1～2 喷,两次使用间隔时间不少于 3～4 h。

实训 3-1-4-4　空气压缩雾化吸入法

空气压缩雾化吸入法是利用压缩空气将药液变成细微的气雾(直径 3 μm 以下),使药液直接吸入呼吸道的方法。

1.空气压缩雾化器构造

(1)空气压缩机:通电后可将空气压缩。其面板上有电源开关、过滤器及导管接口。

(2)喷雾器:其下端有空气导管接口,与空气压缩机相连,上端可安装进气活瓣(如使用面罩,则不用安装进气活瓣),中间部分为药皿,用以盛放药液。

(3)口含器带有呼气活瓣。

2.空气压缩雾化器作用原理　空气压缩机通电后输出的电能将空气压缩,压缩空气作用于喷雾器内的药液,使药液表面张力破坏,形成细微雾滴,通过口含器随患者的呼吸进入呼吸道。

【目的】

1.预防、控制呼吸道感染。

2.稀释痰液、促进咳嗽。

3.改善通气功能,解除支气管痉挛。

【评估】

1.患者　同超声雾化吸入法。

2.用物　设备仪器性能是否完好,药物是否按医嘱准备齐全。

3.环境　整洁、安静、安全、光线适宜。

【计划】

1.护士准备　衣帽整洁,修剪指甲,洗手、戴口罩。了解治疗目的,熟练使用空气压缩雾化器。

2.用物准备　按医嘱准备药物,空气压缩雾化器装置(图 3-1-4-5)、纱布、弯盘。

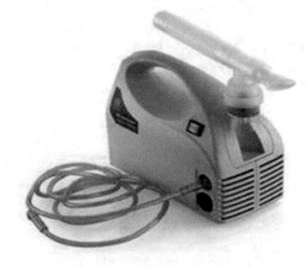

图 3-1-4-5　空气压缩雾化器

3.患者准备　卧位舒适,理解治疗目的。

4.环境准备 整洁、安静、安全、光线、温湿度适宜、符合用氧要求。

【实施】

操作步骤见表3-1-4-4。

表 3-1-4-4 空气压缩雾化吸入法的操作步骤

操 作 步 骤	要 点 说 明
1.检查并连接空气压缩雾化器的电源,关上开关,按医嘱抽吸药液,注入雾化器内(不超过规定刻度),将喷雾器与空气压缩机相连	• 使用前检查空气压缩雾化器是否完好
2.携用物至患者床旁,问好,查对,解释,取得配合	• 确认患者
3.协助患者取合适体位,颌下铺治疗巾	
4.接通电源,打开空气压缩机,调节雾量大小	• 空气压缩机放置在平整稳定的物体上
5.将口含嘴放入患者口中,或将面罩放于患者口鼻处,紧贴面部,指导患者紧闭嘴唇,深吸气,再用鼻呼气,反复多次,直至将药液吸完为止	• 使药液顺利到达支气管和肺部 • 通常雾化时间为 15～20 min
6.治疗结束,取下口含嘴或面罩,关电源	
7.查对、协助患者取舒适卧位、整理床单位、进行指导、感谢合作、告别	• 协助患者翻身叩背,促进痰液排出
8.整理归位	• 雾化器浸泡消毒 1 h,再洗净、晾干、备用(一次性雾化器用后按规定处理)
9.洗手,记录	• 记录雾化时间、药物,签全名

【评价】

1.操作熟练、动作轻巧、过程规范、查对无误、关爱患者。

2.态度和蔼、语言通俗易懂、告知明确。

3.评估准确、仪态大方、沟通良好、思维缜密、应变能力强、职业气质好。

【注意事项】

1.使用前检查电源电压是否与空气压缩机吻合。

2.空气压缩机放置在平稳处,勿放于地毯或毛织物等软物上。

3.治疗过程中密切观察患者的病情变化,发现不适可指导患者做适当休息或平静呼吸;如有痰液,嘱患者咳出,不可咽下。

4.定期检查空气压缩机的空气过滤器内芯,喷雾器要定期清洗,发现喷嘴堵塞,应反复清洗或更换。

5.指导患者正确吸入药液,使药液充分到达呼吸道深部,以便更好发挥疗效,雾化后指导患者正确咳嗽,以促进痰液排出,减轻呼吸道感染程度。

任务五 药物过敏试验技术

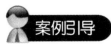 案例引导

患者张某,男,33 岁。因淋雨着凉后出现发热、咳嗽,T39.3 ℃,2 天后咳铁锈色痰,诊断为肺炎球菌肺炎。护士遵医嘱为该患者静脉滴注青霉素 400 万 U,每日 2 次。如果你是责任护士,请完成以下任务:

(1)青霉素皮试注射剂量是多少?

(2)怎样判断皮试结果?

（3）该患者在静脉滴注青霉素 10 min 后如果突然出现胸闷气短、面色苍白、出冷汗、烦躁不安、脉搏细弱，血压 60/45 mmHg，应该采取哪些急救措施？

药物过敏反应是外来的抗原物质与体内抗体间所发生的一种非正常的免疫反应。通常，外来的抗原进入机体，使淋巴细胞或体液免疫系统致敏，使机体处于致敏状态。当机体再次接触同样的变态反应原时，抗原与抗体产生反应，就引起某种程度的组织损伤或机能障碍。常表现为发热、药疹、血清病综合征、血管神经性水肿等，严重者可发生过敏性休克甚至危及生命。过敏反应常发生在少数人身上，与药物的剂量、剂型及用药途径无关。

为了防止过敏反应发生，护士应了解药物过敏反应的过程、临床表现和处理原则。在使用易发生过敏反应的药物前，除了详细询问用药史、过敏史外，还必须做药物过敏试验，掌握正确的皮试液配制及试验的方法，仔细观察，正确判断试验结果，同时要熟练掌握过敏反应的急救技术。

一、药物过敏反应及处理

（一）青霉素过敏反应及处理

青霉素又称为青霉素 G、青霉素钠，是一类能破坏细菌的细胞壁并在细菌细胞的繁殖期起杀菌作用的抗生素。青霉素价廉、毒性低，但容易发生过敏反应，在各种抗生素中过敏反应发生率最高，人群中过敏反应发生率为 5％～6％。常发生于多次接受青霉素治疗者，初次用药者较少见。

1.青霉素过敏反应的发生机制　青霉素本身不具有抗原性，其降解产物（青霉烯酸和青霉噻唑酸）属于半抗原物质，进入机体后，与组织蛋白结合形成全抗原（青霉噻唑蛋白），刺激机体产生特异性抗体 IgE，IgE 固定在某些组织的肥大细胞和嗜碱性粒细胞上，使机体呈致敏状态。当机体再次接受类似的抗原刺激后，即与特异性抗体 IgE 结合，发生抗原抗体反应，导致细胞破裂，释放组胺、缓激肽、白三烯等血管活性物质。这些物质分别作用于效应器官，使平滑肌痉挛、微血管扩张、毛细血管通透性增高、腺体分泌增多，临床出现荨麻疹、哮喘、喉头水肿、血压下降或过敏性休克等一系列过敏反应（图 3-1-5-1）。

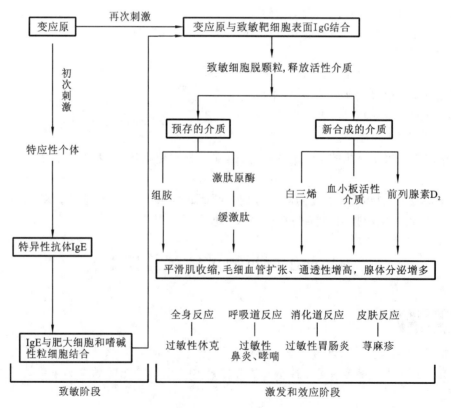

图 3-1-5-1　青霉素过敏反应（Ⅰ型）发生机制

2.青霉素过敏反应的临床表现

(1)过敏性休克:在做青霉素皮试后、注射过程中及注射后均可发生,一般多在用药后 20 min 内,有时呈闪电式,属Ⅰ型变态反应,其临床表现综合如下。

①呼吸道阻塞症状:胸闷气短、喉头阻塞、呼吸困难、窒息、发绀等,由喉头水肿、支气管痉挛水肿和肺水肿引起。

②循环衰竭症状:由于周围血管扩张导致有效循环血容量不足,表现为面色苍白、畏寒、出冷汗、四肢发冷、烦躁不安、脉搏细弱、血压下降等。

③中枢神经系统症状:意识丧失、昏迷、抽搐、大小便失禁等,可能由脑部缺氧引起。个别患者可产生失语、半身不遂、帕金森综合征等后遗症。

(2)血清病型反应:一般在用药后 7~12 天内发生,临床表现与血清病相似,属Ⅲ型变态反应,可见发热、荨麻疹、关节肿痛、淋巴结肿大、腹痛、皮肤发痒等。

(3)各器官或组织的过敏反应。

①呼吸道过敏反应:引起哮喘或促发原有的哮喘发作。

②消化道过敏反应:如腹痛、腹泻、便血等,可引起过敏性紫癜。

③皮肤过敏反应:如瘙痒、荨麻疹、血管神经性水肿,严重者可引起剥脱性皮炎。

3.青霉素过敏性休克的处理　患者一旦出现青霉素过敏性休克的临床表现,应遵循立即停药、就地抢救、分秒必争的原则进行处理。

(1)立即停药,就地抢救,让患者平卧,报告医生。

(2)立即皮下注射 0.1%盐酸肾上腺素 0.5~1 mL,小儿酌减。如症状不缓解,可每隔 30 min 皮下或静脉注射该药 0.5 mL,直至脱离危险期。盐酸肾上腺素是抢救过敏性休克的首选药物,具有收缩血管、增加外周阻力、提升血压、迅速解除支气管痉挛和水肿的作用。

(3)给予氧气吸入。呼吸抑制时,肌内注射可拉明、洛贝林等呼吸兴奋剂。如出现呼吸停止,应立即进行口对口人工呼吸或插入气管导管借助人工呼吸机辅助或控制呼吸。遇有喉头水肿引起的窒息时应尽快行气管切开。

(4)根据医嘱给予地塞米松 5~10 mg,或氢化可的松 200~400 mg 加入 5%~10%葡萄糖溶液内静脉滴注。应用抗组胺类药物,如肌内注射盐酸异丙嗪 25~50 mg 或苯海拉明 40 mg。

(5)静脉滴注 10%葡萄糖溶液或平衡溶液以扩充血容量,如血压仍不回升,可按医嘱给予多巴胺或去甲肾上腺素静脉滴注。

(6)若出现心跳骤停,应立即进行复苏抢救,如施行体外心脏按压、气管内插管或人工呼吸等急救措施。

(7)密切观察病情,如面色、神志、呼吸、脉搏、血压、尿量等,并做好记录。

(二)链霉素过敏反应及处理

链霉素也是临床上常用的抗生素之一,属氨基糖苷类抗生素,主要对革兰阴性菌及结核杆菌有较强的抗菌作用。链霉素主要损害第八对脑神经,可以导致前庭神经和听神经的损害,对肾脏的毒性也较多,同时还可导致皮疹、发热、荨麻疹、血管神经性水肿等过敏反应,甚至可发生过敏性休克,虽然发生率较青霉素低,但反应迅速而严重,死亡率很高,故使用时,也应做皮试反应。

1.链霉素过敏反应的临床表现　与青霉素大致相同,轻者表现为发热、皮疹、荨麻疹,严重者可发生过敏性休克。

2.过敏反应的处理

(1)发生过敏性休克时,救治原则与青霉素过敏性休克基本相同。

(2)链霉素的毒性反应比过敏反应更常见、更严重,可出现全身麻木、抽搐、肌无力、眩晕、耳鸣、耳聋等。因链霉素可与钙离子结合使毒性症状减轻,因此可静脉注射 10%葡萄糖酸钙或氯化钙;若患者出现肌无力、呼吸困难,可用新斯的明皮下注射或静脉注射。

(三)破伤风抗毒素过敏反应及处理

破伤风抗毒素(tetanus antitoxin,TAT)是由破伤风类毒素免疫马所得的血浆,经胃酶消化后并纯化制成的液体抗毒素球蛋白制剂。它含特异性抗体,具有中和破伤风毒素的作用,常在救治破伤风患者时应用,有利于控制病情发展,并常用于有潜在破伤风危险的外伤伤员,作为被动免疫预防使用。

破伤风抗毒素对于人体是一种异种蛋白,具有抗原性,注射后容易发生过敏反应。

1.破伤风抗毒素过敏反应的临床表现

(1)过敏性休克:可在注射中或注射后数分钟至数十分钟内突然发生。

(2)血清病:主要症状为荨麻疹、发热、淋巴结肿大、局部水肿,注射部位可出现红斑、瘙痒及水肿。一般在注射后 7~14 天发病,称为延缓型;也有的在注射后 2~4 天发病,称为加速型。

2.破伤风抗毒素过敏反应的处理

(1)发生过敏性休克时,救治原则与青霉素过敏性休克基本相同。

(2)血清病治疗:一般停药后可自行消失,个别症状明显的患者可使用抗组胺类药物或钙剂治疗。

(3)脱敏治疗见破伤风抗毒素过敏试验。

(四)其他药物过敏反应及处理

常用的药物过敏还有头孢菌素类、普鲁卡因、细胞色素 C、碘等的过敏,过敏反应的处理同青霉素过敏反应。

二、常用药物过敏试验技术

(一)青霉素过敏试验法

实训 3-1-5-1　青霉素过敏试验法

青霉素过敏试验通常以 0.1 mL(含青霉素 20~50 U)的试验液进行皮内注射,根据皮丘及患者全身情况来判断过敏试验结果,过敏试验结果为阴性方可使用青霉素治疗。

【目的】

预防青霉素过敏反应。

【评估】

1.患者

(1)患者病情、年龄、意识状况、心理反应、合作程度。

(2)患者用药史、过敏史,家族史,如有青霉素过敏史者不可做青霉素过敏试验,有其他药物过敏史者慎做青霉素过敏试验。

(3)如曾应用青霉素但已停药 3 天需再次使用,或在使用过程中改用不同生产批号的制剂时,需重做青霉素过敏试验。

2.用物　药物、注射用物。

3.环境　整洁、安静、安全。

【计划】

1.护士准备　衣帽整洁,修剪指甲,洗手、戴口罩。掌握青霉素过敏试验结果的观察、熟悉青霉素过敏反应的急救处理。

2.用物准备

(1)治疗车上层:①基础治疗盘、一次性 1 mL 注射器、一次性 2~5 mL 注射器、无菌治疗盘、皮试通知单、青霉素(80 万 U/瓶)、无菌生理盐水。②抢救用物:0.1%盐酸肾上腺素、注射器、氧气等。

(2)治疗车下层备锐器盒、医疗废物收集桶、生活废物收集桶。

3.患者准备

(1)了解青霉素过敏试验的目的、注意事项、配合要点,卧位舒适,能够理解、配合。

(2)不宜空腹时进行皮试,因个别患者空腹时会发生眩晕、恶心等反应,容易与过敏反应相混淆。

4.环境准备　整洁、安静、安全、光线适宜。

【实施】

1.皮试液的配制(表 3-1-5-1)

表 3-1-5-1　青霉素皮试液的配制

青霉素	加 0.9％氯化钠溶液/mL	每毫升试验液的青霉素含量/(U/mL)	要点与说明
80 万 U	4	20 万	• 用 5 mL 注射器,6～7 号针头
取 0.1 mL 上液	0.9	2 万	• 以下换用 1 mL 注射器,6～7 号针头
取 0.1 mL 上液	0.9	2000	• 每次配制时均需将溶液摇匀
取 0.1 mL 上液	0.9	200	• 配制完毕换接 4½ 号针头,妥善放置

2.皮试液配制标准　以每毫升试验液含青霉素 200～500 U 为标准。

3.皮试结果判断(表 3-1-5-2)

表 3-1-5-2　皮试结果判断

结　果	局部皮丘反应	全 身 情 况
阴性	大小无改变,周围无红肿,无红晕	无自觉症状,无不适表现
阳性	皮丘隆起增大,出现红晕,直径大于 1 cm,周围有伪足伴局部痒感	可有头晕、心慌、恶心,甚至发生过敏性休克

4.操作步骤(表 3-1-5-3)

表 3-1-5-3　青霉素过敏试验法的操作步骤

操 作 步 骤	要 点 说 明
1.洗手或进行手部消毒	
2.携用物至患者床旁,问好,查对,解释,取得配合	
3.选择注射部位,用 75％乙醇消毒皮肤、待干,取出配好的皮试液,排尽空气	• 前臂掌侧下段
4.再次核对患者和药物	
5.在患者前臂掌侧下段按皮内注射的方法推入药液 0.1 mL(含青霉素 20 U)	
6.再次核对患者及药物,记录注射时间,20 min 后观察结果	• 告知患者勿离开病室,不要按压、揉搓注射部位,如有不适,立即告知医务人员
7.整理用物,协助患者取舒适卧位,洗手并记录	
8.20 min 后到病室:核对、问好、解释、取得配合,观察结果并告知患者青霉素过敏试验结果	• 按照青霉素过敏试验结果的判断标准判断 • 若不能确认或怀疑假阳性,可做对照试验。方法:用另一注射器和针头在另一臂内侧注入 0.1 mL 等渗盐水,20 min 后观察结果
9.再次整理用物,协助患者取舒适卧位,洗手	
10.记录结果	• 阳性结果,用红笔以"＋"表示,阴性结果,用蓝笔或黑笔以"－"表示

【评价】

1.操作熟练、动作轻巧、过程规范、手法正确、剂量准确、判断准确、无菌观念强、查对无误、关爱患者。

2.态度和蔼、语言通俗易懂,告知药物作用、注意事项、配合要点。

3.评估准确、仪态大方、沟通良好、思维缜密、应变能力强、职业气质好。

【注意事项】

1.做青霉素过敏试验前应详细询问患者的用药史、过敏史、家族史。

2.凡初次用药、停药 3 天后再用,或用药中更换药物批号,均应重新做青霉素过敏试验,结果为阴性方可使用。

3.青霉素皮试液应现用现配,因青霉素皮试液极不稳定,特别是在常温下易产生降解产物,导致过敏患者反应。

4.青霉素过敏试验和注射前均应做好急救的准备工作,如备好盐酸肾上腺素和注射器等。

5.护士应加强工作责任心,严格执行"三查七对"制度。

6.严密观察患者,首次注射后应观察 30 min,以免发生迟缓性过敏反应。同时,注意倾听患者主诉。

7.过敏试验结果阳性者禁止使用青霉素,应及时报告医生,在体温单、医嘱单、病历、床头卡、门诊病历上醒目地注明,并告知患者及其家属。

8.若不能确认或怀疑假阳性,可做对照试验,在另一臂内侧注入 0.1 mL 等渗盐水,20 min 后观察结果,确认青霉素过敏试验结果为阴性方可使用。使用青霉素治疗过程中要继续严密观察患者反应。

(二)链霉素过敏试验法

1.皮试液标准 以每毫升试验液含链霉素 2500 U,注射剂量 0.1 mL(含链霉素 250 U)为标准。

2.皮试液配制 以 100 万 U(1 g)链霉素 1 支为例(表 3-1-5-4)。

表 3-1-5-4 链霉素皮试液的配制

链霉素	加 0.9%氯化钠溶液/mL	每毫升药液链霉素含量/(U/mL)	要 点 说 明
100 万 U	3.5	25 万	·用 5 mL 注射器,6~7 号针头
取 0.1 mL 上液	0.9	2.5 万	·以下换用 1 mL 注射器
取 0.1 mL 上液	0.9	2500	·每次配制时均需将溶液混匀,配制完换 4½号针头,妥善放置

3.试验方法 取配制好的皮试液在患者前臂掌侧下段皮内注射 0.1 mL(含链霉素 250 U),20 min 后判断结果,结果判断同青霉素过敏试验。

(三)破伤风抗毒素过敏试验及脱敏注射法

1.皮试液标准 以每毫升试验液含破伤风抗毒素 150 U,注射剂量为 0.1 mL(含 TAT 15 U)为标准配制。

2.破伤风抗毒素试验液的配制 用 1 mL 注射器抽取破伤风抗毒素原液(1500 U/mL)0.1 mL,加 0.9%氯化钠溶液至 1 mL(1 mL 内含破伤风抗毒素 150 U)即可。

3.试验方法 取配制好的皮试液,在患者前臂掌侧下段皮内注射 0.1 mL(含破伤风抗毒素 15 U),20 min 后判断结果。

4.结果判断

(1)阴性:局部无红肿、无异常全身反应。

(2)阳性:皮丘红肿,硬结直径大于 1.5 cm,红晕范围直径超过 4 cm,有时出现伪足或有痒感,全身过敏性反应表现与青霉素过敏反应相类似,以血清病型反应多见。

如结果为阴性,则把所需剂量一次肌内注射。如结果为阳性,需采用脱敏注射法。

5.破伤风抗毒素脱敏注射法 破伤风抗毒素是治疗破伤风的一种特异性抗体,目前没有其他药物可以替代,如果过敏试验结果为阳性,则需采用脱敏注射法。

(1)脱敏注射法的定义:将所需要的破伤风抗毒素分次少量注入体内。

(2)脱敏注射的基本原理:小剂量注射时变应原所致生物活性介质的释放量少,不至于引起临床症状;短时间内连续多次药物注射可以逐渐消耗体内已经产生的 IgE,最终可以全部注入所需药量而不致发病。但这种脱敏只是暂时的,经过一定时间后,IgE 再次产生而重建致敏状态。故日后再用破伤风抗毒素,还需要重做过敏试验。

(3)破伤风抗毒素脱敏注射法:破伤风抗毒素过敏试验结果为阳性,而患者确实需要应用破伤风抗毒素时应采用脱敏注射法(表 3-1-5-5),预先应按照抢救过敏性休克的需要准备好急救药品。

表 3-1-5-5 破伤风抗毒素脱敏注射法

注射次数	破伤风抗毒素/mL	加 0.9%氯化钠溶液/mL	注射途径
1	0.1	0.9	肌内注射
2	0.2	0.8	肌内注射
3	0.3	0.7	肌内注射
4	余量	稀释至 1 mL	肌内注射

按表 3-1-5-5,每隔 20 min 肌内注射破伤风抗毒素一次,直至完成总剂量(破伤风抗毒素 1500 U)的注射。

【注意事项】

1.在脱敏注射过程中,应密切观察患者的反应。如发现患者出现面色苍白、发绀、荨麻疹及头晕、心跳等不适或过敏性休克,应立即停止注射并配合医生进行抢救。

2.如过敏反应轻微,可待症状消退后,酌情将剂量减少、注射次数增加,在密切观察患者的情况下,使脱敏注射顺利完成。

(四)普鲁卡因过敏试验法

普鲁卡因是局部麻醉药,偶见过敏反应,用药前应做过敏试验。

1.过敏试验方法 取 0.25%普鲁卡因试验液 0.1 mL,在患者前臂掌侧下段皮内注射,20 min 后判断结果。

2.皮试结果判断和过敏反应的处理 同青霉素过敏试验及过敏反应的处理。

(五)碘过敏试验法

临床上常用含碘类造影剂做肾脏、心血管、胆囊、膀胱、脑血管等的造影。含碘类造影剂注入体内都有可能产生过敏反应,症状严重程度不一,重者甚至可致命。在造影前 1~2 天须先做碘过敏试验,结果为阴性者,方可做碘造影检查。碘过敏试验有助于预防或减少造影剂反应的产生。

1.试验方法

(1)口服法:5%~10%碘化钾 5 mL 口服,每日 3 次,连续 3 天,观察结果。

(2)皮内注射法:取 0.1 mL 碘造影剂皮内注射,20 min 后观察结果。

(3)静脉注射法:取造影剂(30%泛影葡胺)1 mL 静脉注射,5~10 min 后观察结果。

在静脉注射造影剂前,必须先行皮内注射,然后行静脉注射,如结果为阴性,方可进行碘造影检查。

2.结果判断

(1)口服法:有口麻、头晕、心慌、恶心、呕吐、流泪、流涕、荨麻疹等症状者为阳性。

(2)皮内注射法:局部有红、肿、硬块,直径超过 1 cm 者为阳性。

(3)静脉注射法:观察有无反应,如血压、脉搏、呼吸、面色等情况有改变为阳性。

少数患者碘过敏试验为阴性,但在造影时发生过敏反应,故造影时需备急救药物。

(六)细胞色素 C 过敏试验法

细胞色素 C 是一种细胞呼吸激活剂,为生物氧化过程中的电子传递体。常用于组织缺氧的急救和辅助用药,如一氧化碳中毒、催眠药中毒、新生儿窒息、严重休克缺氧、麻醉及肺部疾病引起的呼吸困难,高山缺氧,脑缺氧,心脏疾病引起的缺氧等。可引起过敏反应,用前需做细胞色素 C 过敏试验。

1.皮试液标准　每毫升试验液含细胞色素 C 0.75 mg,注射剂量为 0.1 mL(含细胞色素 C 0.075 mg)。

2.过敏试验方法

(1)皮内试验:取细胞色素 C 溶液(每支 2 mL,内含细胞色素 C 15 mg)0.1 mL 加无菌生理盐水至 1 mL(1 mL 内含细胞色素 C 0.75 mg),皮内注射 0.1 mL(含细胞色素 C 0.075 mg)。20 min 后观察结果,如局部发红,直径大于 1 cm,出现丘疹者为阳性。

(2)划痕试验:在前臂下段内侧,用 75% 乙醇常规消毒皮肤后,用细胞色素 C 原液(每毫升含细胞色素 C 7.5 mg)1 滴,滴于皮肤上,用无菌针头在表皮上划两道痕,长度约 0.5 cm,深度以微量渗血为宜。20 min 后观察结果,结果判断同皮内试验。

(七)头孢菌素类药物过敏试验法

头孢菌素类抗生素具有抗菌谱广、抗菌作用强、耐青霉素酶、过敏反应较青霉素类少见等优点,所以是一类高效、低毒、临床广泛应用的重要抗生素。但头孢菌素类抗生素使用时也可引起过敏反应,因此,使用前需做头孢菌素类药物过敏试验。

头孢菌素与青霉素之间存在不完全交叉过敏反应,有 10%～30% 青霉素过敏者对头孢菌素类过敏,而对头孢菌素过敏者中绝大多数对青霉素过敏。

1.皮试液标准　每毫升试验液含头孢菌素 500 μg,皮试注射剂量是 0.1 mL 溶液(含头孢菌素 50 μg)。

2.皮试液配制方法　以头孢唑啉(0.5 g/瓶)为例,见表 3-1-5-6。

表 3-1-5-6　头孢唑啉皮试液的配制

头孢唑啉	加 0.9% 氯化钠溶液/mL	每毫升药液头孢唑林含量	要点与说明
0.5 g	2	250 mg	· 用 2～5 mL 注射器,6～7 号针头
取 0.2 mL 上液	0.8	50 mg	· 以下换用 1 mL 注射器
取 0.1 mL 上液	0.9	5 mg	· 每次配制时均需摇匀药液
取 0.1 mL 上液	0.9	500 μg	· 配制完换 4½ 号针头,妥善放置

3.试验方法　取配制好的皮试液在患者前臂掌侧下段皮内注射 0.1 mL(含头孢菌素 50 μg),20 min 后判断结果。

4.皮试结果判断　同青霉素结果判断。

5.注意事项

(1)做头孢菌素类药物过敏试验前应详细询问患者的用药史、过敏史、家族史。

(2)凡初次用药、停药 3 天后再用,或用药中更换药物批号,均应重新做头孢菌素类药物过敏试验,结果为阴性方可使用。

(3)皮试液应现用现配,配制剂量准确。

(4)严密观察患者反应,首次注射后应观察 30 min,以免发生迟缓性过敏反应。同时,注意倾听患者主诉,做好急救准备工作。

(5)头孢菌素类药物过敏试验结果为阳性者不可使用头孢菌素类药物,应及时报告医生,在体温单、医嘱单、病历、床头卡、门诊病历上醒目地注明,并告知患者及其家属。

(6)头孢菌素与青霉素之间存在交叉过敏反应,如患者对青霉素类过敏,因病情需要使用头孢菌素类时,一定要在严密观察下做头孢菌素类药物过敏试验,并做好急救准备。

知识链接

青霉素与弗莱明

青霉素是人类最早发现的抗生素,1928 年英国细菌学家弗莱明外出度假时,把实验室的培养皿中正生长着细菌这件事给忘了。3 周后当他回到实验室时,注意到一个与空气意外接触过的金黄色葡萄球菌培养皿中长出了一团青霉菌,并有一个现象引起了他的注意:在这个被青霉菌污染的培养皿上,青霉菌菌落周围的一些金黄色葡萄球菌菌落都被溶解了。弗莱明意识到这种现象的重要意义,因此进行了深入研究。他将这种物质命名为"青霉素",但他未能将其提纯并用于临床。

1929 年,弗莱明发表了他的研究成果,遗憾的是,这篇论文发表后一直没有受到科学界的重视。

1938 年,德国化学家钱恩在旧书堆里看到了弗莱明的那篇论文,于是开始做提纯实验。1938 年由牛津大学的钱恩、弗洛里领导的团队提炼出来。当时正值第二次世界大战期间,青霉素的研制和生产转移到了美国。青霉素的大量生产,拯救了千百万伤病员,成为第二次世界大战中与原子弹、雷达并列的三大发明之一。

弗莱明因此与钱恩和弗洛里共同获得了 1945 年诺贝尔生理学或医学奖。青霉素的发现是人类抗生素发展史上的一个里程碑。直到今天,它仍是流行最广、应用最多的抗生素。

能力检测

1.患者李某,男,25 岁,因不小心被铁钉扎破了脚,遵医嘱注射 TAT,皮试结果为阳性。请问:

(1)还能注射 TAT 吗?

(2)应采取怎样的注射方法? 注射中应注意观察什么现象?

2.患者王某,女,55 岁,青霉素过敏试验结果为阴性,遵医嘱肌内注射青霉素 80 万 U,在首次注射 5 min 后突然感到胸闷、气急,同时面色苍白、出冷汗。查体:脉搏 121 次/分,血压 65/45 mmHg。请问:

(1)该患者发生了什么现象?

(2)你该如何处理?

A₁/A₂ 型题

3.发药时下列哪种做法不妥?(   )

A.解释用药目的、注意事项　　　　　　　　B.同一患者的药一次取出药盘

C.患者不在时将药留在床头柜上　　　　　　D.危重患者给予喂服

E.鼻饲者将药物溶解后注入

4.链霉素过敏的救治与青霉素过敏不同的是(   )。

A.加用葡萄糖酸钙　　　　B.加用乳酸钙　　　　　　C.加用柠檬酸钙

D.加用碳酸钙　　　　　　E.加用硫酸钙

5.患者陈某,男,34 岁,需用青霉素 80 万 U 肌内注射,每 8 h 一次。做皮试局部反应阳性,下列措施哪项是错误的?(   )

A. 报告医生，更改治疗方案　　　　　　　　B. 告知患者本人，禁用青霉素

C. 在医疗文件上注明青霉素阳性反应　　　　D. 严格交班，并写入交班报告

E. 给予抗过敏药物抢救

6. 患者李某，患糖尿病酮症酸中毒，尿糖呈阳性。护士为患者注射胰岛素的操作中错误的是（　　）。

A. 在饭前 30 min 注射　　　　　　　　　　B. 用 1 mL 注射器，5 号针头

C. 部位在股外侧　　　　　　　　　　　　　D. 常规消毒皮肤

E. 取 45°角进针，见无回血后方可注射

7. 患者张某，33 岁，妊娠 8 周，有习惯性流产史。遵医嘱给予黄体酮肌内注射，正确的操作是（　　）。

A. 用碘酒消毒皮肤　　　　　B. 消毒范围是 4 cm　　　　C. 选择粗长针头注射

D. 进针角度为 60°　　　　　　E. 见回血后方可推药

8. 患儿，1 岁 8 个月，患上呼吸道感染。医嘱：小儿百服宁 1/4 片，q6 h，prn；头孢唑林钠 0.25 g，im，bid。门诊护士为该患儿肌内注射应选择（　　）。

A. 臀大肌外上方　　　　　　B. 臀中肌、臀小肌　　　　　C. 三角肌下缘

D. 大腿前外侧　　　　　　　E. 三角肌上缘

A₃/A₄型题

（9～10 题共用题干）

患者王某，男，50 岁，T38.8 ℃，P120 次/分，咽喉疼痛。诊断为化脓性扁桃体炎。医嘱"青霉素皮内试验"，护士配制好青霉素皮试液后给患者注射。

9. 青霉素皮内注射的剂量应为（　　）。

A. 1500 U　　　B. 300 U　　　C. 100 U　　　D. 10 U　　　E. 20 U

10. 给患者做青霉素皮试前，护士询问患者的问题除（　　）外。

A. 上次使用的青霉素的生产厂家和批号　　　B. 既往是否使用过青霉素

C. 既往有无其他药物过敏史　　　　　　　　D. 既往对食物有无过敏

E. 家属有无青霉素过敏

（11～13 题共用题干）

患者刘某，女，32 岁，上呼吸道感染 3 天。患者咳嗽、咳黏液痰。医嘱：超声雾化吸入，tid。

11. 超声雾化吸入治疗的目的不包括（　　）。

A. 治疗呼吸道感染　　　　　B. 减轻咳嗽　　　　　　　　C. 解除支气管痉挛

D. 湿化呼吸道　　　　　　　E. 促进食欲

12. 为患者祛痰首选的药物是（　　）。

A. 拟肾上腺素类药　　　　　B. 沙丁胺醇　　　　　　　　C. 舒喘宁

D. α-糜蛋白酶　　　　　　　E. 氨茶碱

13. 护士指导患者做超声雾化吸入时，操作不妥的是（　　）。

A. 雾化罐内放药液，稀释至 30～50 mL　　　B. 水槽内加冷蒸馏水 250 mL

C. 嘱患者张嘴、深吸气　　　　　　　　　　D. 吸入时间不超过 20 min

E. 完毕，先关雾化开关，再关电源开关

（周彩琴）

项目二 静脉输液与输血技术

 学习目标

1. 能叙述静脉输液的目的、常用溶液种类及作用。
2. 能叙述输液速度的调节方法,常见输液故障及排除方法。
3. 能阐述常见输液反应及护理,输液微粒污染与预防。
4. 能熟悉输液泵的使用。
5. 能运用所学知识,正确选择并实施静脉输液法,操作规范、正确、认真,关心患者。
6. 能叙述静脉输血的目的、常用血液制品种类及作用。
7. 能叙述静脉输血的原则。
8. 能阐述常见输血反应及护理。
9. 能运用所学知识,正确选择并实施静脉输血法,操作规范、正确、认真,关心患者。

重点:静脉输液的目的、常用溶液种类及作用、周围静脉输液法、常见输液故障及排除方法;常见输液反应的原因、预防及护理措施;静脉输血的目的;静脉输血前准备;静脉输血法;常见输血反应的原因、预防及护理措施。

难点:常用溶液种类及作用;溶液不滴的原因及处理;常见输液反应的原因、预防及护理措施;常见输血反应的原因、预防及护理措施。

任务一 静脉输液技术

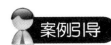

患者张某,男,65岁,在静脉输液过程中,出现了突发性的胸闷、胸骨后疼痛、眩晕、低血压,随即出现呼吸困难、严重发绀,并且患者有濒死感,听诊心脏杂音。请问:

(1)该患者出现了什么问题?

(2)如何急救处理?为什么?

静脉输液(intravenous infusion)是一种经静脉输入大量无菌溶液或药物的治疗方法。静脉输液是利用液体静压的物理原理,将液体输入体内的。输液瓶是一个入口和大气相通,下连橡胶管的玻璃瓶。瓶内液体受大气压力的作用,使液体流入橡胶管形成水柱,当水柱压力大于静脉压时,瓶内的液体即顺畅地流入静脉(图3-2-1-1)。静脉输液具有以下优点:①不能经口服的患者,可经静脉给予液体、药物、营养和其他溶液。②起效快,静脉给药可经血液循环迅速到达全身,在抢救患者时,能够争取宝贵的时间。③通过控制给药速度,使血药浓度保持相对平衡,最高血药浓度比较低。④按需给予,及时起效,如患者自控镇痛泵。静脉输液是临床护士必须掌握的常规护理技术操作。如果使用得当,不仅能有效减轻患者的疼痛感,还能提高工作效率,减少医患纠纷。

一、静脉输液的目的

1.纠正水和电解质失调,维持酸碱平衡 常用于各种原因引起的脱水、禁食、呕吐、腹泻、手术后。

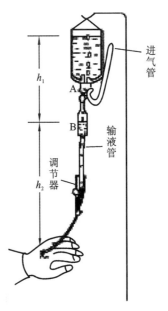

图3-2-1-1 静脉输液法

2.补充营养,维持热量　常用于慢性消耗性疾病、不能经口进食、胃肠吸收障碍、禁食等。

3.输入药物,治疗疾病　常用于脑水肿、中毒、各种感染。

4.抢救休克,增加循环血容量,维持血压　常用于治疗休克、出血。

5.输入脱水剂,提高血浆渗透压,以达到减轻脑水肿,降低颅内压,改善中枢神经系统功能的目的。同时借助高渗作用,回收组织水分进入血管内并通过肾脏排出,达到利尿消肿的作用。

二、常用溶液及作用

(一)晶体溶液

1.补充水分和热量,也常用作静脉给药的载体和稀释剂　常用溶液为 5% 和 10% 的葡萄糖溶液。

2.补充水分和电解质,维持体液容量和渗透压平衡　常用溶液有 0.9% 氯化钠溶液、复方氯化钠溶液、5% 葡萄糖氯化钠溶液等。

3.纠正酸中毒,维持酸碱平衡　常用溶液有 5% 碳酸氢钠和 11.2% 或 1.84% 乳酸钠溶液。

4.迅速提高血浆渗透压,回收组织水分进入血管内,消除水肿,用于利尿脱水;同时降低颅内压,改善中枢神经系统的功能　常用溶液有 20% 甘露醇、25% 山梨醇、25%~50% 葡萄糖溶液等。

(二)胶体溶液

1.右旋糖酐　常用溶液有中分子右旋糖酐和低分子右旋糖酐。中分子右旋糖酐能提高血浆胶体渗透压,有扩充血容量的作用;低分子右旋糖酐可降低血液黏稠度,改善微循环和防止血栓形成。

2.代血浆　常用溶液有羟乙基淀粉代血浆(706 代血浆)、氧化聚明胶、聚乙烯吡咯烷酮等。其扩容效果良好,输入后循环血容量和心排血量均增加,且较少发生过敏反应,急性大出血时可与全血共用。

3.血液制品　有 5% 清蛋白和血浆蛋白等。其主要作用是提高胶体渗透压,扩大和增加循环血容量,补充蛋白质和抗体,纠正低蛋白血症,有助于组织修复和增强机体免疫力。

(三)静脉高营养液

静脉高营养液主要用于供给患者热能,维持正氮平衡,补充各种维生素和矿物质。它主要由氨基酸、脂肪酸、维生素、矿物质、高浓度葡萄糖或右旋糖酐以及水分构成。常用溶液有复方氨基酸、脂肪乳剂等。

三、静脉输液技术

(一)密闭式静脉输液法

密闭式静脉输液法是利用原装密封瓶插管输液的方法。其操作简便,污染机会少,故广泛用于临床。目前国内常用的有全密闭式瓶装静脉输液和全封闭软袋输液两种。

1.静脉输液常用部位

(1)上肢静脉:包括手背静脉及手臂的静脉(如前臂头静脉、贵要静脉、肘正中静脉、前臂内侧静脉等)。这类静脉比较表浅而且安全。紧急输液时采用肘部静脉。

(2)头皮静脉:多用于婴幼儿,因为小儿头皮有较多的浅层静脉,易固定且活动不受限。

(3)下肢静脉:主要是足背静脉弓、大隐静脉等。由于下肢活动受限,且危险性高(易形成血栓,且迅速扩散至深部静脉,有造成栓塞的危险),因此较少使用。

2.临床补液的原则

(1)根据脱水程度的轻重,确定补液总量。

(2)根据脱水性质,有无酸中毒及低血钾等,确定补液种类。

(3)补液时,一般按照先快后慢,先浓后淡,先盐后糖,见尿补钾的原则进行。补液总量应按规定速度补完。

（4）补液应包括 3 个组成部分：累积损失、继续损失和生理需要量。

（5）补液的关键在于第 1 天 24 h,重度脱水、低血容量性休克和严重酸中毒,首先要扩容纠酸,继而补充累积损失、异常及继续生理丢失量。待血液循环和肾功能恢复后,机体自身就能调节。纠正脱水过程中,注意补钾。

实训 3-2-1-1　静脉输液技术

【评估】

1.患者的基本状态　意识状况、年龄、病情、活动能力、医疗诊断、心肺等重要脏器功能状态、治疗情况。

2.患者局部皮肤状况　穿刺部位皮肤颜色、温度,有无硬结、淤血、感觉障碍;静脉充盈度和管壁弹性、肢体活动度。

3.患者的心理反应及合作程度。

4.患者既往用药史、药物过敏史;目前用药情况及治疗可能出现的不良反应。

【计划】

1.护士准备　衣帽整洁,修剪指甲,洗手、戴口罩。

2.用物准备　治疗盘内备液体与药物、注射器及针头、安尔碘、无菌棉签、一次性输液器 1 套(图3-2-1-2)、输液贴、瓶套、启瓶器;治疗盘外另备小垫枕、止血带、砂轮、手消毒剂、输液记录单、粘贴式输液卡、弯盘、锐器盒、输液架。必要时备小夹板、绷带、输液泵。

3.患者准备　了解静脉输液的目的、方法、注意事项、配合要点;体位舒适、愿意配合;输液前排尿或排便。

4.环境准备　安静、整洁、明亮;按无菌操作的要求进行。

【实施】

操作步骤见表 3-2-1-1。

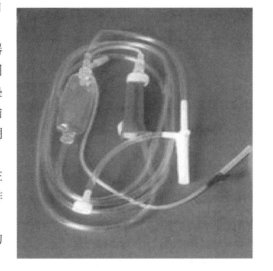

图 3-2-1-2　一次性输液器

表 3-2-1-1　密闭式静脉输液法的操作步骤

操 作 步 骤	要 点 说 明
1.准备药液	
(1)根据医嘱填写输液卡,准备药物。核对患者和药液,并检查药液质量	·严格执行"三查七对",对光检查有无混浊、沉淀、絮状物
(2)将输液卡倒贴于输液瓶上,套上瓶套。打开瓶盖的中心部分,常规消毒瓶塞,根据医嘱加入药物,再次检查液体	·注意输液卡不要覆盖输液瓶的标签 ·注意药物间的配伍禁忌
(3)检查并打开输液器包装,将输液管和通气管针头扎入瓶塞至针头根部,关闭调节器	
2.携用物至患者床旁,核对患者腕带上床号、姓名,解释输液目的,备好输液贴	·确认患者,取得配合

操 作 步 骤	要 点 说 明
3.将输液瓶挂在输液架上,反折并抬高莫菲氏滴管下端输液管,挤压滴管,使溶液留至滴管 1/3～1/2 满时,迅速转正滴管,稍松调节器,同时缓慢放低滴管下端输液管,使液体缓慢下降,直至排尽导管和针头内的空气,关闭调节器,将输液管放置妥当(图 3-2-1-3)	• 排尽空气,防止空气栓塞 • 排气不浪费药液 • 如输液管内有气泡,可以轻弹输液管,将气泡弹至莫菲氏滴管
4.选择静脉 (1)肢体下垫小垫枕,在穿刺点上方约 6 cm 处扎止血带 (2)常规消毒皮肤或用碘伏消毒 2 次,待干,备输液贴	• 选择粗直、弹性好的血管,避开关节、静脉瓣 • 长期输液者,应有计划地选择静脉
5.穿刺固定 (1)再次排气及核对,嘱患者握拳,取下护针帽,按静脉注射法穿刺,见回血后将针头再平行送入少许 (2)固定针柄,松止血带及调节器,嘱患者松拳,待液体滴入通畅,患者无不适后,用输液贴或胶布固定(图 3-2-1-4)	• 使针头斜面完全刺入静脉 • 注意"三松" • 穿刺点覆盖输液贴 • 必要时用夹板固定
6.撤去止血带和小垫枕,根据患者病情、年龄、药物性质调节输液速度	• 一般成人 40～60 滴/分,小儿 20～40 滴/分,年老体弱、婴幼儿、心肺疾病患者速度要慢;严重脱水且心肺功能好者速度要快
7.再次查对,协助患者取舒适卧位,将呼叫器置于易取处,物品分类处理	• 检查输液瓶、莫菲氏滴管液面,输液管有无气泡,接头处是否紧密,穿刺部位情况
8.洗手,记录输液时间、滴速、患者全身和局部情况并签全名	
9.输液过程中加强巡视	
10.确认输液完毕,除去胶布,关闭调节器,用干棉签按压穿刺点上方,迅速拔针,按压 1～2 min 至无出血。协助患者取舒适卧位	• 加压止血片刻,防止局部渗血 • 按压处应靠近穿刺点
11.整理床单位,清理用物	• 传染病患者按隔离消毒原则处理
12.洗手,记录	

【评价】

1.严格执行无菌技术和查对制度,无差错,无不良反应发生。

2.护患沟通有效,患者理解治疗目的,能积极配合。

【注意事项】

1.严格执行无菌操作原则及查对制度。

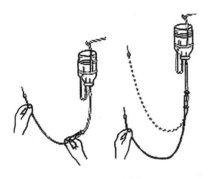

图 3-2-1-3　排气

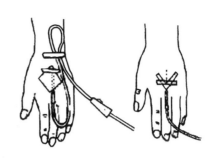

图 3-2-1-4　输液贴固定法

2. 注意药物的配伍禁忌,刺激性强及特殊药物,应在确知针头已进入血管内时再加药。

3. 根据病情需要,应有计划地安排输液顺序,以便尽快达到治疗效果。

4. 输液瓶内加入药物时,应根据治疗原则,按病情缓急和药物在血液中维持的有效浓度、时间等情况,进行合理安排。

5. 长期输液者,注意保护和合理使用静脉,一般从远端小静脉开始。

6. 对小儿及昏迷等不合作患者可选用头皮静脉进行输液,局部肢体需要用夹板固定,加强巡视。

7. 输液过程中,要严密观察输液情况及患者主诉,观察针头及橡胶管有无漏水,针头有无脱出、阻塞或移位,橡胶管有无扭曲受压,局部皮肤有无肿胀、疼痛等,注意有无药液漏出。

8. 输液前,输液管内空气要排尽,输液过程中,及时更换输液瓶,溶液滴尽前要及时拔针,严防空气进入,造成空气栓塞。

9. 持续输液 24 h 者,需每天更换输液器和输液瓶。

（二）静脉留置输液法

静脉留置输液法是指采用专门的静脉留置针输液的方法。静脉留置针又称为套管针,由针芯、外套管、针柄及肝素帽等组成,可用于静脉输液、输血及动静脉采血等,其材料与血管的相容性好,柔软无刺激,能在血管内保存较长时间。该法具有以下优点:保护患者的静脉,避免反复穿刺,尤其适用于长期输液、年老体弱、血管穿刺困难的患者;能够随时保持静脉通路的通畅,便于紧急情况时的抢救和给药。

实训 3-2-1-2　静脉留置针输液法

【评估】

1. 患者的基本状态　意识状况、年龄、病情、活动能力、医疗诊断、心肺等重要脏器功能状态、治疗情况。

2. 患者局部皮肤状况　穿刺部位皮肤颜色、温度,有无硬结、淤血、感觉障碍;静脉充盈度和管壁弹性、肢体活动度。

3. 患者的心理反应及合作程度。

4. 患者既往用药史、药物过敏史;目前用药情况及治疗可能出现的不良反应。

【计划】

1. 护士准备　衣帽整洁,修剪指甲,洗手、戴口罩。

2. 用物准备　输液装置、注射盘、弯盘、启瓶器、止血带、无菌持物钳、输液卡、输液架、皮肤消毒剂(2％碘酊、75％乙醇)、静脉留置针(图 3-2-1-5)、敷贴、瓶套、药液。静脉留置针的针头类型见图 3-2-1-6。

3. 患者准备　了解静脉输液的目的、方法、注意事项、配合要点;体位舒适、愿意配合;输液前排尿或排便。

4. 环境准备　安静、整洁、明亮;按无菌操作的要求进行。

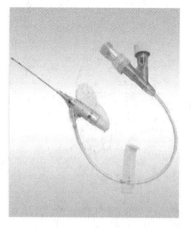

图 3-2-1-5　静脉留置针

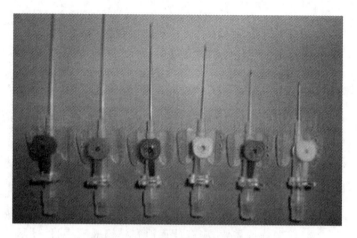

图 3-2-1-6　静脉留置针针头类型

【实施】

操作步骤见表 3-2-1-2。

表 3-2-1-2　静脉留置针输液法的操作步骤

操 作 步 骤	要 点 说 明
1.准备药液、核对解释。同密闭式静脉输液法	·严格执行"三查七对"
2.检查并打开留置针,将已备好的静脉输液器针头刺入肝素帽内,排尽空气,关闭调节器	·检查留置针的质量
3.肢体下垫小垫枕,在穿刺点上方 10 cm 处扎止血带,常规消毒皮肤,直径 6~8 cm,待干,准备敷贴	·排尽空气,防止发生空气栓塞 ·排气但不浪费药液
4.穿刺静脉 (1)取下留置针针套,旋转针芯,松动外套管,调整针头斜面,再次排气及核对 (2)嘱患者握拳,绷紧皮肤,持留置针针翼,针头与皮肤成 15°~30°角穿刺,见回血后,降低角度再将穿刺针推进 0.2~0.5 cm(图 3-2-1-7) (3)右手固定留置针,在透明膜上写上患者姓名、留置日期和时间,然后固定肝素帽和延长管,再次查对(图 3-2-1-8)	·选择粗直、弹性好的血管,避开关节、静脉瓣 ·长期输液者,应有计划地选择静脉
5.固定敷贴	·使针头斜面完全刺入静脉 ·注意"三松" ·穿刺点覆盖敷贴 ·必要时用夹板固定
6.整理 (1)调整滴速,在输液卡上记录时间、滴速并签名 (2)协助患者取舒适卧位,清理用物	·一般成人 40~60 滴/分,小儿 20~40 滴/分,年老体弱、婴幼儿、心肺疾病患者速度要慢,严重脱水且心肺功能好的患者速度要快
7.巡视及观察输液情况	·检查输液瓶、莫菲氏滴管液面,输液管有无气泡,接头处是否紧密,穿刺部位情况

续表

操 作 步 骤	要 点 说 明
8.正压封管 (1)输液结束前,抽取封管液备用 (2)输液毕,关闭调节器,拔出部分输液针头,仅保留针尖斜面在肝素帽内,将抽有封管液的注射器和输液针头连接,脉冲式向静脉内推注封管液,边推注边退针,直至针头完全退出	
9.再次输液时常规消毒肝素帽胶塞,将静脉输液器针头插入肝素帽内进行输液	
10.停止输液时,除去胶布和敷贴,关闭调节器,将无菌棉签放于穿刺点上方,迅速拔出套管针,按压穿刺点至无出血为止	• 加压止血片刻,防止局部渗血 • 按压处应靠近穿刺点
11.整理,洗手,记录。同密闭式静脉输液法	• 传染病患者按消毒隔离原则处理

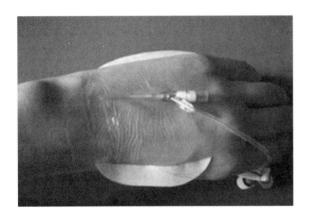

图 3-2-1-7　静脉留置针穿刺

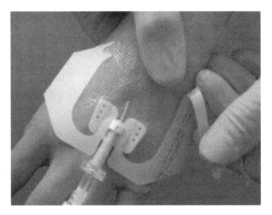

图 3-2-1-8　静脉留置针敷贴固定

【评价】

1.严格执行无菌操作原则和查对制度,无差错,无不良反应发生。

2.护患沟通有效,患者理解治疗目的,能积极配合。

【注意事项】

1.使用静脉留置针时,必须严格执行无菌操作原则。

2.密切观察患者生命体征的变化及局部情况。每次输液前后,均应检查穿刺部位及静脉走行方向有无红肿,并询问患者有无疼痛与不适。如有异常情况,应及时拔除导管并作相应处理。对仍需输液者应更换肢体另行穿刺。

3.对使用静脉留置针的肢体应妥善固定,尽量减少肢体的活动,避免被水沾湿。如需要洗脸或洗澡,应用塑料纸将局部包裹好。能下地活动的患者,静脉留置针避免保留于下肢,以免由于重力作用造成回血,堵塞导管。

4.每次输液前先抽回血,再用无菌0.9%氯化钠溶液冲洗导管。如无回血,冲洗有阻力,应考虑留置针导管堵管,此时应拔出静脉留置针,切记不能用注射器使劲推注,以免将凝固的血栓推进血管,造成栓塞。

知识链接

可来福无针密闭输液接头

美国ICU医疗公司生产的可来福无针密闭输液系列产品,凭借其独特的设计,可连接注射器、输液器和输血器,特别适用于静脉输液的患者,如儿童、危重患者、化疗患者、继续抢救的患者,以及有水、电解质平衡失调的患者。可来福无针密闭输液接头(以下简称为可来福输液接头)的矽质帽保证其内部始终处于无菌状态,成为一种密闭的可擦拭的无菌输液系统。可来福输液接头还可配备一个荧光圈,以方便医护人员在夜间操作。可来福输液接头在其设计上的高科技含量,使它成为了世界上最先进的输液产品。它具有以下特点:

1. 无需使用针头,避免医护人员被针头扎伤;

2. 消毒简单方便,减少多次抽液配药的麻烦,并减少了反复将针头刺入配液瓶,减少了感染发生率;

3. 带有正压的可来福输液接头 CLC2000 型在拔下输液器后无需使用抗凝血剂封管,减少了多次封管给医护人员带来的不便;

4. 可来福输液接头的多通道功能,可以减少多次抽血,多次注药,为医护人员工作带来了方便;

5. 可来福输液接头可以减少穿刺针头堵塞的概率,尤其是使用带有正压的 CLC2000 型可来福输液接头可使穿刺针头的堵塞概率降低为零,同时减少了因针头堵塞而需反复穿刺的工作量。

(三)头皮静脉输液法

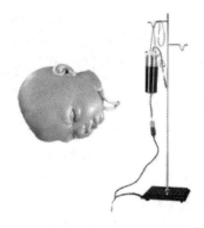

图 3-2-1-9 小儿头皮静脉输液

在儿科临床治疗中,经静脉输液或者静脉给药是主要的治疗方法和途经,而头皮静脉穿刺占很大比例。头皮静脉穿刺很适用于周岁以内的婴幼儿,由于其便于固定,穿刺的成功率高,故常被采用。在进行穿刺中,血管的选择是提高穿刺成功率的关键。头皮静脉呈网状分布,血液可以通过侧支回流于颈内静脉和颈外静脉至心脏。因此,顺行和逆行进针都不影响静脉回流,正中静脉是头皮静脉中较大的一支,此静脉直、较大、不滑动、易固定,但易外渗,逆行进针可克服外渗缺点,额浅静脉及颞浅静脉具有不滑动、易固定、暴露明显、不外渗等优点,是小儿头皮静脉输液(图 3-2-1-9)的最佳部位,但此静脉较细小,技术难度较大,耳后静脉较粗,略弯曲,易滑动,不易掌握深浅度,要剃去头发,才便于穿刺固定。小儿头皮静脉与动脉的鉴别见表 3-2-1-3。

表 3-2-1-3 小儿头皮静脉与动脉的鉴别

项 目	头 皮 静 脉	头 皮 动 脉
外观	浅蓝色	皮肤色
搏动	无	有
血管壁	薄、易压瘪	厚、不易压瘪
活动度	血管固定	易滑动
血流方向	向心	离心
管径	表浅	较粗
回血	暗红色	鲜红色

实训 3-2-1-3 小儿头皮静脉输液法

【评估】

1.患者的心理状态、家长的认知态度。

2.患儿的病情状况。

3.患儿的穿刺部位皮肤颜色、温度、有无硬结、淤血、感觉障碍;静脉充盈度和管壁弹性。

4.患儿既往用药史、药物过敏史;目前用药情况及治疗可能出现的不良反应等。

【计划】

1.护士准备　衣帽整洁,修剪指甲,洗手、戴口罩。

2.用物准备　治疗车上层:输液卡、启瓶器、瓶套、小垫枕、手消毒剂、输液器、液体及药物。注射盘内置:碘伏消毒液及容器、无菌棉签、弯盘、止血带、输液贴、备用头皮针、一次性注射器(5 mL注射器,内盛0.9%氯化钠溶液)。其他物品:剃须刀、污物杯、肥皂、纱布、治疗巾,必要时备沙袋或约束带。治疗车下层:医用垃圾桶、锐器盒、生活垃圾桶。

3.患儿准备　排尿,为其更换尿布,顺头发方向剃净局部毛发。

4.环境准备　安静、整洁、明亮;按无菌操作的要求进行。

【实施】

操作步骤见表 3-2-1-4。

表 3-2-1-4　头皮静脉输液法的操作步骤

操 作 步 骤	要 点 说 明
1.遵医嘱备药液至床旁,用 0.9%NaCl 溶液注射器连接头皮针,核对解释	· 核对患儿床号、姓名
2.挂输液瓶于输液架上备用	
3.患儿仰卧,助手固定患儿头部及肢体,选择粗直的静脉	· 注意鉴别头皮静脉和头皮动脉
4.再次查对,用70%乙醇溶液消毒局部皮肤,待干,以左手拇指、示指分别固定静脉两端,右手持针,沿静脉向心方向穿刺,见回血后进针少许,推入少量 0.9%NaCl 溶液	· 用抽取 0.9%NaCl 溶液的注射器连接头皮针,穿刺静脉 · 如误入动脉则回血呈冲击状,推注药液阻力大,局部血管立即出现树枝分布状且苍白
5.确定针头在血管内后分离注射器,连接输液器,待液体滴入通畅后用输液贴固定针头	· 滴速小于 20 滴/分
6.清理用物,洗手,记录	· 加强巡视

【评价】

1.严格执行无菌操作原则和查对制度,无差错,无不良反应发生。

2.护患沟通有效,患者理解治疗目的,能积极配合。

【注意事项】

1.做好心理护理　让患儿与家属协助参与穿刺操作,对较大的患儿进行安抚、夸奖、鼓励,减轻其紧张感与危机感,使之配合。

2.操作者还必须认真仔细地选择血管,穿刺是否成功,选择血管是一个关键环节,小儿可选择头皮静脉,因为头皮静脉分支甚多,互相沟通,交错成网,静脉浅表易见,不易滑动,便于固定,较大的患儿一般常选用手背静脉、足背静脉、肘窝静脉及踝静脉。

3.操作前必须将头发剃净,并绷紧头部皮肤,回血后不易继续前行,应立即固定,否则易刺破血管。穿刺时应注意头皮静脉和动脉的鉴别。

4.操作过程中密切观察患儿的面色和一般情况。输液过程中应加强巡视。

NOTE

知识链接

小儿头皮静脉穿刺部位选择

1.正中静脉　在颅冠缝起于静脉网汇成正中静脉后,沿额骨表面在近中线处垂直下降,与对侧同名静脉并行,至眉的内端续于内眦静脉。该静脉是头皮静脉中较大的一支,粗短而直,不滑动,易固定,暴露较明显。

2.颞浅静脉　起始于颅的顶部和侧面的静脉网,汇成颞浅静脉,位于拟颞部皮下,在颞筋膜的表面,颧弓根的稍上方,外耳门的前方,与同名动脉伴行,可摸到颞浅动脉的搏动,静脉常在该动脉的前方。此静脉细长浅直,不滑动,暴露明显。

3.耳后静脉　位于耳廓后方,向前与下颌后静脉的后支吻合,与乳突导血管相连,故较为固定,且稍粗直,或略带弯曲,显露清楚。

(四)颈外静脉输液法

颈外静脉是颈部最大的浅静脉,在耳下方由下颌后静脉的后支和耳后静脉、枕静脉等汇合而成,沿胸锁乳突肌浅面斜向下后行,在锁骨上方穿深筋膜注入锁骨下静脉或静脉角(图 3-2-1-10)。颈外静脉主要收集耳廓、枕部及颈前区浅层的静脉血。其位置表浅,较恒定,易于固定。因此在特殊的情况下可以输液,但不可多次穿刺。现临床多采用静脉留置针进行穿刺,既可减少对血管的损害,又能保证检查和治疗。

1.目的

(1)需要长期输液,而周围静脉不易穿刺者。

(2)为周围循环衰竭的危重患者测量中心静脉压。

(3)长期静脉内滴注高浓度的、有刺激性药物或行静脉高价营养输液。

2.穿刺部位　在近锁骨上缘中点与下颌角连线的上 1/3 处,颈外静脉外侧缘(图 3-2-1-11)。

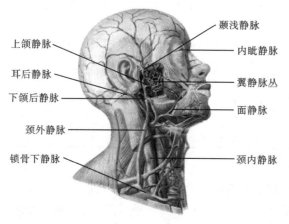
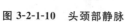

图 3-2-1-10　头颈部静脉

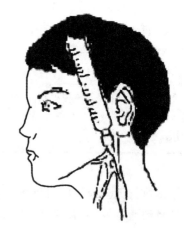

图 3-2-1-11　颈外静脉输液穿刺点示意图

3.体位　患者去枕平卧,头偏向对侧,头部尽量后仰,必要时肩下垫小枕,使颈部伸展平直。

实训 3-2-1-4　颈外静脉输液法

【评估】

1.患者的基本状态　意识状况、年龄、病情、活动能力、医疗诊断、心肺等重要脏器功能状态、治疗情况。

2.患者局部皮肤状况　穿刺部位皮肤颜色、温度,有无硬结、淤血、感觉障碍;静脉充盈度和管壁弹性、肢体活动度。

3.患者的心理反应及合作程度。

4.患者既往用药史、药物过敏史;目前用药情况及治疗可能出现的不良反应。

【计划】

1.护士准备 衣帽整洁,修剪指甲,洗手、戴口罩。

2.用物准备 注射盘内另加2%利多卡因注射液1支,无菌手套1副,宽胶布(2 cm×3 cm)、火柴、酒精灯、0.9%氯化钠溶液。无菌穿刺包内有穿刺针2个,硅胶管1条,8～9号平针头2个,5 mL与10 mL注射器各1副,7号针头2个,镊子,纱布,无菌巾2块,弯盘。其他用物与周围静脉输液相同。

3.患者准备 了解颈外静脉穿刺的目的、方法、注意事项、配合要点;体位舒适、愿意配合。

4.环境准备 安静、整洁、明亮;按无菌操作的要求进行。

【实施】

操作步骤见表3-2-1-5。

表 3-2-1-5 颈外静脉输液法的操作步骤

操 作 步 骤	要 点 说 明
1.核对备药	·严格执行查对制度和无菌操作原则
2.备输液器。检查包装,将输液器插入瓶内,关闭调节器	·检查包装是否完整,有无漏气,是否在有效期内,防止污染
3.核对解释	·核对床号、姓名,解释操作目的
4.手消毒	·七步洗手法
5.挂瓶排气	
6.去床头架。患者去枕平卧,头偏向对侧,肩下垫薄枕,使头低肩高,充分暴露颈外静脉	·暴露穿刺部位,便于穿刺
7.定位穿刺点。选择下颌角和锁骨上缘中点连线上1/3处为穿刺点	
8.常规消毒皮肤,打开静脉穿刺包,戴手套,铺洞巾	·形成无菌区,方便进行无菌操作
9.术者立于床头,取5 mL注射器,由助手配合抽取2%利多卡因4～5 mL,在穿刺点上行局部麻醉	
10.用另一注射器抽取0.9%氯化钠溶液冲洗硅胶管、接硅胶管的针头、平头针。抽10 mL 0.9%氯化钠溶液,排气备用	
11.再次核对	
12.用小弯刀尖端刺破皮肤以便穿刺针刺入皮下。助手以手指按在颈静脉三角处,使静脉充盈。视静脉粗细取相应穿刺针,术者左手拇指绷紧穿刺点上方皮肤,右手持针,针头与皮肤成45°角进入皮下。入皮下后成25°角沿着静脉方向穿刺	·减少进针的阻力 ·使静脉充盈,便于穿刺
13.见回血,立即抽出穿刺针内芯,左手拇指用纱布堵住针孔,右手快速取静脉插管送入针孔内10 cm左右,由助手一边抽血一边慢慢注入0.9%氯化钠溶液	·动作轻柔 ·插入不畅时可以调整插管方向

续表

操 作 步 骤	要 点 说 明
14.观察导管是否在血管内,同时防止血液在导管内凝固,当确定导管在血管内后,右手轻压导管于穿刺针尖端,左手缓慢退出穿刺针,退出穿刺针后,再一次抽回血,注射 0.9% 氯化钠溶液。移开洞巾,连接输液器输液	• 检查导管是否在血管内 • 输液不畅时,注意观察导管有无扭曲或滑出血管外
15.用无菌敷贴覆盖穿刺点,固定导管。导管与输液管接头处用无菌纱布包扎,并用胶布固定在颌下	• 固定妥当、牢固,防止导管脱出
16.根据患者的年龄、病情、药物性质调节滴速	
17.暂停输液时,用 0.4% 枸橼酸钠生理盐水 1~2 mL 或肝素液 2 mL 注入导管封管。用无菌静脉帽塞住针栓孔,再用安全别针固定在敷料上	• 防止血液凝集在导管内,每天更换敷料时,可以用 0.9% 过氧乙酸溶液擦拭导管,常规消毒皮肤
18.再次输液时,取下静脉帽,消毒针栓孔,接上输液器	
19.停止输液时,在导管末端接注射器,边抽吸边拔管	
20.拔管后局部加压数分钟,用 75% 乙醇溶液消毒穿刺部位,并覆盖无菌纱布	• 防止血块或空气进入血管
21.协助患者取舒适体位,整理床单位	
22.清理用物,洗手、记录	• 按终末消毒处理用物,预防交叉感染 • 记录拔管时间及患者的反应

【评价】

1.严格执行无菌操作原则和查对制度,无差错,无不良反应发生。

2.护患沟通有效,患者理解治疗目的,能积极配合。

【注意事项】

1.严格执行无菌操作原则,每天更换输液导管。静脉推药时,应常规消毒导管接头。

2.每天更换穿刺点敷料,常规消毒穿刺点,观察局部有无红肿。一般导管保留 4~7 天。

3.若颈外静脉插管插入过深,则较难通过锁骨下静脉与颈外静脉汇合角处,此时可牵拉颈外静脉使汇合角变直,若仍不能通过则应停止送入导管,并轻轻退出少许,在此固定输液,防止盲目插入,使导管在血管内打折。如导管质硬,可能会刺破血管发生意外。

4.根据病情密切观察输液速度,不可随意打开调节器,使液体输入失控。

5.当暂停输液时可用 0.4% 枸橼酸钠生理盐水封管,防止血液凝集在管腔内。若已经发生凝血,应先用注射器抽出凝血块,再注入药液,若血块抽不出,应边抽吸边拔管,切忌将凝血块推入血管内。

6.若局部出现肿胀或漏水,可能硅胶管已脱出静脉,应立即拔管。如出现不明原因发热应考虑拔管,并剪下一段硅胶管送培养及做药物过敏试验。

7.气管切开处严重感染者,不应做此插管。

(五)锁骨下静脉输液法

锁骨下静脉是腋静脉的延续,呈轻度向上的弓形,长 3~4 cm,直径 1~2 cm,由第 1 肋外缘行

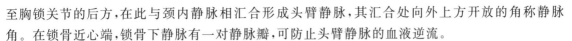

至胸锁关节的后方,在此与颈内静脉相汇合形成头臂静脉,其汇合处向外上方开放的角称静脉角。在锁骨近心端,锁骨下静脉有一对静脉瓣,可防止头臂静脉的血液逆流。

锁骨下静脉位于锁骨后下方,此静脉较表浅、粗大,成人粗如拇指,血流快,经常处于充盈状态,故易于穿刺。适用于需持续补液的患者,以使患者免遭频繁穿刺浅静脉之苦,必要时也可做采血化验、插管加压输液或中心静脉压测定。该静脉口径大,位置恒定表浅,为深静脉穿刺之首选静脉。

1.目的

(1)对长期不能进食或丢失大量液体者,如食道手术后或食道严重烧伤患者、危重患者等,用以补充大量高热量、高营养液体及电解质。

(2)各种原因所致大出血。迅速输入大量液体,纠正血容量不足,以提高血压。

(3)进行较长时间化疗时,如注入刺激性较强的抗癌药物。

(4)测定中心静脉压。

(5)紧急置入心内起搏导管。

2.定位 以右锁骨下静脉穿刺为最佳(与解剖结构有关)。

(1)穿刺点:过胸锁关节作一水平直线,过锁骨中点(即锁骨胸骨端与肩峰端的中点)作垂直于锁骨的直线,两条直线的交点即为穿刺点(位于锁骨中点下方 1.5～2 cm 处)。

(2)进针方向:穿刺点与胸骨上窝连线为进针方向(图 3-2-1-12)。

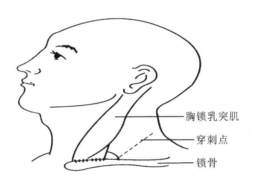

——胸锁乳突肌

——穿刺点

——锁骨

图 3-2-1-12 锁骨下静脉穿刺部位

实训 3-2-1-5 锁骨下静脉输液法

【评估】

1.患者的基本状态 意识状况、年龄、病情、活动能力、医疗诊断、心肺等重要脏器功能状态、治疗情况。

2.患者局部皮肤状况 穿刺部位皮肤颜色、温度,有无硬结、淤血、感觉障碍;静脉充盈度和管壁弹性、肢体活动度。

3.患者的心理反应及合作程度。

4.患者既往用药史、药物过敏史;目前用药情况及治疗可能出现的不良反应。

【计划】

1.护士准备 衣帽整洁,修剪指甲,洗手、戴口罩。

2.用物准备 治疗盘内放皮肤消毒剂,棉签,5 mL 无菌注射器 2 支,6～7 号针头或 9 号针头各 1 个,锁骨下穿刺针 1 个,镊子 1～2 把,纱布、小孔巾与三通管各 1 件,无菌塑料管,无菌手套,1%～2% 利多卡因,0.9% 氯化钠溶液,静脉输液装置,深静脉穿刺包(图 3-2-1-13)等。

3.患者准备 了解锁骨下静脉穿刺的目的、方法、注意事项、配合要点;体位舒适、愿意配合。

4.环境准备 安静、整洁、明亮;按无菌操作的要求进行。

【实施】

操作步骤见表 3-2-1-6。

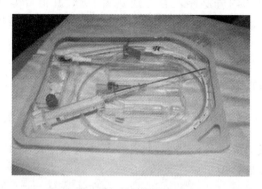

图 3-2-1-13　深静脉穿刺包

表 3-2-1-6　锁骨下静脉输液法的操作步骤

操　作　步　骤	要　点　说　明
1.洗手、戴口罩。核对患者,解释锁骨下静脉穿刺术的目的和注意事项	·同密闭式静脉输液
2.患者取仰卧位,穿刺侧肩下垫一小枕,头转向对侧。穿刺侧肩部略上提、外展,使上臂三角肌膨出部变平,以利于穿刺	·肩高头低位,头转向对侧,显露胸锁乳突肌外形
3.术者穿无菌衣、戴无菌手套。以穿刺点为中心,用碘酊、乙醇严格消毒,皮肤消毒范围大于孔巾口	·建立消毒区,根据无菌操作程序进行局部消毒,铺手术巾
4.检查中心静脉导管是否完好,抽取 20 mL 低浓度肝素液,将可来福接头排气备用	
5.选好穿刺点,局麻后进针,针尖指向锁骨内侧端,与胸骨纵轴约成 40°角,与胸壁约成 15°角,以恰能穿过锁骨与第 1 肋的间隙为准,紧贴锁骨背面缓缓刺入。当刺入 3～4 cm 后有穿透感,继续进针,当有第二次减压穿透感时抽动活塞,如有静脉血流入注射器,说明已刺入锁骨下静脉	·从皮肤至锁骨下静脉,成人 4～7 cm,儿童 1～3 cm
6.操作者持射管水枪,按试穿方向在锁骨下缘处进针,当见有暗红色血液时,继续进针 2～3 cm,避免呼吸或活动时针头脱出血管外	
7.嘱患者屏气,按住射管水枪的圆孔及硅胶管末端,快速推动活塞,硅胶管随液体进入锁骨下静脉,一般右侧射入 12～15 cm,将射管水枪与穿刺针头分离,左手示指压住穿刺针端硅胶管,右手将穿刺针平稳退出,再以 0.4% 枸橼酸钠生理盐水冲硅胶管后,连接输液装置	
8.拔出穿刺针头,覆盖无菌纱布,以胶布固定硅胶管。在距离穿刺点约 1 cm 处,将硅胶管缝合固定在皮肤上,覆盖无菌纱布,并用胶布固定	

续表

操 作 步 骤	要 点 说 明
9.根据患者的年龄、病情、药物性质调节滴速	
10.暂停输液时,用0.4%枸橼酸钠生理盐水1~2 mL或肝素液2 mL注入导管封管。用无菌静脉帽塞住针栓孔,再用安全别针固定在敷料上	·防止血液凝集在导管内,每天更换敷料时,可以用0.9%过氧乙酸溶液擦拭导管,常规消毒皮肤
11.再次输液时,取下静脉帽,消毒针栓孔,接上输液器	
12.停止输液时,在导管末端接注射器,边抽吸边拔管	
13.拔管后局部加压数分钟,用75%乙醇溶液消毒穿刺部位,并覆盖无菌纱布	·防止血块或空气进入血管
14.协助患者取舒适体位,整理床单位	
15.清理用物,洗手,记录	·按终末消毒处理用物,预防交叉感染 ·记录拔管时间及患者的反应

【评价】

1.患者理解锁骨下静脉置管的目的及相关知识,积极配合治疗。

2.穿刺置管顺利,无并发症发生。

【注意事项】

1.严格执行无菌操作原则,预防感染。

2.操作时应准确掌握进针方向,避免过度向外偏移,刺破胸膜而造成气胸。因此,射管后应密切观察有无呼吸困难、发绀、穿刺侧呼吸音减低等症状出现。发现异常,应报告医生及时进行处理。

3.射管时推注水枪应迅速,使水枪内压力猛增,方可将管射出。如缓慢推注虽水枪内液体注完,但仍不易射出硅胶管。

4.射管时应压住水枪圆孔及硅胶管末端,以免将硅胶管全部射入体内。

5.退针时,切勿来回转动针头,防止针头斜面割断硅胶管。穿刺针未退出血管,不能放松圆孔处的手指,防止硅胶管吸入。

6.硅胶管内如有回血,须及时用0.4%枸橼酸钠生理盐水冲注,以免硅胶管被血块堵塞。如输液不畅须注意下列情况:①硅胶管弯曲、受压、滑出血管外以及头部体位不适当。②固定硅胶管的线结扎过紧。

7.硅胶管外敷料应隔日更换一次,消毒方法同颈外静脉穿刺插管法。

8.拔管后,将硅胶管冲注清洁,浸泡于肥皂水中半小时后冲净保存,如变质、变色不可重复使用。

(六)经外周穿刺中心静脉置管(PICC)输液法

中心静脉置管在国外已有20多年的应用经验,目前在美国,每年大约安插500万根中心静脉导管,它为患者化疗、补液、营养、采血等提供了方便。中心静脉导管通常分单腔中心静脉导管、双腔中心静脉导管、三腔中心静脉导管、PICC导管(图3-2-1-14)、肺动脉导管、静脉输液港(Port)及隧道式导管(Hiekmen)等。在目前血管通道装置中以Port、Hiekmen和PICC导管三种最为常用。

经外周穿刺中心静脉置管(PICC)是将导管从外周手臂的静脉进行穿刺,使导管直达靠近心

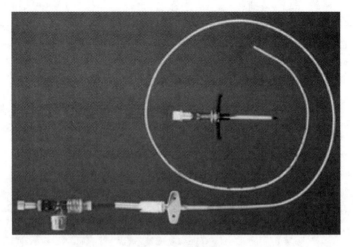

图 3-2-1-14　PICC 导管

脏的大静脉,为患者开辟一条方便、安全、有效的静脉通路,被广泛运用于临床,现在多用于需要长期化疗的血液病患者。PICC 导管经过肘部的肘正中静脉、贵要静脉、头静脉进行穿刺,沿血管走向直至上腔静脉的插管,通常适用于静脉输液治疗超过 7 天的患者。它的材质柔软、易曲、耐用,并且不会引起血栓形成,适合长时间使用。临床验证其留置时间大于 3 个月(国外有报道最长一年半),避免了反复穿刺,而中心静脉导管一般留置时间仅为两周。它采用直观置管,就像一次普通的输液穿刺,不需局部麻醉,不需缝针,操作简单、安全、快捷,成功率高,减轻了患者痛苦,患者置入 PICC 导管后,臂部活动不受限制,甚至可以洗澡。基于上述优点,PICC 导管已成为中心静脉导管的一种安全、经济的替代品,在临床上广泛应用。

1.静脉选择　PICC(图 3-2-1-15、图 3-2-1-16)置管通常在患者肘窝部的贵要静脉、肘正中静脉、头静脉中任选一条,导管直接插入上腔静脉。需要选择弹性及显露性好的血管。

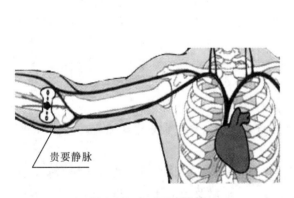

图 3-2-1-15　PICC 置管

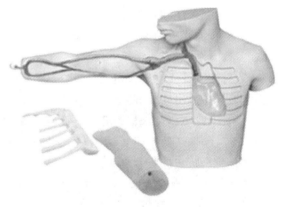

图 3-2-1-16　PICC 置管长度

2.PICC 置管的适应证

(1)需要长期静脉输液,但外周浅静脉条件差,不易穿刺成功者;

(2)需反复输入刺激性药物,如化疗药物;

(3)长期输入高渗性或黏稠度较高的药物,如高糖、脂肪乳、氨基酸等;

(4)需要使用压力或加压泵(如输液泵)快速输液者;

(5)需要反复输入血液制品,如全血、血浆、血小板等;

(6)需要每日多次静脉抽血检查者。

3.PICC 置管的禁忌证

(1)患者身体条件不能承受插管操作,如凝血功能障碍、免疫抑制者慎用;

(2)已知或怀疑患者对导管所含成分过敏者;

(3)既往在预定插管部位有放射治疗史;

(4)既往在预定插管部位有静脉炎和静脉血栓形成史、外伤史、血管外科手术史；

(5)局部组织因素，影响导管稳定性或通畅者。

4.PICC 置管的优点

(1)PICC 置管时因穿刺点在外周浅表静脉，不会出现血气胸、大血管穿孔、感染、空气栓塞等威胁生命的并发症，且血管的选择范围较大，穿刺成功率高，穿刺部位肢体的活动不受限制。

(2)可减少因反复静脉穿刺给患者带来的痛苦，操作方法简捷易行，不受时间、地点限制，可直接在病房操作。

(3)PICC 导管由特殊聚氨酯制成，有良好的组织相容性和顺应性，导管非常柔软，不易折断，在体内可留置 6 个月～1 年，置管后的患者生活习惯基本不会受到影响。

(4)因导管可直接进入上腔静脉，此处血流量大，可迅速降低液体渗透压或化疗药物造成的局部组织疼痛、坏死、静脉炎等。

早期进行置管的患者在化疗过程中基本不会出现静脉损伤，确保化疗过程中能有良好的静脉通道，从而顺利完成化疗，目前已成为危重症和化疗患者长期静脉营养支持及用药的一条方便、安全、快捷、有效的静脉通路。

5.操作方法　患者取仰卧位，用皮尺测量患者从穿刺部位至上腔静脉的长度，一般为 45～48 cm，选择好穿刺部位后，扎止血带，常规消毒，按说明进行 PICC 操作，根据患者的情况保留导管长度，穿刺完毕后进行 X 线摄片，确定在上腔静脉后即可使用。

6.PICC 置管的维护　PICC 置管减少了化疗相关静脉炎和频繁静脉穿刺的痛苦，但患者在化疗间歇期如何保护好 PICC 的管道，以最大限度维护患者的安全，是重要的问题。临床上经常遇到家中护理不慎导致导管脱落及血栓形成等问题。简言之，要做好以下几点。

(1)护士应注意固定牢固，用肝素帽套紧，封管，保持敷料干洁、无松脱。

(2)每周一次回访，更换敷料及封管。

(3)外地患者教会其自我护理，保护好管道，保持敷料清洁、干燥，防止潮湿（如游泳）引起感染。

(4)留管的上肢避免重体力劳动及运动，如有敷料松脱、导管脱出、出血、敷料下有汗等应立即返回病房。

(5)携带此导管的患者可以淋浴，但应避免盆浴、泡浴。淋浴前用塑料保鲜膜在肘弯处缠绕两至三圈，上、下边缘用胶布贴紧，淋浴后检查敷料有无浸水，如有浸水应请护士更换敷料。

(6)治疗间歇期每 3～4 天对 PICC 导管进行冲管、换敷料、换肝素帽等维护，注意不要遗忘。

(7)注意观察针眼周围有无发红、疼痛、肿胀，有无渗出，如有异常及时联系医生或护士。

(8)如因为对透明敷料过敏等原因而必须使用通透性更高的敷料，应相应缩短更换敷料的时间间隔。

7.PICC 置管后的日常生活

(1)可以淋浴。

(2)可以做一般家务，例如：做饭、洗碗、打扫卫生、拖地等。

(3)手臂可以做一般的活动，如弯曲、伸展。

(4)避免带管的手臂过度用力、提重物。

(5)避免盆浴及泡浴。

(6)避免做大范围手臂旋转活动，如游泳、打球、托举哑铃等持重锻炼。

(7)注意衣服袖口不宜过紧，以免穿脱衣服时把导管带出。

8.护理时常见问题的处理方法

(1)PICC 置管后应观察些什么：首先，注意观察穿刺部位及周围有无发红、肿胀、疼痛，有无脓性分泌物等异常情况，如有应及时来院就诊；其次，小心保护好导管外露的接头，最好用无菌透明的敷料或宽胶带包扎，不要随意变动固定的导管位置，防止导管损伤或将导管拉出体外。

(2)如发现导管留置处有渗血或被水弄湿，该如何处理：当透明敷料进水（洗澡、出汗等原因）

而发生不完全性脱落时,请不要紧张,保持原状,立刻到医院就诊。

(3)PICC 导管放置一段时间后,由于长期使用粘胶类敷料,皮肤可能出现红肿或皮疹等损伤现象,且更换敷料时会有疼痛感,此时需要马上到医院请专业护理人员评估皮肤情况,若仅是由于长期使用粘胶类产品导致角质层破坏而并无感染者,可以在医护人员的指导下使用 3 m 无痛保护膜,它可以在皮肤上形成一层透气、防水、无色的保护层,保护皮肤避免与粘胶类产品直接接触,避免损伤,减轻更换敷料时的疼痛感。

(4)在更换敷料时,如果不小心将 PICC 导管带出较长一段,请不要盲目插入,应用无菌透明敷料将带出的导管固定好,及时到医院就诊,医护人员会根据情况对其进行修剪或进行原位置换术。

实训 3-2-1-6　经外周中心静脉置管输液法

【评估】

1.患者的基本状态　意识状况、年龄、病情、活动能力、医疗诊断、心肺等重要脏器功能状态、治疗情况、血液循环情况、血小板计数、出凝血时间。

2.穿刺局部皮肤状况　皮肤颜色、温度,有无瘢痕、硬结、淤血、感染、感觉障碍;静脉充盈度和管壁弹性、肢体活动度。

3.患者的心理反应及对 PICC 认知、合作程度。

【计划】

1.护士准备　衣帽整洁,修剪指甲,洗手、戴口罩。

2.用物准备　PICC 穿刺套件(含 PICC 导管 1 条、穿刺导入针 1 个,BD 导管包内有软尺,其他导管需另备软尺)、10 mL 注射器 2 支、肝素帽或无针正压接头 1 个、无菌无粉手套 2 副、0.9%氯化钠溶液 100 mL 1 袋、肝素盐水适量(成人为 100 U/mL,儿童为 10 U/mL)、PICC 穿刺包 1 个(镊子 1 把、孔巾 1 块、治疗巾 2 块、无菌透明敷料 1 块、胶布及纱布若干)、止血带、消毒棉签、消毒剂、一次性隔离衣、一次性手术帽。注:BD 导管包内有切割器,巴德三向瓣膜管需备无菌剪刀 1 把。

3.患者准备　了解 PICC 的目的,明确插管时所采取的体位、注意事项、配合要点;签署知情同意书。

4.环境准备　安静、整洁、明亮;按无菌操作的要求进行。

【实施】

操作步骤见表 3-2-1-7。

表 3-2-1-7　经外周中心静脉置管输液法的操作步骤

操 作 步 骤	要 点 说 明
1.洗手、戴口罩,备齐用物,携用物至患者床旁,核对床号、姓名	· 同密闭式静脉输液
2.选择静脉	· 首选贵要静脉
3.摆体位,暴露穿刺区域,手臂外展,与躯干成90°角	· 充分暴露穿刺部位
4.测量长度与臂围:用皮尺测量从穿刺点到右胸锁关节,再向下至第 3 肋间隙的长度;测量预置导管长度及上臂臂围,并记录	· 测臂围(肘窝上 10 cm)
5.开包消毒:打开穿刺包,戴无菌手套,将治疗巾铺于穿刺肢体下。消毒范围以穿刺点为中心直径 20 cm,两侧至臂缘;先用乙醇清洁脱脂,待干后,再用碘伏消毒 3 遍。按照无菌操作原则,使用无菌隔离衣、无菌无粉手套、帽子、口罩、无菌大单	· 消毒时先乙醇后碘伏(各 3 遍),范围应达穿刺点上下各 10 cm 以上,左右至臂缘 · 消毒范围要大 · 每次消毒方向与上次相反

操 作 步 骤	要 点 说 明
6.置管前检查导管的完整性,导管及连接管内注入0.9%氯化钠溶液,并用0.9%氯化钠溶液湿润导管	·用注射器抽取注射用0.9%氯化钠溶液 ·检查导管、预冲导管
7.让助手在上臂扎止血带使静脉充盈,将保护套从穿刺针上去掉,活动外套管,以15°～30°角实施穿刺,一旦有回血立即放低穿刺角度再进针少许,以确保导引套管的尖端也处于静脉内,再将外套管送入少许	·推进插管鞘,松止血带,压迫止血,退出穿刺针,送导管 ·撤出导丝及插管鞘 ·查对插管长度,修剪导管长度,安装连接器
8.松开止血带,用左手示指固定导引套管,避免移位,中指压在套管尖端所在的血管上以减少血液流出,从导引套管内取出穿刺针	
9.用镊子轻轻夹住导管或用手轻捏导管保护套,将导管从导入鞘末端逐渐送入静脉。当导管送到肩部时,让患者将头转向穿刺侧,下颌靠肩,以防导管进入颈静脉,达到预计长度时可将头转回来	·注意不要用镊子过紧夹持导管,以免损坏导管;送管时用力要均匀、缓慢,禁止用暴力置入导管
10.送管至预定长度后,在插管鞘的末端处压迫止血并固定导管,然后拔出插管鞘	
11.将导管与导丝的金属柄分离,轻压穿刺点上方以保持导管的位置,缓慢、分段撤出导丝,去除插管鞘	·动作轻柔、缓慢,禁止暴力抽丝
12.体外保留导管5～7 cm,用无菌剪刀垂直剪断导管(注意不要剪出斜面或毛碴)	·巴德三向瓣膜管需修剪长度,一般体外留5～7 cm为宜,然后装好导管配套的蓝色连接器,并将白色固定翼固定在穿刺点处的导管上
13.用0.9%氯化钠溶液注射器抽吸回血,见回血推回;连接肝素帽,再用20 mL 0.9%氯化钠溶液脉冲式冲管,在注射最后0.5 mL 0.9%氯化钠溶液时边推边撤离注射器,以达到正压封管	·冲管时禁止使用小于10 mL的注射器,切忌使用暴力,以免压力过大导致导管破损
14.撤去孔巾,充分暴露肘部,用消毒棉签消毒穿刺点周围皮肤,必要时涂以皮肤保护剂	·清洁穿刺点及周围皮肤、导管 ·注意不能触及穿刺点
15.将体外导管放置成"S"状或"L"形弯曲,用免缝胶带及透明敷料固定。透明敷料上注明导管的种类、规格、置管深度、日期和时间、操作者姓名	·禁止在导管上贴胶布,以免影响导管强度和导管的完整性 ·固定导管,标识相关内容
16.再次查对床号、姓名,交代注意事项,妥善安置患者,整理用物	
17.拍X线摄片确定导管尖端位置,做好记录	·导管末端应位于上腔静脉的中上段,解剖位置在第4到第6胸椎水平
18.整理床单位,使患者舒适。将垃圾分类放置,洗手,记录	·记录穿刺日期、时间、操作者、导管型号、所选静脉及部位等
19.PICC置管的维护 (1)输液接头每周更换1次,如输注血液或胃肠外营养液,需24 h更换1次	·根据药液选择适当的溶液脉冲式冲洗导管,每8 h冲管1次;输注脂肪乳、血液等黏稠液体后,用0.9%氯化钠溶液10～20 mL脉冲式正压冲管后,再输其他液体;封管时使用10～100 U/mL肝素盐水脉冲式正压封管,封管液量应2倍于导管与附加装置容积之和

续表

操 作 步 骤	要 点 说 明
(2)冲、封管遵循 SASH 原则:S——0.9%氯化钠溶液;A——药物注射;S——0.9%氯化钠溶液;H——肝素盐水(若禁用肝素者,则实施 SAS 原则)	
(3)更换敷料时,由导管远心端向近心端除去无菌透明敷料	
(4)消毒时以穿刺点为中心消毒,先用乙醇清洁,待干后,再用碘伏消毒 3 遍,然后用无菌透明敷料无张力粘贴固定	
20.拔管处理	• 有出血倾向者应加压 20 min 止血
(1)拔管应沿着静脉走向拔出,拔管后立即压迫止血	
(2)用无菌纱布覆盖伤口	
(3)对照穿刺记录以确定导管有无损伤、断裂、缺损	
21.妥善安置患者,整理用物,洗手,记录	• 记录拔管时间和患者反应

【评价】

1.患者理解 PICC 的目的及相关知识,积极配合治疗。

2.穿刺、置管顺利,无并发症发生。

【注意事项】

1.护士需要取得 PICC 操作的资质后,方可进行独立穿刺。

2.置管部位皮肤有感染或损伤,有放疗史、血栓形成史、外伤史、血管外科手术史或接受乳腺癌根治术和腋下淋巴结清扫术后者,禁止在此置管。

3.穿刺首选贵要静脉,次选肘正中静脉,最后选头静脉。肘部静脉穿刺条件差者可采用 B 超引导下行 PICC。

4.新生儿置管后体外导管应固定牢固,必要时给予穿刺侧上肢适当约束。

5.禁止使用小于 10 mL 的注射器给药及冲、封管,使用脉冲式方法冲管。

6.输入化疗药物、氨基酸、脂肪乳等高渗、强刺激性药物或输血前后,应及时冲管。

7.常规 PICC 不能用于高压注射泵推注造影剂。

8.PICC 置管后 24 h 内更换敷料,并根据使用敷料种类及贴膜使用情况决定更换频次;渗血、出汗等导致的敷料潮湿、卷曲、松脱或破损立即更换。

9.新生儿选用 1.9FrPICC,禁止在 PICC 导管处抽血、输血及血液制品,严禁使用 10 mL 以下的注射器封管、给药。

10.禁止将导管体外部分人为移入体内。

11.置管后指导要点

(1)告知患者置入 PICC 导管的目的、方法、配合要点。

(2)指导患者留置 PICC 导管期间穿刺部位防水、防牵拉等的注意事项。

(3)指导患者观察穿刺点周围皮肤情况,如有异常及时通知护士。

(4)指导患者置管侧手臂不可过度用力,避免提重物、拄拐杖,衣服袖口不可过紧,不可测血压及静脉穿刺。

(5)告知患者避免盆浴、泡浴。

知识链接

老年人如何选择血管

老年人采用手足背静脉输液法。年老体弱及患多种慢性病患者手足静脉多细小表浅、皮下脂肪少、弹性差、血管缺少组织支持、活动度较大,穿刺困难。因此,穿刺前要仔细了解血管特点或生理异常,必须注意,要使其充分暴露,看清走行,摸清深浅和粗细。根据手足末梢神经对疼痛刺激较敏感等特点,进针应采用快、稳、准及宁浅勿深,逐渐进针,避免因疼痛引起血管收缩而降低穿刺成功率。进针前比较针体与血管长度以决定进针长短。穿刺时患者采用自然放松法,自然放松法具有进针快、回血快、一针见血率高的优点,明显减轻进针疼痛感。静脉输液中应用自己的左手握患者的手或足,以拇指绷紧皮肤,固定血管下端,以减少血管滑动,如部位难以穿刺成功者,可选择手足背下1/2至指处的血管进行逆行穿刺。

四、输液速度的调节

静脉输液是一项要求十分严格的专业化技术操作,需要由具有专业知识和技能的护士来完成。输液速度要由医护人员根据患者的年龄、病情、药物的种类等多方面情况来确定。

(一)决定输液速度的因素

1.患者年龄 一般情况下,成年人输液速度常在 40~60 滴/分,小儿、老年人速度宜慢,不宜超过 40 滴/分。

2.患者病情 如果患者有心脏或肺部疾病,输液速度宜慢,一般为 30~40 滴/分。因为滴速过快可以加重心脏负荷,引起心力衰竭或肺水肿。若患者因脱水严重或失血过多引起休克,则要快速补液,以补充血容量。

3.药物种类 对有些需要严格控制输液速度的药物,如硝酸酯类,一般速度为 8 滴/分、10 滴/分、15 滴/分。若速度过快,单位时间内进入体内的药物剂量过多过大,则会引起不良反应,如搏动性头痛、颜面潮红、血压下降、心率加快等。在有条件的地方可以使用输液泵(电脑)控制。再如降颅内压药物甘露醇,则需快速静脉滴注,一般要求 20% 甘露醇 250 mL 的输液时间不超过 30 min,否则会影响其降低颅内压的效果。还有氧氟沙星、左氧氟沙星、门冬氨酸洛美沙星等喹喏酮类药物,在一般情况下,每输入 0.2 g,应以不少于 1 h 的速度静脉滴注,速度过快会引起血管炎性病变等。

(二)静脉输液速度调节的原则

1.输液速度应根据患者的年龄、病情、药物性质进行调节,一般成人 40~60 滴/分,儿童 20~40 滴/分。

2.对年老体弱者、婴幼儿、有心肺疾病的患者输入速度宜慢;对严重脱水、心肺功能良好的患者输液速度可适当加快。

3.一般溶液输入速度可稍快,而高渗盐水、含钾药物、升压药物等输入速度宜慢。

(三)输液速度及时间的计算

输液过程中,溶液每毫升的滴数(滴/毫升)称为该输液器的滴系数。各厂家生产的输液器滴系数不同,临床常用的有 10、15、20、50 滴/毫升等几种型号。静脉输液的速度及输液所用时间的计算方法如下:

1.已知输入液体的总量和预计输完所用的时间,求每分钟滴数。

每分钟滴数=液体的总量(mL)×滴系数(滴/毫升)/输液所用时间(min)

2.已知输入液体的总量和每分钟滴数,求输完液体所用的时间。

输液所用时间(h)=液体的总量(mL)×滴系数(滴/毫升)/[每分钟滴数(滴/分)×60 min]

或者　　输液所用时间(min)=液体的总量(mL)×滴系数(滴/毫升)/每分钟滴数(滴/分)

举例1:患者输入液体3000 mL,每分钟滴数为50滴,所用输液器的滴系数为20滴/毫升,则输液需要多长时间?

$$输液所需时间=(3000×20)/(50×60)\ h=20\ h$$

举例2:已知输入的液体总量为2000 mL,计划10 h输完,所用输液器的滴系数为15滴/毫升,则每分钟的滴数是多少?

$$每分钟滴数=(2000×15)/(10×60)=50$$

五、常见输液故障及排除方法

1.溶液不滴

(1)针头滑出血管外,液体注入皮下组织。表现为局部肿胀、疼痛,应另选血管重新穿刺。

(2)针头斜面紧贴血管壁,妨碍液体输入。应调整针头位置或适当变换肢体位置。

(3)针头阻塞。若挤压有阻力无回血,则确定为针头阻塞,应更换针头重新穿刺。

(4)压力过低。适当抬高输液架高度,升高输液瓶,加大压力。

(5)血管痉挛。局部可行热敷、按摩,必要时注入少量0.25%盐酸普鲁卡因,以扩张血管。

2.滴管内液面过高

(1)滴管侧壁有调节孔者,可夹住滴管上端的输液管,打开调节孔,待液面降至露出滴管时,关闭调节孔,松开上端的输液管。

(2)滴管侧壁无调节孔者,可将输液瓶取下,使导管的双针头露出液面,但须保持输液管滴注通畅,待莫菲氏滴管内液体下降、滴管露出液面时,再挂回输液架上继续滴注。

3.滴管内液面过低

(1)滴管侧壁有调节孔者,可夹住滴管下端的输液管,打开调节孔,当液面升高至适当水平时再关闭调节孔,松开下端输液管即可。

(2)滴管侧壁无调节孔者,可夹住滴管下端的输液管,用手挤压滴管上端的输液管,待滴管液面升至适当水平时,将滴管上端输液管内的空气挤入输液瓶,松开下端输液管即可。

(3)输液过程中,如果莫菲氏滴管内液面自行下降则应检查滴管上端输液管与莫菲氏滴管有无漏气或裂隙,必要时予以更换。

4.滴管内液面自行下降　输液器有裂缝,需要及时更换新的输液器。

六、常见输液反应及护理

(一)发热反应

1.原因　发热反应是输液过程中最常见的一种反应,因输入致热物质所致。多由于输液器具清洁灭菌不彻底或被污染、有效期已过、输入的溶液或药物制剂不纯、消毒灭菌保存不良、输液过程中未能严格遵守无菌操作原则等所致。

2.临床表现　一般于输液后数分钟至1 h发生。表现为发冷、寒战继而发热。轻者体温在38 ℃左右,于停止输液后数小时内体温自行恢复正常;重者初起寒战,继之高热,体温可达41 ℃,并伴有头痛、脉速、恶心、呕吐等全身症状。

3.预防　输液前严格检查药液质量与有效期,输液器外包装有无破损、漏气,生产日期和有效期;严格执行无菌操作原则。

4.护理

(1)反应轻者可减慢滴速或停止输液;重者应立即停止输液,及时通知医生,同时注意观察体温变化。

(2)对症处理:寒战者给予保暖;高热者给予物理降温。

（3）遵医嘱给予抗过敏药物或激素治疗。

（4）做好记录，保留剩余溶液和输液器进行检测，查找引起发热反应的原因。

（二）急性肺水肿

1.原因

（1）因输液速度过快，短期内输入过多液体，使循环血容量急剧增加，心脏负荷过重所致。

（2）患者原有心肺功能不良。

2.临床表现　在输液过程中患者突然出现呼吸困难、气促、胸闷、咳嗽、咳粉红色泡沫样痰，严重时痰液从口鼻涌出，听诊两肺部可闻及湿啰音，心率快且节律不齐。

3.预防　严格控制输液速度与输液量，对年老体弱者、婴幼儿、心肺功能不良的患者需要特别慎重并密切观察。

4.护理

（1）立即停止输液，通知医生紧急处理。

（2）病情允许者可让患者端坐，两腿下垂，以减少下肢静脉血液的回流，减轻心脏负担。

（3）给予高流量氧气吸入，一般氧流量为 6～8 L/min，可提高肺泡内氧分压，使肺泡内毛细血管渗出液的产生减少从而增加氧的弥散，改善低氧血症。

（4）遵医嘱给予镇静剂、扩血管药物、平喘药、强心剂和利尿剂，以舒张周围血管，加速体液排出，减少回心血量，减轻心脏负荷。

（5）必要时进行四肢轮扎，用止血带或血压计袖带适当给四肢加压，要求阻断静脉血流，但动脉血流仍畅通。每隔 5～10 min 轮流放松一侧肢体上的止血带，可有效地减少静脉回心血量，待症状缓解后，逐渐解除止血带。

（三）静脉炎

1.原因　因长期输注高浓度、刺激性较强的药液，或静脉内放置刺激性大的留置管或放置时间过长，导致局部血管壁发生化学性炎症反应；亦可因输液过程中未严格执行无菌操作原则而引起局部静脉感染。

2.临床表现　沿静脉走向出现条索状红线，局部组织表现红、肿、热、痛，有时伴有畏寒、发热等全身症状。

3.预防　严格执行无菌操作原则。对血管壁有刺激性的药物应充分稀释后再使用，同时减慢输注速度，并防止药物溢出血管外。应有计划地更换输液部位，保护静脉。静脉内置管时，应该选择无刺激性或刺激性小的导管，留置时间不宜过久。

4.护理

（1）停止在局部输液，将患肢抬高并制动，并用 50% 硫酸镁溶液行热湿敷，每日 2 次，每次 20 min。

（2）超短波理疗，每日 1 次，每次 15～20 min。

（3）中药治疗：如意金黄散加醋调成糊状，局部外敷，每日 2 次，可起到清热、止痛、消肿的作用。

（4）如合并感染，根据医嘱给予抗生素。

（四）空气栓塞

1.原因

（1）输液前，输液管内空气未排尽，或输液管连接不紧密导致漏气；连续输液过程中更换溶液瓶不及时或输液完毕未及时拔针。

（2）加压输液、输血时无人守护，液体输完未及时更换药液或拔针，导致空气进入静脉发生空气栓塞（图 3-2-1-17）。

2.临床表现　患者感到胸部异常不适或有胸骨后疼痛，随即出现呼吸困难和严重发绀，有濒死感。听诊心前区可闻及响亮、持续的"水泡声"，心电图呈心肌缺血和急性肺心病的改变。

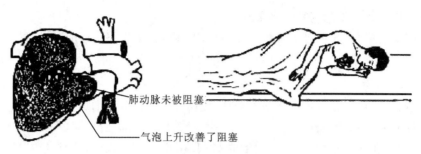

肺动脉未被阻塞

气泡上升改善了阻塞

图 3-2-1-17　空气栓塞

3.预防

(1)输液前认真检查输液器的质量,排尽输液管内空气。

(2)输液过程中加强巡视,连续输液时应及时更换输液瓶或添加药液;输液完毕及时拔针。

(3)加压输液,输血时应专人守护。

4.护理

(1)发生空气栓塞时应立即通知医生并配合抢救,让患者取左侧卧位和头低足高卧位,左侧卧位可使肺动脉的位置处于低位,利于气泡漂移至右心室尖部,从而避开肺动脉入口,随着心脏的舒缩,较大的气泡碎成泡沫,分次少量进入肺动脉内,逐渐被吸收。

(2)给予高流量氧气吸入,提高机体的血氧浓度,纠正缺氧状态。

(3)有条件者,通过中心静脉导管抽出空气。

(4)密切观察患者病情变化,如发现异常及时对症处理。

七、输液微粒污染与预防

静脉输液是临床治疗中不可缺少的一部分。随着静脉输液应用的日益广泛,人们对输液的安全问题开始投入更多的关注和思考。静脉输注药物的要求是无化学污染物,不含活性微生物,无热原,无微粒。由此可见,微粒是静脉输液能否得到安全保障的决定性因素。

(一)概念

输液微粒污染是指在输液过程中输入的液体中含有非代谢性颗粒杂质,其直径一般为 1～15 μm,大的直径可达 50～300 μm,随液体进入人体对人体造成严重危害的过程。

目前已鉴别出来的微粒有橡胶塞屑、玻璃屑、纤维素、炭颗粒、脂肪栓、药物结晶、碳酸钙、氧化锌、糊精、黏土、纸屑、细菌、霉菌、真菌、真菌孢子以及空气中的尘埃等。药品本身质量不合格、橡胶塞的反复穿刺、混合药物使用的配伍不当及药液的错误抽吸、玻璃安瓿的切割不当与消毒不彻底、操作环境的净化不到位以及护士的护理操作不规范等都会直接造成输液微粒污染。

(二)输液微粒污染的危害

微粒对人体的危害是潜在的、严重的、长期的,甚至难以被人发现,其危害程度主要取决于微粒的大小、形态、化学特征、血管被阻塞程度及人体对微粒的反应等,微粒越大,数量越多,对人体危害越大。其危害如下:

1.造成局部组织栓塞和坏死　大于毛细血管直径(人体毛细血管直径为 6～8 μm)的微粒,就可直接堵塞毛细血管,小动脉的阻塞可抑制氧化代谢或其他代谢活动,导致细胞损伤和器官坏死。

2.引起静脉炎　微粒在进入人体后,可随血液循环,引起血管内壁刺激损伤,使血管壁正常状态发生改变,变得不光滑,引起血小板的黏着,导致静脉炎的产生。

3.引起肉芽肿的产生　当微粒侵入肺、脑、肾等组织毛细血管内时,会引起巨噬细胞增殖,形成肉芽肿,从而引起脑、肺、肾和眼等部位不同程度的供血不足,造成循环障碍,直至坏死。

4.引起过敏反应　药剂中含有的药物结晶微粒、聚合物、降解物及其他异物,都可在注射部位或沿静脉血管与组织蛋白发生反应,从而引起过敏反应。

5.引起肿瘤形成和肿瘤样反应　石棉纤维,常可引起肺癌;当大量的放射性微粒进入人体后,可直接引起白血病或白细胞减少症。

6.热原样反应　微粒造成的临床输液反应也称为热原样反应,因其临床表现与热原反应非常相似,仅从输液反应的表现形态上来看,两者很容易混淆。

（三）输液微粒污染的来源

1.生产过程中的微粒污染。目前,一次性输液器、一次性注射器生产厂家很多,由于生产厂家的工艺、设备不同,特别是一些小厂条件有限,因而质量存在着一定问题。

2.临床准备、操作时产生微粒污染。

(1)切割安瓿会产生大量细小的玻璃屑;

(2)穿刺胶塞会造成橡胶微粒脱落;

(3)输液、配液时的环境会对药液产生污染;

3.输液和注射器具可引入微粒污染。

4.放置时间和储存条件对药液的影响。

5.添加药物产生微粒污染。一般来说,添加药物品种和数量越多,产生的微粒越多;产生微粒的数量与添加药物的次序有关;添加药物是临床产生微粒污染最主要的原因。

（四）输液微粒污染的预防

1.严把药液质量关　药液生产厂家要改善车间环境卫生条件、安装空气净化装置,防止空气中悬浮尘粒与细菌污染;工作人员要穿工作服、工作鞋,戴口罩,必要时戴手套;选用优质溶剂与注射用水;采用先进技术,提高检验技术,确保药液质量。

2.严把输液器具和注射器具的质量关　加强对一次性注射用品质量的监测,并将一次性注射用品微粒监测作为质控指标之一。在输液过程中,选择输液器具是减少不溶性微粒污染的一个重要环节,现在临床上普遍推广使用一次性终端过滤输液器,其终末滤膜能起到很重要的过滤作用,能有效阻止部分不溶性微粒进入人体,增加了临床用药的安全性。目前一次性输液器上普通配备的终端过滤输液器由于截留面积、材质的问题影响流速及大输液生产条件等原因,将终端过滤输液器及大输液中微粒大小限制在 $15\sim20~\mu m$,达不到截留输液中对人体有害微粒的目的。而精密过滤输液器能对微小生物进行精确分离,不产生药物吸附,膜上无异物脱落,能降低和减少中药微粒造成的输液反应。保证患者输液安全,提高护理质量。

3.保持病区环境清洁　环境空气中的纤维、灰尘、热原、细菌等物质可通过排气管进入液体。有研究表明,在常规的密闭式输液中,每进入 $500~mL$ 空气可带入 $0.5~\mu m$ 的微粒 4 万多个,$1~\mu m$ 的微粒 2 万多个,所以除输液器本身的空气过滤器和终端过滤输液器的防护外,还应保持病室空气的清新洁净,同时减少探视人员和陪护。配置药液前治疗室要进行清洁和空气消毒,有条件者应在超净工作台上进行。长期以来,国内医院输液配置都是由护士在病区开放的环境中（治疗室）进行的,治疗室配药存在许多问题,在人流、物流高峰期空气污染严重,空气中存在的微粒会在配置药液时进入输液瓶中,随液体进入人体,对人体终末动脉及其供养细胞造成直接、永久的损害。近年来,随着医院管理质量的提高,输液配置环境越来越被医院所重视,静脉药物配置中心（PIVAS）的建立将药物配置从非洁净环境转移到洁净环境集中,减少了输液微粒和细菌污染。对于没有条件的基层医疗机构,建议在超净工作台上配置静脉药物。

4.橡胶塞的合理使用　微粒是影响输液安全的主要因素之一,而橡胶塞碎屑则是微粒的主要来源之一,临床静脉用药大多是粉剂,配药时橡胶塞的质量、针头插入瓶塞的角度、次数及针头大小与液体污染的程度有关。液体加药时将垂直进针改为斜角进针,使针头斜面向上与瓶塞成 $75°$角刺入,并轻轻向针头斜面的反方向用力,可减少橡胶塞碎屑和其他杂质落入瓶中的机会。加药过程中针头穿刺瓶塞造成的污染主要是瓶塞的微粒污染,穿刺次数越多,微粒污染越严重,针头的型号越大,造成的瓶塞胶粒也越大,用 $9\sim12$ 号的针头穿刺时,其切割下的微粒可能达到 $900\sim1200~\mu m$。一般当瓶塞微粒达到 $200\sim300~\mu m$ 时,一旦进入人体血液循环即可引起小血管发生栓塞。百特软袋的自动密封乳胶代替了传统的橡胶塞,反复穿刺加药口仍能保持良好的密封性,大大减少了微粒的污染。

5.严格执行操作规程　从药液的配置到静脉穿刺整个过程都由护士来完成,静脉药物配置中心对护士的护理操作要求更加规范。

(1)操作者在液体准备前必须洗手、戴口罩。

(2)加入安瓿制剂时,应严格执行弹、消、锯、消、掰程序,折断安瓿后稍等3~5 s让其碎玻璃沉淀后再用针头置于安瓿中部抽吸药液。

(3)配置带橡胶塞药液时,选用9~12号针头,并避免多次穿刺橡胶塞,以减少橡胶塞脱落的机会。

(4)抽取药液时,避免手对活塞的污染。

(5)输液排气时应先放出少量(10~20 mL)液体冲洗输液器,使管道中的微粒冲排掉。

6.尽量减少联合用药　在输液时如在液体中加入多种药物,由于药物的溶解度、酸碱度、放置时间及温度条件的影响,药物配伍变化复杂。据有关报道,过多种类联合用药,不但会大量增加所含异物微粒的数目,而且易导致有害反应的发生。输液与药物配伍后微粒数量大幅度增加,药物配伍品种数愈多,微粒增加数也愈多。医务人员应熟悉配伍药物的理化性质、用法用量和配伍禁忌,尽量避免配伍过程中带入微粒。

7.安装终端过滤输液器　终端过滤输液器可截留任何途径污染的输液微粒,是解决微粒危害的理想措施,可以极大地减少各个环节对药液的微粒污染,从而减少微粒对患者的危害,对患者起到保护作用。

八、输液泵的应用

(一)输液泵介绍

输液泵是一种能够准确控制输液滴速或输液流速,保证药物能够速度均匀、药量准确并且通过输液泵安全地进入患者体内发挥作用的一种仪器(图3-2-1-18)。同时,输液泵还能提高临床给药操作的效率和灵活性,降低护理工作量。此外,输液泵还能精确控制输送药液的流速和流量,并能对输液过程中出现的异常情况进行报警,及时自动切除输液通路。输液泵的应用有助于减轻医护工作强度,提高安全性、准确性和工作效率,并提高护理水平。输液泵通常是机械或电子控制装置,它通过作用于输液导管达到控制输液速度的目的。常用于需要严格控制输液量和药量的情况,如在应用升压药物、抗心律失常药物,婴幼儿静脉输液或静脉麻醉时。

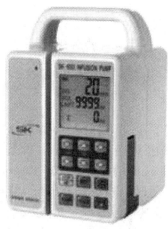

图3-2-1-18　输液泵

(二)输液泵的分类

目前,输液泵产品型号多样,性能各异。按其工作特点可分为蠕动控制式输液泵、定容控制式输液泵及针筒微量注射式输液泵三类。

(三)输液泵的特点

1.体积小、操作简便、节省人力。

2.剂量准确,微量、持续、定时控制用量,装有控制器,每小时滴入量可控制在0.1~2000 mL。

3.避免药物因浓度大小起伏波动产生的副作用。

4.泵内有蓄电池,交流电中断时能保证持续用药。

5.对抢救危重患者,减轻护理工作的劳动强度具有明显优越性。

（四）输液泵的类型

1.固定点泵和非固定点泵。

2.体外泵和可植入泵。

3.机械泵和电子泵（推注式注射器输液泵或蠕动式输液泵）。

（五）输液泵的系统结构与原理

输液泵系统要由以下几个部分组成：微机系统、泵装置、检测装置、报警装置和输入及显示装置。

1.微机系统　微机系统是整个系统的"大脑"，对整个系统进行智能控制和管理，并对检测信号进行处理，一般采用单片机系统。

2.泵装置　泵装置是整个系统的"心脏"，是输送液体的动力源。

3.检测装置　主要是各种传感器，如红外滴速传感器（负责对液体流速和流量进行检测）、压力传感器（负责堵塞及漏液的检测）和超声波传感器（负责对气泡的检测）等，它们可感应相应的信号，这些信号经过放大处理后，送入微机系统进行信号处理，并得出控制指令，然后进行相应的控制操作。

4.报警装置　传感器感应到的信号经微机处理后，得出报警控制信号，再由报警装置响应，引起人们的注意，同时进行正确的处理。主要有光电报警（发光二极管）和声音报警（扬声器和蜂鸣器）等。

5.输入及显示装置　输入部分负责设定输液的各参数，如输液量和输液速度等。显示部分负责显示各参数和当前的工作状态等，多采用 LED 数码管显示和 LCE 液晶显示。

（六）输液泵的维护保养

为了延长输液泵的使用寿命和维持其输液的稳定性应按照以下注意事项操作。

1.防止任何固体微粒进入输液泵体，因为尘埃或其他任何杂质都会磨损柱塞、密封环、缸体和单向阀，因此应预先除去流动相中的任何固体微粒。流动相最好在玻璃容器内蒸馏，而常用的方法是过滤，可采用 Millipore 滤膜（$0.2~\mu m$ 或 $0.45~\mu m$）等滤器。泵的入口都应该连接砂滤棒（或片），输液泵的滤器应经常更换。

2.流动相不应含有任何腐蚀性物质，含有缓冲液的流动相不应保留在泵内，尤其是停泵过夜或更长时间的情况下。如果将含有缓冲液的流动相留在泵内，由于蒸发或泄漏，甚至只是由于溶液的静止，就可能析出盐的微小晶体，这些晶体将和上述固体微粒一样损坏密封环和柱塞等。因此，必须泵入纯水充分清洗后，再换成适合于色谱柱保存和有利于泵维护的溶剂（对于反相键合固定相，可以是甲醇或甲醇和水）。

3.输液泵工作时要留心防止溶剂瓶内的流动相用完，否则空泵运转也会磨损柱塞、密封环或缸体，最终产生漏液。

4.输液泵的工作压力不要超过规定的最高压力，否则会使高压密封环变形，产生漏液。

5.流动相应该先脱气，以免在泵内产生气泡，影响流量的稳定性，如果有大量气泡，泵就无法工作。

（七）输液泵常见故障及排除方法

1.泵门开启（DOOR）　处理措施：关闭泵门并锁紧。

2.输液器管中有空气（AIR）　处理措施：

（1）先将输液器加紧，无液滴滴落。

（2）将输液器管路从设备中取出。

（3）将气排到滴液腔中。

（4）将管路复位，松开输液器夹紧处。

3.管路阻塞（OCCL）　处理措施：检查下列可能的阻塞并排除：

(1)管路是否折叠。

(2)滚动夹是否关闭。

(3)针头是否阻塞;如果是由其他原因引起,可调整阻塞传感器压力值。

4.电池电量低(LOW BATT)　处理措施:立刻连接交流电源。

5.药液瓶(袋)空了(EMPTY)　处理措施:换新药液,调整,排气,或撤除输液器。

6.滴速传感器故障(DRIP,流速"1"闪亮)　处理措施:检查传感器安装是否正确;滴液腔有无破损;传感器表面有无污染;阳光或强光是否直射。

7.输液器设定与实际不一致(DRIP,流速"2"闪亮,流速"3"闪亮)　处理措施:重新设定,使设定值符合实际使用的输液器。

8.用错输液器,药液瓶(袋)排空(DRIP,流速"4"闪亮,流速"5"闪亮)　处理措施:检查输液器是否用错了,输液器设定是否正确,药液瓶(袋)是否排空了。

9.泄漏,当泵停止工作时,滴速传感器测出10滴以上滴速(DRIP,流速"6"闪亮)　处理措施:检查是否用错了输液器;输液器有无任何泄漏;如果不是上述原因,找销售商处理。

10.指状盒受到干扰(DRIP,流速"7"闪亮)　处理措施:

(1)取出指状盒并清洗干净。

(2)重新安装。

11.管夹脱落(流速"8"闪亮)　处理措施:

(1)关掉电源。

(2)安装管夹。

(3)安装输液器并接通电源。

12.指状盒脱落(流速"9"闪亮)　处理措施:

(1)关掉电源。

(2)打开泵门。

(3)安装指状盒到位。

(4)装输液器,接通电源。

13.滴速传感器脱落或掉线或传感器污染(流速"0"闪亮)　处理措施:

(1)关掉电源。

(2)检查并确认传感器安装、连接正确。

(3)检查传感器表面。

(4)接通电源。

(八)输液泵保存方法

对输液泵进行操作时,勿用湿手接触电源插头,不能在阳光直射或强光直射下使用。使用时传感器插头一定要插紧,否则会导致输液泵不能正常工作。不用时要放到输液泵顶部的座上将其锁定,避免碰坏。充电时,先将电源开关关闭,然后才能充电。若在首次使用或长时间不用后重新使用时,先将电池充满电后再开始使用。输液泵禁止存放在被风扇、空调、电炉、暖气、加湿器等冷湿(热)气流直接吹拂的地方。

(九)输液泵的发展趋势

1.功能更全面　既能静脉给药,也能输血、输送肠内营养液等。

2.耗材更廉价　无需使用专用的压力输液器作为耗材,普通的重力输液器会更方便,更廉价。

3.安全问题更突出　使用普通的重力输液器容易出现耗材混淆问题,由此产生的精度误差和其他风险极大。

4.使用面更广泛　同时解决好了耗材廉价性和安全性之后,所有的床旁输液都会采用输液泵,用量将会井喷。

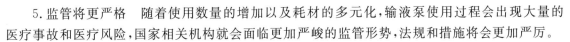

5.监管将更严格　随着使用数量的增加以及耗材的多元化,输液泵使用过程会出现大量的医疗事故和医疗风险,国家相关机构就会面临更加严峻的监管形势,法规和措施将会更加严厉。

实训 3-2-1-7　输液泵的使用

【评估】

1.患者的基本状态　意识状况、年龄、病情、活动能力、医疗诊断、心肺等重要脏器功能状态、治疗情况。

2.患者局部皮肤状况　穿刺部位皮肤颜色、温度,有无硬结、淤血、感觉障碍;静脉充盈度和管壁弹性、肢体活动度。

3.患者的心理反应及合作程度。

4.患者既往用药史、药物过敏史;目前用药情况及治疗可能出现的不良反应。

【计划】

1.护士准备　衣帽整洁,修剪指甲,洗手、戴口罩。

2.用物准备　输液泵、治疗盘、注射器、输液泵管、消毒治疗巾、输注药液、输液卡、固定支架、电源。其他同密闭式静脉输液。

3.患者准备　穿刺部位皮肤血管情况、脱水类型、心肺功能、自理能力及合作程度。

4.环境准备　安静、整洁、明亮;按无菌操作的要求进行。

【实施】

操作步骤见表3-2-1-8。

表 3-2-1-8　输液泵的使用步骤

操 作 步 骤	要 点 说 明
1.准备输液泵 (1)将输液泵固定在输液架上,接通电源,打开电源开关 (2)按常规排尽输液管内空气 (3)打开泵门,将输液管呈"S"形放置在输液泵的管道槽中,关闭泵门	·告知患者输液名称及注意事项
2.遵医嘱设定每毫升滴数、每小时输入量及液体总量	·按医嘱正确设定各参数
3.按常规静脉穿刺,成功后将输液针与输液泵连接	·连接输液延长管,按快进键二次排尽空气,再次核对患者的床号、姓名,连接输液管
4.确认无误,按压"开始/停止"键,启动输液泵	·按"开始"键进行输液 ·不要随意搬动或者调节输液泵的参数,以保证用药安全,输液肢体不要进行剧烈活动
5.停止输液 (1)输液结束时,再次按压"开始/停止"键,停止输液 (2)关闭输液泵,打开泵门,取出输液管 (3)输液泵的消毒处理	·液体输完后遵医嘱封管 ·物品按消毒原则处理

【评价】

1.方法正确,严格执行操作规程,及时排除故障。

2.护患沟通有效,关爱患者。严密观察输注情况,患者无空气栓塞发生。

【注意事项】

1.正确设定输液速度及其他必需参数,防止设定错误,延误治疗。

2.护士随时查看输液泵的工作状态,及时排除报警故障,防止液体输入失控。

3.注意观察穿刺部位皮肤情况,防止发生液体外渗,出现外渗应及时给予处理。

4.输液过程中要加强巡视,应注意观察滴速与实际液量是相符,避免过度依赖输液泵,发生故障时未能及时处理导致严重后果。

任务二 静脉输血技术

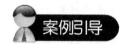

患者李某,女,30岁,因工伤急诊入院,初步诊断为"两下肢开放性骨折、出血性休克"。查体:BP70/50 mmHg,HR120次/分,神志清楚,表情淡漠,出冷汗,躁动。医嘱:立即输血200 mL。下午4时左右,患者出现头部胀痛、四肢麻木、腰背部剧痛、胸闷、呼吸困难、恶心、呕吐等症状。请问:

(1)该患者进行输血的目的是什么?

(2)该患者输血中出现了什么问题?如何处理?

静脉输血(transfusion)是将全血或血液制品通过静脉输入体内的方法,是临床上一项重要的抢救和治疗措施。成人一次失血不超过全身血量的10%,对机体无明显损害;若一次失血量超过全身血量的20%,即可引起机体活动障碍,需要及时进行输血或补液。正常人的血量相对恒定,占体重的7%~8%,如果健康人一次失血不超过全身血量的10%,所失的血浆和无机盐可以在1~2 h内由组织液渗入血管内而得到补充;血浆蛋白也可以在一天内得到恢复。但红细胞和血红蛋白恢复较慢,一般需3~4周。如果一次失血超过全身血量的15%,机体的代偿机能将不足以维持血压的正常水平,可引起机体活动障碍,此时就需要输血。可以根据患者的病情输入不同血液成分(或称"血品"),包括全血、红细胞浓缩液、洗涤红细胞、白细胞浓缩液、血小板浓缩液等。

一、静脉输血的目的

(一)补充血容量,增加心排量,提升血压,促进血液循环

常用于急性大出血、休克患者。

(二)增加血红蛋白,纠正贫血

常用于因血液系统疾病而引起的严重贫血,以及为某些慢性疾病的患者,增加血浆蛋白及携带氧的能力,改善全身状况。

(三)补充抗体,增加机体抵抗力

新鲜血液含有多种抗体及白细胞、血小板,输血后可以增强机体抵抗力。常用于严重感染、烧伤等。

(四)增加蛋白质,纠正低蛋白血症

改善营养,维持胶体渗透压,减少组织液渗出和水肿,保证循环血容量。常用于低蛋白血症的患者。

(五)补充各种凝血因子,改善凝血作用

输入新鲜血,补充各种凝血因子,改善凝血作用,有助于止血。常用于凝血功能障碍的患者。

(六)促进骨髓系统和网状内皮系统功能

常用于再生障碍性贫血、白血病等。

(七)排除有害物质,改善组织器官的缺氧状况

用于一氧化碳、苯酚等化学物质中毒。

二、血液及血液制品的种类

(一)全血

全血是指采集的血液未经任何加工而全部保存备用的血液。

1.新鲜全血 一般是指采血后数小时之内即用的抗凝血液,血液中有形和无形成分的改变很少。新鲜全血保持了血液中原有的成分,可补充各种凝血因子及血小板,对血液病患者尤为适用。主要用于急性大失血,它既提供红细胞,也提供血浆。

2.库存血 在 4 ℃的冰箱内可保存 2~3 周,它虽含有血液的各种成分,但随着保存时间的延长,血液中的某些成分也会增多,因此,其酸性增高,钾离子浓度上升。在大量输入库存血时,应警惕酸中毒与高钾血症。

3.自体输血 对手术过程中出血量较多者,如宫外孕、脾切除等手术,可事先做好回收自体血的准备,收集腹腔内的血液经过滤后再经静脉输入。

(二)成分血

成分血包括血浆、红细胞、白细胞浓缩液、血小板浓缩液。其优点是:一血多用、节约血源、针对性强、副作用少且经济方便,是目前临床常用的方法。在有条件的地方,现在越来越少用全血输注,代之以成分输血。一方面因全血的效果不及成分血,后者体积小而需要的内容多、针对性强。另一方面因输血的需求越来越大而血源困难,成分输血可以提高血的利用率。

1.浓集红细胞 新鲜全血或库存血经离心或静置沉淀后除去大部分血浆,使红细胞比容提高 60%~80%,即成浓集红细胞。这种制品适用于大多数血液总量不减少而需要输血的贫血患者,如各种慢性贫血和急性溶血性贫血。由于红细胞浓度高,纠正贫血的效率比全血高,又因其体积小,特别适宜于有心脏病或充血性心力衰竭的贫血患者。更适宜于手术前后需要输血的患者,比全血效果更好。本制品如配以平衡的盐溶液,同样可用于手术时急性失血的患者。

2.洗涤过的红细胞 将离心浓集的红细胞用 0.9%氯化钠溶液洗涤至少 3 次,即得洗涤过的红细胞。亦可在血细胞分离机中洗涤。因为在洗涤过程中可能有细菌污染,所以必须在数小时内用掉。这种制品不含血浆,可用于阵发性睡眠性血红蛋白尿(PNH)患者,以避免血浆中某些抗体激活患者的补体而激发或加重 PNH 患者细胞溶血。某些对外来血浆过敏而需要输血的患者,大多血浆中缺乏免疫球蛋白 A(IgA),如果用全血输血可发生过敏反应。

3.冰冻红细胞 红细胞加入冷冻保护剂甘油后在 -80 ℃以下,可以长期保存多年。应用时加温至 37 ℃,解冻后须去除冷冻保护剂和已死白细胞、血小板的残骸。优点包括:因极少含有白细胞和血小板,故可以减少输血反应;减少传播病毒性肝炎的机会;便于自体输血,特别是其血型稀有或未经识别者;输给准备做骨髓或器官移植的患者,可以减少因组织配型不合而产生的免疫反应。

4.新生红细胞(网织红细胞) 年轻或新生的红细胞由于其体积稍大,比重较大,可用血细胞分离机加以分离、收集。正常人血液中红细胞的平均年龄为 60 天,新生红细胞的平均年龄为 12~30天。新生红细胞的半衰期为 45 天。由于新生红细胞输入患者体内后的存活时间较长,可以延长输血的效果,延长输血的间隔时间,减少输血的次数。这种新的血液制品目前国外主要用于需要长期输血的重型 β 海洋性贫血患者,作为延迟继发性血色病发生的一种措施。

5.悬浮红细胞 用于需要提高血液携氧能力,血容量基本正常或低血容量已被纠正的患者。低血容量患者可配晶体溶液或胶体溶液应用。

(1)血红蛋白>100 g/L,可以不输血。

(2)血红蛋白<70 g/L,应考虑输血。

(3)血红蛋白在 70~100 g/L 之间,根据患者的贫血程度、心肺代偿功能、代谢情况及年龄等因素决定。

6.白细胞浓缩液 新鲜全血经离心后取其白膜层的白细胞,于 4 ℃保存,48 h 内有效。适用于粒细胞缺乏伴严重感染的患者。

（三）血小板

手工分离浓缩血小板，单供者机采血小板。

适应证：①血小板减少或功能障碍致明显出血而有颅内出血风险者；②血小板明显减少（血小板计数≤10×10^9/L，特别是血小板计数≤5×10^9/L），为防止颅内出血，可预防性输注。

（四）血浆

血浆是全血经分离后的液体部分，主要成分为血浆蛋白，不含细胞，无凝集原，因此不出现凝集反应，同时不必验血型，保存期长。常用的有以下类型。

1.普通血浆　分新鲜血浆和保存血浆两种。前者在采血后立即分离输入，它除了红细胞外，基本上保留了血液的各种成分。后者除血浆蛋白外，其他成分逐渐破坏，一般可保存6个月。

2.冰冻血浆　普通血浆在$-30 \sim -20$ ℃的低温下保存，保存期一般为5年，应用时放在39 ℃的温水中溶化。

3.干燥血浆　由冰冻血浆放在真空装置下加以干燥而成，保存时间为5年，应用时可加适量等渗盐水或0.1%枸橼酸钠溶液。

（五）其他血液制品

1.清蛋白液　从血浆中提取制成。临床上常用的是稀释成5%的清蛋白液，它具有维持胶体渗透压、扩充血容量和增加血浆蛋白的作用。

2.其他　如纤维蛋白原、凝血因子、抗血友病球蛋白。

三、静脉输血技术

（一）输血的适应证与禁忌证

1.适应证

(1)各种原因引起的大出血为静脉输血的主要适应证。一次出血量＜500 mL时，机体可自我代偿，不必输血。失血量在500～800 mL时，需要立即输血，一般首选晶体溶液、胶体溶液或少量血浆增量剂输注。失血量＞1000 mL时，应立即补充全血或血液成分。但血或血浆不宜用作扩容剂，晶体溶液结合胶体溶液扩容是治疗失血性休克的主要方案。血容量补足之后，输血的主要目的是提高血液的携氧能力，此时应首选红细胞制品。

(2)贫血或低蛋白血症：输注浓缩红细胞、血浆、白蛋白。

(3)严重感染：输入新鲜血以补充抗体和补体，切忌使用库存血。

(4)凝血功能障碍：输注相关血液成分。

2.禁忌证　急性肺水肿、充血性心力衰竭、肺栓塞、恶性高血压、真性红细胞增多症、肾功能极度衰竭及对输血有变态反应者。

（二）静脉输血的原则

1.输血前必须做血型鉴定及交叉配血试验。

2.无论是输全血还是输成分血，均应选用同型血液输注，如无同型血液可选用O型血输给患者，一次输少量血，一般最多不超过400 mL，且要放慢速度。

3.患者如再次输血，则必须重新做交叉配血试验，以排除机体已产生抗体的情况。输血过程中如有不良反应，应立即通知医生，停止输血。

4.严格执行无菌操作原则，输血前后用0.9%氯化钠溶液冲洗输血管道，连续输用不同供血者的血液时，前一袋血输尽后更换输血器再接下一袋血继续输注，输血过程中应先慢后快，根据病情和年龄调整输注速度。

（三）血型鉴定和交叉配血试验

1.血型　血型是对血液分类的方法，通常是指红细胞的分型，其依据是红细胞表面是否存在某些可遗传的抗原物质。抗原物质可以是蛋白质、糖类、糖蛋白或者糖脂。通常一些抗原来自同一基因的等位基因或密切连锁的几个基因的编码产物,这些抗原就组成一个血型系统。在人类,目前已经发现并为国际输血协会承认的血型系统有30种,有ABO血型系统、Rh血型系统、MNS血型系统、P血型系统等,而其中又以ABO血型系统和Rh血型系统最为重要。

(1)ABO血型系统(ABO blood group system) 根据红细胞表面有无特异性抗原(凝集原)A和B来划分的血液类型系统。根据凝集原A、B的分布把血液分为A、B、AB、O四型。红细胞上只有凝集原A的为A型血,其血清中有抗B凝集素;红细胞上只有凝集原B的为B型血,其血清中有抗A凝集素;红细胞上A、B两种凝集原都有的为AB型血,其血清中无抗A、抗B凝集素;红细胞上A、B两种凝集原皆无者为O型血,其血清中抗A、抗B凝集素皆有。具有凝集原A的红细胞可被抗A凝集素凝集;抗B凝集素可使含凝集原B的红细胞发生凝集。输血时若血型不合会使输入的红细胞发生凝集,引起血管阻塞和血管内大量溶血,造成严重后果。所以在输血前必须做血型鉴定。正常情况下只有ABO血型相同者可以相互输血。在缺乏同型血源的紧急情况下,因O型血红细胞无凝集原,不会被凝集,可输给任何其他血型的人。AB型血的人,血清中无凝集素,可接受任何型的红细胞。

(2)Rh血型系统(Rhesus monkeys) 意为恒河猴血型系统,是人类的一种血型系统,有阴性与阳性之分。根据Rh因子的有无可以区分为Rh阴性和Rh阳性两种血型。Rh是恒河猴(Rhesus macacus)外文名称的头两个字母。兰德斯坦纳等科学家在1940年做动物实验时,发现恒河猴和多数人体内的红细胞上存在Rh血型的抗原物质,故而命名。凡是人体血液红细胞上有Rh凝集原者,为Rh阳性。反之为阴性。这样就使已发现的红细胞A、B、O及AB四种主要血型的人,又都分别一分为二地被划分为Rh阳性和Rh阴性两种。随着对Rh血型的不断研究,认为Rh血型系统可能是红细胞血型中最为复杂的一个血型系统。Rh血型的发现,对更加科学地指导输血工作和进一步提高新生儿溶血病的实验室诊断和维护母婴健康,都有非常重要的作用。根据有关资料介绍,Rh阳性血型在我国汉族及大多数民族中约占99.7%,个别少数民族约为90%。在国外的一些民族中,Rh阳性血型的人约占85%,其中在欧美白种人中,Rh阴性血型的人约占15%。在我国,Rh阴性血型只占千分之三到四。Rh阴性A型、B型、O型、AB型的比例是3:3:3:1。

表3-2-2-1 ABO血型鉴定

血 型	红细胞上的抗原	血清中的抗体
A	A	抗B
B	B	抗A
O	无A无B	抗A,抗B
AB	A、B	无

2.交叉配血试验 交叉配血试验(图3-2-2-1)包括主试验和副试验两种。前者用受血者血清与供血者红细胞悬液做试验以发现受血者血清中是否含有与供血者红细胞反应的抗体,又称直接配合或主侧配合;后者则用供血者血清与受血者红细胞做试验以发现供血者血清中是否有不合抗体,又称间接配合。

(四)输血前的准备

1.根据医嘱备血,抽取血标本和已填写的输血申请单、血型交叉配合检验单,一并送交血库,做血型鉴定和交叉配血试验。每200 mL血液为一单位,如需血1~2 U者,取血标本2 mL,需血3~4 U者,取血标本3 mL。

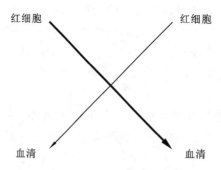

图 3-2-2-1 交叉配血试验

2.根据医嘱凭提血单取血,应与血库人员共同认真做好"三查八对"("三查"即查血的有效期、查血的质量、查输血装置;"八对"即对姓名、床号、住院号、血袋号、血型、交叉配血试验结果、血液的种类和剂量),切实检查血液质量。正常血液分为两层,上层为血浆,呈淡黄色半透明状,下层为红细胞,呈均匀暗红色,两者界限清楚,且无凝块,如血浆呈绛红色混浊或血浆表面有泡沫,血浆与红细胞交界面界限不清,有明显血凝块,说明血液可能变质,不能输用。查对准确无误方可签字并取回使用。

3.血液从血库取出后勿剧烈振荡,以免红细胞破坏而引起溶血。另外,血液不能加温以免血红蛋白凝固变性而引起反应。如输血量较多,可在室温下放置15~20 min后再输入。取出后4 h内输完。

4.取血回病区后,应经两名护士按上述要求再次核对各项内容,确认准确无误方可输血。

5.决定采取输血治疗前,应向患者及家属说明输血的不良反应和经血传播疾病的可能性,征得患者同意后,签署知情同意书并存入病历。无家属签字的无自主意识患者需紧急输血,应报医院职能部门或主管领导同意、备案,并记入病历。

(五)静脉输血法

1.间接输血法 将已抽出的血液,按静脉输液法输入,分为密闭式输血和开放式输血两种。

2.直接输血法 将供血者血液抽出后,立即输给患者的方法。适用于无库存血而患者又急需输血时,也适用于婴幼儿的少量输血(此方法在临床上已不存在)。

实训 3-2-2-1 静脉输血法

【评估】

1.患者的病情、治疗情况。

2.患者血型、输血史和过敏史。

3.患者的心理状态及对输血相关知识的了解程度。

4.患者穿刺部位皮肤、血管状况:根据病情、输血量、年龄选择静脉,并避开破损、发红、硬结、皮疹等部位的血管。

5.向患者解释输血的目的、方法、注意事项及配合要点。

【计划】

1.护士准备 衣帽整洁,修剪指甲,洗手,戴口罩。

2.用物准备 一次性输血器、0.9%氯化钠溶液、同型血液及配血单、注射盘、弯盘、启瓶器、止血带、无菌持物钳、输液卡、输液架、皮肤消毒剂(2%碘酊、75%乙醇)、针头(含9号或以上针头)、无菌小纱布、胶布。

3.患者准备 ①了解静脉输血的目的、方法、注意事项及配合要点。②采集血标本以鉴定血型和做交叉配血试验。③签署知情同意书。④排空大小便,取舒适卧位。

4.环境准备 安静、整洁、明亮;按无菌操作的要求进行。

【实施】

操作步骤见表 3-2-2-2 与表 3-2-2-3。

NOTE

表 3-2-2-2　间接输血法的操作步骤

操 作 步 骤	要 点 说 明
1.洗手、戴口罩,备齐用物后携至患者床旁,再次查对,核对无误	• 严格执行查对制度和无菌操作原则 • 确认患者,取得配合
2.开放静脉:按密闭式输液法进行静脉穿刺,先输入少量 0.9%氯化钠溶液	
3.连接血袋 (1)打开储血袋封口,常规消毒开口处塑料管,关闭调节器,将输血器针头从 0.9%氯化钠溶液瓶内拔出,插入血袋塑料管内 (2)缓慢将血袋倒挂到输液架上,再次查对	• 轻轻旋转血袋,将血液摇匀 • 血液内不得加入其他药品
4.调节滴速 (1)打开输血管调节器,调节滴速,输血开始时速度宜慢(<20 滴/分),观察 10～15 min (2)无不良反应,按病情需要及患者年龄调节滴速	• 根据病情、年龄调节滴速 • 一般成人 40～60 滴/分,小儿 20～40 滴/分,年老体弱者、婴幼儿、心肺疾病患者速度要慢;急性失血性休克且心肺功能好的速度要快
5.整理 (1)撤去垫枕和止血带 (2)向患者或家属交代输血的有关注意事项,协助患者取舒适卧位,并将呼叫器置于易取处 (3)整理用物,洗手并记录	• 嘱患者不要随意调节滴速,如有不适及时呼叫 • 用物分类处理 • 输血卡记录输血种类、时间,并签名
6.在输血过程中加强巡视	
7.续血 (1)如果需要输入两袋及两袋以上的血液,需在上一袋血液即将滴尽时,用 0.9%氯化钠溶液常规消毒瓶口,然后将输血器针头从袋内拔出,插入 0.9%氯化钠溶液瓶中 (2)输入少量 0.9%氯化钠溶液,然后按与第一袋血相同的方法连接下一袋血继续输注	• 两袋之间用 0.9%氯化钠溶液冲洗
8.待血液输完后,再输入少量 0.9%氯化钠溶液,拔针、按压	• 拔针前再次输入 0.9%氯化钠溶液,确保血液全部输入体内 • 按压时间应长
9.整理,记录 (1)协助患者取舒适体位 (2)整理用物与床单位,医疗垃圾分类处理 (3)洗手,做好输血记录	• 空血袋保留 24 h 再放入黄色医用垃圾袋 • 记录输血的时间、种类、血量、血型、血袋号、有无输血反应等

表 3-2-2-3　直接输血法的操作步骤

操 作 步 骤	要 点 说 明
1.请供血者与患者分别坐于或躺于相邻床位上,分别露出各自一侧手臂	• 便于操作

续表

操作步骤	要点说明
2.仔细核对患者与供血者的姓名、血型鉴定及交叉配血试验的结果	·预防差错事故的发生
3.将备好的注射器内加入3.8%的枸橼酸钠溶液作抗凝剂	·50 mL血液中加入3.8%的枸橼酸钠溶液5 mL
4.在供血者上臂缠绕血压计袖带并充气;选择穿刺的静脉,进行常规消毒;用加有抗凝剂的注射器抽取供血者的血液,然后立即行静脉穿刺,将血液输注到患者血管内	·注意压力维持在10 mmHg ·通常选用粗大的血管,常用肘正中静脉 ·注意操作时三人合作进行,一人抽血、一人传递血液、一人输血 ·抽血时不要过急、过快,注意观察患者的面色及有无不适 ·连续输注时,无需拔针头,可放松止血带,用手按压穿刺部位,减少出血 ·输注时针头固定妥当,防止针头脱出
5.输血结束后拔出针头,并及时用无菌纱布按压穿刺点至无出血为止	·加压按压
6.协助患者取舒适卧位,整理床单位;整理用物;洗手,记录	·污染物按终末处理,预防交叉感染发生;记录本次输血的时间、种类、血型、血量、血袋号以及有无输血反应等

【评价】

1.严格执行无菌操作原则和查对制度,无差错,无不良反应发生。

2.护患沟通有效,患者理解治疗目的,能积极配合。

3.输血中无血液制品浪费现象。

4.输血部位无渗出、肿胀,未发生输血反应。

【注意事项】

1.输血前必须严格遵守查对制度。

2.输血时应到患者床前核对病案号,患者姓名、血型等,确定为受血者本人后,用装有过滤器的标准输血器(滤网孔径约为170 μm,总有效过滤面积为24～34 cm²,可以滤除血液和血液成分制品中可能存在的聚集的血小板、白细胞和纤维蛋白)进行输血。

3.血液临输注前再从冷藏箱内取出,在室温中停留的时间不得超过30 min。输用前将血袋内的血液轻轻混匀,避免剧烈振荡。血液内不得加入其他药物,如需稀释只能用0.9%氯化钠溶液。

4.输血前后用0.9%氯化钠溶液冲洗输血管道。连续输用不同供血者的血液时,前一袋血输尽后,用静脉注射用0.9%氯化钠溶液冲洗输血器,再接下一袋血继续输注。

5.输血过程应先慢后快,根据病情和年龄调整输注速度,并严密观察受血者有无输血不良反应,如出现异常情况应及时处理。输血初期10～15 min或输注最初30～50 mL血液时,必须由医护人员密切注视有无不良反应发生。如果发生不良反应,应立即停止输血并报告负责医生及时诊治,同时通知输血科或血库做必要的原因调查。

6.输血后将血袋保存于2～8 ℃冰箱24 h,以备出现意外情况时核查用。

7.输血完毕,医护人员逐项填写输血反应调查回执,并于输血完毕后第二天退还输血科保存。输血科每月统计上报医务处(科),负责医生将输血情况记录在病历中。

8.输血完毕后,医务人员将输血单第二联贴在病历中。

四、常见输血反应及护理

（一）发热反应

发热是输血中常见的反应。

1. 原因

（1）血液、保养液、储血器或输血用具被致热原污染。

（2）多次输血后，受血者血液中产生白细胞抗体和血小板抗体，再次输血时对白细胞和血小板发生免疫反应，引起发热。

（3）违反无菌操作原则，造成污染。

2. 临床表现　可在输血中或输血后 1~2 h 内发生。临床表现为畏寒或寒战、发热，体温可达 40 ℃，伴有皮肤潮红、头痛、恶心、呕吐等。发热持续时间不等，轻者持续 1~2 h 后缓解，体温逐渐恢复正常。

3. 护理措施

（1）根据病情减慢滴速或停止输血，给予 0.9% 氯化钠溶液输入，建立静脉通路并及时与医生联系。

（2）密切观察生命体征，每半小时测量一次体温，直至病情平稳。

（3）给予对症处理，寒战者给予保暖，高热者给予物理降温并给予相应生活护理。

（4）必要时按医嘱用药，例如激素、抗过敏药（如异丙嗪）等。

（5）严格管理血库保养液和输血用具，有效预防致热原，严格执行无菌操作原则。

（二）过敏反应

1. 原因

（1）患者是过敏体质，输入血中的异体蛋白与过敏机体的蛋白质结合，形成完全抗原而致敏。

（2）献血员在献血前用过可致敏的药物或食物，使输入血液中含致敏物质。

（3）多次输血患者，体内可产生过敏性抗体，当再次输血时，抗原、抗体相互作用而发生过敏反应。

（4）供血者血液中的变态反应抗体随血液传给受血者，一旦与相应抗原接触，即可发生过敏反应。

2. 临床表现　轻者出现皮肤瘙痒、荨麻疹、轻度血管神经性水肿（表现为眼睑、口唇水肿）；重者因喉头水肿而出现呼吸困难，两肺闻及哮鸣音，甚至发生过敏性休克。

3. 护理措施

（1）发生过敏反应时，轻者减慢输血速度，继续观察；重者立即停止输血，保留静脉输液通路，通知医生。

（2）呼吸困难者给予吸氧，严重喉头水肿者行气管切开，呼吸循环衰竭者给予抗休克治疗。

（3）根据医嘱给予 0.1% 盐酸肾上腺素 0.5~1 mL 皮下注射，或使用抗过敏药物和激素（如异丙嗪、氢化可的松或地塞米松）。

（4）勿选用有过敏史的献血员，献血员在采血前 4 h 内不吃高蛋白和高脂肪食物，宜用少量清淡饮食或糖水，对有过敏史的患者输血前给予抗过敏药物。

（三）溶血反应

溶血反应是指输入的红细胞或受血者的红细胞发生异常破坏而引起的一系列临床表现，为输血中最严重的反应，可分为血管内溶血和血管外溶血。

1. 原因

（1）输入异型血：多由于 ABO 血型不相容引起，供血者与受血者血型不符而造成，一般输入 10~15 mL 即可出现症状。

（2）输入变质血：输血前红细胞已变质溶解，如血液储存过久、血液保存温度过高、输血前将血加热或振荡过于剧烈,血液受细菌污染均可造成溶血。

(3)血中加入药物:多由于血中加入高渗、低渗溶液或能影响血液 pH 值变化的药物,使红细胞大量破坏所致。

(4)Rh 因子所致溶血:Rh 阴性者首次输入 Rh 阳性血液时不会发生溶血反应,但输血 2~3 周后即产生抗 Rh 阳性抗体。如再次接受 Rh 阳性血液,即可发生溶血反应。Rh 因子不合所引起的溶血反应发生较慢,可在输血后几个小时甚至几天后才发生,并且较少见。

2.临床表现　轻者和发热反应相似,严重者可在输入 10~15 mL 血液后即可出现症状,死亡率高,其临床表现可分为三个阶段。

(1)第一阶段:由于受血者血浆中凝集素和输入血中红细胞的凝集原发生凝集反应,使红细胞凝集成团,阻塞部分小血管,可引起头部胀痛、四肢麻木、腰部剧烈疼痛和胸闷等症状。

(2)第二阶段:由于凝集的红细胞发生溶解,大量血红蛋白释放进入血浆中,可出现黄疸和血红蛋白尿,同时伴有寒战、高热、呼吸急促和血压下降等症状。

(3)第三阶段:由于大量血红蛋白从血浆中进入肾小管,遇酸性物质变成结晶体,致使肾小管阻塞;又由于血红蛋白的分解物使肾小管内皮细胞缺血、缺氧而坏死脱落,也可导致肾小管阻塞。患者出现少尿、无尿等急性肾功能衰竭症状,严重者可导致死亡。

3.护理措施

(1)出现症状立即停止输血,迅速通知医生紧急处理,并保留余血和患者血标本送化验室重做血型鉴定和交叉配血试验。

(2)给予氧气吸入,维持静脉输液通路,遵医嘱输入升压药和其他药物。

(3)双侧腰部封闭,并用热水袋热敷双侧肾区以解除肾血管痉挛,保护肾脏。

(4)静脉滴注 5% 碳酸氢钠以碱化尿液,防止血红蛋白结晶阻塞肾小管。

(5)严密观察生命体征和尿量,并做好记录,对少尿、尿闭者,按急性肾功能衰竭处理。出现休克症状,立即配合抗休克治疗。

(6)认真做好血型鉴定和交叉配血试验,输血前仔细查对,杜绝差错,严格执行血液保存规则,不可使用变质血液。

(四)与大量输血有关的反应

大量输血一般指在 24 h 内紧急输血量大于或相当于患者总血量。常见的反应有循环负荷过重、有出血倾向、枸橼酸钠中毒等。

1.循环负荷过重(急性肺水肿)　其原因、临床表现、护理措施同静脉输液反应。

2.有出血倾向

(1)原因:长期反复输血或超过患者原血液总量的大量输血,由于库存血中的血小板、凝血因子破坏较多而引起出血。

(2)临床表现:皮肤、黏膜淤斑,牙龈出血,穿刺部位大块淤血或手术后伤口渗血,严重者出现血尿。

(3)护理措施:①应密切观察患者意识、血压、脉搏等的变化,注意皮肤、黏膜或手术伤口有无出血;②可根据医嘱间隔输入新鲜血或血小板浓缩液,以补充足够的血小板和凝血因子。

3.枸橼酸钠中毒反应

(1)原因:大量输血同时输入大量枸橼酸钠,如肝功能不全,枸橼酸钠不能完全氧化和排出,而与血中游离钙结合使血钙下降,以致凝血功能障碍、毛细血管张力减低、血管收缩不良和心肌收缩无力等。

(2)临床表现:患者手足抽搐、有出血倾向、血压下降、心率减慢、心室纤维颤动,甚至发生心跳骤停。

(3)护理措施:严密观察患者反应。输入库存血 1000 mL 以上时,须按医嘱静脉注射 10% 葡萄糖酸钙或氯化钙 10 mL,以补充钙离子,预防发生低血钙。

（五）其他

如空气栓塞、细菌污染反应等，远期观察还可有因输血传染的疾病，如病毒性肝炎、疟疾、艾滋病等。

严格把握采血、储血和输血操作的各个环节是预防输血反应的关键。

能力检测

1.患者张某，女，35岁，急性肺炎患者。在静脉输液过程中，出现了突发性的胸闷、胸骨后疼痛、眩晕、低血压，随即出现呼吸困难、严重发绀，并且患者有濒死感，听诊心脏有杂音。请问：

(1)患者出现了什么问题？

(2)如何提供护理？

2.简述输液反应中空气栓塞的发生原因、症状及护理要点。

3.患者李某，男，32岁，需输血补充凝血因子，当输入10 mL后，患者出现发冷、头部胀痛、四肢麻木、腰背部剧疼痛、胸闷。请问：

(1)患者出现了什么反应？

(2)护士应如何处理？

4.简述输血的注意事项。

A₁/A₂型题

5.输入下列哪种溶液速度宜慢？（　　　）

A.低分子右旋糖酐　　　　　　B.5％葡萄糖溶液　　　　　　C.升压药

D.抗生素　　　　　　E.0.9％氯化钠溶液

6.输液中发现针头确已阻塞，正确的处理方法是（　　　）。

A.调整针头位置　　　　　　B.更换针头，重新穿刺

C.用手挤压头端的输液管　　　　　　D.用注射器推注0.9％氯化钠溶液

E.热敷局部血管

7.下列关于输液的注意事项中哪项错误？（　　　）

A.根据病情安排输液顺序　　　　　　B.输液过程中加强巡视

C.加入药物注意配伍禁忌　　　　　　D.硅胶管内有回血，须及时用稀释肝素液冲注

E.需12 h连续输液者，应每2天更换一次输液器

8.患者史某，上午8时开始输液1500 mL(滴系数为15滴/毫升)，预计下午2时30分滴注完毕，应调节滴速为每分钟（　　　）。

A.20滴　　　　　　B.30滴　　　　　　C.40滴　　　　　　D.50滴　　　　　　E.60滴

9.静脉输液的目的不包括（　　　）。

A.补充营养，维持热量　　　　　　B.输入药物治疗疾病

C.纠正水、电解质紊乱，维持酸碱平衡　　　　　　D.增加血红蛋白，纠正贫血

E.减轻水肿，消除炎症

10.小儿头皮静脉输液如误注入动脉，局部表现为（　　　）。

A.无变化　　　　　　B.沿静脉走向呈条索状红线　　　　　　C.苍白、水肿

D.呈树枝状分布且苍白　　　　　　E.颜色发紫，血管变粗

11.与输液发热反应原因无关的是（　　　）。

A.输入药物不纯　　　　　　B.药物含致敏物质　　　　　　C.药液灭菌不彻底

D.药物刺激性强　　　　　　E.未严格执行无菌操作原则

12.莫菲氏滴管内液面自行下降的原因是（　　　）。

A.莫菲氏滴管有裂缝　　　　　　B.输液管管径粗　　　　　　C.患者肢体位置不当

D.输液速度过快　　　　　　E.输液中未加强巡视

13. 患者文某,需输血治疗,下列操作哪项错误?(　　　)

A. 做血型鉴定和交叉配血试验　　　B. 须两人进行"三查"、"八对"

C. 勿剧烈振荡血液　　　　　　　　D. 库存血温度低可在阳光下放置15～20 min 后再输入

E. 输血前,先静脉滴注 0.9% 氯化钠溶液

14. 患者林某,输血 15 min 后感觉头部胀痛,四肢麻木,腰背酸痛,血压下降。下列处理措施中哪项错误?(　　　)

A. 热水袋敷腰部　　　　　　　　　B. 观察血压、尿量

C. 余血送验做血型鉴定和交叉配血试验　　　D. 减慢输血速度

E. 立即通知医生

15. 血液病患者最宜输入(　　　)。

A. 库存血　　　B. 新鲜血　　　C. 血浆　　　D. 清蛋白　　　E. 水解蛋白

16. 输血的目的不包括(　　　)。

A. 增加血红蛋白,促进携氧功能　　　　　　B. 增加清蛋白

C. 供给各种凝血因子　　　　　　　　　　　D. 补充水和电解质,维持酸碱平衡

E. 补充血容量,增加心排出量

17. 关于直接输血下列哪项错误?(　　　)

A. 常用于婴幼儿少量输血　　　　　　　　　B. 此过程由三位护士协作完成

C. 直接输血 150 mL 需加 4% 枸橼酸钠溶液 5 mL　　　D. 需同时消毒供血者和受血者皮肤

E. 更换注射器时不拔出针头

A₃/A₄型题

(18～19 题共用题干)

患者张某,男,60 岁,输液过程中出现咳嗽、咳粉红色泡沫样痰、呼吸急促、大汗淋漓。

18. 判断此患者可能出现了下列哪种情况?(　　　)

A. 发热反应　　　　　　　　B. 过敏反应　　　　　　　　C. 心脏负荷过重的反应

D. 空气栓塞　　　　　　　　E. 细菌污染反应

19. 为缓解症状,可协助患者采取下列哪种体位?(　　　)

A. 仰卧,头偏向一侧,防止窒息　　　　　　B. 左侧卧位,防止空气阻塞肺动脉口

C. 端坐位,两腿下垂,减少回心血量　　　　D. 抬高床头 15°～30°,减少回心血量

E. 抬高床头 20°～30° 以利于呼吸

(20～22 题共用题干)

患者夏某,30 岁,宫外孕破裂致大出血而入院。查体:面色苍白、P140 次/分、BP60/40 mmHg,急需大量输血。

20. 患者输血的目的是(　　　)。

A. 补充血容量　　　　　　　B. 增加血红蛋白　　　　　　C. 补充凝血因子

D. 增加清蛋白　　　　　　　E. 增加营养

21. 为防止发生过敏反应,输血前应皮下注射抗过敏药物,下列皮下注射的操作哪项错误?(　　　)

A. 注射部位常规消毒　　　　　　　　　　　B. 进针部位在三角肌

C. 针头与皮肤成 30°～40° 角　　　　　　　D. 抽吸无回血后推注药液

E. 注射毕,用干棉签轻压进针处,快速拔针

22. 3 天后,患者在输液中,突然出现咳嗽、呼吸困难、气促、咳粉红色泡沫样痰。请判断可能出现了(　　　)。

A. 发热反应　　　B. 过敏反应　　　C. 静脉炎　　　D. 循环负荷过重　　　E. 空气栓塞

(朱文娟)

模块四

危重患者的护理

 WEIZHONG HUANZHE DE HULI

项目一 危重患者的病情观察及抢救

 学习目标

1. 能正确解释以下概念:病情观察、意识障碍、洗胃术、吸痰法、氧气吸入疗法及心肺复苏法。
2. 能正确叙述病情观察的内容及方法。
3. 能正确叙述呼吸、心跳骤停的原因及临床表现。
4. 能正确叙述心肺复苏、吸痰法、氧气疗法、洗胃法的操作步骤。
5. 能正确阐述危重患者的护理措施。
6. 能运用所学知识,对急危重症患者实施常用急救技术:心肺复苏、吸痰法、氧气吸入疗法及洗胃法。

重点:危重患者的支持性护理措施;洗胃术、吸痰法、氧气吸入疗法的操作步骤及注意事项;呼吸、心跳骤停的表现;心肺复苏法的操作步骤、注意事项、成功的指征。

难点:洗胃溶液的选择;洗胃术、吸痰法、氧气吸入疗法的操作步骤及注意事项;呼吸、心跳骤停的表现;心肺复苏法的操作步骤、注意事项、成功的指征。

任务一 病 情 观 察

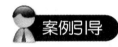 案例引导

患者黄某,男,23 岁,因脑外伤 2 h 急诊入院。查体:T37 ℃、P60 次/分、R14 次/分、BP84/40 mmHg,面色苍白、意识不清,双侧瞳孔不等大,对光反射消失。如果你是责任护士,请完成以下任务:

(1)判断患者处于何种意识状态。

(2)护理上应重点观察哪些内容?

(3)如何护理该患者?

病情观察(observation of disease)是医务人员在工作中积极启动感觉器官及应用辅助工具,有目的、有计划地了解、观察患者生理、心理变化和心理反应的知觉过程。医务人员对患者的病情观察应是连续的,因为病情变化是动态的、发展的,这就要求护士必须具备扎实的医学知识与丰富的临床经验。观察又是一项系统工程,从症状到体征,从躯体到心理都需要观察,通过观察才能及时准确地给医生提供第一手资料,使患者尽早得到及时准确的诊断、治疗和护理,同时也有利于整体护理的实施和护理质量的提高。

一、病情观察的意义

(一)为疾病的诊断、治疗和护理提供科学依据

疾病对机体的损害达到一定程度时,机体便会产生相应的反应,并以一定的形式表现出来。医护人员可以通过对这些表现及其发展过程的观察和综合分析,为诊断疾病、确定治疗和护理方案提供依据。

(二)有助于判断疾病的发展趋势和转归

疾病的轻重常与患者的病情表现有一定的关系,因此细致入微的观察能帮助预测疾病的发

展趋势及转归,在患者的诊疗和护理过程中做到心中有数。

（三）及时了解治疗效果和用药反应

在疾病诊治过程中,医护人员可通过病情观察及时了解治疗方案的效果,并对用药后的各种反应进行主动、细致的观察,以及时发现药物的副作用和毒性反应。

（四）有助于及时发现危重患者病情变化的征象

患者在接受诊治的过程中有可能出现病情突变或发生各种并发症,医护人员应严密观察,随时捕捉其先兆表现,及时做出准确的判断,并采取积极的治疗和护理措施,以防止病情恶化,挽救患者生命。

二、病情观察的方法

在对患者的病情进行观察时,护士可以运用视觉、听觉、嗅觉、触觉等各种感觉器官来准确收集患者的资料,还可以利用相应的辅助仪器,帮助监测患者病情变化的各项指标。具体方法如下:

1. 视诊（inspection） 视诊即用视觉来观察患者全身和局部状态的一种检查方法。从患者入院到出院,通过连续或间断的视觉观察,可以充分了解患者的意识状态,面部表情,姿势体位,肢体活动情况,皮肤、呼吸、循环状况,以及患者与疾病相关的症状、体征等一系列情况,并随时注意观察患者的反应及病情变化,以及时调整观察的重点。

2. 听诊（auscultation） 听诊是直接利用耳或借助听诊器或其他仪器听取患者身体各部位发出的声音,并分析判断声音所代表的不同含义的一种检查方法。如通过耳可以直接听到患者的咳嗽声,借助听诊器可以听到患者的心音、呼吸音、肠鸣音等。

3. 触诊（palpation） 触诊是通过手的感觉来感知患者身体某部位有无异常的检查方法。如用触觉可以感知患者的皮肤温度、湿度、弹性、柔软度及光滑度等。

4. 叩诊（percussion） 叩诊是通过手指叩击或手掌拍击被检查部位体表,使之震动而产生音响,根据所感到的震动和所听到的音响特点来了解被检查部位脏器大小、形状、位置及密度的检查方法。

5. 嗅诊（smelling） 嗅诊是利用嗅觉来辨别患者的各种气味,以判断与其健康状况的一种检查方法。如对患者的分泌物、呕吐物、排泄物等气味的观察,可以协助判断机体相应部位及器官的健康状况。

对患者病情的观察,除以上常用的几种方法外,还可以通过与医务人员、患者家属及亲友的交流,通过床旁和书面交班,阅读病历、检验报告、会诊报告及相关文献资料等方式,获取更多有关病情的信息,以达到对患者健康状况全面、细致观察的目的。

三、病情观察的内容

（一）一般情况的观察

1. 发育与体型 发育通常是以年龄与智力、体格成长状态之间的关系来进行综合判断。体型是身体各部发育的外观表现,包括骨骼、肌肉的生长与脂肪的分布状态等。临床上把成人的体型分为三种:匀称型（正力型）、瘦长型（无力型）及矮胖型（超力型）。

2. 饮食与营养 饮食在疾病诊疗中起着重要作用,因此应注意观察患者的食欲、食量、进食后反应、饮食习惯,有无特殊嗜好和偏食等情况。营养状态通常可以根据皮肤的光泽度、弹性,毛发指甲的润泽度,皮下脂肪的丰满程度,肌肉的发育状况等进行综合判断。临床上一般分为良好、中等和不良三个等级。

3. 面容与表情 面容和表情可以反映患者的精神状态与病情的轻重缓急。如高热患者,表现为两颊潮红、呼吸急促、口唇干裂等急性病容;肺结核长期发热患者,由于久病体虚,消耗增加且营养不良,往往表现为消瘦无力、面色苍白、精神萎靡、目光黯淡等慢性病容;破伤风患者呈苦笑面容;某些疾病引起疼痛时,患者常呈双眉紧皱、闭目呻吟、辗转不安等痛苦病容。除此之外,临床上常见的还有甲亢面容、满月面容、脱水面容、面具面容等。

4.体位 体位是指身体在休息时所处的状态。临床常见体位有:自主体位、被动体位和被迫体位。患者的体位常与疾病有关,不同的病症可使患者采取不同的体位。多数患者一般安静平卧,活动自如,即为自主体位。极度衰竭或意识丧失的患者,因不能自行调节或变换肢体的位置,需由他人安置,故呈被动体位。支气管哮喘、心力衰竭患者常取端坐位以减轻呼吸困难;急性阑尾炎、腹膜炎患者为减轻疼痛,常取弯腰捧腹、双腿卷曲的姿势而呈被迫体位。

5.皮肤与黏膜 某些疾病的病情变化可通过皮肤黏膜反映出来。如休克患者皮肤湿冷、面色苍白;巩膜和皮肤黄染常是肝胆疾病的症状;心肺功能不全的患者因缺氧而表现为口唇、面颊及鼻尖等部位发绀;严重脱水的患者皮肤干燥、弹性降低等。因此,观察时应注意皮肤的弹性、颜色、温度、湿度,以及有无皮疹、出血、水肿等情况,对长期卧床患者还应观察压疮好发部位的皮肤状况。

6.姿势与步态 姿势(posture)是一个人的举止状态,依靠骨骼、肌肉的紧张度来保持,并受到健康状态和精神状态的影响。步态(gait)是一个人走动时所呈现的姿态。临床常见的异常步态有蹒跚步态、醉酒步态、慌张步态、剪刀步态等。

7.分泌物、排泄物的观察

(1)大小便的观察:大小便的观察与疾病的诊断和治疗有着密切关系。

(2)痰液的观察:肺、支气管发生病变,呼吸道黏膜受到刺激,分泌物增多,可有痰液咳出。如:肺炎球菌肺炎患者咳铁锈色痰;肺水肿患者咳粉红色泡沫样痰;支气管扩张患者痰量较多,每日可达数十到数百毫升,多为黄色脓性痰液等。因此,观察痰液的性状、颜色、气味和量有助于疾病的辅助诊疗和护理。

(二)生命体征的观察

生命体征是衡量患者身心状况的基本指标,对生命体征的观察应贯穿于护理的全过程,包括对体温、脉搏、呼吸和血压等的观察。

(三)意识状态的观察

意识(consciousness)是大脑高级神经中枢功能活动的综合表现,是对内外环境的知觉状态。凡是影响大脑功能活动的疾病均会引起不同程度的意识改变,出现意识障碍。意识障碍(disturbance of consciousness)是指个体对外界环境刺激缺乏正常反应的一种精神状态。临床上将意识障碍按轻重程度分为如下几类。

1.嗜睡(somnolence) 嗜睡是最轻度的意识障碍。患者处于持续睡眠状态,但能被轻度刺激或语言唤醒,醒后能正确、简单而缓慢地回答问题并配合体格检查,刺激去除后又很快入睡。

2.意识模糊(confusion) 意识水平轻度下降,但程度较嗜睡深。表现为对自己和周围环境漠不关心,答话简短迟钝,表情淡漠,对时间、地点、人物的定向力完全或部分发生障碍,可出现幻觉、谵语、躁动不安或精神错乱。

3.昏睡(stupor) 昏睡是中度意识障碍,患者处于深睡状态,不易唤醒,需压迫眶上神经或摇动身体等强烈刺激才能觉醒。醒后缺乏表情,答话含糊不清,答非所问,停止刺激后立即进入熟睡状态。

4.昏迷(coma) 昏迷是最严重的意识障碍,按其程度不同可分为浅昏迷和深昏迷。

(1)浅昏迷:意识大部分丧失,无自主运动,对周围事物及声、光刺激均无反应,但对强烈的刺激如压迫眶上神经可出现痛苦表情及躲避反应。角膜反射、瞳孔对光反射、吞咽反射、咳嗽反射均可存在。呼吸、血压、脉搏等一般无明显改变,可有大小便失禁或尿潴留。

(2)深昏迷:意识完全丧失,对任何刺激均无反应。腱反射、吞咽反射、咳嗽反射、瞳孔对光反射均丧失,全身肌肉松弛,肢体呈弛缓状态,深浅反射均消失,偶有深反射亢进及病理反射出现。机体仅能维持循环与呼吸的最基本功能,呼吸不规则,有呼吸暂停或叹息样呼吸,血压下降,大小便失禁或尿潴留。

此外,还有一种以兴奋性增高为主的高级神经中枢急性功能失调状态,伴有知觉障碍(幻觉、错觉),称为谵妄。表现为意识模糊,定向力丧失,感觉错乱,乱语躁动,对刺激反应增强,但多不正确。有些谵妄患者可发展成为昏迷状态。

(四)瞳孔的观察

瞳孔的变化是许多疾病病情变化的重要指征,尤其是颅内疾病、药物或食物中毒、昏迷等。对瞳孔的观察应注意双瞳孔的形状、大小、边缘、对称性及对光反射。

1. 正常瞳孔　在自然光线下直径为 2~5 mm,两侧瞳孔等大等圆,位置居中,边缘整齐,对光反射灵敏,于光亮处瞳孔收缩,昏暗处瞳孔扩大。

2. 异常瞳孔　自然光线下瞳孔直径小于 2 mm 为瞳孔缩小,若小于 1 mm 则被称为针尖样瞳孔。单侧瞳孔缩小常提示同侧小脑幕裂孔疝早期;双侧瞳孔缩小,常见于有机磷农药,吗啡、氯丙嗪等药物中毒。自然光线下直径大于 5 mm 为瞳孔散大。一侧瞳孔扩大、固定常提示同侧硬脑膜外血肿、硬脑膜下血肿或小脑幕裂孔疝的发生;双侧瞳孔散大,常见于颅内压增高、颅脑损伤、颠茄类药物中毒及濒死状态。当瞳孔大小不随光线刺激而变化时,称为瞳孔对光反射消失,常见于危重或深昏迷的患者。

(五)特殊检查和药物应用的观察

1. 特殊检查和治疗后的观察　在临床实践中会对未明确诊断的患者进行一些常规和特殊的专科检查,如冠状动脉造影、胃镜、腰穿、骨穿等。这些检查均会对患者产生不同程度的创伤,因此要重点了解各项检查的注意事项,观察生命体征的变化,倾听患者的主诉,防止并发症的发生。

2. 特殊药物治疗的观察　药物应用是疾病治疗的重要手段之一。护士不仅要遵医嘱准确地给药,而且要注意观察各种药物的疗效和毒副作用。对一些特殊药物如利尿剂、强心剂、抗心律失常药、血管扩张剂、胰岛素、抗凝剂等,在使用前应对患者身心状况进行全面的评估,并熟悉各相关药物的药理作用。用药时严格执行查对制度,准确掌握给药剂量,给药浓度、速度和方法,用药过程中随时观察效果及反应,同时注意观察患者血压、心率、神志、尿量等体征变化,并耐心倾听患者主诉。

(六)心理状态的观察

患者的心理状态是一般心理状态和患病时特殊心理状态的整合,与疾病的治疗及预后有着密切的关系。良好的心理状态有助于疾病的康复,而不良的心理状态可能导致其他身心疾病的产生。因此应细致地观察和了解,及时地掌握患者的心理状态及影响患者康复的社会、心理因素,根据患者的具体情况和特点,做耐心细致的工作,消除影响患者心理的不良因素,使之以最佳的心理状态配合治疗和护理,战胜疾病,积极康复。

(七)其他方面的观察

对患者的观察除了以上内容外,还应该注意观察患者的睡眠情况及自理能力。了解患者的自理能力有助于护理人员对患者进行有针对性的护理,同时协助分析患者的疾病状况。

▍任务二　常用抢救技术▍

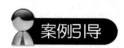

患者张某,男,82 岁,患慢性肺心病 20 年,几天前因受凉感冒而引起病情加重,患者烦躁不安,神志恍惚,呼吸困难而急诊入院。查体:T39.2 ℃,P112 次/分,R27 次/分,BP136/80 mmHg。患者不能平卧,听诊双肺及喉头可闻及痰鸣音,食欲差,偶有恶心。血气分析:PaO_2 49 mmHg,$PaCO_2$ 66 mmHg。诊断为"呼吸衰竭、肺性脑病"。如果你是责任护士,请完成以下任务:

(1)能够采取正确的护理措施为患者进行氧疗、吸痰。

(2)患者吸痰过程中,应采取哪些措施来防止感染和黏膜损伤?

(3)如何观察氧疗效果?怎样预防氧疗副作用发生?

一、抢救工作的组织管理与抢救设备管理

危重患者是指病情严重,随时可能发生生命危险的患者。对危重患者的抢救是医疗、护理的重要任务之一,因此医护人员应做好全面、充分的准备工作,常备不懈,全力以赴,及时地抢救危重患者,以挽救患者的生命。

(一)抢救工作的组织管理

抢救工作是一项系统化的工作,对抢救工作进行有序地组织管理才能保证抢救工作及时、准确、有效进行。

1.建立责任明确的系统组织结构 在接到抢救任务时,应立即指定抢救负责人,组成抢救小组。医院抢救任务可分为全院性和科室(病区)抢救两种。全院性抢救一般用于大型灾难等突发情况,由院长负责组织实施,各科室都参与抢救工作;科室内抢救一般由科主任、护士长负责组织实施,各级医务人员听从指挥,明确分工,互相配合,严肃认真、迅速准确地进行抢救工作。

2.制订抢救方案与护理计划 根据患者情况,由医护人员共同制订方案,全面部署,统一指挥,明确分工,互相配合,使危重患者能及时、迅速得到抢救。

3.严格做好核对工作 各种急救药物须经两人核对无误后方可使用。执行口头医嘱时,须向医生复述一遍,双方确认无误后方可执行,抢救结束后由医生及时补写医嘱。抢救中各种药物的空安瓿、输液空瓶、输血空袋等应集中放置,以便统计和查对。

4.做好各项记录并严格交接班 一切抢救工作均应做好记录,要求字迹清楚、及时准确、详细全面,且注明执行时间与执行者。做好交接班工作,保证抢救和护理措施的落实。

5.参与查房,掌握病情 安排护理人员参加医生组织的查房、会诊及病例讨论,熟悉危重患者的病情、重点监测项目及抢救过程,做到心中有数,配合得当。

6.加强抢救器械、药品的管理 严格执行"五定"制度,即定品种数量、定点安置、定专人保管、定期消毒灭菌、定期检查维修,保证抢救时能正常使用。护理人员还应熟悉抢救器械的性能和使用方法,并能排出一般故障,保证急救物品的完好率。

(二)抢救设备管理

1.抢救室 急诊室和病区均应设置单独的抢救室。病区抢救室应设在靠近护士站的房间内,要求宽敞明亮、安静整洁,并应有严密的、科学的抢救管理制度。抢救室内应有各种无菌急救包,如胸穿包、腹穿包、腰穿包、心穿包、气管切开包、静脉切开包、缝合包、吸痰包;室内还应备抢救常用的设备,如心电监护仪、除颤仪、简易呼吸器、呼吸机、心电图机、洗胃机、氧气筒及给氧装置或中心供氧系统、电动吸引器或中心负压吸引装置等;抢救床及各种急救药品;环形输液轨道及各种急救设备。

2.抢救床 以能升降的多功能床为佳,必要时另备木板一块,以备做胸外心脏按压时使用。

3.抢救车 应按要求配置各种常用急救药品(表4-1-2-1)、急救用无菌物品及其他急救用物,如各种无菌急救包、注射器及针头、输液器及输液针头、输血器及输血针头、开口器、压舌板、舌钳、各种型号的医用橡胶手套、各种型号及用途的橡胶或硅胶导管、无菌敷料、皮肤消毒用物等。其他非无菌用物包括治疗盘、血压计、听诊器、手电筒、玻璃接头、胶布、多头电源插座等。

表 4-1-2-1　常用急救药品

名　　称	药　　品
心三联	盐酸利多卡因、盐酸阿托品、盐酸肾上腺素
呼二联	尼可刹米(可拉明)、山梗菜碱(洛贝林)

续表

名　称	药　品
升压药	多巴胺、间羟胺
脱水利尿剂	呋塞米、20％甘露醇、25％山梨酸醇、利尿酸钠等
强心药	西地兰（去乙酰毛花苷丙）
抗心绞痛药	硝酸甘油
平喘药	氨茶碱
解毒药	硫酸阿托品、碘解磷定、氯解磷定、硫代硫酸钠
促凝血药	垂体后叶素、维生素 K_1
镇静镇痛、抗惊厥药	哌替啶、地西泮、苯巴比妥钠、氯丙嗪、硫酸镁
激素类药	氢化可的松、地塞米松、可的松
抗过敏药	异丙嗪、苯海拉明

4.急救器械　如多参数心电监护仪、给氧系统、电动吸引器或中心负压吸引装置、电除颤仪、心脏起搏器、简易呼吸器、呼吸机、电动洗胃机等。

二、危重患者的支持性护理

危重患者病情重而复杂，变化快，随时会有生命危险，因此护理人员应全面、仔细、缜密地观察病情，判断疾病转归。必要时设专人护理，并详细记录观察结果、治疗经过、护理措施，以供医护人员进一步诊疗、护理时参考。

1.严密监测病情变化　危重患者病情监测的内容较多，最基本的应包括中枢神经系统、循环系统、呼吸系统、肝肾功能及生命体征的监测。

2.保持呼吸道通畅　清醒合作的患者应鼓励其做深呼吸或轻拍其背部，以助分泌物咳出；昏迷患者将头偏向一侧，及时吸出呼吸道分泌物，保持呼吸道通畅，并通过呼吸咳嗽训练、肺部物理治疗、吸痰等措施，预防分泌物淤积、坠积性肺炎及肺不张等并发症。

3.加强临床基础护理

(1)维持清洁：做好眼部护理，对眼睑不能自行闭合的患者应注意眼睛护理，防止角膜干燥导致溃疡、结膜炎等。同时做好口腔护理，保持口腔卫生，增进食欲，预防口臭、口腔感染等。加强皮肤护理，做到"六勤一注意"，即勤观察、勤翻身、勤擦洗、勤按摩、勤更换、勤整理，注意交接班，防止压疮的发生。

(2)协助活动：病情平稳时，应尽早协助患者进行被动肢体运动，配合按摩，以促进血液循环，增加肌张力，帮助功能恢复，预防肌腱韧带退化、肌肉萎缩、静脉血栓形成及足下垂等并发症。

(3)补充营养和水分：危重患者机体分解代谢增强，消耗大，对营养物质的需要量增加，但多有胃纳不佳，消化功能减退，因此应注意及时补充营养和水分，维持体液平衡，促进疾病康复。

(4)维持排泄功能：协助患者大小便，必要时给予人工通便及导尿，协助建立正常的排泄功能。

(5)保持导管通畅：做好引流管的护理，妥善固定、安全放置，防止导管受压、扭曲、堵塞、脱落，保持引流通畅，同时严格执行无菌操作原则，防止逆行感染。

(6)保障患者的安全：合理使用保护器具，防止坠床、抓伤及舌咬伤等，并正确执行医嘱，确保患者的医疗安全。

4.心理护理　由于各种因素的影响，危重患者易产生极大的心理压力，患者家属也会因自己的家人病情危重，生命受到威胁而经历一系列心理应激反应，因此，对危重患者及其家属进行良好的心理疏导，帮助其建立战胜疾病的信心，是医护人员的重要职责之一。

三、常用抢救技术

抢救最基本的目的就是挽救患者生命,医护人员对临床常用抢救技术掌握的程度可直接影响到对急危患者抢救方案的实施以及抢救的成败,因此护士必须掌握必要的抢救知识与技能。本项目主要介绍心肺复苏技术、氧气吸入疗法、吸痰法、洗胃法及人工呼吸机的使用。

(一)心脏复苏技术

1. 概述　心肺复苏(cardiopulmonary resuscitation,CPR)是对由于外伤、疾病、中毒、淹溺和电击等各种原因,导致呼吸、心跳骤停,必须紧急采取重建和促进心脏、呼吸有效功能恢复的一系列措施。

基础生命支持(basic life support,BLS)又称为现场急救,是由专业或非专业人员在事发现场,对患者实施及时、有效的初步救护,是抢救急危重症患者呼吸、心跳骤停的基本措施。

2. 呼吸、心跳骤停的原因及临床表现

(1)原因:器质性心脏病,神经系统病变,水、电解质紊乱及酸碱平衡失调,药物中毒或过敏,以及各种意外事件如电击、溺水、自缢、窒息等。

(2)临床表现:心跳骤停时可出现多种临床表现,包括意识突然丧失、大动脉搏动消失、呼吸停止、瞳孔散大、皮肤苍白或发绀、心音消失及伤口不出血等,但其中以突然的意识丧失和大动脉搏动消失最为重要,故仅凭这两项即可做出心跳骤停的判断,并立即实施 BLS 技术,争分夺秒,抢救患者生命。

实训 4-1-2-1　心肺复苏技术

【目的】

建立患者的呼吸、循环功能,保证重要脏器的血液供应,尽快促进呼吸心跳功能的恢复。

【评估】

患者的病情、意识状态、呼吸、脉搏,有无活动义齿等。

【计划】

(1)护士准备:衣帽整洁,修剪指甲,洗手、戴口罩。

(2)用物准备:治疗盘内放血压计、听诊器,必要时备木板一块、脚踏凳。

(3)患者准备:可能已昏迷,无特殊准备,护士可根据情况调整患者体位,以满足抢救的需要。

(4)环境准备:光线充足、宽敞安静,必要时备屏风遮挡。

【实施】

操作步骤见表 4-1-2-2。

表 4-1-2-2　心肺复苏的操作步骤

操作步骤	要点说明
1. 识别:双手轻拍患者面颊或肩部,并在患者耳边大声呼唤	· 无反应,可判断患者无意识
2. 判断脉搏搏动:以示指、中指触摸患者气管正中(男性触摸喉结),再滑向颈外侧气管与肌肉群之间的沟内触摸颈动脉搏动	· 在 10 s 内未扪及颈动脉搏动(仅限医护人员),立即启动心肺复苏程序
3. 立即呼救	· 请求他人帮助拨打急救电话,或协助救护
4. 安置体位:使患者仰卧于硬板床或地上,去枕、头后仰,松解衣领及腰带	· 避免随意移动患者;保证胸外心脏按压的有效性
5. 胸外心脏按压(C) (1)按压部位:胸骨中下三分之一交界处(图 4-1-2-1)	· 按压部位须准确,按压力量适度,姿势正确,两肘关节固定不动,双肩位于双手臂的正上方

续表

操 作 步 骤	要 点 说 明
(2)按压手法:操作者站于或跪于患者一侧,一手掌根放在按压部位,另一手以拇指根部为轴心叠于其上,手指上翘,避免接触胸壁,双肘关节伸直,依靠操作者的体重、肘及臂力,有节律地垂直下压(图 4-1-2-2) (3)按压深度:成人胸骨下陷至少 5 cm,儿童、婴儿至少下压胸部前后径的 1/3 (4)按压频率:每分钟至少 100 次	 ·按压与放松时间之比为 1∶2,放松时手掌根不能离开胸壁
6.开放气道(A) 清除气道内分泌物或异物,有活动义齿者应取下,开放气道 (1)仰头抬颏法:抢救者一手小鱼际置于患者前额,用力向后下压,使其头部后仰,另一手示指、中指置于患者的下颌骨下方,将颏部向前向上抬起(图 4-1-2-3) (2)仰头抬颈法:抢救者一手抬起患者颈部,另一手以小鱼际部位置于患者前额,使其头后仰,颈部上托(图 4-1-2-4) (3)双手托下颌法:抢救者双肘置于患者头部两侧,双手示指、中指、无名指放在患者下颌角后方,向上或向后抬起下颌(图 4-1-2-5)	 ·使舌根上提,解除舌后坠,保持呼吸道通畅 ·头、颈部损伤患者禁用 ·患者头保持正中位,不能后仰,也不可左右扭动。此法适用于疑有颈部损伤患者
7.人工呼吸(B) (1)口对口人工呼吸:抢救者用保持患者头后仰的手的拇指和示指捏住患者鼻孔,深吸一口气后屏气,双唇包住患者口部,用力吹气,使胸廓扩张,吹气毕,松开口鼻,抢救者头稍抬起,侧转换气,同时注意观察患者胸部复原情况(图 4-1-2-6)。吹气频率:8~10 次/分 (2)口对鼻人工呼吸:抢救者一手将患者口鼻紧闭,深吸一口气,双唇包住患者鼻部吹气 (3)口对口鼻人工呼吸:抢救者双唇包住患者口鼻部吹气。吹气频率:20 次/分	·首选方法 ·首次吹气以连吹两口为宜,维持肺泡通气和氧合作用 ·每次吹气时间不超过 2 s,按压与通气比为 30∶2 ·用于口腔严重损伤或牙关紧闭患者 ·防止吹气时气体由口唇逸出 ·适用于婴幼儿 ·吹气时间要短,缓慢均匀吹气,防止气体进入胃部,引起胃膨胀

【评价】

(1)复苏有效:能触及颈动脉搏动,自主呼吸逐渐恢复,面色、口唇、甲床、皮肤等处色泽转为红润,散大的瞳孔缩小,意识逐渐恢复,有尿,心电图检查波形有改变等。

(2)复苏过程中无并发症发生。

【注意事项】

(1)严格掌握抢救适应证,争分夺秒地就地抢救。

(2)按压姿势正确,部位准确,力度适中,防止胸骨、肋骨骨折。

(3)清除口咽分泌物、异物,保证气道通畅。

(4)正确掌握人工呼吸方法,人工呼吸与胸外心脏按压应同时进行,胸外心脏按压与人工呼吸比,无论单人法还是双人法均为 30∶2,按压间断时间不超过 10 s,检查脉搏时间不应超过 10 s。

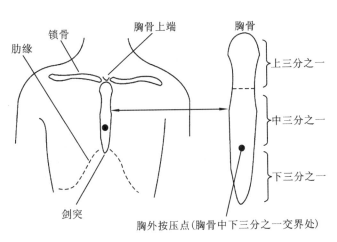

图 4-1-2-1 胸外心脏按压部位

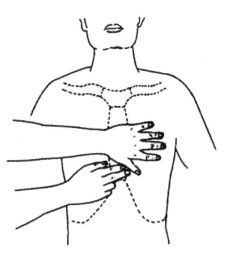

图 4-1-2-2 胸外心脏按压手法

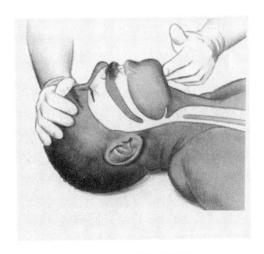

图 4-1-2-3 仰头抬颏法

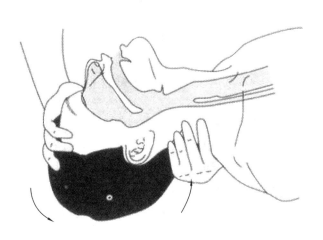

图 4-1-2-4 仰头抬颈法

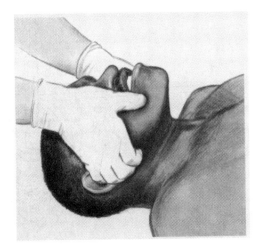

图 4-1-2-5 双手托下颌法

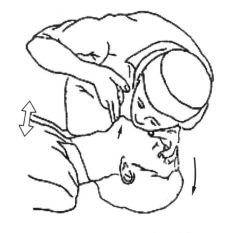

图 4-1-2-6 口对口人工呼吸

（5）掌握终止基础生命支持技术的指标

①呼吸、心跳恢复：抢救转入进一步生命支持。

②死亡：心肺复苏持续 1 h，检查心电图、脑电波平直，瞳孔散大、固定。

（二）氧气吸入疗法

氧气是维持生命活动所必需的物质，当组织得不到足够的氧或不能充分利用氧气时，组织的代谢、功能甚至形态结构都可能发生异常改变,这种情况称为缺氧。氧气吸入疗法(oxygen therapy)是指通过给氧,提高动脉血氧分压(PaO_2)和动脉血氧饱和度(SaO_2),增加动脉血氧含量(CaO_2),纠正各种原因造成的缺氧状态,促进组织新陈代谢,维持机体生命活动的一种治疗方法,也是临床上常用的改善缺氧的抢救技术之一。

1.缺氧的表现和程度判断　临床上根据患者的缺氧症状和血气分析检查结果来确定(表4-1-2-3)。

表 4-1-2-3　缺氧的表现及程度判断

程度	发绀	呼吸困难	神志	PaO_2/mmHg	SaO_2/(%)	给氧流量
轻度	不明显	不明显	清楚	>50	>80	不需给氧或1~2 L/min
中度	明显	明显	正常或烦躁	30~50	60~80	2~4 L/min
重度	显著	三凹征	昏迷或半昏迷	<30	<60	4~6 L/min

2.供氧装置　供氧装置有氧气筒及氧气压力表和氧气管道装置(中心供氧装置)两种。

1)氧气筒及氧气压力表装置(图4-1-2-7)

(1)氧气筒:为一圆柱形无缝钢管筒,筒内可容纳14.7 MPa的氧气,容纳氧气6000 L。在筒的顶部有一总开关,可控制氧气的进出。在氧气筒颈部的侧面,有一气门与氧气表相连,是氧气自筒中输出的途径。

(2)氧气压力表:由压力表、减压器、流量表、湿化瓶、安全阀等组成。压力表可测知氧气筒内的压力,以MPa或kg/cm²表示。压力越大,则说明氧气储存量越多。减压器是一种弹簧自动减压装置,将来自氧气筒内的压力减低至0.2~0.3 MPa,使流量平稳,保证安全。流量表用于测量每分钟氧气流出量,流量表内装有浮标,可测知每分钟氧气的流出量。湿化瓶具有湿化氧气及观察氧气流量的作用。安全阀的作用是当氧气流量过大、压力过高时,其内部活塞自行上推,使过多的氧气由四周小孔流出,以确保安全。

2)氧气管道装置(中心供氧装置)　医院氧气集中由供应站负责供给,设管道至病区、门诊、急诊。供应站有总开关控制,各用氧单位配氧气表,打开流量表即可使用(图4-1-2-8)。

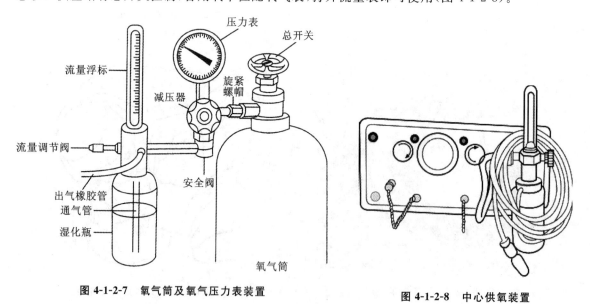

图 4-1-2-7　氧气筒及氧气压力表装置　　　　图 4-1-2-8　中心供氧装置

3.供氧方法

(1)鼻氧管给氧法:将鼻氧管前端插入鼻孔内约1 cm,导管环固定稳妥即可(图4-1-2-9)。此法简单,患者感觉较舒适,容易接受,是目前临床上较常用的给氧方法之一。

(2)鼻塞给氧法:鼻塞是一种用塑料或有机玻璃制成的带有管腔的球状物,操作时将鼻塞塞入患者一侧鼻孔鼻前庭内给氧(图4-1-2-10)。此法刺激性小,患者感觉较为舒适,且两侧鼻孔可

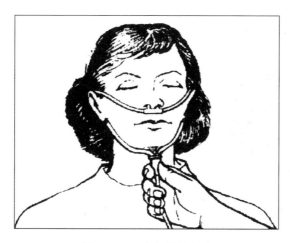

图 4-1-2-9　鼻氧管给氧法

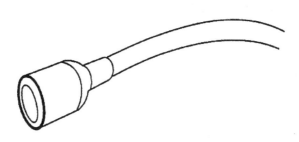

图 4-1-2-10　氧气鼻塞

交替使用,适用于长期吸氧的患者。

(3)面罩给氧法:将面罩置于患者口鼻部,用松紧带固定,氧气自下端进气孔输入,呼出的气体从面罩两侧孔排出(图 4-1-2-11)。适用于张口呼吸且病情较重的患者,氧流量一般为 6~8 L/min。

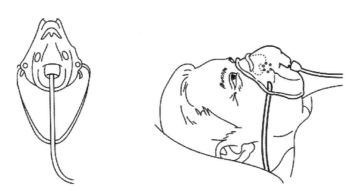

图 4-1-2-11　面罩给氧法

(4)氧气头罩给氧法:将患者头部置于头罩里,罩面上有多个小孔,可以保持罩内一定的氧浓度、温度和湿度(图 4-1-2-12)。头罩与颈部之间要保持适当的空隙,防止二氧化碳潴留及重复吸入。此法主要适用于小儿。

(5)氧气枕给氧法:氧气枕为一长方形橡胶枕,枕的一角有一橡胶管,上有调节器以调节氧流量。使用前将枕内充入氧气,接上湿化瓶、输氧导管,调节好流量即可(图 4-1-2-13)。此法可用于家庭氧疗、危重患者的抢救或转运途中,以枕代替氧气装置。

实训 4-1-2-2　鼻氧管给氧法

【目的】

1.纠正各种原因造成的缺氧状态,提高动脉血氧分压(PaO_2)和动脉血氧饱和度(SaO_2),增加动脉血氧含量(CaO_2)。

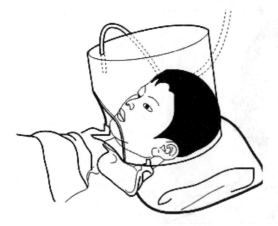

图 4-1-2-12　氧气头罩给氧法

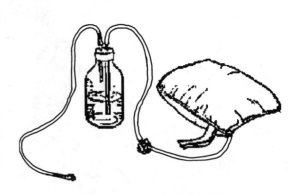

图 4-1-2-13　氧气枕给氧法

2.促进组织新陈代谢,维持机体生命活动。

【评估】

1.患者一般情况　年龄、病情、意识及缺氧程度。

2.患者鼻腔状况　有无分泌物堵塞,有无鼻腔疾病等。

3.患者的认知、心理状态及合作程度。

【计划】

1.护士准备　衣帽整洁,修剪指甲,洗手、戴口罩。

2.用物准备　氧气装置1套,小药杯(内盛冷开水),弯盘,纱布,鼻氧管,棉签,扳手,记录本,笔。

3.患者准备　了解吸氧的目的、方法、注意事项及配合要点;体位舒适,情绪稳定,愿意配合。

4.环境准备　室温适宜、光线充足、环境安静、远离火源。

【实施】

操作步骤见表 4-1-2-4。

表 4-1-2-4　鼻氧管给氧法的操作步骤

操作步骤	要点说明
1.核对解释:携用物至患者床旁,核对床号、姓名,解释用氧方法、目的及配合要点	·确认患者,避免差错 ·取得患者的配合
2.清洁检查:用湿棉签清洁双侧鼻腔并检查	·检查鼻腔有无分泌物堵塞及异常
3.连接:将鼻氧管与湿化瓶出口相连	
4.调节氧流量	·根据病情及缺氧程度调节
5.湿润鼻氧管	·将鼻氧管前端放入小药杯的冷开水中湿润,并检查鼻氧管是否通畅
6.插管:将鼻氧管插入患者鼻孔约1 cm	·动作轻柔,避免引起鼻黏膜损伤
7.固定:将导管环绕患者耳部向下放置并调节松紧度	·松紧适宜,防止因导管太松造成脱落,或太紧引起皮肤受损
8.记录:给氧时间、氧流量、患者反应	·便于对照
9.观察:缺氧症状,实验室指标,氧气装置是否通畅、有无漏气、有无氧疗不良反应	·有异常时及时报告并处理

续表

操 作 步 骤	要 点 说 明
10.停止用氧:拔出鼻氧管	• 防止操作不当引起组织损伤
11.安置患者,整理床单位	• 体位舒适、床单位整洁
12.卸表 (1)氧气筒:关总开关,放尽余气,关流量开关,卸表 (2)中心供氧:关流量开关,取下流量表	• 卸表口诀:一关(总开关及流量开关)二扶(压力表)三松(氧气筒气门与氧气表连接螺帽)四卸(氧气表)
13.用物处理	• 一次性用物消毒后集中处理 • 氧气筒上悬挂"空"或"满"、"有"或"无"的标志
14.洗手,记录	• 停氧时间及用氧效果

【评价】

1.操作规范,用氧安全。

2.氧疗效果好,患者缺氧症状得到改善。

3.患者理解给氧目的,能积极配合氧疗。

【注意事项】

1.用氧前,检查氧气装置是否通畅,有无漏气。

2.严格遵守操作规程,注意用氧安全,切实做好"四防",即防震、防火、防热、防油。搬运氧气筒时避免倾倒撞击,防止爆炸。氧气可助燃,氧气筒应放在阴凉处,周围严禁烟火及易燃品,距明火至少 5 m、暖气至少 1 m。氧气表及螺旋口勿上油,也不可用带油的手装卸,以免引起燃烧。

3.供氧时应先调节流量,再连接鼻氧管。停氧时,应先拔出鼻氧管,再关氧气开关。中途改变流量,应先分离鼻氧管与湿化瓶连接处,调节好流量后再接上。以免一旦开关倒置,大量氧气进入呼吸道而损伤肺组织。

4.氧气筒内氧气不可用尽,压力表至少要保留在 0.5 MPa,以防灰尘进入氧气筒内,再次充气时引起爆炸。

5.常用湿化液为灭菌蒸馏水。急性肺水肿可用 20%～30% 乙醇,它能降低肺泡内泡沫表面张力,使泡沫破裂、消散,从而改善肺部气体交换,减轻缺氧症状。

6.对未用或已用尽的氧气筒,应分别悬挂"满"或"空"的标志,便于及时储备,以应急需。

7.用氧过程中,应加强监测。根据患者的脉搏,血压,神志状态,皮肤颜色、温度与呼吸方式等情况判断氧疗效果,还可根据动脉血气分析结果选择用氧浓度,同时注意观察有无氧疗副作用发生。

知识链接

高压氧疗法

高压氧疗法(hyperbaric oxygen therapy,HBOT)是在高气压(大于一个标准大气压)环境下呼吸纯氧或混合氧以治疗各种疾病的方法。一般而言,机体全身性或局部性缺氧、急性或慢性缺氧引起的各种缺氧性疾病都属于高压氧治疗的对象。如急性 CO 中毒及其迟发性脑病,心跳、呼吸骤停复苏后,各种意外事故造成的急性缺氧,高原反应等。高压氧疗法具有治疗范围广、治疗病种多及疗效可靠等特点。目前已向康复医学、航空医学、保健医学、高原医学、运动医学及军事医学等方面发展。

NOTE

4.氧疗的监护

1）缺氧症状　患者由烦躁不安转为安静、心率变慢、血压回升、呼吸平稳、皮肤红润温暖、发绀消失,说明缺氧症状改善。

2）实验室检查　可作为氧疗监护的客观指标。主要观察氧疗后 PaO_2（正常值为 12.6～13.3 kPa 或 95～100 mmHg）、$PaCO_2$（正常值为 4.7～6.0 kPa 或 35～45 mmHg）、SaO_2（正常值为 95％）等。

3）氧气装置　有无漏气,管道是否通畅。

4）氧疗的副作用　当氧浓度高于 60％、持续时间超过 24 h,可出现氧疗副作用。常见的副作用如下:

（1）氧中毒:特点是肺实质的改变,表现为胸骨下不适、疼痛、灼热感,继而出现呼吸增快、恶心、呕吐、烦躁不安、断续的干咳等。应避免长时间高浓度氧气吸入,进行血气分析,动态监测氧疗效果。

（2）肺不张:呼吸空气时,肺内含有大量不被血液吸收的氮气,它构成肺内气体的主要成分。当进行高浓度氧疗时,肺泡内氮气被大量置换,一旦支气管有阻塞,其所属肺泡内的氧气被肺循环血液迅速吸收,引起吸入性肺不张。表现为烦躁,呼吸、心率加快,血压上升,继而出现呼吸困难、发绀、昏迷。因此在氧疗过程中应鼓励患者做深呼吸,多进行有效性咳嗽,并经常更换体位,防止分泌物阻塞。

（3）呼吸道干燥:氧气是一种干燥气体,吸入后可导致呼吸道黏膜干燥,分泌物黏稠,不易咳出,且有损呼吸道纤毛运动。故氧气吸入前一定要先进行湿化,并定期做雾化吸入。

（4）呼吸抑制:多见于低氧血症伴二氧化碳潴留患者。由于 $PaCO_2$ 长期处于高水平,呼吸中枢失去对二氧化碳的敏感性,呼吸的调节主要依靠缺氧对外周化学感受器的刺激来维持,吸入高浓度氧气会解除缺氧对呼吸的刺激作用,使呼吸中枢抑制加重,甚至呼吸停止。因此对此类患者应采取低浓度、低流量持续给氧,并监测 PaO_2 的变化,维持患者的 PaO_2 在 60 mmHg 即可。

（5）晶状体后纤维组织增生:仅见于新生儿（尤以早产儿多见）。患儿吸入高浓度氧气时,可引起视网膜血管收缩、视网膜纤维化,最后出现不可逆转的失明。因此应严格控制新生儿吸氧浓度及吸氧时间,并进行严密监护。

（三）吸痰法

吸痰法（aspiration of sputum）是指经口、鼻腔、人工气道将呼吸道分泌物吸出,以保持呼吸道通畅,预防吸入性肺炎、肺不张、窒息等并发症的一种方法。临床上主要用于危重、昏迷、年老体弱、麻醉未清醒及气管切开等各种原因引起不能有效咳嗽、排痰者。

常用的吸痰装置有中心吸引器和电动吸引器两种,它们都是利用负压吸引原理,连接导管吸出痰液的。中心吸引装置利用管道通路到达各病室床单位,使用时连接吸痰导管,开启开关,即可吸痰。电动吸引器由马达、偏心轮、气体过滤器、负压表及安全瓶、储液瓶等组成（图 4-1-2-14）。安全瓶和储液瓶是两个容量为 1000 mL 的容器,瓶塞上有两根玻璃管,并通过橡胶管相互连接。接通电源后,马达带动偏心轮,从吸气孔吸出瓶内空气,并由排气孔排出,不断循环转动,使瓶内产生负压,将痰液吸出。

在紧急情况下,还可用注射器吸痰或口对口吸痰。前者用 50～100 mL 注射器连接导管进行抽吸;后者由操作者托起患者下颌,使其头后仰并捏住患者鼻孔,口对口吸出呼吸道分泌物,从而解除呼吸道梗阻症状。

实训 4-1-2-3　吸　痰　法

【目的】

1.清除呼吸道分泌物,保持呼吸道通畅。

2.促进呼吸功能,改善肺通气。

3.预防吸入性肺炎、肺不张、窒息等并发症。

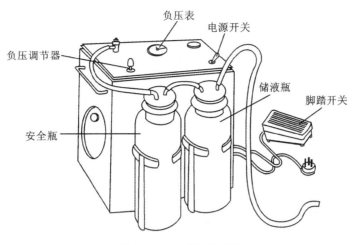

图 4-1-2-14　电动吸引器

【评估】

1. 患者一般情况　年龄、病情、意识及治疗情况。

2. 患者呼吸及痰液阻塞情况。

3. 患者的认知、心理状态及合作程度。

【计划】

1. 护士准备　衣帽整洁,修剪指甲,洗手、戴口罩。

2. 用物准备　电动吸引器或中心吸引器、无菌治疗盘(内置有盖罐 2 个,分别盛放无菌生理盐水及一次性无菌吸痰导管数根)、无菌纱布、无菌血管钳(镊)、无菌手套、弯盘、玻璃接管。必要时备压舌板、开口器、舌钳、电插板等。

3. 患者准备　了解吸痰的目的、方法、注意事项及配合要点;体位舒适,情绪稳定,愿意配合并取下活动义齿。

4. 环境准备　室温适宜、光线充足、安静整洁。

【实施】

操作步骤见表 4-1-2-5。

表 4-1-2-5　电动吸引器吸痰法的操作步骤

操 作 步 骤	要 点 说 明
1. 核对解释:携用物至患者床旁,核对患者	·确认患者,取得配合
2. 接通电源,打开开关,检查电动吸引器性能,调节负压	·一般成人为 40.0～53.3 kPa,儿童小于 40.0 kPa
3. 将患者头部转向操作者,嘱患者张口	·口腔、鼻黏膜情况,取下活动义齿 ·昏迷患者可用开口器帮助张口
4. 连接吸痰导管,试吸少量无菌生理盐水	·检查吸痰导管是否通畅,并湿润导管前端
5. 一手反折吸痰导管末端,另一手用无菌血管钳(镊)或戴手套持吸痰导管前端,插入口咽部(10～15 cm),然后放松导管末端,先吸口咽部分泌物,再吸气管内分泌物	·插管时不可有负压,以免损伤呼吸道黏膜 ·气管切开吸痰,应严格遵守无菌操作原则 ·吸痰手法为左右旋转并向上提管 ·每次吸痰时间不超过 15 s
6. 吸痰导管退出后,抽吸无菌生理盐水,冲洗导管	·以免分泌物堵塞吸痰导管
7. 观察	·气道是否通畅,患者反应,吸出液的情况
8. 擦净脸部分泌物,安置体位,整理床单位	·促进患者舒适

续表

操 作 步 骤	要 点 说 明
9.整理用物,检查或倾倒储液瓶	·吸痰导管按一次性用物处理,玻璃接管放入盛有消毒液的试管中浸泡,储液瓶内液体不超过瓶容积的2/3
10.洗手,记录	·患者反应,吸出液的颜色、性状以及量

【评价】

1.患者呼吸道内分泌物及时清除,气道通畅,缺氧症状得到改善。

2.操作过程中患者安全、舒适,无呼吸道黏膜损伤或窒息发生。

3.患者理解吸痰目的、配合操作,护患沟通有效。

【注意事项】

1.吸痰前,检查机器性能是否良好,管道连接是否正确。

2.吸痰动作要轻稳,防止损伤呼吸道黏膜。

3.一次吸痰时间不应超过 15 s,以免造成患者缺氧。

4.严格执行无菌技术操作,治疗盘内用物根据吸痰操作性质每班更换或每日更换 1~2 次,吸痰导管每次更换。

5.痰液黏稠时,可配合叩击、雾化吸入,以提高吸痰效果。

6.储液瓶内液体应及时倾倒,不应超过瓶容积的 2/3,以免痰液吸入马达,损坏机器。储液瓶内应放少量消毒液,以防痰液黏附于瓶底,妨碍清洗消毒。

7.电动吸引器应由专人保管,定期检修与维修,保持其良好效能。

(四)洗胃法

洗胃法(gastric lavage)是用催吐或将胃管插入胃内,反复注入和吸出一定量的溶液,以冲洗并排除胃内容物,减轻或避免吸收中毒的胃灌洗方法。

【目的】

1.解毒　清除胃内毒物或刺激物,减少毒物吸收,还可利用不同灌洗溶液进行中和解毒,用于急性食物中毒或药物中毒。

2.减轻胃黏膜水肿　幽门梗阻患者饭后常有滞留现象,引起上腹胀满、恶心、呕吐等不适,通过洗胃,将胃内潴留食物洗出,以减轻胃黏膜水肿和炎症。

3.为某些手术或检查做准备　如行胃切除、胃肠吻合等手术前,洗胃可减少术后并发症,也便于手术操作。

【评估】

1.患者一般情况　年龄、生命体征、意识状态及瞳孔、口鼻腔黏膜情况,有无活动义齿等。

2.患者中毒情况　毒物的种类、浓度、量、中毒时间、途径等,是否有过呕吐,有无洗胃禁忌等。

3.患者的认知、心理状态及合作程度。

【计划】

1.护士准备　衣帽整洁,修剪指甲,洗手、戴口罩。

2.用物准备　根据不同的洗胃方法准备相应的物品。

(1)口服催吐法:量杯、压舌板、水温计、弯盘、防水布、水桶 2 个(分别盛放洗胃溶液与污水),洗胃溶液 10000~20000 mL,温度调节到 25~38 ℃为宜,种类按医嘱根据毒物性质进行选择(表 4-1-2-6)。

(2)胃管洗胃法:无菌洗胃包(内有胃管或使用一次性胃管、镊子、纱布)、塑料围裙或橡胶单、治疗巾、检验标本容器或试管、量杯、水温计、压舌板、弯盘、棉签、50 mL 注射器、听诊器、手电筒、液体石蜡、胶布、水桶 2 只(分别盛放洗胃溶液及污水)、洗胃溶液(同口服催吐)、洗胃设备(电动

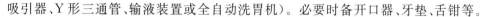

吸引器、Y形三通管、输液装置或全自动洗胃机)。必要时备开口器、牙垫、舌钳等。

3.**患者准备** 了解洗胃的目的、方法、注意事项及配合要点;体位舒适,情绪稳定,愿意配合并取下活动义齿。

4.**环境准备** 舒适安静、光线充足,必要时备屏风遮挡。

表 4-1-2-6 常用洗胃溶液

毒 物 种 类		常 用 溶 液	禁忌药物
酸性物		镁乳、蛋清水、牛奶	强酸药物
碱性物		5‰醋酸、白醋、蛋清水、牛奶	强碱药物
氰化物		3‰过氧化氢引吐,1:(15000~20000)高锰酸钾洗胃	
敌敌畏		2‰~4‰碳酸氢钠,1‰盐水,1:(15000~20000)高锰酸钾	
1605、1059、4049(乐果)		2‰~4‰碳酸氢钠	高锰酸钾
敌百虫		1‰盐水或清水,1:(15000~20000)高锰酸钾	碱性药物
DDT、666		温开水或等渗盐水洗胃,50‰硫酸镁导泻	油性药物
酚类		50‰硫酸镁导泻,温水、植物油洗胃至无酚味为止,洗胃后多次服用牛奶、蛋清水保护胃黏膜	液体石蜡
苯酚(石炭酸)		1:(15000~20000)高锰酸钾	
巴比妥类(安眠药)		1:(15000~20000)高锰酸钾洗胃,硫酸钠导泻	硫酸镁
异烟肼		1:(15000~20000)高锰酸钾洗胃,硫酸钠导泻	
灭鼠药	抗凝血类(敌鼠钠等)	催吐、温水洗胃、硫酸钠导泻	碳酸氢钠
	有机氟类(氟乙酰胺等)	0.2‰~0.5‰氯化钙或淡石灰水洗胃、硫酸钠导泻,饮用豆浆、蛋白水、牛奶等	
	磷化锌	1:(15000~20000)高锰酸钾、0.5‰硫酸铜洗胃,0.5‰~1‰硫酸铜溶液每次 10 mL,每 5~10 min 口服一次,并用压舌板刺激舌根催吐	牛奶、鸡蛋、脂肪及其他油类食物

注:

(1)蛋清水可黏附于黏膜表面或创面上,从而起到保护作用,并可减轻患者疼痛,促进舒适。

(2)氧化剂能将化学性毒物氧化,改变其性能,从而减轻或去除其毒性。

(3)1605、1059、4049(乐果)等禁用高锰酸钾洗胃,否则可氧化成毒性更强的物质。

(4)敌百虫遇碱性药物可分解出毒性更强的敌敌畏,其分解过程可随碱性增强和温度升高而加速。

(5)巴比妥类药物采用硫酸钠导泻是利用其在肠道内形成的高渗透压,从而阻止肠道水分和残存的巴比妥类药物的吸收,促使其尽早排出体外的。硫酸钠对心血管和神经系统没有抑制作用,不会加重巴比妥类药物的中毒。

(6)磷化锌中毒口服硫酸铜,可使其成为无毒的磷化铜沉淀,阻止吸收,并促使其排出体外。磷化锌易溶于油类物质,忌用脂肪性食物,以免促使磷的溶解吸收。

【实施】

操作步骤见表 4-1-2-7。

表 4-1-2-7 洗胃法的操作步骤

操 作 步 骤	要 点 说 明
1.核对解释:携用物至患者床旁,核对床号、姓名,解释洗胃方法、目的及配合要点	·确认患者,取得配合

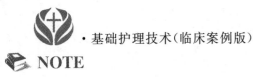

操作步骤	要点说明
2.协助患者取合适体位,围好围裙,有活动义齿者取下,污物桶置于坐位前或床头	· 中毒轻者取坐位或半卧位,中毒较重者取左侧卧位,昏迷患者去枕平卧,头偏向一侧
3.洗胃 口服催吐法: (1)指导患者自饮大量灌洗溶液后引吐,必要时用压舌板刺激舌根催吐 (2)反复自饮、催吐,直至吐出的灌洗液澄清无味	· 适用于服毒量少、清醒合作的患者 · 每次饮入量为 300～500 mL
电动吸引器洗胃法: (1)接通电源,检查电动吸引器性能,连接管道并调节负压 (2)安装灌洗装置:输液管与 Y 形三通管主管相连,洗胃管末端及吸引器储液瓶的引流管分别与 Y 形三通管两分支相连,夹紧输液管,检查各连接是否紧密。将洗胃溶液倒入输液瓶内,挂于输液架上（图4-1-2-15） (3)插胃管,证实胃管在胃内后,用胶布固定 (4)开动电动吸引器,吸尽胃内容物 (5)关闭电动吸引器,夹紧储液瓶上的引流管,开放输液管,使溶液流入胃内(300～500 mL) (6)夹紧输液管,开放引流管,开动电动吸引器,吸出灌入的液体 (7)反复灌洗,直至洗出液澄清无味为止	· 利用负压吸引作用,吸出胃内容物 · 负压应保持在 13.3 kPa,避免过高引起胃黏膜损伤 · 一次灌洗量不超过 500 mL
全自动洗胃机洗胃(图 4-1-2-16): (1)接通电源,检查机器性能,连接各管道 (2)安插胃管并固定 (3)连接洗胃管,将配好的洗胃溶液倒入水桶内,药管的另一端放入含洗胃溶液的桶内,污水管的另一端放入空水桶内,胃管的另一端与患者胃管相连接,调节药液流速 (4)按"手吸"键,吸出胃内容物,再按"自动"键,即开始对胃进行自动冲洗,直至洗出液澄清无味为止	· 利用电磁泵作为动力源,通过自控电路的控制,使电磁阀自动转换动作,先向胃内注入洗胃溶液,随后从胃内吸出内容物。能自动、迅速、彻底清除胃内毒物 · 药管口必须始终浸没在洗胃溶液液面以下 · 冲洗时"冲"灯亮,吸引时"吸"灯亮
4.洗胃过程中,随时观察患者反应,洗出液的性质、颜色、气味等	· 患者出现腹痛、休克、洗出液呈血性,应立即停止灌洗,采取相应的急救措施
5.洗胃毕,反折胃管末端,拔管	· 防止管内液体误入气管
6.协助患者漱口、洗脸,取舒适卧位,整理床单位,清理用物	· 促进患者舒适
7.全自动洗胃机三根导管同时放入清水中,按"清洗"键,清洗各管腔后,将三导管同时取出,待机器内的水完全排尽后,按"停机"键关机	· 防止各管道被污物堵塞和腐蚀

续表

操 作 步 骤	要 点 说 明
8.洗手,记录洗胃溶液的名称、量,洗出液颜色、气味、性质、量,患者的全身反应	

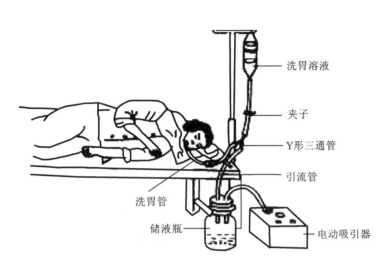

图 4-1-2-15 电动吸引器洗胃

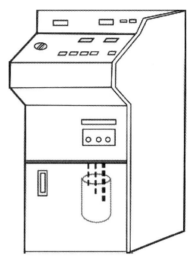

图 4-1-2-16 全自动洗胃机洗胃

【评价】

1.患者胃内毒物得到有效清除,中毒症状得以缓解或控制。

2.洗胃过程中患者安全,无损伤、无误吸及其他并发症。

3.患者理解洗胃目的、积极配合,护患沟通良好。

【注意事项】

1.首先注意了解患者中毒情况,如中毒时间、途径,毒物种类、性质、量等。

2.严格掌握洗胃的适应证与禁忌证。

(1)适应证:非腐蚀性毒物中毒,如有机磷农药、安眠药、重金属类、生物碱等。

(2)禁忌证:强腐蚀性毒物中毒、胸主动脉瘤、肝硬化伴食管胃底静脉曲张、近期内有上消化道出血及胃穿孔等。

3.急性中毒者,应迅速采用口服催吐法,然后进行洗胃,洗胃时间越早越好,以减少毒物的吸收。

4.选择合适的洗胃溶液,若中毒毒物性质不明确,可选用温开水或生理盐水洗胃,待毒物性质明确后,再采用对抗剂洗胃。

5.插管时,动作应轻、稳、快,避免损伤食道黏膜或误入气管。

6.洗胃过程中应随时观察患者的面色、生命体征、意识、瞳孔变化、口鼻腔黏膜情况及口中气味等,防止并发症发生。

7.为幽门梗阻患者洗胃,宜在饭后 4～6 h 或空腹进行,并记录胃内潴留量(胃内潴留量=洗出量-灌入量),以了解梗阻情况。

(五)人工呼吸器

使用人工呼吸器(artificial respirator)是进行人工呼吸最有效的方法之一,可通过人工或机械装置产生通气,对无呼吸的患者进行强迫通气,对通气障碍的患者进行辅助呼吸,从而达到增加通气量,改善换气功能,减少呼吸肌做功的目的。目前,临床常用于各种原因所致的呼吸停止或呼吸衰竭的抢救及麻醉期间的呼吸管理。

【目的】

维持和增加机体通气量,纠正低氧血症。

【评估】

1. 患者一般情况　年龄、病情、意识状态、生命体征、血气分析,有无活动义齿等。

2. 患者呼吸状况　有无自主呼吸、呼吸型态、呼吸道是否通畅等。

3. 患者及家属对人工呼吸器的了解程度、心理反应及合作程度。

【计划】

1. 患者准备

(1)了解人工呼吸器使用的目的、方法、注意事项及配合要点。

(2)去枕仰卧,有活动义齿者应取下;松解衣领及裤带,清除呼吸道分泌物或呕吐物,保持呼吸道通畅。

2. 护士准备　衣帽整洁,修剪指甲,洗手、戴口罩。

3. 用物准备

(1)简易呼吸器:由呼吸囊、呼气活瓣、吸气活瓣、面罩及衔接管等组成(图 4-1-2-17)。

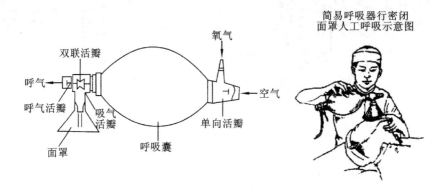

图 4-1-2-17　简易呼吸器

(2)人工呼吸机:分定压型、定容型、混合型等。

(3)必要时备氧气装置、纱布、弯盘等。

4. 环境准备　室温适宜、整洁安静,必要时备屏风遮挡。

【实施】

操作步骤见表 4-1-2-8。

表 4-1-2-8　人工呼吸机使用的操作步骤

操作步骤	要点说明
1. 携用物至患者床旁,核对床号、姓名	· 确认患者
2. 清除呼吸道分泌物或呕吐物,开放气道	· 有活动义齿者应先取下
3. 使用辅助呼吸装置 简易呼吸器　是最简单的借助器械加压的人工呼吸装置。 (1)协助患者取合适体位 ①操作者站于患者头顶处 ②患者头后仰,托起下颌,使气道畅通 ③面罩紧扣患者口鼻部,固定	· 在未行气管插管建立紧急人工气道的情况下及辅助呼吸机突然出现故障时使用
(2)有节律地挤压呼吸囊,频率保持在 16～20 次/分	· 避免漏气 · 空气或氧气通过吸气活瓣进入肺部,放松时,肺部气体随呼气活瓣排出。患者若有自主呼吸,应注意与人工呼吸同步
人工呼吸机(以下简称呼吸机)	· 用于危重患者,需长期循环、呼吸支持者

操 作 步 骤	要 点 说 明
(1)接通电源,调节预置参数,开机	• 主要参数调节见表4-1-2-9
(2)将呼吸机与患者气道紧密连接	
①面罩法:面罩盖住患者口鼻后与呼吸机连接	• 适用于清醒、合作并间断使用呼吸机的患者
②气管插管法:气管内插管后与呼吸机连接	• 适用于神志不清的患者
③气管切开法:气管切开放置套管后与呼吸机连接	• 适用于长期使用呼吸机的患者
(3)观察病情及呼吸机运行情况	• 观察通气量是否合适,两侧胸廓运动是否对称,呼吸音是否一致;观察患者生命体征变化,定期进行血气分析和电解质测定;注意呼吸机工作是否正常,有无漏气,管路连接处有无脱落
(4)根据需要调节呼吸机各参数	
(5)采用加温湿化器将水加温后产生蒸汽,混进吸入气体,同时起到加温、加湿的作用	• 充分湿化呼吸道,防止患者气道干燥、分泌物堵塞,诱发肺部感染
4.记录	• 患者反应、呼吸机参数、时间、效果及特殊处理
5.遵医嘱分离面罩或拔出气管内插管,撤机	• 指征:自主呼吸恢复有力、稳定;神志清楚,呼吸困难症状消失;血气分析正常或接近正常;心功能良好,生命体征稳定,无严重心律失常,无威胁生命的并发症
6.清理用物	• 做好呼吸机保养,用物消毒
7.洗手,记录	

表 4-1-2-9 呼吸机主要参数选择

项 目	数 值
呼吸频率(R)	10~16 次/分
每分钟通气量(VE)	8~10 L/min
潮气量(TV)	10~15 mL/kg(一般在 600~800 mL)
吸呼比(I/E)	1∶(1~1.5)
通气压力(EPAP)	0.147~1.96 kPa(一般小于 2.94 kPa)
吸入氧浓度	30%~40%(一般小于 60%)

【评价】

1.患者通气、换气良好,气体交换有效,缺氧症状得到改善。

2.患者呼吸道通畅,无并发症发生。

3.患者及家属理解配合,护患沟通良好。

【注意事项】

1.呼吸机使用过程中应严密监护。

2.保持呼吸道通畅:定时稀释痰液,鼓励患者咳嗽、深呼吸,协助患者翻身,拍背,促进痰液排出,必要时给予吸痰。

3.预防呼吸道感染:呼吸机各部件如接口、螺纹管、接头及雾化器等用消毒液浸泡,每天一次,病室空气、地面、床单位等每天进行消毒。

4.加强口腔及皮肤护理,保证水和营养的摄入。

5.告知呼吸机报警出现的原因,避免增加患者和家属的紧张与不安。

能力检测

1.患者张某,女,35岁,因家庭矛盾口服安眠药,1 h后被人发现,急诊入院,入院时昏迷不醒。请问:

(1)护士应为患者选择哪种合适的洗胃溶液?

(2)在洗胃过程中,护士应重点观察哪些内容?

(3)洗胃过程中若有血性液体流出,应怎样护理?

2.患者窦某,男,43岁,平素健康,约20 min前起床后自觉胸闷不适,约5 min后自觉左侧胸痛,突然意识丧失,面色死灰,随后呼吸停止,小便失禁。家属即刻呼"120"求救。医护人员约15 min后到达现场。查体:双侧瞳孔散大,对光反射消失,颈动脉搏动消失,心音消失,呼吸音消失,生理反射消失,心电图显示室颤。请问:

(1)对该患者应怎样实施急救措施?

(2)在急救过程中,应注意哪些问题?

(3)如何判断急救措施是否有效?

3.患者李某,女,72岁,因脑外伤入院。查体:T38.8 ℃、P90次/分、R19次/分、BP142/90 mmHg,意识不清,并有痰鸣音且无力咳嗽。请问:

(1)怎样帮助患者清除呼吸道分泌物?

(2)实施过程中应注意哪些问题?

4.患者施某,女,43岁,自感胸闷不适,口唇青紫,呼吸困难。检查:PaO_2 45 mmHg、SaO_2为65%。请问:

(1)该患者的缺氧程度如何?

(2)患者进行氧疗时如何进行监护?

(3)如何保障用氧安全?

A_1/A_2型题

5.胸外心脏按压的频率是( )。

A.成人100次/分,小儿110次/分   B.成人80次/分,小儿120次/分

C.成人100次/分,小儿100次/分   D.成人100次/分,小儿120次/分

E.成人80次/分,小儿100次/分

6.氧气筒内压力降到多少即不可使用?( )

A.2 kg/m²   B.3 kg/m²   C.5 kg/m²   D.8 kg/m²   E.10 kg/m²

7.关于用氧的注意事项中,错误的一项是( )。

A.注意用氧安全,切实做好"四防"   B.先调节流量后应用

C.禁止用带油的扳手装卸氧气表   D.停用时,先关闭氧气开关再拔出导管

E.用氧过程中应注意氧疗效果

8.患者在洗胃过程中如有血性液体流出或虚脱现象应( )。

A.休息片刻后继续洗胃   B.立即停止洗胃   C.边观察边洗胃

D.立即报告医生   E.继续缓慢洗胃

9.错误的吸痰操作方法是( )。

A.若口腔吸痰有困难可经由鼻腔吸痰   B.若需反复吸引,每次不必更换吸痰管

C.应观察吸痰前后呼吸频率的改变   D.严格执行无菌操作原则

E.储液瓶内液体应及时倒掉

10.李先生,65岁,患慢性阻塞性肺气肿,呼吸困难,需给予氧疗。现氧流量为2 L/min,其氧浓度是( )。

A.29%   B.33%   C.37%   D.41%   E.45%

11. 毛女士,35 岁,持续高浓度用氧后出现氧中毒,其临床表现不包括( )。

A. 面色发绀　　　　　　B. 进行性呼吸困难　　　　　C. 烦躁不安

D. 恶心　　　　　　　　E. 瞳孔散大

A₃/A₄型题

(12～14 题共用题干)

林先生,67 岁,患慢性肺心病 10 余年,近几日因上呼吸道感染而感气紧,咳嗽,痰多,排痰无力。查体:T38.9 ℃,P112 次/分,R24 次/分,口唇发绀,下肢水肿。

12. 给患者进行氧气吸入,宜用( )。

A. 低浓度间歇吸氧　　　　B. 低浓度持续吸氧　　　　　C. 高浓度间歇吸氧

D. 高浓度持续吸氧　　　　E. 低浓度和高浓度吸氧交替进行

13. 关于吸痰操作,下列哪项错误?( )

A. 调节负压为 40～53.3 kPa　　　　　　　B. 患者头部转向操作者

C. 先插管再启动电动吸引器

D. 若痰液黏稠,给予超声雾化吸入,辅以拍背

E. 吸痰管从深部向上提出,左右旋转吸痰

14. 若吸氧途中需改变氧流量,应( )。

A. 更换流量表后调节氧流量　　B. 拔出鼻氧管后调节流量　　C. 直接调节流量开关

D. 直接调节总开关　　　　　　E. 更换鼻氧管

(罗玉娇)

学习目标

重点:临终关怀
的内容;临终患
者的生理、心理
变化及护理;脑
死亡的标准;死
亡过程的分期
及表现;尸体护
理技术。

难点:脑死亡的
标准;死亡过程
的分期及表现。

1. 能叙述死亡和临终关怀的概念,脑死亡标准。
2. 能叙述死亡过程的分期。
3. 能阐述临终患者生理、心理变化及护理。
4. 能运用所学知识,正确进行尸体护理,态度严肃认真。

任务一　临终关怀技术

案例引导

患者张某,男,80 岁,肺癌晚期,呼吸困难,肺部感染严重,无法正常进食,只能通过鼻饲补充营养,患者常疼痛难忍,夜间睡眠时常被痛醒,出现大小便失禁。患者情绪低落,感到痛苦。请问:

(1)该患者的生命进入到什么状态?

(2)若进行临终关怀应从哪些方面着手?

生老病死是生命的必然过程,是不可抗拒的自然规律,任何人都无法避免死亡。当生命走到尽头的时候,每个人都希望平静而有尊严地离开这个世界。患者在生命最后的时刻,护理人员应了解临终患者的身心需求,给患者最温暖的照顾,提高患者的生命质量,使其内心平静地面对死亡。同时,死者家属面对亲人的离去,也处于极度悲伤之中,护理人员也需要安慰家属,提供心理上的疏导与支持,以保持其身心健康。因此,护士应树立正确的死亡观,学习和掌握有关临终护理和尸体护理的知识与技能,为临终患者和家属提供全面的身心照顾与关怀。

一、临终关怀的概念

临终关怀(hospice care)原本指"济贫院"、"收容院",现在又称"安宁照护"、"善终服务"。目前认为临终关怀包含两层意思:一是指临终关怀是向临终患者及其家属提供一种全面的照料,包括生理、心理、社会等方面,使临终患者的生命得到尊重,症状得到控制,生命质量得到提高,家属的身心健康得到维护和增强,使患者在临终时能够无痛苦、安宁、舒适地走完人生的最后旅程。二是指临终关怀是一门研究临终患者及家属生理、心理发展,探讨为临终患者及家属提供全面照顾的新兴学科。临终关怀分为临终医学、临终护理学、临终关怀伦理学、临终心理学等分支学科。

二、临终关怀的内容

现代临终关怀始于 20 世纪 60 年代,英国护士桑德斯博士创立了世界著名的临终关怀机构——圣克里斯多弗临终关怀院。我国的临终关怀始于 1988 年天津医学院临终关怀研究中心的建立,发展到目前已有 100 多家临终关怀机构。通过临终关怀,垂危患者在人生旅途的最后一个阶段能得到需要的满足和舒适的照顾。临终关怀的具体内容如下:

（一）以照料为中心

对临终患者来讲，治疗已无意义，治愈希望也变得十分渺茫。改变过去以治愈疾病为目的的治疗，转变为以照料为中心，为患者控制疼痛，使其身体舒适，提供生活护理和心理支持。因此，应由治疗为主转为对症处理和护理照顾为主。

（二）维护人的尊严

患者尽管处于临终阶段，但个人尊严不应该因生命活力降低而递减，个人权利也不可因身体衰弱而被剥夺。只要未进入昏迷阶段，仍具有思想和感情，医护人员应满足其合理性需求，注意保护患者的尊严与权力，如保护个人隐私和尊重其生活方式，鼓励患者及家属参与医疗护理方案的制订等。

（三）提高临终生活质量

临终关怀认为，临终也是生活，是一种特殊类型的生活。提高其生活质量是对临终患者最有效的服务。让患者在生命的最后，能尽可能保持清醒的头脑，与家人共度温馨生活。重视临终患者的生活质量，充分显示了人们对生命的热爱。

（四）注重对临终患者与家属的心理支持

通过给临终患者提供心理支持，使患者能够正确看待死亡，自然地面对死亡，接受死亡，同时患者家属也经历着痛苦的感情折磨，需要护理人员的关怀与安慰，用爱心抚平家属的哀痛，让他们接受亲人离去的事实，早日走出悲伤。

三、临终关怀的原则

临终关怀是对患者全方位、多角度的全面照护，包括对患者生理、心理、社会等方面的照顾与关心，同时应关注患者家属的心理变化，给予理解与安慰，促进家属身心健康发展。

（一）护理为主的原则

临终关怀不以延长患者的生存时间为主，而是以对患者的全面照料为主，重在提高患者临终阶段的生命质量。护理人员应把减轻病痛、保持舒适、维持患者身心愉悦作为护理重点，维护患者临终时的尊严与价值。

（二）适度治疗的原则

从我国国情和家属的情感出发，面对医药已无力挽回生命的临终患者若完全放弃治疗并不能为社会和家庭所接受。因此，应给予适度治疗，目的主要在于控制疼痛、缓解症状、增进个体的舒适感、维护患者的尊严，而不赞成采用增加患者痛苦的治疗手段，如各种穿刺术等。

（三）注重心理的原则

当患者生命垂危，经过积极治疗后仍无生存希望时，对于患者来说，面临着与亲人生离死别的悲痛，加之肉体上的痛苦折磨常常使他们身心俱疲。因此，护理人员要及时了解患者的心理变化，为患者及其家属提供全面的心理支持，对临终患者给予更多的爱心、同情与理解，使患者能平静、安详地度过人生最后的余光。

（四）伦理关怀的原则

现代医学的进步已经可以利用各种仪器维持临终患者的生命，甚至可以使患者一直处于植物性生存状态，但此类患者生命质量已经退化，生命也已失去了意义。这未必是临终者本人的意愿。因此，临终患者应得到符合生命伦理原则的关怀与照料，护理人员应尊重患者选择死亡的权利并维护其死亡的尊严。

（五）社会化原则

临终关怀是一个社会化的系统工程，需要全社会的共同参与。临终关怀事业离不开社会对此工作的支持。要大力开展临终关怀知识普及、宣传教育，使人们敢于面对死亡，正确地对待死亡。要在立足临终关怀专业人员和专门机构的基础上,动员其他社会组织共同关心、建设临终关怀事业。还应该从不同的角度研究临终关怀,综合运用各学科知识,广泛开展临终关怀的医学伦理学、医学社会学、医学心理学等的研究工作。

任务二　临终患者和家属的护理技术

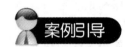

案例引导

患者陈某,男,65岁,教育学家,性格开朗。近期发现夜尿增多,出现尿痛、血尿,经检查确诊为前列腺癌。患者接受放疗后,出现了食欲减退、掉发、尿失禁等问题。患者开始变得不愿与家人交流,甚至经常对儿女和妻子发脾气。其妻子因担心丈夫的病情,一直对其进行精心照顾并忍受丈夫的脾气,儿女们也很担心陈先生,四处求医寻找更好的治疗方法。对于该患者和家属的情况,请问:

(1)患者出现了哪些生理和心理的变化?

(2)应如何护理患者家属?

一、临终患者的生理变化与护理

(一)临终患者的生理变化

1.疼痛　表现为烦躁不安,血压及心率改变,呼吸变快或减慢,疼痛面容(眉头紧锁、五官扭曲、眼睛睁大或紧闭等)。

2.循环系统功能减退　表现为皮肤苍白或发绀、湿冷,大量出汗,脉搏快而弱、不规则,血压逐渐下降或测不出,心音低弱,心律失常等。

3.呼吸功能减退　因呼吸中枢麻痹,呼吸肌收缩功能减弱,分泌物在支气管中潴留等,出现呼吸频率变快或变慢,呼吸深度变深或变浅,出现鼻翼呼吸、潮式呼吸、张口呼吸等,最终呼吸停止。

4.胃肠道功能紊乱　表现为呃逆、恶心、呕吐、腹胀,还可能出现大小便失禁、尿潴留等。

5.肌张力丧失　表现为吞咽困难,无法维持良好、舒适的功能体位,肢体软弱无力,面部呈现希氏面容(面肌消瘦、面部呈铅灰色、眼眶内陷、下颌下垂、嘴微张)。

6.感知觉、意识改变　表现为视觉减退,由视力模糊到只有光感,最后视力消失。听觉常是患者最后消失的一个感觉。意识改变可能出现嗜睡、意识模糊、昏睡、昏迷等。

(二)护理措施

1.减轻疼痛　晚期肿瘤患者常会出现疼痛。

(1)病情观察:观察疼痛部位、性质、程度、持续时间。

(2)药物止痛法:有效控制疼痛,才能真正提高患者的生存质量。WHO推荐三阶梯止痛法控制疼痛。护士应观察用药效果,把握好用药的阶段,密切观察不良反应,防止用药过量。

(3)非药物止痛法:如松弛疗法、音乐疗法、针灸疗法等。护士应多关心患者,与患者沟通,了解其感受,稳定其情绪,适当引导其转移注意力。

2.促进血液循环

(1)病情观察:密切观察生命体征、末梢循环及尿量变化情况,做好记录。

(2)注意保暖:必要时使用热水袋或加温毯。

(3)做好抢救药物和器械的准备。

3.改善呼吸功能

(1)环境:保持洁净的病室环境,空气新鲜,定时通风。

（2）体位：根据病情可采取半卧位，以改善患者的呼吸。

（3）保持呼吸道通畅：昏迷者采取平卧位，头偏向一侧，防止呼吸道分泌物误吸入气道引起窒息或肺部并发症，必要时用电动吸引器吸痰，保持气道通畅。

（4）给予吸氧。

4.增进食欲，加强营养

（1）营造良好的进食环境：优美整洁的病房，适宜的温湿度，空气清新，清洁美观的餐具。

（2）营养支持：了解患者的饮食习惯，尽量满足患者的饮食需求。为便于患者吞咽，可给予流质或半流质饮食。必要时采用鼻饲或胃肠外营养，以保证营养供给。

（3）监测：患者电解质指标及营养状况。

5.促进患者舒适

（1）维持良好、舒适的体位：定时翻身，避免局部长期受压，防止压疮等并发症的发生。

（2）加强皮肤护理：保持床单位清洁、干燥、平整；皮肤大量出汗时，应及时擦洗、勤换衣裤；大小便失禁者，保持会阴、肛门周围皮肤的清洁、干燥，必要时留置导尿管。

（3）加强口腔护理：协助患者做好口腔清洁，注意观察患者口腔情况；不能经口进食者，给予口腔护理，每日 2 次，保持口腔清洁；口唇干燥者根据病情可适量喂水，也可用湿棉签湿润口唇或用湿纱布覆盖口唇。

6.减轻感知觉改变的影响

（1）环境：提供舒适、安静、整洁的病室环境，有保暖设施；光线照明适中，以免患者因视觉模糊产生恐惧心理。

（2）眼部护理：及时用湿纱布拭去患者眼部的分泌物，眼睑不能闭合者可涂红霉素眼膏或用凡士林纱布覆盖，防止角膜干燥而发生溃疡或结膜炎。

（3）与患者沟通：护理人员与患者交谈时应语调柔和、语言清晰或采用触摸等非语言交流方式，避免在患者周围窃窃私语，以免增加患者的焦虑。

二、临终患者的心理反应及护理

美籍精神病学家伊莉莎白·库布勒·罗斯(Elisabeth Kubler-Rose)博士在其著作《On Death and Dying》中提出：临终患者的心理活动有五个发展阶段，即否认期、愤怒期、协议期、忧郁期及接受期，这是被国内外学者公认的最准确、最权威的剖析临终患者心理特征的学说。

（一）临终患者的心理变化

1.否认期　当患者知道自己病情严重时，都会感到震惊和否认。"不，不是我，不可能是真的"，难以接受既成的事实，往往四处求医或抱着侥幸心理，希望是误诊，还期望着新的治疗或奇迹的出现。否认是患者面对危机时的一种心理防御机制，可以使患者有时间来调整自己的心态，接受现实。多数患者很快会接受事实，而有的患者直到临终前一刻仍乐观地谈论未来的计划及病愈后的设想，无法接受事实。

2.愤怒期　当病情趋于危重，患者经过短暂的否认而确定无望时，一种愤怒、妒忌、怨恨的情绪油然而起，产生"为什么是我？这太不公平了"的想法，容易生气和易激惹，把不满情绪发泄在接近他的医护人员及亲属身上，甚至拒绝治疗。

3.协议期　当患者逐渐接受自己患病的事实后，会承认死亡的来临，为了延长生命，会请求医生尽力医治自己的疾病，希望能缓解症状。有些患者认为许愿或做善事能扭转死亡的命运；有些则对所做过的错事表示悔恨，产生"请让我好起来，我一定……"。此期患者会变得友好与和善，能主动配合治疗。

4.忧郁期　尽管采取多方努力，但随着病情日益恶化，身体各器官逐渐衰竭，患者已充分认识到自己接近死亡的事实，"好吧，那就是我"，心情变得极度伤感，抑郁寡欢，不愿和人交流甚至产生绝望。此期患者可能很关心死后家人的生活，同时急于交代后事或请求见到对自己有特殊意义的人。

5.接受期　患者经历一段时间的忧郁后,对自己即将死亡有所准备,"好吧,既然是我,那就面对吧"。此期患者身体极度疲劳衰弱,常处于嗜睡状态,表情淡漠,却很平静,对外界反应淡漠。

(二)临终患者的心理护理

1.否认期　否认是抵御严重精神创伤的一种自我保护,不要揭穿患者的防卫,但也不要对其撒谎,谈话时要保持一种坦率、诚实、关心的态度,注意应和其他医护人员及家属保持对患者病情解释的一致性。认真倾听患者的所思所想,表示热心、支持和理解,经常陪伴在患者的身边,使患者时刻受到人们的关怀,使之维持适当的希望感。

2.愤怒期　对临终患者的这种"愤怒",应该看成是正常的适应性反应,是一种求生无望的表现。不要把患者的攻击看成是针对某个人,更不要用愤怒的表现去反击。作为医护人员要谅解、宽容、安抚、疏导患者,并做好家属的工作,共同倾听患者内心的忧虑和恐惧,多陪伴、关心患者。

3.协议期　此时患者能积极配合治疗,护理人员应主动地关心、体贴患者,给予精神上的鼓励和安慰。认真观察病情,做好基础护理,防止感染及压疮等并发症的发生。尽量满足患者的合理性要求,鼓励患者说出内心的感受,减轻患者的心理压力。

4.忧郁期　患者看到自己向死亡走近,表现出明显的忧郁、悲哀,并时常哭泣。忧郁和悲伤对于临终患者是正常的,应允许他们表达这些感情,多给予同情和照顾。同时还应鼓励与支持患者增加和疾病作斗争的信心和勇气。应注意安全,防止出现意外。

5.接受期　护理人员应尊重患者的信仰,允许患者安静地接受死亡的现实,不要勉强与之交谈,过多地打扰患者,应保持适度的陪伴与支持。和临终患者谈话时,必须注意语言亲切、清晰,避免在患者面前议论病情,影响患者心情。尽可能地提高患者的生活质量,让其安然离开人世。

临终患者心理活动的五个发展阶段,并非前后相随,而是时而重合、时而提前或推后。因此,在护理工作中应掌握患者千变万化的心理活动,根据不同阶段的心理变化给予相应的心理护理是临终患者护理的重点。

三、临终患者家属的护理

家属是患者的亲人,在治疗过程中患者能否处于最佳心理状态,家属的作用不可忽视。当患者家属了解到患者的病情已经无法挽回时,精神受到沉重的打击,同时还承担着照顾患者的巨大心理压力及担负着治疗疾病带来的经济压力。

(一)患者临终给其家庭带来的改变

1.个人需求的推迟或放弃　临终患者会使家庭的照护任务加重,其治疗支出会引起家庭经济条件改变,平静生活失衡甚至家庭精神支柱倒塌。家庭成员考虑到目前的家庭现状,会对自我角色与职责进行调整,往往会推迟或放弃个人的需求,如升学、就业、出国、婚姻等。

2.家庭成员角色与职务的调整及再适应　家庭成员的角色重新调整,如慈母兼严父、长兄如父、长嫂如母等,以保持家庭的稳定。

3.压力增加,社会性互动减少　照料临终患者期间,家属因精神的哀伤,体力、财力的消耗常感到疲惫不堪、心力交瘁,正常的工作与生活秩序被打乱,长期照料患者也减少了与亲友、同学的互动。有时候家属还要对患者隐瞒病情,避免其知晓后产生不良后果而加速病情的发展。因此,尽管家属极其痛苦,但又不能将内心的痛苦表达出来,从而更加重了家属的心理负担。

(二)护理措施

1.满足家属照顾患者的需要　1986年,费尔斯特(Ferszt)和霍克(Houck)提出临终患者家属的需要主要有以下7个方面。

(1)了解患者病情、照顾等相关问题的发展。

(2)了解临终关怀医疗小组中哪些人会照顾患者。

(3)参与患者的日常照顾。

（4）确认患者受到临终关怀医疗小组的良好照顾。

（5）被关怀与支持。

（6）了解患者死后的相关事宜，如后事的处理等。

（7）了解有关资源，如经济补助、社会资源、义工团体等。

2．鼓励家属表达情感　应加强与家属的沟通，建立良好的关系。认真倾听家属的感受，指导他们在患者面前控制悲伤的情绪，并及时向家属解释患者的病情进展和治疗护理等相关问题，避免发生纠纷。

3．指导家属对患者进行生活照料　向家属说明照顾患者的相关事宜，示范有关的护理技术，使患者得到家属的悉心照护，感受到家庭的温暖。

4．协助维持家庭完整性　在条件许可的情况下，尽可能满足家属在医院环境中安排日常家庭活动的需求，保持家庭完整性，如组织家庭聚会、共进晚餐等。

5．满足家属自身的生理需求　护理人员应多关心家属，帮助安排家属陪护期间的生活，尽量解决其实际困难。

任务三　死亡后的护理技术

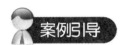

患者张某，男，35岁，因脑外伤入院，出现意识模糊、神情呆滞、皮肤湿冷、面色苍白，BP30/0mmHg，继而出现间断呼吸，瞳孔散大，对光反射消失，经抢救无效死亡。请问：

（1）该患者属于死亡的哪一阶段？

（2）进行尸体护理时，应注意哪些问题？

一、濒死和死亡的概念

濒死(dying)，又称临终，是一个人生命活动的最后阶段，指患者已接受治疗性和姑息性的治疗后，虽然意识清楚，但病情加速恶化，各种迹象显示生命将要结束。濒死是个体在疾病末期或因意外事故造成人体主要器官的生理功能趋于衰竭，死亡不可避免地将要发生的时候。

死亡(death)是生命活动不可逆的终止，是人的本质特征的永久消失，是机体完整性破坏和新陈代谢的终止。死亡是不可逆和最终的，人死后不能复生，死亡就是生命的结束。

二、死亡的标准

从古至今，人们一直把心跳、呼吸的停止作为判断死亡的标准。随着医学科技的发展，心脏移植手术的成功向人们证明了心死不等于人死，尤其是人工呼吸机的应用，使呼吸已经停止的患者依靠机械通气有可能再度恢复呼吸，即患者的心跳、呼吸可以通过一系列药物和医疗设备加以逆转或长期维持。因此，传统死亡的概念被人们质疑。在近些年，医学专家提出了更新的死亡标准，即脑死亡。脑死亡现已成为判断死亡的一个重要依据。

（一）脑死亡的概念

脑死亡(brain death)，即全脑死亡，包括大脑、小脑和脑干的不可逆死亡。脑死亡是一个不可逆的过程，是生命结束的象征。

（二）脑死亡的标准

目前很多国家基本沿用1968年美国哈佛大学医学院特设委员会发布的脑死亡诊断标准，也称之为"哈佛标准"。该诊断标准包括：①对刺激无感受性和反应性；②无运动、自主呼吸消失；③脑干反射消失；④脑电波平直。

对以上四条标准持续观察 24 h,反复检查结果无变化,并排除体温过低(<32.0 ℃)或服用过巴比妥类药等中枢神经系统抑制剂的病例,即可宣布患者死亡。

三、死亡过程的分期

死亡不是生命的骤然结束,而是一个逐渐发展的过程,它表现出各种不同的阶段性变化,这些变化是人体生命功能逐步丧失的结果。医学上把死亡分为三个阶段:濒死期、临床死亡期和生物学死亡期。

(一)濒死期

濒死期(agonal stage)亦称临终状态,为死亡过程的开始阶段。此期的特点是脑干以上的神经中枢功能处于抑制或丧失状态,机体各系统的机能发生严重障碍,死亡即将发生。表现为意识模糊或丧失,感觉迟钝,肌张力丧失,大小便失禁,心跳减弱,血压降低,呼吸变浅、变弱,出现潮式或间歇呼吸。此期若得到及时、有效的治疗及抢救,生命仍可复苏。然而某些猝死的患者,因呼吸、心跳骤停,则无明显的濒死期而直接进入临床死亡期。

(二)临床死亡期

临床死亡期(clinical death stage)亦称躯体死亡。此期的特点是中枢神经系统的抑制状态从大脑皮质扩散到皮质下部位。处于临床死亡的人,从外表看,机体的生命活动已经停止,然而机体组织内微弱的代谢活动仍在进行。在这个时期内,心跳停止,呼吸停止,各种反射完全消失。此期一般持续 5~6 min,此时机体内稍存少量氧,还能保持最低的生命状态,若使用人工呼吸机、心脏起搏器等急救措施,生命尚有复苏的可能,超过这个时间,大脑将发生不可逆的改变。在不同情况下,如在低温或耗氧量低的情况下,临床死亡期就可能延长,甚至可延长到 1 小时或更久。

(三)生物学死亡期

生物学死亡期(biological death stage)亦称全脑死亡或细胞死亡,是死亡的最后阶段。此期的特点是整个中枢神经系统和全身各个器官代谢活动相继停止,出现不可逆的变化,已无复苏的可能,之后机体会相继出现尸冷、尸斑、尸僵及尸体腐败等现象。

1.尸冷　尸冷是最先出现的尸体现象。患者死后,体内产热停止,而散热继续,体温逐渐降低,尸体冷却,称为尸冷。死亡后体温下降的一般规律是死后 10 h 内下降速度约为每小时 1 ℃,10 h 后为 0.5 ℃,24 h 左右,尸温与外界环境温度相同。

2.尸斑　由于人死后血液循环停止,因重力作用,血液向身体最低部位坠积,该处皮肤呈现出暗红色到暗紫红色的斑块或条纹,称为尸斑。尸斑通常在死亡后 2~4 h 出现。尸体护理时应注意仰卧,头下垫枕,以防面部变色。

3.尸僵　尸体肌肉僵硬,并使关节固定称为尸僵。形成原因主要是三磷酸腺苷酶的缺少。死亡后肌肉中的三磷酸腺苷不断分解而无法再合成,导致肌肉收缩,尸体变硬。表现为先从咬肌、颈肌开始,向下至躯干、上肢和下肢。尸僵一般在死后 1~3 h 出现,经 4~6 h 扩散到全身,12~16 h 达到高峰,24 h 后尸僵开始减弱,肌肉逐渐变软,称为尸体缓解。

4.尸体腐败　尸体腐败是最常见的晚期尸体现象,指死亡后组织蛋白质、脂肪和碳水化合物因腐败细菌的作用而发生分解的过程,通常在死后 24 h 开始出现。主要表现是尸臭、尸绿。尸臭是死者肠道内有机物分解从口、鼻、肛门逸出的气体产生的气味。尸绿一般于死后 24 h 从腹部开始出现,后逐渐扩散至全腹直到全身。

四、尸体护理

【目的】

1.维持良好的尸体外观,易于辨认。

2.尊重死者。

3.安慰家属,减轻哀痛。

【评估】

1.死者的遗愿、民族、宗教信仰。

2.死者的诊断、治疗、抢救过程、死亡原因及时间;尸体清洁程度、有无伤口、引流管等。

3.死者家属对死亡的态度及合作程度。

【计划】

1.护士准备　衣帽整洁,洗手,戴口罩、手套。

2.用物准备

(1)治疗盘内:血管钳、剪刀、衣裤、尸单、填好的尸体识别卡(表4-2-3-1)3张、别针3枚、不脱脂棉花适量、梳子、绷带、大单。

(2)另备:平车、脸盆、毛巾等;有伤口者准备敷料,必要时备隔离衣和手套、屏风。

3.环境准备　安静、肃穆。

表 4-2-3-1　尸体识别卡

姓名_____	住院号_____	年龄_____	性别_____
科室_____	床　号_____	籍贯_____	诊断_____
住址_____			
死亡时间_____年_____月_____日_____时_____分			
			护士签名_____
			_____医院

【实施】

操作步骤见表4-2-3-2。

表 4-2-3-2　尸体护理的操作步骤

操 作 步 骤	要 点 说 明
1.填写尸体识别卡,备齐用物携至患者床旁,用屏风遮挡。劝慰家属,请家属暂时离开病室	·用物准备齐全,减少多次进出病房引起家属不安 ·屏风遮挡,维护死者隐私
2.撤去一切治疗用物(如输液管、导尿管等)	·便于尸体护理,避免尸体受压,损伤皮肤
3.将床放平,尸体仰卧,双臂放于身体两侧,头下垫枕。撤去被褥,留一大单遮盖尸体	·仰卧、垫枕,防止面部变色
4.洗脸、闭合眼睑及口,如有活动义齿代为装上。眼睑不能闭合时,可用毛巾湿敷或于上眼睑下垫少许棉花,使上眼睑下垂、闭合。嘴无法闭合者,可轻揉下颌或用四头带拖起下颌	·闭合眼睑及口,维持尸体外观 ·装上活动义齿可避免面部变形,使脸部稍显丰满
5.用血管钳将不脱脂棉花填塞身体口、鼻、耳、肛门、阴道各孔道	·防止体液外溢,但棉花勿外露
6.脱去衣裤,依次擦洗上肢、胸、腹、背、臀及下肢,并用松节油清除胶布痕迹,有伤口者更换敷料,有引流管者拔除后缝合或用蝶形胶布封闭并包扎	·使尸体清洁,维持良好的尸体外观
7.穿上衣裤,梳头,第一张尸体识别卡系于右手腕,撤去大单	·便于尸体运送和识别
8.将尸单铺于平车,移尸体于平车上,先将尸单两端遮盖头和脚,再将两边包好,用绷带将胸、腰、踝部固定,将第二张尸体识别卡别在尸体胸部的尸单上	

续表

操作步骤	要点说明
9.将尸体盖上大单送至太平间,安置于停尸屉内,将第三张尸体识别卡挂在停尸屉外	·避免认错尸体
10.按终末消毒原则处理床单位、用物及病室	
11.整理病历,完成记录,按出院手续办理结账	·体温单记录死亡时间,注销各种执行单
12.清点遗物,交给家属	

【评价】

1.尸体整洁,外观良好。

2.家属对尸体护理表示满意。

【注意事项】

1.尸体护理应在医生开出死亡证明,家属同意后立即进行,以防尸僵。

2.做尸体护理时,应严肃认真,尊重死者,维护尸体隐私权,不可暴露尸体,将尸体安置于自然位。

3.尸体识别卡要填写清楚,便于辨认。

4.传染病患者尸体使用消毒剂擦洗,用消毒液浸泡的棉球填塞孔道,尸体用尸单包裹后装入不渗水的袋中,并作出传染标识。

能力检测

1.患者,女,55岁,患胰腺癌。入院时身体虚弱,接受抗癌治疗效果差,病情反复。患者情绪不稳定,经常生气、愤怒、抱怨、与家属争吵。请问:

(1)患者的心理反应为哪一期?

(2)如何护理此患者?

2.患者,男,40岁,因发生车祸大出血入院,此时处于深昏迷状态,脉搏快而不规则,出现间断呼吸、血压测不到、瞳孔散大。患者经抢救无效,心跳、呼吸停止,各种反射消失,心电图各导联为直线。请问:对该患者进行尸体护理时应注意哪些问题?

3.简述脑死亡的判断标准。

A₁/A₂型题

4.目前医学界逐渐开始以下列哪项作为死亡的判断标准?(   )

A.呼吸停止　　　　　　　　B.心跳停止　　　　　　　　C.各种反射消失

D.脑死亡　　　　　　　　　E.瞳孔散大,对光反射消失

5.以下关于尸体护理的操作方法中哪项是错误的?(   )

A.填好尸体识别卡　　　　　B.撤去治疗用物　　　　　　C.脱衣,擦净胶布与药液痕迹

D.放平尸体,去枕仰卧　　　E.用未脱脂棉花填塞身体孔道

6.濒死期患者最后消失的感觉是(   )。

A.视觉　　　　B.听觉　　　　C.味觉　　　　D.嗅觉　　　　E.触觉

7.世界上第一个现代临终关怀机构是(   )。

A.美国新港临终关怀病院　　　　　　　　B.西欧修道院

C.英国圣克里斯多弗临终关怀院　　　　　D.加拿大姑息护理协会

E.天津医学院临终关怀研究中心

8.生物学死亡期的特征是(   )。

A.呼吸停止　　　　　　　　B.循环停止　　　　　　　　C.各种反射消失

D.神志不清　　　　　　　　E.尸斑出现

9. 死亡过程的第二期是（　　　）。

　　A. 临床死亡期　　　　　　　　B. 濒死期　　　　　　　　　C. 否认期

　　D. 生物学死亡期　　　　　　　E. 接受期

10. 患者赵某，男，50 岁，患尿毒症，目前神志不清，肌张力消失，心音低钝，脉搏细弱，血压下降，呈间歇呼吸。请问患者属于哪一期？（　　　）

　　A. 濒死期　　　　　　　　　　B. 临床死亡期　　　　　　　C. 生理学死亡期

　　D. 生物学死亡期　　　　　　　E. 脑死亡期

11. 患者王某，男，54 岁，肺癌广泛转移，病情日趋恶化，患者心情不好，对医务人员工作不满，常对其陪伴亲属发脾气。你认为该患者的心理反应处于哪个阶段？（　　　）

　　A. 忧郁期　　　B. 愤怒期　　　C. 协议期　　　D. 否认期　　　E. 接受期

A₃/A₄型题

（12～13 题共用题干）

患者顾某，男，60 岁。因肺癌骨转移第二次入院，疗效不佳，呼吸困难显著，疼痛剧烈，患者感到痛苦、悲哀，并试图自杀。

12. 患者的心理反应属（　　　）。

　　A. 否认期　　　B. 愤怒期　　　C. 协议期　　　D. 忧郁期　　　E. 接受期

13. 对此期患者的护理中不妥的一项是（　　　）。

　　A. 多给予同情和照顾　　　　　　　　　B. 允许家属陪伴

　　C. 尽量不让患者流露出失落、悲哀的情绪　　　D. 尽可能满足患者的需要

　　E. 加强安全保护

（马春丽）

附表 1-5-2-1　体温单

姓名：张三　性别：男　年龄：25岁　科别：内科　床号：20　住院号：12345　入院日期：2014-8-14

日　　期	2014-8-14	15	16	17	18	19	20
住院天数	1	2	3	4	5	6	7
手术后天数		1	2	1/3	2/4	3/5	4/6

脉搏 次/分　体温 ℃　华氏°

呼吸/(次/分)	25 ® 24 / 24 25	28 26 / 29 27	24 27 / 25 25	27 / 23	25 26 25 / 24 28 25	24 22 22 / 23 25 24	21 22 22 / 20 22 20	20 20 / 18 16 10
血压/mmHg	50/30							
尿/(mL/d)		2580/C⁺	2720/C	2300/C	2440/C	2400/C	2280/C	
大便/(次/日)		1	0	0	0	1	0	
总入量/mL		3000	2850	2550	2600	2700	2500	
总出量/mL		2850	2800	2400	2500	2600	2300	
体重/kg	卧床							
身高/cm	卧床							
引流量/mL		120/23	80	100	60	40	20	

第 1 页

附表 1-5-2-2　长期医嘱单

姓名_____ 性别_____ 年龄_____ 病区_____ 床号_____ 病历号_____

起　始					停　止			
日期	时间	医嘱内容	医生签名	护士签名	日期	时间	医生签名	护士签名

第　　页

附表 1-5-2-3　临时医嘱单

姓名_____　性别_____　年龄_____　病区_____　床号_____　病历号_____

日期	时间	医嘱内容	医生签名	执行时间	护士签名

第　　页

附表 1-5-2-4　特别护理记录单

姓名_____　病区_____　床号_____　病历号_____　诊断_____

日期	时间	T /℃	P/ （次/ 分）	R/ （次/ 分）	BP/mmHg	SpO₂ /（％）	神志	瞳孔 （直径/mm）			入量		出量		病情、治疗 及护理	签名
								左	右	对光 反射	项目	量/ mL	项目	量/ mL		

第　　页

附表 1-5-2-5　病室交班报告

病情 患者总报告 床号 姓名 诊断	上午八时至下午五时 患者总数 36 人	下午五时至午夜十二时 患者总数 36 人	午夜十二时至上午八时 患者总数 36 人
患者总报告	总数:36　入院:1　转出:1	总数:36　入院:0　转出:0	总数:36　入院:0　转出:0
	出院:1　转入:0　死亡:0	出院:0　转入:0　死亡:0	出院:0　转入:0　死亡:0
	手术:0　分娩:0　病危:1	手术:0　分娩:0　病危:1	手术:0　分娩:0　病危:1
2 床　赵佳　心肌炎	于 10:00 出院	—	—
7 床　吴静　风心病	于 10:00 转心外科	—	—
20 床 王延东 病毒性心肌炎 "新"	患者男性,18 岁,"因心慌、胸闷一周,加重一天"于 9am 急诊入院,平车推入,T37.5 ℃,P98 次/分,R24 次/分,BP120/80 mmHg,神志清楚,精神萎靡,心电图示频发室早,ST 段压低,T 波倒置。给予 I 级护理,半流质饮食,吸氧,5% 葡萄糖 500 mL 加丹参静脉滴注,补液已结束,患者无不良反应。患者较紧张,已做心理护理,心慌、胸闷稍有好转。请加强病情观察,明晨空腹抽血	20:30　T37.2 ℃,P94 次/分,R22 次/分,患者主诉心慌,对病室环境不习惯,入睡困难。告知患者明晨空腹抽血 22:00　遵医嘱给予地西泮 5 mg st,患者很快入睡,病情稳定	6:00　T37.0 ℃,P80 次/分,R20 次/分,BP 112/74 mmHg。患者主诉心慌、胸闷稍缓解,睡眠好。已采集血标本
31 床 孙晓 急性前壁心肌梗死 "※"	4pm　T37 ℃,P 86 次/分,R20 次/分,BP120/80mmHg。今日心肌梗死发作后第三天,3pm 主诉胸闷及疼痛,遵医嘱含硝酸甘油一片后缓解。患者仍需卧床休息,现输液通畅,请加强病情观察	20:30　T37 ℃,P86 次/分,R20 次/分,BP100/80mmHg,患者病情平稳,无不适主诉。22:00 主诉入睡困难,遵医嘱给予地西泮 5 mg st 口服,效果好,现已安静入睡,请继续加强观察	6:00　T37.0 ℃,P86 次/分,R20 次/分,BP110/80 mmHg。患者夜间睡眠好。病情稳定,主诉无不适

模块一　入院和出院护理

项目一　入 院 护 理

6. B　　7. B　　8. E　　9. C　　10. E　　11. A　　12. D　　13. D　　14. D　　15. B
16. C　　17. A　　18. B　　19. C　　20. C　　21. C　　22. C　　23. B　　24. B

项目二　患者舒适的护理

5. C　　6. E　　7. B　　8. A　　9. D　　10. B　　11. A　　12. A　　13. D　　14. E
15. A　　16. B　　17. B　　18. C　　19. D　　20. C　　21. B

项目三　医院感染的预防与控制

5. C　　6. B　　7. A　　8. E　　9. B　　10. C　　11. D　　12. D　　13. E　　14. C
15. B　　16. C　　17. E　　18. E　　19. A　　20. A

项目四　生命体征的观察及护理

7. E　　8. A　　9. A　　10. B　　11. D

项目五　医疗与护理文件记录

2. E　　3. C　　4. B　　5. C

项目六　标 本 采 集

3. E　　4. D　　5. D　　6. C　　7. C　　8. E　　9. A　　10. D　　11. B　　12. C
13. D　　14. C　　15. B　　16. D　　17. E　　18. C　　19. A　　20. A　　21. D　　22. E

项目七　出 院 护 理

2. E　　3. E

模块二　生 活 护 理

项目一　患者清洁卫生

3. C　　4. E　　5. C　　6. A　　7. B　　8. C　　9. D　　10. C　　11. B　　12. E
13. C　　14. A　　15. D　　16. E　　17. D

项目二　休息与活动

5. A　　6. C

项目三　冷、热疗护理

3. C　　4. D　　5. A　　6. B　　7. E　　8. D　　9. B　　10. A　　11. E　　12. E

项目四　营养与饮食的护理

3. D　　4. A　　5. B　　6. B　　7. B　　8. A　　9. C　　10. C　　11. E　　12. B
13. D　　14. C　　15. A

项目五　排　泄　护　理

4. C　　5. E　　6. D　　7. C　　8. E　　9. D　　10. C　　11. D　　12. A　　13. A

模块三　用　药　护　理

项目一　药物治疗技术

3. C　　4. A　　5. E　　6. E　　7. C　　8. B　　9. E　　10. A　　11. E　　12. D
13. C

项目二　静脉输液与输血技术

5. C　　6. B　　7. E　　8. D　　9. D　　10. D　　11. D　　12. A　　13. D　　14. D
15. B　　16. D　　17. A　　18. C　　19. C　　20. A　　21. B　　22. D

模块四　危重患者的护理

项目一　危重患者的病情观察及抢救

5. C　　6. C　　7. D　　8. B　　9. B　　10. A　　11. A　　12. B　　13. C　　14. B

项目二　临　终　护　理

4. D　　5. D　　6. B　　7. C　　8. E　　9. A　　10. A　　11. B　　12. D　　13. C

参考文献

[1] 凌云霞,杨顺秋.护理文书书写基本规范[M].北京:军事医学科学出版社,2010.

[2] 龙霖.基础护理学[M].北京:人民军医出版社,2010.

[3] 丁淑贞,王春梅.基础护理学[M].北京:人民军医出版社,2010.

[4] 张少羽.基础护理技术[M].北京:人民卫生出版社,2010.

[5] 周春美,邢爱红.基础护理技术[M].北京:科学出版社,2010.

[6] 刘美萍.护理学基础[M].北京:科学出版社,2011.

[7] 全国护士执业资格考试用书编写专家委员会.2013全国护士执业资格考试指导[M].北京:
人民卫生出版社,2012.

[8] 李晓松.基础护理技术[M].2版.北京:人民卫生出版社,2011.

[9] 陶丽.护理学基础[M].北京:北京大学医学出版社,2011.

[10] 朱红,石贞仙.临床常用护理技术培训与考试指导教程[M].太原:山西科学技术出版社,
2011.

[11] 曹允芳,刘峰,逯传凤.临床护理实践指南[M].北京:人民军医出版社,2011.

[12] 钱晓路,桑未心.临床护理技术操作规程[M].北京:人民卫生出版社,2011.

[13] 钱晓路.护理学基础[M].上海:复旦大学出版社,2011.

[14] 邓翠珍.护理学基础[M].2版.河南:郑州大学出版社,2011.

[15] 周立民,李黎明,卫晓静.颅脑损伤中枢性高热患者应用冰毯降温的影响因素及护理措施
[J].中国实用神经疾病杂志,2012,15(17):89-90.

[16] 姜安丽.新编护理学基础[M].2版.北京:人民卫生出版社,2012.

[17] 姜小鹰.护理学综合实验[M].北京:人民卫生出版社,2012.

[18] 王芳,陈荣凤,马锦萍.基础护理技术[M].武汉:华中科技大学出版社,2012.

[19] 张少羽.基础护理技术[M].北京:人民卫生出版社,2010.

[20] 李小寒,尚少梅.基础护理学[M].5版.北京:人民卫生出版社,2012.

[21] 胡筠惠.基础护理技术[M].北京:中国协和医科大学出版社,2012.

[22] 彭刚艺,刘雪琴.临床护理技术规范(基础篇)[M].2版.广州:广东科技出版社,2013.

[23] 章晓幸,张美琴.基本护理技术[M].北京:高等教育出版社,2013.

[24] 兰华,陈炼红,刘玲贞.护理学基础[M].北京:科学出版社,2013.

[25] 全国护士执业资格考试用书编写专家委员会.2014全国护士执业资格考试指导.北京:人民
卫生出版社,2013.

[26] 周春美,张莲辉.基础护理学[M].3版.北京:人民卫生出版社,2014.